国家科学技术学术著作出版基金
NFAPST

耳聋基因诊断与遗传咨询

DIAGNOSIS AND GENETIC COUNSELING OF DEAFNESS

■ 主编

戴 朴 袁永一

人民卫生出版社

图书在版编目（CIP）数据

耳聋基因诊断与遗传咨询 / 戴朴，袁永一主编. —北京：人民卫生出版社，2017

ISBN 978-7-117-25159-4

Ⅰ. ①耳⋯ Ⅱ. ①戴⋯ ②袁⋯ Ⅲ. ①耳聋 – 基因诊断 ②耳聋 – 遗传咨询 Ⅳ. ①R764.43

中国版本图书馆 CIP 数据核字（2017）第 226336 号

| 人卫智网 | www.ipmph.com | 医学教育、学术、考试、健康，购书智慧智能综合服务平台 |
| 人卫官网 | www.pmph.com | 人卫官方资讯发布平台 |

耳聋基因诊断与遗传咨询

主　　编：戴　朴　袁永一
出版发行：人民卫生出版社（中继线 010-59780011）
地　　址：北京市朝阳区潘家园南里 19 号
邮　　编：100021
E - mail：pmph @ pmph.com
购书热线：010-59787592　010-59787584　010-65264830
印　　刷：北京顶佳世纪印刷有限公司
经　　销：新华书店
开　　本：787 × 1092　1/16　印张：26
字　　数：584 千字
版　　次：2017 年 12 月第 1 版　2017 年 12 月第 1 版第 1 次印刷
标准书号：ISBN 978-7-117-25159-4/R · 25160
定　　价：218.00 元
打击盗版举报电话：**010-59787491**　**E-mail：WQ @ pmph.com**
（凡属印装质量问题请与本社市场营销中心联系退换）

编 者

毕青玲　北京中日友好医院耳鼻咽喉头颈外科

蔡超婵　复旦大学附属眼耳鼻喉科医院耳鼻咽喉科

陈正一　美国哈佛大学医学院马萨诸塞眼耳科医院 Eaton-Peabody 实验室、耳聋分子及再生研究实验室

陈　静　英国伦敦国王学院沃夫森年龄相关性疾病研究中心

陈晓巍　北京协和医院耳鼻咽喉头颈外科

崔庆佳　首都医科大学附属北京康复医院

戴　朴　解放军总医院耳鼻咽喉头颈外科

代志瑶　解放军总医院第一附属医院耳鼻咽喉头颈外科

冯　永　中南大学湘雅医院耳鼻咽喉头颈外科

高　雪　火箭军总医院耳鼻咽喉头颈外科

高儒真　北京协和医院耳鼻咽喉头颈外科

韩东一　解放军总医院耳鼻咽喉头颈外科

韩明昱　解放军总医院耳鼻咽喉头颈外科

黄爱萍　河北省儿童医院耳鼻喉科

黄邦清　解放军总医院海南分院耳鼻咽喉头颈外科

黄丽辉　首都医科大学附属北京同仁医院 北京市耳鼻咽喉科研究所

黄莎莎　解放军总医院耳鼻咽喉头颈外科

蒋　刈　福建省立医院耳鼻咽喉头颈外科

康东洋　解放军总医院耳鼻咽喉头颈外科聋病分子诊断中心

李晓红　解放军总医院耳鼻咽喉头颈外科

刘玉和　北京大学第一医院耳鼻咽喉头颈外科

刘雅萍　中国医学科学院北京协和医学院基础医学研究所医学遗传学系、麦库西克－张孝骞协和遗传医学中心

舒易来　复旦大学附属眼耳鼻喉科医院耳鼻咽喉科

宋跃帅　首都医科大学附属北京友谊医院耳鼻咽喉头颈外科

孙宝春　解放军总医院第一附属医院耳鼻咽喉头颈外科

苏　钰　解放军总医院耳鼻咽喉头颈外科

王国建　解放军总医院耳鼻咽喉头颈外科

辛　凤　川西医科大学第二医院耳鼻咽喉头颈外科

杨　涛　上海交通大学医学院附属新华医院耳鼻咽喉头颈外科

袁永一　解放军总医院耳鼻咽喉头颈外科

袁慧军　第三军医大学附属西南医院医学遗传中心

张　学　中国医学科学院北京协和医学院基础医学研究所医学遗传学系、麦库西克－张孝骞协和遗传医学中心

张　昕　解放军总医院耳鼻咽喉头颈外科聋病分子诊断中心

朱庆文　河北医科大学第二医院耳鼻咽喉头颈外科

朱玉华　解放军总医院耳鼻咽喉头颈外科

文字校对

张德军　郭　畅　李晓鸽

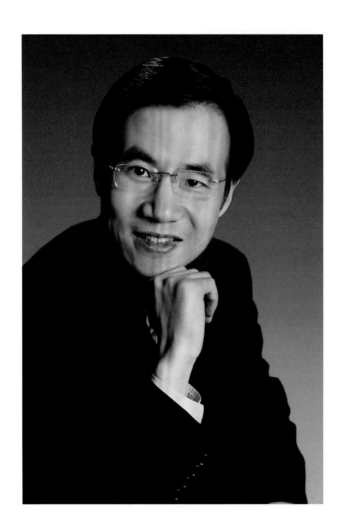

戴 朴

主任医师，教授，博士生及博士后导师

解放军总医院耳鼻咽喉头颈外科耳外科主任暨聋病分子诊
断中心主任

耳外科和耳聋遗传学专家，长期从事耳外科临床和遗传性耳聋研究工作。在国内首先提出保留残余听力的微创人工耳蜗概念，微创人工耳蜗手术数量和成功保留残余听力的例数位居全国第一。在侧颅底外科、耳外科、头颈外科方面临床经验丰富。在耳外科立体形态学研究方面保持国际领先，研发了显微立体视频系统、裸眼 3-D 教学系统，出版了国际上第一本《耳显微外科立体手术图谱》。

在耳聋预防和出生缺陷干预领域居于世界领先地位。领导课题组完成了全国聋病分子流行病学调查，阐明了我国耳聋人群的主要分子病因，开发并研制了一系列耳聋基因诊断相关技术和产品，推动了耳聋基因诊断芯片在全国的应用，实现了遗传性耳聋从不可预防到可预防的突破。

主持国家重点研发计划、国家自然基金、科技部"十二五"支撑项目、卫生部行业基金等国家及省部级基金十余项。主持的《重度感音神经性耳聋的致病机制和出身缺陷干预研究和应用》获得国家科技进步二等奖；获得国家人口和计划生育"十一五"优秀科技成果一等奖和北京市科学技术一等奖、北京市科学技术二等奖各一项，作为主要贡献人获国家进步奖和省部级奖 8 项。带领课题组发表论著 160 余篇，其中 SCI 收录 44 篇，最高影响因子 15.6，主编专著 3 部。

任《中国耳鼻咽喉头颈外科》执行副主编，*Journal of Otology* 和《中华耳科学杂志》副主编。作为组委会主席和秘书长成功组织了第十届亚太人工耳蜗和相关科学大会（APSCI 2015），并担任大会理事。

入选"国家百千万人才工程"国家级人才并被授予有突出贡献的中青年专家荣誉称号，获中国科学技术协会"求是"杰出青年奖；获解放军总后勤部"科技新星"和"科技银星"荣誉称号，被评为军队高层次人才工程拔尖人才，荣立二等功一次、三等功两次。

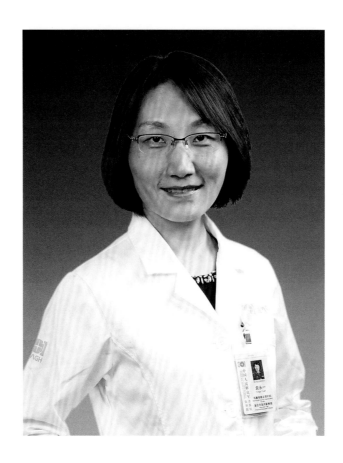

袁永一

副主任医师，副教授，硕士研究生导师

主编简介

医学博士，美国 Emory 大学访问学者、博士后。中国医师协会耳鼻咽喉头颈外科分会"优秀青年医师奖"获得者，全军优秀博士学位论文获得者、入选北京市科技新星计划，荣立三等功一次。临床特长：耳显微外科、耳聋基因诊断及遗传咨询。

长期从事聋病发病机制、诊断、治疗及防控研究，作为主要完成人获得国家科技进步二等奖、北京市科学技术一等奖、国家人口与计划生育委员会"十一五"优秀科技成果一等奖、中华医学科技奖三等奖等。获国家发明专利 3 项。以第一作者、通讯作者发表文章 47 篇，其中 SCI 收录 18 篇，单篇最高影响因子 15.606。主持国家重点研发计划、国家自然科学基金、北京市自然科学基金、北京市科技新星项目等课题。作为指导教师，培养研究生 7 名，其中 1 名获博士学位、6 名获硕士学位，1 名硕士论文被评为河北省"优秀硕士论文"。

现任中国医疗保健国际交流促进会人工听觉分会委员及耳内科学分会青年委员会第一届常务委员、中国中西医结合耳鼻咽喉科专业委员会耳聋专家委员会委员及耳聋基因专家委员会委员、中国研究型医院学会听觉医学专业委员会委员、北京医学会耳鼻咽喉头颈外科分会第一届青年委员会委员等。《中华耳科学杂志》编委、《中国听力语言康复科学杂志》编委。

在我国，听力残疾人群高达 2004 万，占残疾总人口的 24%。作为耳科大夫，我在每天的临床工作中，接触到大量耳聋患者，不但能够体会到耳聋人群的庞大，更能够深切体会到每个耳聋患者的痛苦、他们给家庭带来的负担和他们对治愈耳聋的渴望。

耳聋从发病部位来看分为两类：传导性和神经性。前者，前人经近七十年的努力，找到了其外科治疗的办法，同时衍生出精妙的耳显微外科艺术，我的导师姜泗长教授就是在中国打破内耳禁区，完成内耳开窗和镫骨手术的第一人。而后者，神经性耳聋却长期以来困扰着我们。当我门诊接诊一个又一个神经性耳聋的患者，然后无奈地告诉他们这是一种不治之症，对于一名医师来说，不啻是一种折磨。

20 世纪末，基因组科学发展迅猛，人类对自身生命信息的认识日新月异，夏家辉教授成功克隆了耳聋基因 *GJB3* 不但在中国遗传界引起震动，也为耳科医师打开了一扇梦想之窗。通过对耳聋分子病因的认识，我们就有可能找到耳聋的预防办法，甚至发现治愈耳聋的途径。怀揣这样的梦想，我于 21 世纪之初远赴美国，在乔治城医学中心人类分子遗传研究所做博士后，现代遗传学的发展让我眼花缭乱，而国外顶级科学家应用各种遗传分析的方法，像庖丁解牛一般解析临床复杂案例，更是让我着迷。虽然我所在的实验室并不研究耳聋，但是我已经暗下决心，回国后要将所学习到的遗传学知识和先进生物技术应用到耳聋的研究和临床实践中，实现耳科医师预防耳聋的梦想。

自 2003 年起，我们团队奔赴全国各个省市，累计行程 30 余万公里，收集了超过 10 000 例耳聋病例，完成了中国聋病分子流行病学调查，发现中国遗传性耳聋高发的现象，并且阐明了中国耳聋人群的主要基因谱和突变谱。我们研发了一系列耳聋基因诊断的新方法和试剂盒，其中以和清华大学联合研制的遗传性耳聋基因诊断芯片应用最为广泛。在此基础上，通过耳聋家庭的详细基因诊断、聋人群体、新生儿群体和孕早期群体的耳聋基因筛查，形成了耳聋三级预防的理论和策略，成功预防了耳聋出生缺陷。

耳聋遗传学研究借助耳聋基因诊断实现了向临床应用的转化，而耳聋预防实践的成功使耳聋基因诊断迅速成为现代耳科发展的一个重

前 言

PREFACE

要标志。耳聋基因诊断知识的推广普及和人员培训需求的日盛,是我们编撰这一专著的主要推动力。在这一本书中,我们按照遗传学知识的要点、遗传性耳聋的基础、临床耳聋基因诊断、耳聋的预防干预和遗传咨询,以及耳聋基因诊断实验室建设规范和人才培养的顺序,将内容系统地呈现出来,使读者能纵览耳聋遗传研究进展和基因诊断知识点,同时设专门章节介绍临床耳聋基因诊断实例及遗传咨询实例,希望能为耳科医师和从事耳聋基因诊断的专业人员提供参考和借鉴。

本书的编写是在我国耳聋基因诊断和筛查取得阶段性进展与推广的基础之上,是在编者们以防聋治聋为事业、以耳聋病患为中心的敬业理念中,在前辈、同道的关怀与指导下,在编者们精诚团结与协作努力下共同完成的。本书得到了国家重点研发计划(2016YFC1000700、2016YFC1000704、2016YFC1000706)、原卫生部行业专项基金(201202005)、"十二五"国家科技支撑计划(2012BAIB02)、国家自然科学基金重点项目(81230020)、国家自然科学基金面上项目(81371096,81371098);北京市自然科学基金面上项目(7132177)、北京市科技新星计划(2009B34)及国家科学技术著作出版基金(2016-H-013)的联合资助。在此,向所有编者及支持和关心耳聋防控的各行各业的人士表示衷心的感谢!

因本书由多位作者编写,文笔风格不尽一致,加之遗传学领域的飞速进步和我们学识视角的局限,为了进一步提高本书的质量,以供再版时修改,诚恳地希望各位读者、专家提出宝贵意见。

戴朴

2017 年秋于北京

目 录

TABLE OF CONTENTS

目录

TABLE OF CONTENTS

目 录

TABLE OF CONTENTS

目录

TABLE OF CONTENTS

第四章　临床耳聋基因诊断　　208

目录

TABLE OF CONTENTS

目录

TABLE OF CONTENTS

目 录

TABLE OF CONTENTS

第一章 医学遗传学基础

医学遗传学（medical genetics）是一门医学与遗传学相结合的桥梁学科，研究对象是遗传病（genetic disease），主要研究与人类健康和疾病相关的遗传学变异。自 1956 年人类染色体的正确数目被确定以来，随着学科的发展，医学遗传学已经成为临床的一个专科。早在 1857 年 Bemiss 就发现近亲婚配会使先天性耳聋的患病率升高，这一现象早于孟德尔遗传规律的发现。在过去 30 年里，越来越多的基因定位到染色体的特定区域，以基因组（genome）为研究对象的医学遗传学获得了前所未有的飞速发展。通过基因定位寻找人类疾病的基本缺陷，研究异常基因的功能，可以为患者提供基因诊断和携带者筛查等临床服务。

第一节 遗传病的概念与分类

遗传病的发生有一定的遗传基础，这种遗传基础以一定方式传递给后代并发生发展形成疾病。遗传病传递的并非现成的疾病，而是遗传的发病基础。在现代医学中，遗传病的概念有所拓展，遗传因素不是疾病唯一的直接病因，环境因素可能与其一起在疾病的发生、发展中起关键性作用。因此，在了解医学遗传学时，既要把握遗传病经典的概念，也要对遗传病的新进展有所认识。

一、遗传病的概念

遗传病是由基因组的一种或多种异常引起的疾病。大多数遗传病都比较罕见，发病率一般为 1/1 000 000～1/1000。遗传病的发生不一定都是由父母传给子女。只有遗传缺陷发生在生殖腺才会传递给子女。而对于没有家族史的散发病例，可能是由于 DNA 新生突变造成的。同一疾病，例如肿瘤，在一些人中可能是由可传递的遗传因素造成的；另一些人中，可能由于新生突变造成；还可能主要是环境因素导致的。一个带有遗传缺陷的个体是否患病、何时患病以及患病轻重，都与环境因素和该个体发育过程中发生的事件相关。

遗传病常为先天性的，如白化病（albinism）、短指（趾）（brachydactyly）等，这些遗传病出生时即表现出症状。如白化病是一种常染色体隐性遗传病，婴儿刚出生时就表现有"白化"症状。但并非所有的遗传病都是先天的，有些遗传病患者在出生时没有任何症状，只有在一定时间后才发病，有时要经过几年、十几年甚至几十年后才能出现明显症状。如亨廷顿舞蹈病 / 遗传性舞蹈症（Huntington's disease）是一种典型的常染色体显性遗传病，发病年龄为 35 岁左右。因此，遗传病与先天性疾病不可等同。

先天性疾病是一种出生前，或出生后第一个月里就显现出来的疾病，不管其原因何在，都叫先天性疾病，例如先天性聋哑（congenital deafness）就是一种先天性疾病。先天性疾病可以是基因突变、染色体异常造成的，例如先天愚型，患儿刚出生时就表现有明显的面部畸形、心脏畸形等特征；先天性疾病也可以由母体子宫内环境、感染等因素造成，是获得性的，如由于孕妇在怀孕期间服用一些药物如庆大霉素、奎宁等耳毒性药物直接通过胎盘进入胎儿体内，可以导致胎儿患先天性耳聋。这种由于母亲使用药物而致聋的患儿，虽然在出生时即出现耳聋，但按传统概念来说它是不遗传的。

遗传病往往有家族聚集现象，例如短指（brachydactyly）常表现为亲代向子代传递、一个大家系中有很多患者的现象。因此遗传病经常易与家族性疾病（familial disease）混淆。事实上，并非所有的遗传病都有家族史，很多遗传病是散发的，经常表现为家族中仅有一个患者。如软骨发育不全（achondroplasia）经常都是散发的，患儿父母均正常，父母双方追溯几代都没有类似患者。反过来说，家族性疾病是指在家族内聚集发生的疾病，它可能是遗传的；但并非所有家族性疾病都是遗传的。例如地方性甲状腺肿，是由于饮食中长期缺碘引起的一种家族性疾病。如果同一家庭饮食中长期缺碘，那么该家庭中的若干成员即可能患病。显然地方性甲状腺肿的这种家族聚集性是由共同生活方式、饮食造成的，而非遗传原因。该病在补充足够的碘后病情可以得到很大改善。因此，由于碘缺乏引起的地方性甲状腺肿尽管有家族聚集性，但不是遗传病。

二、遗传病的分类

一般来说，任何疾病都是基因 – 环境相互作用的结果，遗传因素的相对作用可大可小，并通过不同的机制在疾病发生发展中起作用。遗传病可以分为单基因病、染色体病、多因子病和获得性体细胞遗传病。

（一）单基因病

单基因病（single-gene disorder）是由单一基因突变引起的遗传病，一对等位基因中的一个（杂合突变，显性遗传）或两个发生突变（纯合突变，隐性遗传）。突变可以发生在核基因组，也可发生于线粒体基因组（mitochondrial genome）。一般来说，导致单基因遗传病的基因所携带的遗传信息对生命的发生发展至关重要，因此这些基因的突变都会产生表型。例如 CFTR 基因突变可导致肺囊性纤维化（cystic fibrosis）、FBN1 基因突变可导致马方综合征（Marfan's syndrome），这些单个基因的突变就引起很明显的临床表型。

单基因病在家系中传递方式遵循孟德尔遗传定律，根据致病基因在染色体上的位置（常染色体或性染色体）及表型的显隐性，单基因病分为常（性）染色体显（隐）性遗传。

大多数单基因疾病都很罕见，发病率介于 1/1 000 000～1/1000 之间，只有少数发病率可能达到 1/1000～1/500。虽然每一种单基因病都很罕见，但作为一个整体，它们是疾病和死亡的直接原因。全部单基因病影响大约 2% 的人群。一个约一百万新生儿的调查显示，严重单基因病的发病率大约为 0.36%；在住院儿童中，大约占 6%~8%。

（二）染色体病

由整条染色体或染色体片段上基因的增多或减少 [即染色体数目和（或）结构异常] 而引起的缺陷称为染色体病（choromosomal abnormalities）。例如，三条 21 号染色体，即为"唐氏综合征"（Down's syndrome）。与单基因遗传病相同，每一种染色体病（chromosomal abnormalities）的发病率都不高，甚至罕见，但作为一个整体，染色体疾病相对常见，大约 7/1000 活产儿、50% 孕三个月内的自发流产可以解释为染色体病的影响。

（三）多因子病

绝大多数疾病都是多因子病（multifactorial disorder），包括一些先天发育异常的疾病，如先天性巨结肠症（Hirschsprung's disease）、唇腭裂（cleft lip and palate）、先天性心脏病（congenital heart defect）等；以及许多发生于成年人的常见病，如老年性痴呆（Alzheimer's disease）、糖尿病（diabetes mellitus）和高血压（hypertension）。遗传因素在多因子病中的作用已被证实，如患者亲属的患病率增高，或同卵双生子共同患病的几率增高；以及多因子病同样具有家族聚集性。因此，多因子病是由遗传因素和环境因素共同相互作用下导致其发生发展的一类疾病。但是，与单基因病不同的是，多因子病的发生涉及多个基因，它们之间没有显隐之分，每个基因只起微效作用，这些基因协同作用，其加性效应是多因子病发生的遗传基础。患同一种病的不同病人其病情严重程度、复发风险均可有明显的不同，就是由于可能涉及的致病基因数目不同，其累加效应也不同。多因子病的发生不符合单基因病的遗传方式，它们的发生是多个基因和环境因素相互作用的结果。据估计，5% 的儿童，60% 的整个群体，都会罹患某种多因子病。

（四）获得性体细胞遗传病

不是所有的遗传性缺陷都发生在生殖细胞。在人的平均生命周期里，会发生几百万次的体细胞有丝分裂。每一次体细胞有丝分裂中，DNA 复制错误可导致单一基因的突变；染色体分离错误可产生染色体数目异常，即为获得性体细胞遗传病（acquired somatic genetic disease）。这些体细胞的单一基因突变和染色体异常的累积在肿瘤的发生中起重要作用。另外，许多疾病的发病率随着年龄增长而增加，也可以用体细胞突变来解释。亲代不可能将体细胞突变传递给子代，因此并不是所有有遗传物质改变的疾病都是可遗传的。

第二节　遗传的染色体基础

1956 年，华裔科学家蒋有兴（Tjio）第一次确定人类染色体数目为 46 条，从此人类细胞遗传学的研究迎来了高潮。不同物种都由构成其基因组的特征性染色体组成（核型，karyotype），包括染色体数目、形态、组成。本节简要介绍人类染色体的结构特征、组成，以及染色体数目和结构异常。

一、人类染色体的结构特征

染色体（chromosome）是遗传物质的载体，具有储存和传递遗传信息的作用。真核细胞的基因大都位于染色体上，基因在细胞分裂过程中随着染色体的分离而传递，从母细胞传给子细胞、从亲代传给子代。真核生物的一个正常生殖细胞（配子）中所含的全套染色体称为一个染色体组。人类正常生殖细胞（精子或卵子）含有一个染色体组，其数目为23条，称为单倍体（haploid）；而正常体细胞含有两个染色体组，其数目为46条，称为二倍体（diploid）。

（一）核小体是染色体的基本结构单位

人类染色体在不同的细胞周期时以不同的形式存在，即染色体和染色质（chromatin）。染色体则是细胞分裂期核内结构紧密盘绕折叠的DNA蛋白质纤维，而染色质是细胞间期核内松散、伸展的DNA蛋白质纤维。染色体由染色质经过多级螺旋包装形成。染色质在电镜下呈现串珠样结构称为核小体（nucleosome）。核小体是染色质和染色体的基本结构单位。它由核心颗粒（core particle）和连接区（linker）两部分组成，其核心颗粒包括4种组蛋白（H_2A、H_2B、H_3、H_4各2个分子）组成的八聚体以及缠绕在八聚体表面的DNA双螺旋。缠绕核心颗粒的DNA长约146bp，约缠绕了$1\frac{3}{4}$圈，称为核心DNA，两个核心颗粒之间连接区的DNA约长60bp，组蛋白H_1位于连接区DNA的表面。无数个核小体通过一条DNA分子串联起来，形成串珠状结构，即染色体一级结构；串珠状纤维进一步螺旋化、缠绕、折叠，形成螺线管（solenoid）（染色体二级结构）、超螺线管（super solenoid）、（染色体三级结构）、有丝分裂中期染色体（染色体四级结构）。经过几级包装后，一条DNA分子从几厘米压缩到几微米（约缩小10 000倍）（图1-2-1）。

（二）染色体的形态特征和命名

人类染色体数目是恒定的，其形态特征也相对稳定。人类细胞遗传学名词术语国际体制（An International System for Human Cytogenetics Nomenclature，ISCN）确定了统一识别和描述人类染色体的标准。在细胞有丝分裂中期，人类染色体的形态最典型、最易辨认、最好区别，是分析染色体的最好阶段。每一中期染色体都具有两条染色单体（chromatid），互称姐妹染色单体，两条单体之间由着丝粒（centromere）相连接。着丝粒将染色体划分为短臂（p）和长臂（q）两部分。在短臂和长臂的末端有端粒（telomere）。人类中期染色体根据着丝粒位置可以分为中央着丝粒染色体（metacentric chromosome）、亚中着丝粒染色体（submetacentric chromosome）和近端着丝粒染色体（acrocentric chromosome）。ISCN将有丝分裂中期染色体按照长度和着丝粒位置分为23对、7组，其中第1~22对为男性和女性共有的22对染色体，

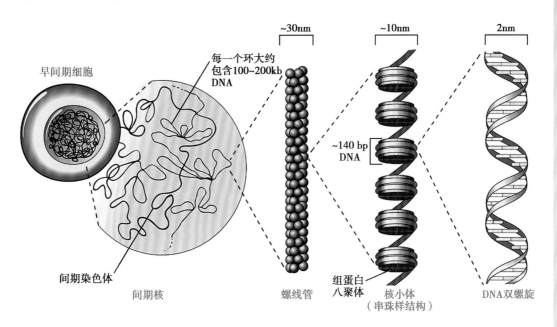

~30nm　　~10nm　　2nm

早间期细胞

每一个环大约
包含100~200kb
DNA

~140 bp
DNA

间期染色体

间期核

螺线管

组蛋白
八聚体

核小体
（串珠样结构）

DNA双螺旋

图 1-2-1 染色质包装成染色体

称为常染色体（autosome）；第 23 对随男、女性别而异，为性染色体（sex chromosome），女性为 XX，男性为 XY。核型（karyotype）是指一个体细胞中的全部染色体，按其大小、形态特征顺序排列所构成的图像。正常女性的核型描述为：46，XX ；正常男性的核型描述为：46，XY（图 1-2-2，表 1-2-1）。

1970 年，染色体显带技术（chromosome banding）出现，它是将染色体标本经过一定处理并用特定染料染色后，不同的染色体呈现出不同的明暗或深浅相间的横行带纹，构

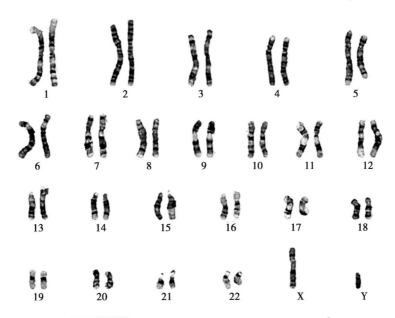

1　2　3　4　5

6　7　8　9　10　11　12

13　14　15　16　17　18

19　20　21　22　X　Y

图 1-2-2 正常男性核型模式图（G 显带标本）

表 1-2-1　人类染色体分组及形态特征

组号	染色体号	形态大小	着丝粒位置	随体	副缢痕
A	1～3	最大	中央着丝粒（1、3号） 亚中着丝粒（2号）	无	1号常见
B	4～5	次大	亚中着丝粒	无	
C	6～12，X	中等	亚中着丝粒	无	9号常见
D	13～15	中等	近端着丝粒	有	
E	16～18	小	中央着丝粒（16号） 亚中着丝粒（17、18号）	无	16号常见
F	19～20	次小	中央着丝粒	无	
G	21～22，Y	最小	近端着丝粒	21、22有 Y无	

成染色体的带型（banding pattern）。根据带型 ISCN 将每条染色体划分为若干区（region），每个区又划分为若干条带（band）及亚带。区的序号从着丝粒为起点，分别向长臂和短臂由近向远依次为 1 区、2 区等；作为界标的带属于以远的区，为该区 1 带；被着丝粒一分为二的带，分别归属于长臂和短臂，分别标记为长臂的 1 区 1 带和短臂的 1 区 1 带（图 1-2-3）。描述某一染色体带时需要写明以下 4 个内容：①染色体序号；②臂的符号；

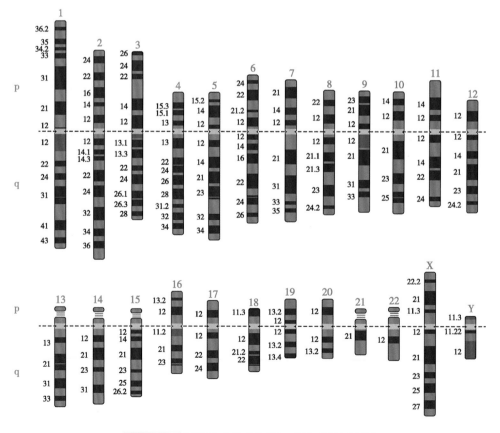

图 1-2-3　显带染色体的界标、区和带示意图

③区的序号；④带的序号及亚带的序号。例如：22q11.2 表示第 22 号染色体、长臂、1 区、1 带；8p21.2 表示第 8 号染色体、短臂、2 区、1 带、2 亚带。

二、染色体病

染色体数目异常或结构畸变引起的疾病称为染色体病，它一般涉及许多基因的缺失或重复，因而染色体病常表现为多种异常或畸形的综合征，又称为染色体综合征。

（一）染色体数目异常

正常人体细胞中染色体为 46 条，某一条染色体数目发生增加或减少（非整倍体改变），或染色体组的成倍增减（整倍体改变），都称为染色体数目异常（chromosomal numerical abnormalities）。

1. 整倍体　染色体的数目变化是单倍体（n）的整数倍，即以 n 为基数成倍地增加或减少，称为整倍体（euploid）。超过二倍体的整倍体称为多倍体（polyploid）。在二倍体（2n）的基础上增加一个染色体组（n），则染色体数为 3n，称为三倍体（triploid，3n）；若增加 2 个染色体组（2n），则称为四倍体（tetraploid，4n）；若减少一个染色体组（n），则称为单倍体（haploid，n）。

在自发流产的胎儿中，染色体三倍体占 18%，四倍体占 5%，可见 3n 是流产胎儿中较常见的类型。但是只有极少数三倍体个体能存活到出生，存活者多为 2n/3n 的嵌合体。四倍体比三倍体更为罕见，多发生在流产的胚胎中，且往往是 4n/2n 嵌合体。三倍体形成的主要原因是双雄受精或双雌受精；四倍体形成的主要原因是核内复制或核内有丝分裂。

2. 非整倍体　体细胞的染色体数目增加或减少一条或数条（非 n 的整倍数），这种细胞或个体称为非整倍体（aneuploid），是临床上最常见的染色体异常类型。

体细胞中染色体数目少一条或数条称为亚二倍体（hypodiploid）。当某对染色体少一条，细胞染色体数目为 45，即构成单体（monosomy）。临床常见的单体是 X 染色体的单体综合征，核型为 45，X，称为女性性腺发育不全（Turner 综合征）。整条常染色体的丢失会造成基因组的严重失衡，即使是最小的 21 号和 22 号染色体单体也难以存活。体细胞中染色体数目多一条或数条称为超二倍体（hyperdiploid）。当某对染色体多一条，细胞染色体数目为 47，即构成三体（trisomy），是人类最常见、种类最多的一类染色体数目异常。染色体的增加，特别是较大染色体的增加，也会造成关键基因的剂量失衡而破坏或干扰胚胎的正常发育，故绝大部分常染色体三体只见于早期流产的胚胎或胎儿，少数病例可存活至出生，如 13- 三体、18- 三体、21- 三体，但多数寿命不长并伴有各种严重畸形。性染色体三体则有更高的"耐受性"，如 X- 三体（47，XXX）的女性外观基本正常，生殖器官及生育能力也大多正常，部分患者可能表现出月经失调或闭经。但男性性染色体的增加（X 或 Y）都可能影响睾丸的发育，引起性征、体格和性格的改变。体细胞中染色体增加一条以上，即三体以上的非整倍性改变统称为多体（polysomy），如四体、五体等。多体常发生于性染色体，如（48，XXXX）、（48，XXXY）、（48，XXYY）、（49，XXXXX）、（49，XXXYY）等。

同一个体体内存在 2 种或 2 种以上核型的细胞，这样的个体称为嵌合体（mosaic）。例如，46，XX/47，XXY、45，X/46，XX 等。非整倍体产生多是因为在生殖细胞成熟过程或受精卵早期卵裂过程中，发生了染色体不分离或染色体丢失。

（二）染色体结构畸变

染色体结构畸变（chromosomal structural aberration）又称染色体重排（chromosomal rearrangement），是指在物理、化学、生物学和遗传学因素等多种因素的作用下，染色体发生断裂，断裂片段未在原位重接，而是移动位置与其他片段相接或丢失，造成基因数目、位置或顺序发生改变。染色体重排后导致缺失、重复、易位、倒位、环状染色体、等臂染色体以及双着丝粒染色体等染色体结构畸变。按照 ISCN 的统一规定，染色体结构畸变的核型简式描述方法为：染色体总数、性染色体组成、缩写字母表示的异常类型（表 1-2-2），并在第一个括弧内写明染色体序号，第二个括弧内写明断裂点发生的臂、区、带号。常见染色体结构畸变的类型如下：

表 1-2-2　核型分析中常用符号和术语

符号和术语	意义	符号和术语	意义
A～G	染色体组的名称	mal	男性
1～22	常染色体序号	+ 或 -	在染色体或组的符号前表示染色体或组内染色体增加或减少；在染色体臂或结构后面，表示这个臂或结构的增加或减少
→	从……到……		
/	表示嵌合体		
ace	无着丝粒断片（见 f）	?	染色体分类或结构情况不明
cen	着丝粒	Mar	标记染色体
:	断裂	Mat	母源的
: :	断裂与重接	Min	微体
del	缺失	p	短臂
der	衍生染色体	Pat	父源的
dic	双着丝粒	Ph	费城染色体
dmin	双微体	q	长臂
dup	重复	R	环状染色体
f	断片	Rcp	相互易位
fem	女性	Rea	重排
fra	脆性部位	Rec	重组染色体
h	副缢痕	Rob	罗氏易位
i	等臂染色体	s	随体
ins	插入	t	易位
inv	倒位	Ter	末端

1. 缺失（deletion） 是指染色体片段的丢失，分为末端缺失（terminal deletion）和中间缺失（interstitial deletion）两类。

（1）末端缺失：指染色体臂发生断裂后未能重接，无着丝粒的片段不能与纺锤丝相连，在细胞分裂后期未能移向两极而发生丢失（图1-2-4A）。该例结构畸变可以描述为：46，XX（XY），del（1）（q21），其含义为1号染色体长臂2区1带发生断裂，其远端片段（q21→qter）丢失，残余的染色体由短臂末端至长臂2区1带构成。

（2）中间缺失：指一条染色体的同一臂内发生两次断裂，两个断点之间的无着丝粒片段丢失，两个断端重接（图1-2-4B）。该例结构畸变的简式为：46，XX（XY），del（7）（q21q31），其含义为7号染色体长臂q21和q31发生两处断裂，中间片段丢失，两端片段重接。

2. 重复（duplication） 染色体上部分片段增加了一份以上。该例结构畸变的简式为：46，XX（XY），dup（5）（q21），其含义为5号染色体长臂q21片段重复（图1-2-5）。可分为顺接重复、反接重复以及同臂重复、异臂重复等。

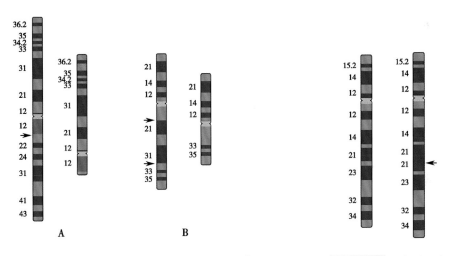

图1-2-4 染色体末端缺失（A）与中间缺失（B）

图1-2-5 染色体重复

3. 倒位（inversion） 同一染色体发生两次断裂，两断点之间的片段旋转180°后重接，造成染色体上基因的顺序发生重排，分为臂内倒位（paracentric inversion）和臂间倒位（pericentric inversion）。

（1）臂内倒位：指同一臂内（长臂或短臂）发生两次断裂，中间片段旋转180°后重接（图1-2-6A）。该例结构畸变的简式为：46，XX（XY），inv（1）（p22p34），其含义为1号染色体短臂p22和p34同时发生断裂，中间片段倒转后重接，形成一条臂内倒位的1号染色体。

（2）臂间倒位：指一条染色体的长臂和短臂各发生一次断裂，中间片段旋转180°后重接（图1-2-6B）。该例结构畸变的简式为：46，XX（XY），inv（2）（p15q21），其含义为2

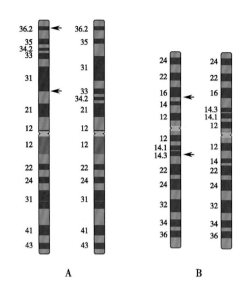

图1-2-6 染色体臂内倒位（A）与臂间倒位（B）

号染色体的短臂 p15 和长臂 q21 同时发生断裂，中间片段倒转后重接，形成一条臂间倒位的 2 号染色体。

倒位染色体在减数分裂同源染色体联会时，如倒位片段很小，倒位片段可能不发生配对，其余区段配对正常；如倒位片段很长，倒位的染色体可能和正常的染色体配对，形成一个倒位环（inversion loop），产生 4 种类型的配子，一种为正常的，一种为倒位的，另两种则存在部分缺失和重复形成异常胚胎。

4. 易位（translocation） 一条染色体的断裂片段重接到另一条非同源染色体的臂上，称为易位，包括相互易位（reciprocal translocation）、罗氏易位（Robertsonian translocation）等。

（1）相互易位：两条染色体分别发生断裂，断裂片段相互交换位置后重接，新形成的两条染色体称为衍生染色体（derivation chromosome）。若相互易位仅涉及染色体片段位置的变化，而无染色体片段的增加或减少，称为平衡易位（balanced translocation）。平衡易位的携带者由于本身并没有染色体片段的增加或减少，一般外观正常，但其携带的易位染色体在形成配子中同源染色体联会时形成四射体，产生 18 种配子，一种正常，一种平衡易位，其余 16 种都有染色体片段的增加或减少，因而大部分胚胎都将因为（部分）单体或（部分）三体而导致流产、死胎或畸形儿。如图 1-2-7 所示，该例结构畸变的简式为：46，XX（XY），t（N;M）（q31;q12），其含义为 N 号染色体长臂 q31 和 M 号染色体长臂 q12 同时发生断裂，两个断裂片断交换位置后重接，分别形成衍生的两条染色体，即 der（N）和 der（M）。

（2）罗氏易位：又称着丝粒融合（centric fusion），是发生于近端着丝粒染色体之间的一种特殊的相互易位。两个近端着丝粒染色体在着丝粒部位或附近发生断裂，两者的长臂在着丝粒处重接，形成新的衍生染色体；两者短臂重接形成的小染色体由于缺乏着丝粒在分裂时丢失，因而罗氏易位携带者仅有 45 条染色体。由两条长臂构成的衍生染色体几乎包含了两条染色体的全部基因，所以罗氏易位携带者虽然染色体总数少一条，但其表型一般正常，只是在形成配子时才会出现异常，造成流产或死胎等。如图 1-2-8 所示，该例结构畸变的简式为：45，XX（XY），-13，-14，+t（13;14）（p11;q11），其含义为 14 号染色体短臂 p11 和 21 号染色体的长臂 q11 同时发生断裂，两条长臂在着丝粒部位融合连接，形成的衍生染色体包含了 13 号染色体的 13q11 → qter 节段和 14 号染色体的 14p11 → qter 节段，短臂部分丢失。

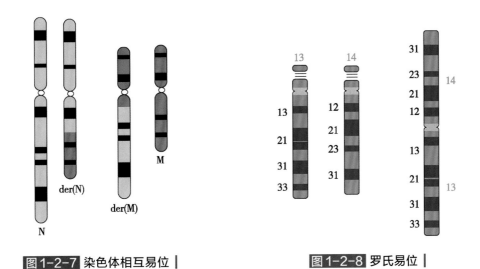

图 1-2-7 染色体相互易位 ｜　　　　　图 1-2-8 罗氏易位 ｜

5. 环状染色体（ring chromosome）　一条染色体的长臂和短臂同时发生断裂，含有着丝粒的中间片段两断端发生重接，形成环状染色体（图 1-2-9）。该例结构畸变的简式为：46，XX（XY），r（2）（p21q31），其含义为 2 号染色体的 p21 和 q31 分别发生断裂，断点远端的两个末端片段丢失，含有着丝粒的中间片段两断端相接形成环状 2 号染色体。

6. 等臂染色体（isochromosome）　是指细胞分裂时，连接两条姐妹染色单体的着丝粒发生异常横裂，则长臂和短臂各自形成一条等臂染色体，一条具有两个长臂，另一条具有两个短臂（图 1-2-10）。具有两个长臂的等臂 X 染色体的简式为：46，X，i（Xq）；具有两个短臂的等臂 X 染色体的简式为：46，X，i（Xp）。

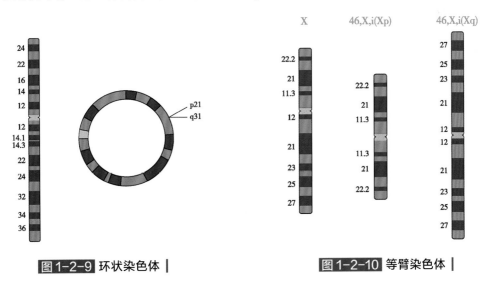

图 1-2-9 环状染色体 ｜　　　　　　　图 1-2-10 等臂染色体 ｜

7. 标记染色体（marker chromosome）　是指形态上可辨认，但又无法确定其来源或特征的染色体，用 mar 简示。

第三节　遗传分子基础

一、人类基因组

人类基因组指人体细胞内的全部脱氧核糖核酸（DNA）序列，由核基因组（nuclear genome）和线粒体基因组（mitochondrial genome）组成（图 1-3-1）。核基因组包括细胞核内 24 条不同染色体（22 条常染色体和 X、Y 2 条性染色体）所对应的 24 个不同的 DNA 分子，全长约 30 多亿个碱基对（3.2×10^9bp）。线粒体基因组指线粒体中的闭环双链 DNA（mitochondrial DNA，mtDNA）。

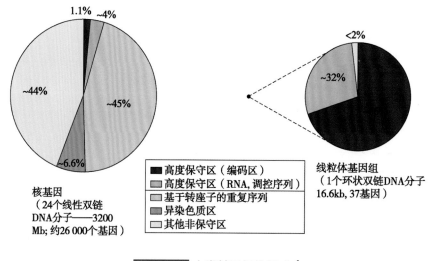

核基因
（24个线性双链
DNA分子——3200
Mb；约26 000个基因）

高度保守区（编码区）
高度保守区（RNA, 调控序列）
基于转座子的重复序列
异染色质区
其他非保守区

线粒体基因组
（1个环状双链DNA分子
16.6kb, 37基因）

图 1-3-1　人类基因组的组成

（一）DNA 双螺旋结构

1944 年，Avery 等通过肺炎球菌转化实验证实 DNA 是遗传物质。1953 年，Watson 和 Crick 提出 DNA 分子的双螺旋结构模型（图 1-3-2）。DNA 是两条多核苷酸链平行反向缠绕形成的双螺旋大分子，其基本组成单位为核苷酸。每个核苷酸包括：戊糖（脱氧核糖）、磷酸基团和含氮碱基。碱基包括嘌呤：腺嘌呤（adenine，A）和鸟嘌呤（guanine，G）；嘧啶：胞嘧啶（cytosine，C）和胸腺嘧啶（thymine，T）。DNA 分子的两条链围绕一个假设的共同轴心形成右手螺旋结构，两条链的嘌呤和嘧啶以氢键相结合，称为碱基对（base pair，bp），A 与 T 互补配对形成两个氢键（A = T），G 与 C 互补配对形成三个氢键（G ≡ C）。DNA 双螺旋的两条链反向平行，一条链为 5′ → 3′ 方向，另一条链为 3′ → 5′ 方向。DNA 双螺旋分子模型的创立具有重要生物学意义，它首先阐明了生物体的全部遗传信息以碱基的不同排列顺序蕴藏在全部 DNA 序列之中，同时阐明 DNA 分子的碱基互补结构是 DNA 复制和修复的基础，并保证了物种的稳定性。

（二）核基因组的组成

与其他脊椎动物的基因组相比，5% 的人类基因组序列在进化过程中相当保守，这些序列被认为是具有重要功能的序列，包括蛋白质编码序列（1.1%）和编码 RNA 分子的基因序列以及调控基因表达的序列（4%）。人类基因组另外 ~95% 的序列为不保守序列，包括 ~45% 类转座子的重复序列、~6.5% 异染色质以及 ~44% 的其他序列。在人类基因组中约 45% 为单拷贝序列，55% 为低拷贝或中、高度重复序列。重复序列依其在基因组中重复频率的特征可分为串联重复序列（占 10%）和散在重复序列（占 45%）。串联重复序列（tandem

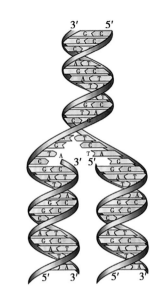

图 1-3-2 DNA 的双螺旋结构

repeated sequence）是指一定长度的核苷酸序列串联在一起形成的高度重复序列。一般重复单位长度为 2~200bp，根据重复单位的大小分为 3 种亚类：卫星 DNA、小卫星 DNA 和微卫星 DNA。其中微卫星 DNA 又称为短串联重复序列（short tandom repeat，STR）可作为遗传学连锁分析用遗传标记（genetic marker）。散在重复序列（interspersed repeated sequence）是指散布于基因组内的重复序列。依其重复序列的长短可分为短散在核元件（short interspersed nuclear elements，SINEs）和长散在核元件（long interspersed nuclear elements，LINEs）。*Alu* 序列是 SINEs 的典型代表，是人类基因组中含量最丰富的重复序列。*Alu* 序列存在于人和某些灵长类的基因组中，因而可作为人和这些动物基因组的重要标记。LINEs 长度为 5000~7000bp，重复拷贝数达 $10^2~10^4$ 次。这些序列构成可转座因子（transposable element），可在基因组内由一条染色体转移到另一染色体，其功能研究具有重要意义。

（三）线粒体基因组的组成

线粒体 DNA 是独立于细胞核基因组之外的遗传物质，被称为"人类第 25 号染色体"，位于线粒体细胞器中。mtDNA ~98% 的序列都是高度保守的序列，其中 ~66% 为蛋白质编码基因，~32% 为编码 RNA 分子的基因序列以及调控基因表达的序列。细胞中的 mtDNA 是裸露的闭合环状双链 DNA 分子（图 1-3-3），全长 16 569bp，共包含 37 个编码基因（13 个编码氧化磷酸化酶亚基多肽链的基因、2 个编码线粒体核糖体的 rRNA 基因、22 个编码线粒体 tRNA 的基因）。mtDNA 基因密度大，结构紧凑，没有内含子，也不含重复序列。

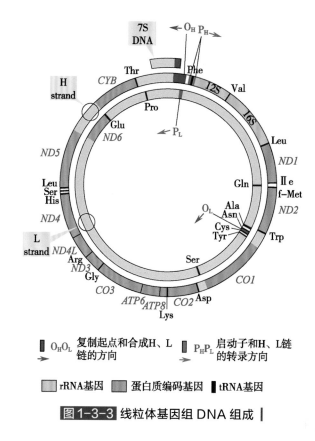

图 1-3-3 线粒体基因组 DNA 组成

二、基因与基因表达调控

人类基因组约有 2 万个蛋白质编码基因、2.2 万个 RNA 基因和 1.4 万个假基因（pseudogene）。这些基因散在地分布在基因组中，基因间距变化很大，基因之间可以相互重叠，一些基因可以位于其他基因的内含子区，或是在同链或不同链 DNA 上相互重叠而共享编码序列和（或）调控元件。

（一）基因的基本结构

真核生物（包括人）的编码蛋白质的基因其编码序列被非编码序列隔开，是不连续的，因此真核基因又称割裂基因（split gene）。人类的编码基因主要由外显子、内含子和侧翼序列组成（图 1-3-4）。

外显子（exon）是指基因内的 DNA 编码序列，而内含子（intron）是指位于两个外显子之间的序列，为 DNA 非编码序列，在转录时被剪切掉，生成成熟的 mRNA 序列。外显子与内含子的交界处有一高度保守的剪接识别信号 5′ GT–……–AG3′，即每个内含子 5′- 端的两个碱基都是 GT，3′- 端的两个碱基都是 AG，这种连接方式称为 GT–AG 法则（GT–AG rule），是真核生物基因表达时剪切内含子和拼接外显子的共有机制。基因一般由若干个外显子和内含子相间组成，外显子和内含子的长度变化很大，图 1-3-4 是一个典型的基因模式图。不同基因含有不同数目的外显子和内含子，一般基因越大，外显子越多。

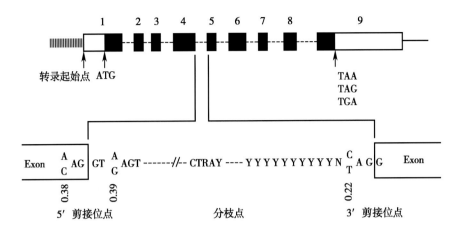

图 1-3-4 真核生物基因结构模式图

　　每个结构基因的 5′-端和 3′-端两侧都有一段自身不被转录翻译的 DNA 序列，但对基因的转录及表达具有重要的调控作用，称为侧翼序列（flanking sequence），包括启动子、增强子、终止子等。侧翼序列距基因可近可远，基因表达可被两者共同调控。启动子（promoter）是位于基因 5′-端的一段特定序列，一般位于转录起始点上游 -100～-200bp 范围，能与转录因子及 DNA 聚合酶结合，促进基因转录。

　　增强子（enhancer）是位于基因 5′-端或 3′-端的短 DNA 序列元件（<20～30bp），能够与特异的转录因子结合，显著增强基因的转录活性。增强子可以位于基因的任何位置，其功能与位置和序列方向无关。增强子可使其结合蛋白质与启动子结合蛋白质相互作用，增强基因的转录。

（二）基因表达与调控

　　基因的功能通过基因表达来实现。基因表达（gene expression）指储存于基因 DNA 序列中的遗传信息通过转录（transcription）生成 mRNA，通过翻译（translation）生成蛋白质的过程。这是所有生物共同遵循的中心法则：遗传信息自我复制从 DNA 传递给 DNA，从 DNA 传递给 RNA，再从 RNA 传递给蛋白质，完成遗传信息的转录和翻译。RNA 也可以自我复制，即遗传信息从 RNA 传递给 RNA，RNA 可以反转录成 DNA，即遗传信息从 RNA 传递给 DNA；这些都是对中心法则的补充（图 1-3-5）。

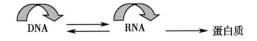

图 1-3-5 中心法则图解

　　1. 复制　DNA 复制是 DNA 合成的过程，即以原来的 DNA 为模板合成新的相同 DNA 分子，亲代 DNA 通过复制把储存的遗传信息随着细胞的分裂传递给子代或子细胞，在保持物种的延续以及遗传的稳定性方面发挥重要作用。DNA 复制的主要特点是：①半保留复制：即在复制完成后，每个子代 DNA 双链一条来自亲代 DNA，另一条为新合成的 DNA，因而复制过程是半保留的。② 半不连续复制：DNA 复制按照 5′→3′方向进行，双链同时进行双向复制：以 3′→5′DNA 链为模板，按 5′→3′方向复制的前导链是连续复制的；以 5′→3′DNA 链为模板，按 5′→3′方向复制的后导链是不连续复制的。因而 DNA 复制是半不连续的。

2. 转录　转录是指基因在调控序列与转录因子的相互作用下，从转录起始点开始，以 DNA 一条链为模板，以 NTP（ATP、CTP、GTP、UTP）为原料，按照碱基互补原则，在 RNA 聚合酶催化下合成 RNA 单链的过程。转录发生在细胞核中，模板 DNA 的方向为 3′→5′，转录产物 RNA 的合成方向为 5′→3′，RNA 序列与 DNA 模板链互补，与非模板链相同，只是将胸腺嘧啶 T 换成了尿嘧啶 U。

真核细胞基因组中仅一小部分 DNA 依需要而被转录，转录产物包括编码 RNA 和非编码 RNA。编码 RNA 即信使 RNA（messenger RNA，mRNA）。非编码 RNA 包括：核糖体 RNA（ribosomal RNA，rRNA）、转运 RNA（transfer RNA，tRNA）、核内小 RNA（small nuclear ribonucleic acid，snRNA）、微 RNA（miRNA）、长非编码 RNA（long non-coding RNA）等。仅 mRNA 指导翻译成蛋白质，其他 RNA 不翻译成蛋白质，而以 RNA 形式行使各种生物学功能。原始转录产物经过一系列加工产生成熟的 mRNA，进而形成合成多肽链的模板。加工过程一般包括剪接、加帽和加尾：① 剪接（splice）：原始的 mRNA 转录产物包含基因外显子和内含子。剪接是在酶的作用下，将内含子序列切除，各个外显子序列顺序拼接起来的过程，是转录加工过程中的最关键步骤。剪接发生在外显子与内含子交接处的 GT（5′端剪接供体位点，splice donor site）和 AG（3′端剪接受体位点，splice receptor site）。3′端剪接受体位于 AG 上游约 40 个核苷酸处，有一段保守序列称为分支点（branch site），与 GT-AG 共同构成剪接信号，细胞核内小核糖核蛋白（small nuclear ribonucleoprotein，snRNP）识别剪接信号形成剪接体（splicesome），完成切除内含子的功能。② 加帽（capping）：是指转录时在成熟 mRNA 的 5′-端连接一个甲基化（7-甲基鸟苷酸帽）。加帽封闭了 mRNA 的 5′-端，增强 mRNA 的稳定性，有利于 mRNA 从细胞核运输到细胞质，有助于 mRNA 被细胞质中的核糖体小亚基识别。③ 加尾（tailing）：是指成熟 mRNA 的 3′-端再附加 ~200 个腺苷酸的多聚腺苷酸（poly A）尾。poly A 一般加在 mRNA 转录物 3′-端非编码区加尾信号（AAUAAA）的下游约 15~30bp 处。poly A 可促进 mRNA 从细胞核向细胞质转运，避免 mRNA 被核酸酶降解，增强 mRNA 分子的稳定性，帮助核糖体识别 mRNA。

3. 翻译　翻译是指 mRNA 将 mRNA 的特定碱基排列顺序转变为多肽链的特定氨基酸排列顺序最终生成蛋白质的过程。成熟的 mRNA 从细胞核转运到细胞质，翻译在细胞质核糖体中进行。成熟的 mRNA 5′-端第一个外显子的部分序列和 3′-端最后一个外显子的部分序列，其中包含 5′-端加帽和 3′-端加尾的序列，不被翻译成氨基酸，分别称为 5′-端非翻译区（5′-untranslated region，5′-UTR）和 3′-非翻译区（3′-untranslated region，3′-UTR）。翻译是在 mRNA、tRNA 和核糖体三者的协同作用下合成多肽链的过程。核糖体是

rRNA 和蛋白质组成的复合物，由 60S 大亚基和 40S 小亚基构成，mRNA 链横穿于大、小亚基之间。40S 小亚基识别 mRNA 5′-端的"帽子"结构，翻译从起始密码子 AUG 开始；各种 tRNA 携带特异的氨基酸，tRNA 上的反密码子逐一识别 mRNA 上的密码子，按照进位、转肽、移位和脱落等步骤，精确地将对应的氨基酸添加到不断延长的多肽链上，直至识别到终止密码子（UAA、UAG 或 UGA），多肽链从核糖体上脱离，翻译结束。

（1）遗传密码的简并性：mRNA 分子由起始密码子 AUG 开始，从 5′-端到 3′-端方向，每 3 个连续的核苷酸组成一个遗传密码（genetic code），翻译时被解译成特定氨基酸。核酸分子中有 4 种碱基，可以组合形成 64（4^3）个密码子，除 3 个终止密码子（UAA、UAG 或 UGA）之外，还有 61 个编码密码子。而氨基酸只有 20 种，因而不同的密码子可能编码同一种氨基酸，这种特性称为遗传密码的简并性（degeneracy）（表 1-3-1）。因此，关于密码子和反密码子的互补配对存在一个摇摆假说（wobble hypothesis），即反密码子前两个碱基遵循 A-U 和 G-C 互补配对规律，但第 3 个碱基可以发生"摇摆"出现 G-U 配对，这样在 mRNA 翻译过程中 tRNA 仍然能够有效地转运氨基酸。

表 1-3-1 遗传密码

第一个核苷酸（5′端）	第二个核苷酸								第三个核苷酸（5′端）
	U		C		A		G		
U	UUU	苯丙氨酸	UCU	丝氨酸	UAU	酪氨酸	UGU	半胱氨酸	U
	UUC	苯丙氨酸	UCC	丝氨酸	UAC	酪氨酸	UGC	半胱氨酸	C
	UUA	亮氨酸	UCA	丝氨酸	UAA	终止密码	UGA	终止密码	A
	UUG	亮氨酸	UCG	丝氨酸	UAG	终止密码	UGG	色氨酸	G
C	CUU	亮氨酸	CCU	脯氨酸	CAU	组氨酸	CGU	精氨酸	U
	CUC	亮氨酸	CCC	脯氨酸	CAC	组氨酸	CGC	精氨酸	C
	CUA	亮氨酸	CCA	脯氨酸	CAA	谷氨酰胺	CGA	精氨酸	A
	CUG	亮氨酸	CCG	脯氨酸	CAG	谷氨酰胺	CGG	精氨酸	G
A	AUU	异亮氨酸	ACU	苏氨酸	AAU	天冬酰胺	AGU	丝氨酸	U
	AUC	异亮氨酸	ACC	苏氨酸	AAC	天冬酰胺	AGC	丝氨酸	C
	AUA	异亮氨酸	ACA	苏氨酸	AAA	赖氨酸	AGA	精氨酸	A
	AUG	甲硫氨酸	ACG	苏氨酸	AAG	赖氨酸	AGG	精氨酸	G
G	GUU	缬氨酸	GCU	丙氨酸	GAU	天冬氨酸	GGU	甘氨酸	U
	GUC	缬氨酸	GCC	丙氨酸	GAC	天冬氨酸	GGC	甘氨酸	C
	GUA	缬氨酸	GCA	丙氨酸	GAA	谷氨酸	GGA	甘氨酸	A
	GUG	缬氨酸	GCG	丙氨酸	GAG	谷氨酸	GGG	甘氨酸	G

（2）翻译后修饰：翻译后生成的初始多肽链需要进一步加工修饰，才能形成具有一定空间结构和生物活性的蛋白质，这个过程称为翻译后修饰。主要包括氨基端脱甲酰基、氨基端乙酰化、多肽链磷酸化、糖基化以及多肽链切割等，还包括两条以上多肽链之间的连接和进一步折叠，以形成特定的空间构象等。

4. 基因表达的调控　人体的每个体细胞都含有完整的基因组，但实际上体细胞中的基因表达都有其组织特异性及时空特异性。这种差异性表达形成了人体内 > 200 种细胞类型形态和功能的差异。当基因在不恰当的时空表达，或表达水平出现异常，均可能导致疾病。因此，认识基因的表达调控，对于探寻人类生命活动的本质以及疾病发生的机制具有重要意义。基因表达的调控涉及以下几个因素：①基因转录成 RNA 的速率；②RNA 的加工；③mRNA 的稳定性和降解速率；④mRNA 翻译为蛋白质的速率；⑤蛋白质翻译后的修饰；⑥蛋白质的稳定性和降解速率。

三、基因突变

基因突变（gene mutation）是指在 DNA 分子水平上遗传物质发生改变。基因突变是生物界普遍存在的遗传事件之一，但突变频率一般很低，高等生物的自发突变率约为 $1 \times 10^{-10} \sim 1 \times 10^{-5}$ 配子 / 位点 / 代，人类的突变频率约为 1×10^{-6} 配子 / 位点 / 代。突变可发生于生殖细胞，也可发生于体细胞。发生于生殖细胞的突变能够传递给后代个体，称为种系突变（germline mutation）。

突变包括发生在细胞水平上染色体数目、组成及结构的异常，即染色体畸变（chromosome aberration），涉及多个基因的改变，也包括发生在分子水平上 DNA 碱基对组成与序列的变化。突变可以发生于编码序列，也可发生在启动子、内含子、剪切位点等非编码序列。基因突变类型如图 1-3-6 所示。

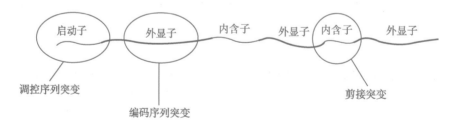

图 1-3-6 基因突变的类型

1. 发生在外显子（编码区）的突变

（1）点突变：点突变（point mutation）是 DNA 单个碱基对的改变，是最常见的突变类型。包括两种类型：一是不同嘌呤间或嘧啶间的相互替换，称为转换（transition）；另一种是嘌呤与嘧啶间的相互替换，称为颠换（transversion）。发生在编码区的点突变分为以下 3 种突变：①同义突变（same-sense mutation）：是指碱基置换后密码子虽然发生改变，但所编码的氨基酸没有改变的点突变类型。同义突变一般发生在三联密码子的第 3 个碱基，由于遗传密码子的简并性，编码的氨基酸并没有改变。同义突变一般并不产生遗传表型突变效应。② 错义突变（missense mutation）：是指碱基置换后编码某个氨基酸的密码子变成了另一个氨基酸的密码子的点突变类型。错义突变改变多肽链的氨基酸序列，一般会影响蛋白质的功能，但其影响可大可小，甚至非常微小。③ 无义突变（non-sense mutation）：是指碱基置换后使原本编码氨基酸的密码子变成了不编码任何氨基酸的终止密码子（UAG、UAA 或 UGA）的点突变类型。无义突变使得多肽链的合成提前终止，肽链长度变短而成为无活性的截短蛋白，或者引发无义介导的 mRNA 降解，从而没有蛋白质产物的产生。因此无义突变对蛋白质功能的影响是非常明显的。④ 终止密码子突变（terminator codon mutation）：是指碱基替换后使某一终止密码子变成了具有氨基酸编码功能的遗传密码子的点突变类型。终止密码子突变使本应终止延伸的多肽链合成异常地持续进行，使多肽链长度延长，其结果也必然形成功能异常的蛋白质结构分子。

（2）移码突变：移码突变（frame-shift mutation）是指编码序列中插入（insertion）或缺失（deletion）一个或几个碱基，使得插入或缺失点下游的三联密码子组合发生改变，造成突变点以后的全部氨基酸序列发生改变。移码突变引起蛋白质多肽链中的氨基酸组成和顺序发生多种变化，很多时候会导致终止密码子提前出现，产生的后果与无义突变相似，或者生成截短蛋白质，或者由于无义介导的 mRNA 降解而根本没有蛋白质产物。

2. 发生在基因调控区的突变 是指发生在启动子和增强子等调控基因表达区域的核苷酸序列改变，可能是一个核苷酸的替换，也可涉及多个核苷酸的插入或缺失。在进化过程中，调控区序列一般比较保守，因而其序列改变有可能改变基因的表达水平，进而改变生物体的表型和性状。

3. 发生在外显子 – 内含子交界处的突变 一般指发生在基因剪接位点（5' 或 3' 端）的序列改变，使得原本应该被剪切掉的内含子保留，而原本应该保留的外显子被剪切，生成不同的成熟的 mRNA 转录本，因而其蛋白质序列也发生改变，进而改变蛋白质的功能。

4. 动态突变 是指一类可发生于基因编码序列或侧翼序列的三核苷酸重复扩增。因为三核苷酸重复的次数可随着世代的传递而呈现逐代递增，因而被称为动态突变（dynamic mutation）。某些单基因遗传性状的异常或疾病的发生，即由此类突变引起。已知的动态突变性疾病已超过 30 余种，如 Huntington 舞蹈病、脆性 X 综合征、脊髓小脑共济失调、强直性肌营养不良等。

第四节　遗传基本规律

1865 年，Mendel 通过豌豆杂交实验提出了遗传因子的分离律和自由组合律；1910 年，Morgan 利用果蝇进行杂交实验，发现了连锁和交换律。

一、分离律

分离律（law of segregation）是指生物在生殖细胞形成过程中，同源染色体分离，分别进入不同的生殖细胞，即每个生殖细胞只有亲代成对的同源染色体中的一条；位于同源染色体上的等位基因也随之分离，生殖细胞只含有 2 个等位基因中的一个；对于亲代，其某一遗传性状在子代中有分离现象（图 1-4-1）。

二、自由组合律

自由组合律（law of independent assortment）是指生物在生殖细胞形成过程中，非同源染色体之间是完全独立的，可分可合，随机组合；位于染色体上的等位基因也随之自由组合（图 1-4-2）。

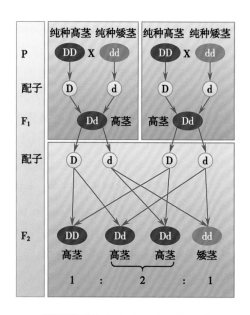

图 1-4-1 遗传分离律示意图

具有相对性状的亲本 P1 和 P2 产生的子代第一代仅表现 P1 的性状；子代第二代既有 P1 的也有 P2 的性状，并且出现 P1 与 P2 性状的比例为 3∶1，即高茎∶矮茎的比例为 3∶1

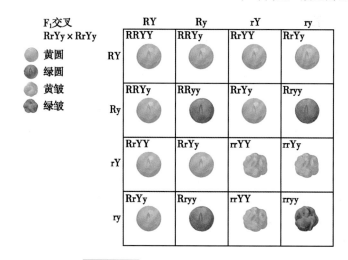

图 1-4-2 遗传自由组合律示意图

决定豌豆黄、绿和圆、皱的两对基因位于不同染色体上，在形成配子时等位基因分离，控制黄绿性状的基因和圆皱性状的基因之间互不干扰，独立组合。
这两对相对性状最终的比例为 9∶3∶3∶1

三、连锁与交换律

连锁和交换律（law of linkage and crossing-over）是指同一条染色体上的基因彼此间是连锁在一起的，构成了一个连锁群（linkage group）；同源染色体上的基因连锁群并非固定不变，在生殖细胞形成过程中，同源染色体在配对联会时发生交换，使基因连锁群发生重新组合（图 1-4-3）。

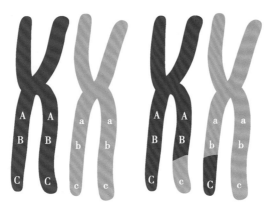

图1-4-3 遗传连锁与交换律

生殖细胞形成过程中，位于同一染色体上的基因是连锁在一起、作为一个单位进行传递，
如图 AB、ab 总是连锁在一起传递。在生殖细胞形成时，一对同源染色体上的不同
对等位基因之间可以发生交换，如图 Bc、bC 就是互换之后形成的新组合

一般而言，同源染色体上 2 对基因之间的重组率与基因间的距离有关，2 对基因相距越远，发生交换的机会越大，重组率越高。同一染色体上 2 个基因的遗传距离用厘摩（centiMorgan，cM）表示，1% 重组率表示为 1cM。

第五节　单基因遗传

单基因病（monogenic disease，single-gene disorder）是指由一对等位基因控制而发生的遗传病。单基因病在家系中上下代之间的传递符合孟德尔定律，因此被称为孟德尔遗传病（Mendelian disorder）。美国约翰霍普金斯大学医学院开发维护的在线人类孟德尔遗传（Online Mendelian Inheritance in Man，OMIM）记录了所有已知的人类孟德尔遗传病／性状、基因、与之相关的临床细节以及相关参考文献（http：//www.ncbi.nlm.nih.gov/omim/），是医学遗传学最权威的百科全书，被誉为医学遗传学界的"圣经"。目前 OMIM 中已记录了 20 000 多种人类相关的孟德尔遗传病／性状。

确定单基因病在家系中的遗传方式需绘制系谱图。系谱图（pedigree）是记录某种遗传病在家系中的发病情况、家族各个成员的亲缘关系等资料，用特定的系谱符号（图 1-5-1）按一定方式绘制而成的图解。家系中第一个就诊的患者称为先证者（proband）。先证者在系谱图中用一个箭头标识出来。家系成员的相关信息一般通过直接询问先证者或其监护人获得。

位于一对同源染色体同一位点上的基因的不同形式互称为等位基因（allele）。群体中大多数人都具有的等位基因形式一般称为野生型或常见等位基因（wild-type or common allele）；其他不同于野生型的等位基因，称为变异或突变等位基因（variant or mutant

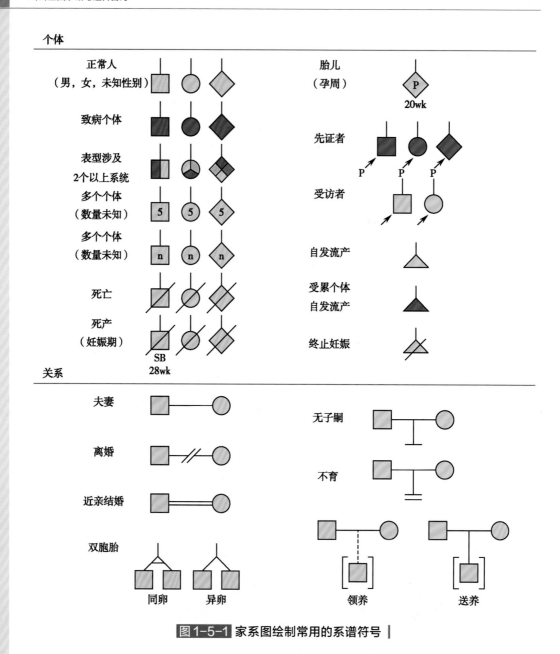

图1-5-1 家系图绘制常用的系谱符号

allele）。如果群体中某个位点至少有两个相对常见的等位基因形式，则这个位点具有多态性（polymorphism），除了常见等位基因形式，该位点可能还存在其他罕见等位基因形式。罕见变异可能会导致遗传病或增加疾病的易感性。

基因型（genotype）是指决定表型的遗传组成，可以是一组等位基因的组合，也可以仅特异地指一个位点的一对等位基因的组合。表型（phenotype）是指基因型在形态、临床、细胞或生化性状方面的可观察到的性状的总和。在医学遗传学里，表型通常指患病与否，也包括通过血液或组织检查才能得到的性状。

单基因病是单一位点的等位基因突变引起的遗传病。同一位点的一对等位基因相同的个体称为纯合子（homozygote）；一对等位基因不同，通常一个正常一个突变，称为杂合子（heterozygote）。复合杂合子（compound heterozygote）是指一对等位基因均为突变等位基因且突变形式不同的个体。纯合子、杂合子、复合杂合子这些术语可以用于指某个个体或某个个体某一位点的基因型。男性 X 染色体上的等位基因在 Y 染色体上没有同源部分，因此这个基因就只有一个拷贝，它既不是纯合子也不是杂合子，被称为半合子（hemizygote）。

一、经典孟德尔遗传

经典的单基因病遗传方式有四种：常染色体显性遗传（autosomal dominant inheritance）；常染色体隐性遗传（autosomal recessive inheritance）；性连锁显性遗传（sex-linked dominant inheritance）；性连锁隐性遗传（sex-linked recessive inheritance）。

（一）常染色体显性遗传

一种遗传病如果杂合子就发病，即表型是显性的，且其致病基因位于 1～22 号常染色体上，则这种遗传病称为常染色体显性遗传病（autosomal dominant genetic disorders）。

常染色体显性遗传的常见婚配类型为患者与正常个体婚配。典型的常染色体显性遗传病在家系中的传递如图 1-5-2 所示。由此可见常染色体显性遗传系谱特点如下：①男女患病几率相等。②家系每一代都有患者，存在连续传递的现象。③患者的双亲之一必为患者，即致病基因由亲代传来；如果双亲都无病，子女一般不患病，除非发生新生突变。④患者的子代有 1/2 可能患病。

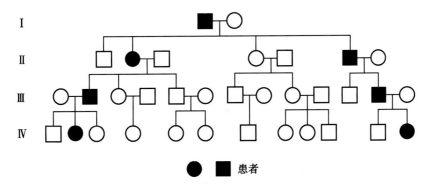

● ■ 患者

图1-5-2 常染色体显性遗传典型家系图

常染色体显性遗传病经常会有的一些特殊问题，例如：某个体携带致病突变但没有任何表型；同一种遗传病在病情轻重、症状的累及范围及发病年龄等方面会有很大的不同等。

1. 基因的多效性 常染色体显性性状可能只累及一个器官或身体的一部分，例如非综合征性先天性耳聋主要累及耳。但是也存在很多常染色体显性疾病累及身体不同器官系统、以不同的方式显现，这种单一基因可能引起两个或更多明显不相关表型的现象称为基因的多效性（pleiotropy）。例如马方综合征（Marfan syndrome）的患者症状可表现为：主动脉夹层瘤、蓝色巩膜、蜘蛛样指（趾）等不同身体的不同部位或系统。一些患者具有以上提到的所有症状，而另一些则可能几乎没有任何症状。基因多效性事实上不仅仅是常染色体显性遗传病中可以见到的特殊问题，在所有遗传病中都有体现。

2. 可变的表现度　表现度（expressivity）是指携带有相同致病基因的个体其表型的严重程度。相同基因型的个体的病情在不同的患者间呈现很大的变异度，即使同一家庭的不同患者间也如此，这种现象称作可变的表现度（variable expressivity）。携带相同突变基因的患者有相同的特征，如常染色体显性遗传的多囊肾病（polycystic kidney disease）都表现为肾病；但在受累的组织和器官的病情严重程度方面有很大不同，如多囊肾病患者有些在成年早期即发展为肾衰竭，而有些可能仅有几个肾囊肿，肾功能基本未受累。

3. 不完全外显　外显率（penetrance）是指携带致病基因的个体中表现出相应病理表型的个体所占的比例。在显性遗传模式下，有些突变基因杂合子表现为某种显性遗传病，而有些没有，这种降低的外显率（reduced penetrance）称为不完全外显。外显率降低可以是修饰基因作用和（或）基因与环境因素相互作用的结果。那些携带有突变基因的杂合子没有任何临床表型的个体为"不外显"。

不完全外显和可变的表现度都体现了突变等位基因的多效性作用，在分析常染色体显性遗传病家族发病情况时，应该将这两点考虑进去。

4. 新生突变　常染色体显性遗传病的患者的双亲之一通常患病，但实际情况不总是如此。例如软骨发育不全（achondroplasia），一种短肢侏儒症，绝大多数情况下患者父母身高都正常。这种由于基因在配子形成过程中产生突变而使家系中突然出现某种显性遗传病的现象称为新生突变（new mutation）。软骨发育不全患者的双亲一般都正常，但由于观察到患者的子女有 50% 的患病几率，因此可以确定其显性遗传方式。这种情况除了新生突变的可能性之外，也应该考虑其他情况，如降低的外显率或可变的表现度以及非生物学双亲的可能性等。

新生突变在某些情况下和父亲年龄过大有关，称为父龄效应（paternal age effect）。一般认为，男性生殖细胞在男性有生殖能力期间经历了大量的有丝分裂，新生突变可能由此产生。

5. 共显性　共显性是指同一位点两个不同等位基因（杂合子）没有显隐之分，共同表达的现象。例如 ABO 血型系统中，血型为 AB 型的个体的两个等位基因 I^A 和 I^B 都得到表达，等位基因 I^A 和 I^B 就是共显性。

（二）常染色体隐性遗传

一种遗传病如果表型是隐性的，即杂合子不发病，只有隐性纯合子才患病，其致病基因位于 1～22 号常染色体上，则这种遗传病称为常染色体隐性遗传病（autosomal recessive genetic disorders）。常染色体隐性遗传病最常见的婚配方式是两个表型正常的杂合子婚配。患者父母必然都是突变等位基因的携带者，称为肯定携带者（obligate carrier）；患者从父母各获得一个突变等位基因成为突变基因纯合子而患病。在隐性遗传病里，单亲二体（uniparental disomy）和新生突变都很罕见。当双亲都是杂合子（携带者）时，后代从双亲获得隐性突变等位基因的几率各为 1/2，因此获得两个突变等位基因从而患病的几率为 1/2X1/2=1/4。先证者往往是家系里唯一的患者，先证者的兄弟姐妹也有患病，但家系里的其他成员没有患者。

引起隐性遗传病的突变等位基因一般来讲很罕见，因此群体中杂合子的几率也很低。因为常染色体隐性遗传病患者的两个突变等位基因必然分别来自于其携带者父母，任何一个携带者生出一个纯合患者的几率决定于他（她）在群体中碰到一个杂合子的几率的大小。因此，了解一种遗传病的杂合子频率在临床遗传咨询中至关重要。

典型的常染色体隐性遗传病在家系中的传递如图 1-5-3 所示。由此可见常染色体隐性遗传病系谱特点如下：①男女患病几率均等。②患者一般仅出现在一代，通常看不到连续传递。③患者双亲都无病，但都是致病基因的携带者；因此患者的同胞有 1/4 几率患病，其无病同胞中有 2/3 可能是携带者。④患者的子女一般都无病，但为肯定携带者。⑤父母可能是近亲，因为近亲结婚（consanguineous marriage）时，后代的发病风险比随机婚配的发病风险大大增高。

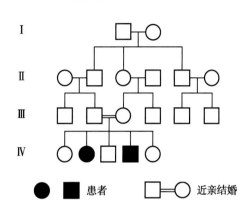

图 1-5-3 常染色体隐性遗传典型家系图

因为绝大多数常染色体隐性遗传病的突变等位基因都存在于隐性基因的携带者中，突变等位基因可以在家系中一代代地传下去而不会出现隐性基因纯合子，因此所有的家系成员不会有任何表型。这种隐性基因携带者中突变等位基因的存在，一直都不会觉察，除非该杂合子偶然地和群体中另一个该位点的杂合子随机婚配并且都将突变等位基因传给后代，这时才会出现患者。如果某个体的双亲是近亲，他们在同一位点都携带突变等位基因的几率会大大增加，因为他们可能从共同的祖先那里获得同样的突变等位基因，这种情况称之为近亲结婚。近亲结婚定义为三四代之内的亲属之间的婚配形式。如果患者的双亲是近亲，可以为判断常染色体隐性遗传模式提供证据。三级表亲及以上的近亲之间婚配，后代患病几率与随机婚配相比，增加的倍数微乎其微，可以忽略不计。

近亲婚配在亚洲某些地区，中东等地较普遍，20%～60% 为表亲婚配。但近亲并不是常染色体隐性遗传性状发生的最常见的解释。随机婚配时，夫妇双方碰巧都是携带者的情况占更大的比例，特别是当隐性突变基因携带者频率较高时。因此，许多较常见的隐性疾病患者的双亲并不是近亲。例如很多囊性纤维化（cystic fibrosis）患者的双亲不是近亲，而是因为在高加索人中囊性纤维化致病基因携带者频率高达 1/29。但是，对于非常罕见的隐性遗传病，患者双亲是近亲的可能性很高。例如，着色性干皮病（xeroderma pigmentosum），是一种非常罕见的常染色体隐性遗传病，>20% 患者的双亲为一级表亲。

（三）X连锁隐性遗传

一种遗传病如果表型是隐性的，即女性杂合子不发病，女性隐性纯合子和男性半合子发病，其致病基因位于X染色体上，则这种遗传病称为X连锁隐性遗传病（X-linked recessive genetic disorders）。

X连锁隐性性状由X染色体上的基因决定，一般仅在男性表现。男性在其唯一的一条X染色体上携带有致病基因。家系中一般由正常女性携带者传递给患病的儿子，患病的男性传给他的女儿，其女儿为必然携带者，再由携带者女儿传给男性孙辈患者。男性只能将X染色体传给女儿，Y染色体传给儿子。如果一个患有血友病的男性和一个正常女性婚配，那么他们所有的女儿都是必然携带者（obligate carriers），但儿子全部正常。男性不能将X连锁的性状传递给他的儿子。女性携带者的儿子有1/2可能性为患者，女儿有1/2可能性为携带者。一些X连锁隐性遗传病患者不能生存到生育年龄，因此不由男性向下传递。例如假肥大型肌营养不良（duchenne muscular dystrophy，DMD）这种最常见的肌营养不良症，病情非常严重，一般死于20岁左右。因为患病男孩都没有存活到生育年龄，因此该病由女性携带者传递，或者来自于新生突变。

有些X连锁隐性遗传病的部分女性杂合子（一个正常等位基因，一个突变等位基因），却出现了嵌合体（mosaic）表型。例如X连锁的眼白化病（ocular albinism；203 100），男性患者的虹膜和眼底都没有色素。然而在女性携带者的眼底发现眼底色素为马赛克式的。这种嵌合型的受累可以用X染色体失活（X inactivation）来解释。在有色素的地方，正常基因位于有活性的X染色体上；而在没有色素的地方，突变基因位于有活性的X染色体上。

典型的X连锁隐性遗传病在家系中的传递如图1-5-4所示。由此可见X连锁隐性遗传病系谱特点如下：①男性患者远远多于女性患者，或者仅可见男性患者。②致病基因由女性携带者传递，儿子有1/2可能患病，女儿都无病，但有1/2的可能是携带者。③男性患者的兄弟、姨表兄弟、外甥、外孙等也有可能患病；男性患者的外祖父也有可能患病，但男性患者的儿子、舅父不会患病（即家系中没有男到男的传递）。

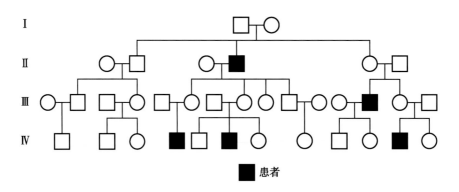

■患者

图1-5-4 X连锁隐性遗传病典型家系图

（四）X 连锁显性遗传

一种遗传病如果表型是显性的，即杂合子就发病，其致病基因位于 X 染色体上，则这种遗传病称为 X 连锁显性遗传病（X-linked dominant genetic disorders）。

X 连锁显性遗传病一般并不常见，女性杂合子及男性半合子都患病。X 连锁显性遗传病表面上与常染色体显性遗传很相似，例如女性患者的子女各有 50% 的几率患病。重要的不同之处是，在 X 连锁显性遗传中，男性患者只能将疾病传给他的女儿，而他的儿子全部无病。因此，X 连锁显性遗传的家系，会看到女性患者多于男性患者，看不到男到男的直接传递。某些 X 连锁显性遗传病中，女性杂合子表现出嵌合体的表型，这与女性 X 染色体失活有关。例如 X 连锁显性遗传的色素失禁症（incontinentia pigmenti；308 300）女性杂合子中可见异常皮肤色素的嵌合型表现。男性致病基因的半合子为胚胎致死，因此该病仅见女性患者。典型的 X 连锁显性遗传病在家系中的传递如图 1-5-5 所示。由此可见 X 连锁显性遗传病系谱特点如下：① 男女均患病，但女性患者较男性患者多。② 女性患者表型较男性患者轻。③ 男性患者的女儿全部患病，而儿子全部正常；女性杂合子患者的子女各有 1/2 的可能患病。④ 在家系中常可看到连续传递。

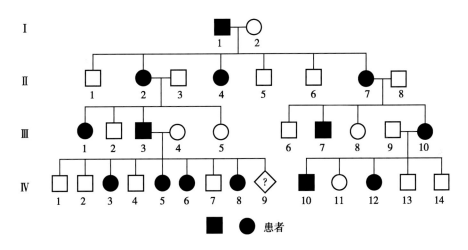

图1-5-5 X 连锁显性遗传病典型家系图

（五）Y 连锁遗传

一种遗传病如果其致病基因位于 Y 染色体上，随 Y 染色体从父到子、子到孙传递，则这种遗传病称为 Y 连锁遗传病（Y-linked genetic disorders）。因为仅男性受累，又称为全男性遗传（holandric inheritance）。Y 连锁遗传意味着仅男性患病。男性患者将 Y 连锁性状传递给他所有的儿子，而女儿全部正常。例如，与精子生成有关的基因位于 Y 染色体上，表现出全男性传递。Y 连锁遗传的系谱特点：① 仅男性受累；② 患病男性仅将致病基因传递给他的儿子。

（六）遗传异质性

单基因突变与疾病表型之间的相关性是一个比较复杂的问题。遗传异质性（genetic heterogeneity）是指表型相同的遗传病具有不同致病基因的现象，分为：等位基因异质性（allelic heterogeneity）：是指同一基因/位点不同类型突变导致同一种遗传病；位点异质性（locus heterogeneity）：是指位于不同基因/位点的突变导致同一种遗传病。认识遗传异质性是临床诊断和遗传咨询的重要内容。

表型相同的一种遗传病可能由于不同基因的突变导致，这种现象叫位点异质性。例如，感音神经性耳聋（sensorineural deafness）最常见的是常染色体隐性遗传形式。如果一对耳聋夫妇都是同一个隐性基因的纯合子，则他们的后代都将是耳聋患者。但实际情况并非如此。双亲都是隐性纯合突变所致的耳聋患者的个体一般都不患有耳聋，这是因为不同基因的突变都可以导致感音神经性耳聋，该个体的双亲就是不同基因/位点的纯合隐性突变所致的患者，如父亲为 aa，母亲为 bb。由于亲子之间的传递关系，该个体从双亲分别获得一个突变等位基因，因此该个体在两个不同的耳聋致病基因位点都只是杂合子，即 Aa 和 Bb，所以表型正常。这些个体被称为双重杂合子（double heterozygotes）。

遗传异质性也可以发生于等位基因水平。大多数单基因遗传病都发现同一基因有不同的突变类型。一个个体在同一基因/位点携带两种不同的突变等位基因，称为复合杂合子（compound heterozygotes），例如在 A 位点，正常人基因型为 AA，隐性杂合子为 Aa，而 a 可以有多种类型，可用 a1、a2、a3……来表示，那么复合杂合子的基因型就是 a1a2、a1a3、a2a3 等等。这种现象就是所谓的等位基因异质性。大多数常染色体隐性遗传病患者更可能是复合杂合子而不是真正的纯合子（homozygotes）。只有当患者的父母由于亲缘关系而从共同祖先遗传到同一种突变时，隐性纯合患者才真正是同一突变的纯合子。许多位点都有多种突变等位基因，例如，导致肺囊性纤维化（cystic fibrosis，CF）的 *CFTR* 基因据报道已有大约 2000 种不同的突变。这些不同的突变可能产生同样的或者相似但严重程度略有不同的临床表型。

已知的单基因病致病基因越来越多，人们越来越清楚地认识到突变本身将决定表型。然而基因型–表型相关性的复杂性，使经典孟德尔遗传方式在遗传病的传递中难以解释，成为单基因病研究的一大挑战。

二、非典型孟德尔遗传

单基因病在家系中传递时表现出各自的规律，通过家系调查和系谱分析，可以对疾病的遗传方式作出初步判断并预测后代的发病风险。然而某些单基因性状或疾病在家系里传递时并不符合典型的孟德尔遗传规律，存在一些例外情况，这就是非典型孟德尔遗传。

（一）遗传早现

某些遗传病在代代相传的过程中，出现发病年龄逐代提前，临床表现逐代加重的特殊遗传现象，即遗传早现（genetic anticipation）。研究人员在这些患者的致病基因编码序列或者非编码序列中发现某些核苷酸的拷贝数目明显多于正常个体的拷贝数。这种主要为三核苷酸的 DNA 重复序列拷贝数发生扩增而引起的突变，即前文所述的动态突变（dynamic mutation）。这种重复序列随着家族的世代传递不断扩增，拷贝数逐渐累积，在超过一定的阈值后，可引起基因表达和功能异常，从而导致疾病的发生。随着动态突变的发现，早现现象的分子机制逐渐得以阐明，即随着重复序列拷贝数的增加，疾病的发病率和病情严重程度也逐代加重。

强直性肌营养不良（myotonic dystrophy）或萎缩性肌强直（dystrophia myotonica，DM）是一种常染色体显性遗传病，具有典型的遗传早现现象。主要临床表现包括肌强直、白内障、性腺功能减退、糖尿病及脑电图改变等。该病致病基因 *DMPK* 编码萎缩性肌强直蛋白激酶，在其 3'-UTR 区存在 CTG 三核苷酸重复序列。正常的重复次数约为 5～30 次；当重复次数增加到 38～54 次时，携带者无临床症状，但与正常人相比发病风险增加，称为前突变携带者；当重复次数达到 50～80 次时，个体出现临床表型，且其严重程度随重复次数的增加而加重；如果重复次数大于 2000，则患者表现出严重的疾病表型，且发病年龄提前。如图 1-5-6 所示，在代代传递过程中，三核苷酸的重复次数越来越大，病情也一代比一代严重，最后一代新生儿重复次数达到 700 次，甚至发生更为严重的呼吸衰竭引发的新生儿死亡。

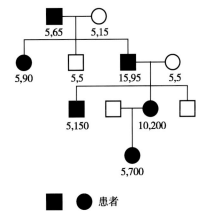

图 1-5-6 强直性肌营养不良家系示遗传早现现象

（二）单亲二体

正常情况下，二倍体细胞内每一对同源染色体均为一条来自于父方一条来自于母方。单亲二体（uniparental disomy，UPD）是指体细胞内某对同源染色体或同源染色体片段都来源于同一亲代的现象（图 1-5-7）。

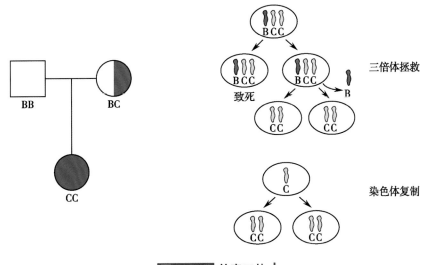

图 1-5-7 单亲二体

理论上，细胞中所有染色体均可以发生单亲二体，但是临床上只能够观察到一部分，因此推测染色体的特定部位存在一个或者多个印记基因。

Prader-Willi 综合征（Prader-Willi syndrome，PWS）与 Angelman 综合征（Angelman syndrome，AS）是两种染色体结构畸变综合征，都是 15q11-13 缺失。然而两者的临床表现截然不同。该现象符合单亲二体遗传模式。

Prader-Willi 综合征，新生儿发病率约为 1/15 000，多见于男性，大部分为散发病例，少数具有家族遗传性。临床主要表现为：轻中度智力低下、新生儿期肌张力减低、儿童期食欲亢进、肥胖，小手小足、性腺功能减退、隐睾、矮小等。该病的发病机制包括父源性 15q11-13 缺失（70%）、母源性单亲二体（20%～25%）、基因组印记（5%）。

Angelman 综合征以女性较为常见，临床主要表现为：严重智力障碍伴或不伴有语言障碍，伴有共济失调及特征性步态，儿童期癫痫发作伴脑电图异常，幼年可出现无意识发笑伴欢乐姿态，故称为"快乐木偶"。其发病机制包括母源性 15q11-13 微缺失（70%）、父源性单亲二体（5%）、基因组印记以及 *UBE3A* 基因的突变等。

（三）遗传印记

同源染色体或相应的一对等位基因由于亲本来源不同而存在功能上的差异，这种现象称为遗传印记（genetic imprinting）或称亲代印记（parental imprinting）、基因组印记（genomic imprinting）。遗传印记持续存在于一个个体的终生，但它并不是一种突变，也不是永久性的改变，在配子形成时，旧的印记会被消除，新生个体会根据性别产生新的印记。遗传印记的存在使得突变基因的表型不符合孟德尔遗传规律。遗传印记的最典型病例就是前文提到的 Prader-Willi 综合征（PWS）和 Angelman 综合征（AS）。如前所述两者是临床表型不同的两种遗传病，但均由 15q11-13 发生缺失导致，该区域是印记基因区域，PWS 多是由父源性缺失或母源性单亲二倍体引起，而 AS 则是母源性缺失或父源性单亲二倍体引起（图 1-5-8）。

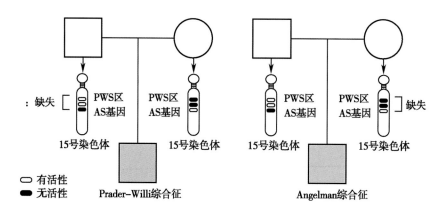

图 1-5-8 遗传印记家系

（四）修饰基因

单基因病定义为一对等位基因控制的疾病，但基因型－表型的相关性在很多单基因病中并不如预期的直接，而是呈现出非常复杂的情形。因此，生物体的遗传性状实际上是由基因－基因、基因－环境相互作用而决定的。单基因病决定是否致病的为致病基因，而使其出现外显不全、表现度变异的原因是存在一些修饰基因（modifier gene），它们通过与致病基因在同一相关或并行的生物通路中相互作用而影响给定基因型的表型；这种影响可以是增强（导致更严重的表型）或抑制（使表型减轻）；可以潜在改变基因多效性（一个基因可以导致多器官系统受累的不同表型），导致表型的不同组合。多种修饰基因可协同作用对表型产生累积效应，其产生的作用可包括外显率降低、显性修饰、表现度以及表型多效性等。修饰基因还可以改变发病年龄、症状的范围以及疾病的严重程度。许多单基因病可能是多个位点之间遗传相互作用的结果，修饰基因被认为是表型变异的重要因素，可以解释基因型－表型相关性，它们从数量上影响基因表达的多少，其产物可以影响剪接、转录、翻译、蛋白质转运、糖基化、蛋白质表达、降解和分泌等。

（五）生殖腺嵌合

有时候临床会出现这种情况，一对表型正常的夫妇生育两个以上同一种单基因病的患者，且排除常染色体隐性遗传，那么很可能是这一对夫妇中任意一方存在生殖腺嵌合。生殖腺嵌合体（germline mosaicism）是指基因突变只发生在部分生殖细胞里而不出现在体细胞中的现象。生殖腺嵌合体本人不是患者，但是由于能够产生带有致病基因的配子，所以可以将致病基因向下传递而致其后代发病，并且可在后代中连续发生（图1-5-9）。这一点与新生突变不同。

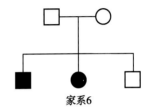

图1-5-9 生殖腺嵌合家系图

一个无症状母亲育有两个患一种遗传病的孩子，则母亲可能为突变生殖腺嵌合体，只有卵子携带该突变

嵌合现象（mosaicism）可发生于生殖腺或者体细胞，或者两者皆有。嵌合是指一个个体或者一种组织中，含有来源于单个受精卵但遗传组成不同的两种或者两种以上的细胞系。嵌合体仅在某种特定组织中可见而配子中无突变，称为体细胞嵌合；嵌合体仅出现在配子中而在体细胞中没有突变，称为生殖腺嵌合体；体细胞和配子中都含有突变嵌合体，则是全身嵌合。

临床诊断为假性肥大性肌营养不良男性患者，没有家族史，为散发病例。其母淋巴细胞中并未检测出突变，一般认为该患者 *DMD* 基因座上出现了新生突变，其父母再次生育患儿的风险与正常人群几率相同。如果家系里兄弟两个都是 DMD 患者，且家系里没有其他患者，而其母淋巴细胞中仍未检测出突变，一般认为其母为生殖腺嵌合的可能性大。这种情况下，再次生育时再发风险仍然较高。另外，在很多严重的遗传病如甲型血友病、乙型血友病家系中都可以见到生殖腺嵌合体。在严重致死性常染色体显性遗传病成骨不全的患者中，有 6% 的患者是由于生殖腺嵌合现象致病。

（六）双基因遗传

临床可见携带有相同单个基因突变的个体，其临床表现差异很大，有的非常严重，有的则只有轻微症状或者无症状。这种基因型与表型不完全匹配的现象，是外显率和表现度差异的例子。这种差异可能是由于决定疾病发生的突变基因不仅依赖于一个基因，更有可能是两个或者更多基因座共同影响所致，这种遗传模式称为双基因遗传（digenic inheritance）。两个基因中有一个可能是主要基因，其单独突变就可以引起家系成员异常，而另一基因只影响疾病表现度；也可能是两个基因对疾病具有相同的作用。两个基因的不同突变组合（双位点基因型）决定了家系中成员患病与否、疾病严重程度等。

双基因遗传模式最早发现于视网膜色素变性（retinitis pigmentosa，RP）的一个家系。RP 是最常见的致盲眼底病之一、其发病机制尚未完全明确的一种遗传性疾病。图 1-5-10 为由双基因突变遗传家系。

双（多）基因遗传方式在越来越多的疾病中被发现。如耳聋、BARDET-BIEDL 综合征、长 QT 间期延长综合征等。

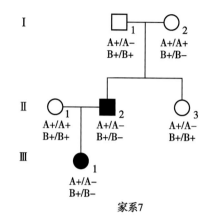

家系7

图 1-5-10 双基因遗传

Ⅰ-1 是基因 A 突变的杂合子（A-）；Ⅰ-2 是基因 B 突变的杂合子（B-），两者表型正常。Ⅱ-2 继承了父亲Ⅰ-1 的 A- 和母亲的 B-，成为双基因杂合子，患病。Ⅱ-3 仅有 A-，不患病。Ⅱ-2 的女儿，继承了 A-、B-，和Ⅱ-2 一样也是患者

第六节　线粒体遗传

线粒体是真核细胞的能量代谢中心，细胞呼吸作用中的氧化还原反应在线粒体中进行。线粒体基因组 DNA（mitochondrial DNA，mtDNA）的结构已在本章第二节中做了介绍。mtDNA 分子没有组蛋白对 DNA 的保护作用，而且线粒体内缺乏 DNA 修复系统，使得mtDNA 易于发生突变且无法修复。线粒体广泛存在于除红细胞以外所有的组织细胞中，在脑和骨骼肌中含量最高，因而 mtDNA 缺陷最主要的表现就是线粒体性脑肌病。目前，已发现人类 100 多种疾病与线粒体基因突变有关。

（一）线粒体遗传规律

mtDNA 有其独特的传递规律，非孟德尔遗传方式，又称核外遗传。其遗传特点如下：① tDNA 的复制具有一定自主性，能够独立进行复制、转录和翻译。然而，mtDNA 仅编码 13 种呼吸链 - 氧化磷酸化系统的蛋白质亚基，其他绝大部分仍需依赖于核 DNA 编码。而且维持线粒体结构和功能的大分子复合物也需要核 DNA 编码。

因此，线粒体是一种半自主细胞器，mtDNA 的功能受核 DNA 的影响，mtDNA 与核 DNA 突变均可导致线粒体功能异常，导致细胞能量代谢障碍。② 线粒体基因组的遗传密码和通用密码不同。mtDNA 的 UGA 编码色氨酸，而非终止信号。mtDNA 无终止子。③ tDNA 为母系遗传。人类受精卵中的线粒体绝大部分来自母亲的卵母细胞，即母亲将 mtDNA 传递给她的儿子和女儿，且只有女儿能将其 mtDNA 传递给下一代，这种传递方式称为母系遗传（maternal inheritance）。如果家系中一些成员具有相似的临床症状，并且都是从女性患者传递而来，则应考虑可能为 mtDNA 基因突变造成的。④ mtDNA 的异质性与阈值效应。mtDNA 能够自主进行复制，线粒体随细胞分裂随机分配到子细胞中，造成不同的组织或细胞中携带突变型 mtDNA 的比例也不同，因而形成 mtDNA 的异质性（heteroplasmy），即组织或细胞中既含有野生型线粒体基因组，又含有突变型线粒体基因组。mtDNA 的

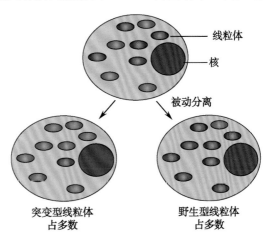

图1-6-1 线粒体 DNA 的异质性

异质性造成了线粒体基因病存在组织特异性表型和表型多样性（图 1-6-1）。异质性细胞的表型取决于细胞内野生型和突变型 mtDNA 的相对比例，当突变型 mtDNA 达到一定比例，产生的能量不足以维持细胞的正常功能时，就会出现异常表型，即线粒体基因病。因此，mtDNA 突变存在阈值效应，能引起特定组织器官功能障碍的最低数量的突变 mtDNA 称为阈值。⑤ mtDNA 的突变率极高，比核 DNA 高约 10～20 倍。高突变率使得个体和群体中的序列差异较大，多态性也较高，任意两个人的 mtDNA 平均每 1000bp 中有 4 个不同，但有害突变会因为选择而消失。因此，突变的 mtDNA 较普遍，但线粒体基因病并不常见。

（二）线粒体基因突变

线粒体基因突变的类型主要包括碱基突变、缺失和插入突变以及 mtDNA 拷贝数目突变。① 碱基突变：包括错义突变及 tRNA 基因突变。前者主要为脑脊髓性及神经性疾病的致病突变类型，如 Leber 遗传性视神经萎缩和神经疾病；后者导致的疾病比错义突变所致的疾病更具有系统性的临床特征，并且与线粒体肌病相关，代表性疾病包括肌阵挛性癫痫伴碎红纤维病（MERRF 综合征）。② 缺失和插入突变：缺失突变较多见，主要引起眼肌病。这类疾病常常散发而无家族史，多见于一些神经性及退行性疾病中，如 Kearns-Sayre 综合征。③ mtDNA 拷贝数目突变：以拷贝数目减少为主，mtDNA 的拷贝数大大低于正常，仅见于一些致死性婴儿呼吸障碍、乳酸中毒或肌、肝、肾衰竭的病例。

第七节　多基因遗传

人类的许多遗传性状或疾病是由多对等位基因共同控制的。每一对基因对遗传性状或疾病发生的作用是微效的，称为微效基因（minor gene），而若干微效基因的效应累加就可以形成明显的表型效应，称为累加效应（additive effect）。因此，由多个微效基因累加效应控制的遗传性状/疾病称为多基因性状/病或多因子性状/病，这种遗传方式称为多基因遗传（polygenic inheritance）或多因子遗传（multifactorial inheritance）。事实上多基因性状/病的发生不仅受多个微效基因的影响，同时还受环境因素的影响，这类遗传性状或疾病也称为复杂性状或复杂疾病（complex disorder）。人类的许多常见病和先天畸形都属于复杂疾病范畴，如原发性高血压、糖尿病、精神分裂症、唇裂腭裂以及先天性心脏病等。目前研究认为，多基因遗传的微效基因中可能存在一些起主要作用的基因，称为主基因（major gene），了解主基因将大大有助于理解复杂疾病的发病、诊断、预防和治疗。

（一）多基因遗传的规律

1. 多基因遗传的特点　遗传性状/疾病受许多微效基因的控制，这些微效基因彼此之间共同作用没有显隐之分，产生累加效应。

单基因遗传性状/病在一对等位基因控制下要么具有性状（患病），要么不具有性状（不患病），因此单基因性状/病群体中的分布往往是不连续的，可以明显地分为2~3群，因此单基因性状称为质量性状（qualitative character）。例如，常染色体隐性遗传病苯丙酮尿症（PKU）的致病基因为编码苯丙氨酸羟化酶（PAH）的 *PAH* 基因，*PAH* 突变使 PAH 活性下降。如正常个体（基因型 AA）血浆 PAH 的活性为 100%，杂合携带者（基因型 Aa）的PAH 活性为 45%~50%，苯丙酮尿症患者（基因型 aa）的 PAH 活性仅为 0%~5%，由此观察到的人群PAH 活性变异呈不连续的三峰分布（图 1-7-1）。

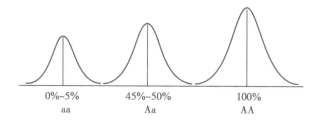

| 0%~5% | 45%~50% | 100% |
| aa | Aa | AA |

图 1-7-1　质量性状变异分布图
PKU 患者、携带者和正常个体 PAH 酶的活性在群体中的分布

多基因性状，例如，人的身高、体重、血压、智商等，在群体中的分布是连续的，不同个体间的差异只是量的变异，且差异较小，因而多基因性状又称为数量性状（quantitative character）。例如，随机调查一个群体的身高，可以发现极矮和极高的个体都仅占少数，大部分个体的身高接近平均值，这种身高变异分布绘制的曲线呈正态分布（normal distribution）（图 1-7-2）。

2. 多基因遗传的规律　多基因遗传的若干微效基因在传递过程中各自遵循分离律和自由组合律，环境因素也起着增强或抑制性状的作用。基因遗传的规律是：① 两个极端变异（纯合子，如身高为极高和极矮）的个体婚配，其子一代都是中间类型（杂合子，如身高为中等身高），也会因环境因素的影响而有一定范围的变异；② 两个中间

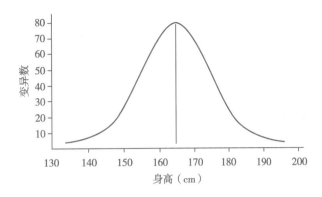

图 1-7-2 数量性状变异分布图（人的身高变异）

类型的子一代个体婚配，其子二代大部分也是中间类型，但由于微效基因的分离和自由组合以及环境因素的影响，变异范围比子一代要更加广泛，有时会出现极端变异的个体（纯合子，如身高为极高和极矮）；③ 在一个随机婚配的群体中，多基因和环境因素都会影响数量性状，变异范围更加广泛，但大多数个体接近于中间类型，很少有个体为极端变异。

（二）多因子病再发风险的预测

多因子病患病率较高、病因复杂，为常见病。这些疾病的发生有一定的遗传基础，通常可呈现家族倾向，但又不符合典型的孟德尔遗传方式。在评估再发风险时，不仅要考虑遗传因素，同时还要考虑环境因素的影响（图 1-7-3）。

1. 易患性与阈值　多因子病的发生由遗传因素和环境因素及其相互作用共同决定，这种由两者共同作用决定一个个体患病风险称为易患性（liability），其中遗传因素决定一个个体患病风险称为易感性（susceptibility）。易患性同多因子性状一样，在群体中呈正态分布。一个个体的易患性达到或超过一定限度时就可能发病，这种由易患性决定的多因子病发病的最低限度称为阈值（threshold）。根据阈值可将连续分布的易患性变异分为两部分：低于阈值的健康群体和达到并高出阈值的患病群体，连续分布的数量性状在阈值点产生质的差别（图 1-7-4）。

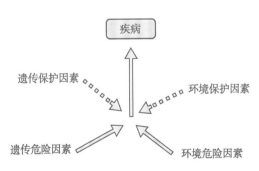

图 1-7-3 环境因素和遗传因素决定的人类疾病谱

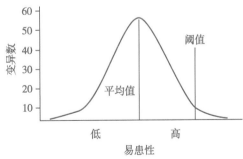

图 1-7-4 阈值模式：群体易患性变异分布图

一个个体的易患性高低无法测量，但群体的易患性平均值可以通过该群体的患病率做出估计。一种多因子病的发病阈值越低，与易患性平均值距离越近，表明易患性高，群体患病率越高；反之，发病阈值越高，与易患性的平均值距离越远，表明易患性低，群体患病率低。

2. 遗传度　多因子性状/疾病是遗传因素和环境因素共同作用的结果。其中，遗传因素作用的大小可用遗传度（heritability，h）来衡量。遗传度用百分率（%）表示。遗传度越大，表明遗传因素对疾病发生的作用越大。当一种疾病的易患性完全由遗传因素决定时，遗传度为 100%；反之，完全由环境所决定时，遗传度为 0。遗传度高（h=70%~80%）的疾病，表明遗传因素在决定疾病易患性变异上起重要作用，环境因素的作用较小；遗传度低（h=30%~40%）的，表明环境因素在决定疾病易患性变异上起重要作用，遗传因素的作用不显著，可能不会出现明显的家族聚集现象。遗传度是群体统计量，不能应用到个体，若某种疾病的遗传度为 60%，仅说明在该病的总变异中，遗传因素占 60% 的作用，而不能说明某个患者的发病 60% 由遗传因素决定。

一些常见的多因子病的遗传度如下：唇腭裂 76%；脊柱裂 60%；先天性心脏病 70%；精神分裂症 80%；原发性高血压 62%；冠心病 65%；哮喘 80%；消化性溃疡 37%；等等。

3. 多基因遗传病再发风险的预测　多基因遗传病的阈值模式可以对患者亲属的疾病再发风险进行多种预测，这些预测与孟德尔遗传方式不同。

（1）患者亲属的再发风险与遗传度密切相关：若多基因遗传病的群体患病率为 0.1%~1%，遗传度为 70%~80%，则患者一级亲属的再发风险为群体患病率的平方根（Edward 公式）。例如，某地区人群中唇（腭）裂的患病率为 0.17%，遗传度为 76%，则患者一级亲属再发风险 $= \sqrt{0.0017} \approx 4\%$。其他情况可以依据群体患病率、遗传度和患者一级亲属患病率之间的相互关系（本书未包括）查出 v。

（2）患者亲属的再发风险与亲属级别有关：多基因遗传病有明显的家族聚集倾向，患者亲属的患病率必定高于群体患病率，然而随着亲属级别的降低，再发风险也相应地迅速降低，向群体患病率靠拢。患者亲属再发风险在不同家庭中各不相同，平均再发风险的预测是根据经验数据获得的，并不像孟德尔性状那样遵从特定的遗传模式。

（3）患者亲属的再发风险与亲属中患病人数有关：多因子病在一个家庭中的患病人数越多，则亲属的再发风险越高。例如，唇腭裂的群体患病率为 0.17%，遗传率为 76%，一对表型正常的夫妇第一胎生育了一个唇腭裂患儿，则再次生育唇腭裂患儿的风险为 4%；如果他们第二胎又生了一个唇腭裂患儿，则第三胎生育唇腭裂患儿的风险上升到 10%。生育更多患儿提示这对夫妇携带更多唇腭裂的致病基因或暴露在更强的环境因素之中，他们虽未患病，但易患性更接近发病阈值，使得一级亲属的再发风险增高。单基因病则不会因为患者增多而改变再发风险如常染色体隐性遗传病，无论一个家庭已生育几个患儿，患者同胞的再发风险理论上仍为 25%。

（4）患者亲属的再发风险与患者病情严重程度有关：多因子病发病遗传基础是微效基

因的累加效应。如果患者病情严重，说明患者可能携带有更多的易感基因，其易患性远远高于发病阈值，因此其父母所携带的易感基因也多，再生育时其后代也将获得更多的易感基因，因此患病风险也相应增高。例如，单侧唇裂患者的同胞再发风险为 2.46%；单侧唇裂合并腭裂的患者同胞再发风险为 4.21%；双侧唇裂加腭裂的患者同胞再发风险为 5.74%，这说明缺陷越严重，潜在的易患性越大。单基因病不论病情轻重程度，其再发风险仍为 50% 或 25%。

（5）患者亲属的再发风险与疾病发病率有关：某种多因子病在一般群体中的患病率越低，则其发病阈值越高；患者需要超过发病阈值才能发病，因此需携带更多的易感基因。因而患者亲属由于亲缘关系，也必然携带更多的易感基因，从而使再发风险相对增高；反之，在一般群体中的发病率越高，则发病阈值越低，患者只需带有较少的易感基因即达到阈值从而发病。因而亲属也必然携带较少的易感基因，从而再发风险也相对减小。

（6）多基因遗传病的群体患病率存在性别差异时，亲属的再发风险与性别有关：多基因遗传病的群体患病率若存在性别差异，则说明不同性别的发病阈值是不同的。如前所述，对于群体患病率较低而阈值较高的性别患者，其亲属再发风险相对增高；相反，对于群体中患病率较高但阈值较低的性别患者，其亲属的再发风险也相对降低，这种现象称为 Carter 效应。例如，先天髋关节脱位女性的患病率为 0.4%，男性的患病率仅为 0.1%，女性比男性患病率高 4 倍。女性患者的后代中女儿的再发风险为 6%，儿子的再发风险是 2.1%；而男性患者的后代中女儿的再发风险高达 18%，儿子的再发风险高达 6%。这样的结果说明，男性患者比女性患者带有更多的易感基因。

（刘雅萍 张 学）

参考文献

1. Bruce Korf, Mira B. Irons. Human genetics and Genomics. 4th edition. USA：Wiley-Blackwell, 2014

2. Edward S Tobias, Michael Connor, Malcolm Ferguson Smith. Essential Medical Genetics. 6th edition. USA：Wiley-Blackwell, 2011

3. Tom Strachan, Andrew Read. Human Molecular Genetics. 4th edition.USA：Garland Science, 2011

4. Peter Turnpenny. Emery's Elements of Medical Genetics. 14th edition. USA：Churchill Livingstone, 2013

5. Robert L. Nussbaum, Roderick R. McInnes, Huntington F Willard Thompson & Thompson. Genetics in Medicine. 8th edition. Holland：Elsevier, 2015

6. Online Mendelian Inheritance in Man：www.ncbi.nlm.nih.gov/omim

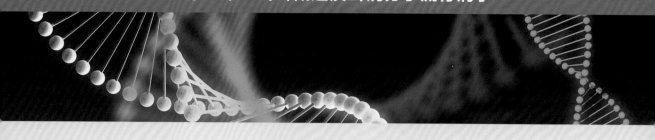

第二章　耳聋概述及聋病分子流行病学

第一节　耳聋概述

一、耳聋的一般概念

当听觉系统中传音、感音部分及其听觉传导通路中的听神经和各级中枢发生病变，引起听功能障碍，能产生不同程度的听力损失（hearing impairment），程度较轻的听力损失有时也称重听（hard of hearing），显著影响正常言语交流的听力损失称为耳聋（deafness）。因双耳听力障碍（hearing handicap）不能以语言进行正常交流者称为聋哑或聋人（deaf）。以较好耳的听力阈值作为评估听力损失程度的依据，世界卫生组织（WHO）1986 年提出，听力不像正常听力者那么好（双耳听阈为 25dB 或更高）的人就是有听力损失。听力损失程度从轻度到中度、重度和极重度不等。它可能影响一只耳朵，也可能影响双耳，导致对话或听大的声音有困难。世界卫生组织建议仅将不能听到任何言语的极重度听力减退（profound hearing impairment）称为"聋"，常通过手语沟通。而患有轻度到重度听力损失，则称为"听力损失"（hearing impairment），俗称"耳背"。耳背的人可以通过说话交流，并且可以从助听器、字幕和助听装置中获益。听力损失更严重的人可以植入人工耳蜗。

听力残疾（disabling hearing impairment）是指人由于各种原因导致单侧耳或者双侧耳不同程度的永久性听力障碍，听不到或听不清周围环境声及言语声，以致影响日常生活和社会参与。WHO 将听力残疾定义为：成人较好耳 0.5、1、2 和 4kHz 频率永久性非助听听阈级的均值 ≥ 41dB HL，儿童（15 岁以下）较好耳 0.5、1、2 和 4kHz 频率永久性非助听听阈级的均值 ≥ 31dB HL。WHO 将听力较好耳中度以上听力损失规定为残疾性听力损害。

二、耳聋的流行病学

据世界卫生组织 1996 年估计，全球有 1.2 亿人残疾性听力损害。2001 年增加至 2.5 亿人。2005 年成年及儿童残疾性听力损害上升至约 2.78 亿人，约占世界人口 4.6%。2014 年世界卫生组织估计全世界人口的 5%，也就是 3.6 亿人患有残疾性听力损失，其中成人 3.28 亿、儿童 3200 万。残疾性听力损失患者大部分生活在低收入和中等收入国家。约有三分之一 65 岁以上老年人有残疾性听力损失。该年龄组残疾性听力损失患病率在南亚、亚太和撒哈拉以南非洲地区最高。

我国 2006 年进行的全国第二次残疾人抽样调查结果显示，当时的听力残疾人约为

2004 万人，占 24.16%；言语残疾 127 万人，占 1.53%。目前我国有听力语言障碍的残疾人 2057 万，其中 7 岁以下聋儿可达 80 万，老年性聋 949 万；由于药物、遗传、感染、疾病、环境噪声污染、意外事故等原因，每年约新生聋儿 3 万余名。

三、听力损失及听力残疾的分级

（一）WHO 听力损失分级标准

人类可听到的声音频率范围在 20～20kHz，而听力正常的幼儿尚可听到 24kHz 频率的声音。声波频率超过 20kHz 称之为超声（ultrasound）。一般言语的频率范围以 0.5～3kHz 为主，其中 0.5～2kHz 最为重要。目前 WHO 推荐的分级标准延用 1997 年标准（表 2-1-1），将听力损失分为轻、中、重和极重度 4 级。是以纯音测听为基础，较好耳 0.5、1、2、4kHz 频率的听阈平均值为依据，较之前标准增加了 4kHz 的听阈，充分考虑了听力障碍者的高频听力损失情况，分级如下：

1. 听力 0 级　纯音平均听阈 25dB HL 或更好，没有或有很轻的听力问题，可听耳语声。

2. 轻度听力损失　纯音平均听阈为 26～40dB HL，可听到和重复 1m 处的正常语声，有的人可能需用助听器，但多数人不需要。

3. 中度听力损失　纯音平均听阈为 41～60dB HL，可听到和重复 1m 处提高了的语声，通常推荐用助听器。

4. 重度听力损失　纯音平均听阈为 61～80dB HL，当叫喊时可听到某些词，使用助听器对听力有较大帮助，如果没有助听器，应教读唇语和手语。

5. 极重度听力损失　纯音平均听阈 ≥ 81 dB HL，不能听到或听懂叫喊的言语声，助听器对于听懂话语十分有帮助，需要外加康复措施如唇语和手语。

WHO 1997 年（日内瓦）推荐的听力减退分级较 1980 年制定的标准主要差别在于：① 平均听阈以 0.5、1、2 和 4kHz 四个频率的平均值为依据，而不再以 0.5、1、2kHz 的平

表 2-1-1　WHO 1997 年（日内瓦）推荐的听力减退分级标准

听力损失分级	0.5、1、2、4kHz 平均听阈	表现	推荐
0 级	25dB 或更小	没有或有很轻的听力问题，可听到耳语	
1 级（轻度）	26～40dB	可听到和重复 1m 处的正常语声	咨询，可能需用助听器
2 级（中度）	41～60dB	可听到和重复 1m 处提高了的语声	通常推荐佩戴助听器
3 级（重度）	61～80dB	当喊叫时，可以听到某些词	需要佩戴助听器，如不使用助听器应教唇语和手势
4 级（极重度）	≥ 81dB	不能听到和听懂叫喊声	助听器有助于听懂话语，需外加康复措施如唇语和手势

注：评估时同时注意两耳的听力损失程度；两侧耳听力损失程度不同时，以听力较好的一侧耳为准

均值为依据；②听力减退分为 4 级而非 5 级；③极重度听力损失听阈 ≥ 81dB HL，不再以 ≥ 90dB HL 为听阈（表 2-1-2）。

表 2-1-2　WHO 1997 年听力减退分级与 1980 年听力减退标准

WHO（1980）			WHO（1997）	
听力损失标准	等级	0.5、1、2kHz 平均听阈（dB HL）	听力损失分级	0.5、1、2、4kHz 平均听阈（dB HL）
0 级	A	≤ 25	0 级	≤ 25
轻度听力损失	B	26 ~ 40	1 级（轻度）	26 ~ 40
中度听力损失	C	41 ~ 55	2 级（中度）	41 ~ 60
中重度听力损失	D	56 ~ 70	3 级（重度）	60 ~ 80
重度听力损失	E	71 ~ 90	4 级（极重度）	≥ 81
极重度听力损失	F	> 90		

注：评估时同时注意两耳的听力损失程度：两侧耳听力损失程度不同时，以听力较好的一侧耳为准

（二）2011 年全球疾病负担项目组听力损失分级标准

2011 年全球疾病负担（GBD）项目组通过分析 WHO 听力损失人群相关数据，以纯音测听为基础，以较好耳 0.5、1、2、4kHz 频率的平均听阈为依据，同时考虑听力损失患者非对称性听力在安静环境和嘈杂环境中听力能力差别情况，将听力减退分为六级，分级见表 2-1-3。

表 2-1-3　GBD 项目组听力损失分级标准

听力损失分级	较好耳听力（dB HL）	安静环境中听力情况	嘈杂环境中听力情况
非对称性	< 20 较好耳　≥ 35 较差耳	一般没有问题，除非声音靠近较差耳	参加谈话时可能有一些实际问题
轻度	20 ~ 34	参与交谈中听力一般没有问题	参与谈话时可能有一些实际问题
中度	35 ~ 49	正常语音听力有困难	听力与交流有问题
中重度	50 ~ 64	大声可以听到	听力与交流有很大问题
重度	65 ~ 79	正对耳部大声说话可以听到	听力与交流有严重问题
极重度	80 ~ 94	很难听到声音	听不到一点语音

注：评估时同时注意两耳的听力损失程度：两侧耳听力损失程度不同时，以听力较好的一侧耳为准

（三）我国听力损失分级标准

我国现行临床听力标准至今沿用 WHO 在 1980 年日内瓦会议推荐的听力损失分级标准。以纯音测听为基础，以较好耳 0.5、1、2kHz 的听阈平均值为依据，将听力减退分为五个级别，即轻度：26 ~ 40dB HL，中度：41 ~ 55dB HL，中重度：56 ~ 70dB HL，重度：71 ~ 90dB HL，极重度：> 90dB HL。其中 2002 年制定的职业性听力损伤诊断标准（GBZ49—2002），

参照现行临床听力标准，以纯音测听为基础，以较好耳0.5、1、2kHz的听阈平均值为依据，参考4、8kHz听阈，将听力减退分为四个级别，分级见表2-1-4。

表2-1-4　我国现行临床听力标准及职业性听力损伤诊断标准

临床听力标准 0.5、1、2kHz 平均听阈（dB HL）		职业性听力损伤诊断标准（2002） 0.5、1、2kHz 平均听阈，参考4、8kHz（dB HL）	
分级	听力损失	分级	听力损失
轻度	26~40	轻度	26~40
中度	41~55	中度	41~55
中重度	56~70	重度	56~70
重度	71~90	噪声聋	71~90
极重度	>90		

注：评估时同时注意两耳的听力损失程度：两侧耳听力损失程度不同时，以听力较好的一侧耳为准

（四）我国听力残疾分类

我国2006年第二次全国残疾人抽样调查听力残疾诊断标准中的听阈级以较好耳0.5、1、2、4kHz的听阈均值计算，根据听力障碍程度、听觉系统结构和功能、活动和参与、环境和支持四个方面，将听力残疾划分为以下四级：

1. 听力残疾一级　平均听阈≥91dB HL，听觉系统的结构和功能方面极重度损伤，在没有助听设备帮助下，不能依靠听觉进行言语交流，理解和交流等活动上极度受限，在参与社会生活方面存在极严重障碍（几乎听不到任何声音）。

2. 听力残疾二级　平均听阈81~90 dB HL，听觉系统的结构和功能重度损伤，在没有助听设备帮助下，理解和交流等活动上重度受限，在参与社会生活方面存在严重障碍（只能对很大的声音有感觉，如放鞭炮的声音）。

3. 听力残疾三级　平均听阈61~80dB HL，听觉系统的结构和功能中重度损伤，在没有助听设备帮助下，理解和交流等活动上中度受限，在参与社会生活方面存在中度障碍（只能听到较大的言语声，但可懂度很差）。

4. 听力残疾四级　平均听阈41~60dB HL，听觉系统的结构和功能中度损伤，在没有助听设备帮助下，理解和交流等活动上轻度受限，在参与社会生活方面存在轻度障碍（能听到言语声，有一定的言语能力，但辨音不清）。

我国1987年第一次全国残疾人抽样调查听力残疾诊断标准沿用了WHO1980年日内瓦会议推荐的听力损失分级标准，而2006年第二次全国残疾人抽样调查听力残疾诊断标准是在1987年第一次全国残疾人抽样调查听力残疾诊断标准基础上，增加了4kHz听阈（表2-1-5），同时考虑到测试环境的本底噪声、年龄因素等对听力阈值的影响，还制定了3岁以上儿童及成人听力残疾评定标准及3岁以内幼儿听力残疾评定标准（表2-1-6）。

表 2-1-5　两次全国残疾人抽样调查听力残疾标准

中国听力残疾分级（1987）0.5、1、2kHz 平均听阈		中国听力残疾分级（2006）0.5、1、2、4kHz 平均听阈	
好耳听力损失（dB HL）	分级	好耳听力损失（dB HL）	分级
26～40	轻度		
41～55	中度	41～60	四级
56～70	中重度	61～80	三级
71～90	重度	81～90	二级
＞90	极重度	≥91	一级

表 2-1-6　3 岁以上儿童及成人听力残疾评定标准与 3 岁以内幼儿听力残疾评定标准

3 岁以上儿童及成人评定标准 0.5、1、2、4kHz 平均听阈 插入式耳机给声		3 岁以内幼儿评定标准 1、2、4kHz 平均听阈（啭音）声场给声			
		6～12 个月		13～36 个月	
级别	好耳平均听阈（dB HL）	级别	好耳平均听阈（dB HL）	级别	好耳平均听阈（dB HL）
一级	≥91	一级	≥91	一级	≥91
二级	81～90	二级	81～90	二级	81～90
三级	61～80	三级	61～80	三级	61～80
四级	41～60				

四、听力损失分类、诊治及预防管理

根据 1991 年全国自然科学名词审定委员会公布的医学名词，不论听力损失的程度如何统称为"聋"，本书对各种听功能减退的疾病名称仍沿用"耳聋"（如感音神经性耳聋、药物中毒性耳聋等）。

常用的听力损失分类方式有四种：

1. 按照病变性质可分为两类：功能性聋（functional deafness）和器质性聋（organic deafness）。功能性聋因无明显器质性变化，又称精神性聋（psychogenic deafness）或癔症性聋（hysterical deafness）。

2. 按照病变部位、器质性耳聋可分为三类：

（1）传导性耳聋（conductive deafness）：外耳、中耳传音结构发生病变，声波传入内耳通路发生障碍。尚有观点认为内耳中外淋巴液和基底膜均属传音结构，故将该处病变引起的耳聋称为耳蜗传导性聋。

（2）感音神经性耳聋（sensorineural deafness）：当耳蜗螺旋器病变不能将声波转变为神经冲动传导；或神经及其中枢病变不能将神经兴奋传入；或大脑皮层中枢病变不能分辨语言，所产生的听觉障碍统称感音神经性聋。病变发生在耳蜗部位，称为感音性聋，或蜗性聋。病变发生在耳蜗之后部位，称为神经性聋，或蜗后聋。

（3）混合性耳聋（mixed deafness）：传音和感音结构同时发生病变引起的听觉障碍，多发生于长期慢性化脓性中耳炎、耳硬化症晚期等。

3. 按照耳聋出现时间可分为两类：先天性耳聋和后天性耳聋。有些先天性畸形疾病如大前庭水管综合征，可以后天发病，表现为后天性耳聋。

4. 按耳聋和言语功能发育的关系可分为两类：语前聋和语后聋。言语功能发育之前即发生的重度或极重度耳聋称为语前聋；在言语功能发育完成后开始的耳聋称为语后聋。

五、耳聋的常见病因及诊治要点

外界声波传入内耳使内耳淋巴液产生液波振动产生听觉之前，需通过耳廓收集进入外耳道，引起鼓膜振动、听骨链活动及镫骨底板运动，此为声波在耳内传导产生听觉的正常途径，称气导（air conduction）；大气中的声波经颅骨振荡传入内耳的途径，称为骨导（bone conduction）。同时，鼓室、鼓窦、乳突气房的容积和压力正常，以及咽鼓管功能正常，是鼓膜、听骨链及蜗窗膜能随声波正常振动的重要条件。

（一）传导性耳聋

在声波传导通路上任何结构、功能障碍或咽鼓管功能不良，都会导致进入内耳的声能减弱，所造成的听力下降为传导性听力损失，称为传导性耳聋。听力损失的程度可因病变部位和程度不同而有差别。

【病因】

1. 先天性传导聋　常见先天性传导聋多由外耳、中耳先天性畸形造成。

（1）先天性耳廓畸形：表现为位置、形态及大小与正常外耳不同，对听力影响轻微。

（2）先天性外耳道闭锁：常与先天性耳廓畸形和中耳畸形伴随出现，根据病情轻重，分为轻、中、重度。

（3）先天性中耳畸形：可单独出现，也可与外耳畸形及内耳畸形相伴出现。包括鼓室壁畸形如蜗窗、前庭窗发育不全，鼓室内传音结构畸形如听骨链畸形、异常骨桥及骨板，咽鼓管及乳突气房系统畸形等，根据对听骨链活动程度影响不同，产生不同程度的气导听阈阈移。

2. 后天性传导聋：

（1）耳廓病变：耳廓的集声功能仅在3dB以内，任何后天性因素导致单纯耳廓病损对听力影响轻微。

（2）外耳道病变：外耳道炎症、肿瘤、外伤等所致外耳道堵塞、狭窄或闭锁可致听阈上升，常见有外耳道耵聍栓塞及外耳道胆脂瘤。根据耳道阻塞程度不同，有不同程度的听力阈移。

（3）鼓膜病变：炎症、瘢痕、增厚、粘连或穿孔等鼓膜病变，使鼓膜有效振动面积与振幅下降，致声能损失。鼓膜穿孔面积大小不同可对听阈产生不同程度影响，若鼓膜紧张部大穿孔，失去两窗差，听阈最高可上升至45dB左右。

（4）听骨链病变：中耳炎症、外伤、肿瘤所致的听骨链粘连、残缺、中断、固定等病因，致听骨链失去完整性、连续性或灵活性，导致声能传导障碍。在耳科临床中，如鼓膜完整、听骨链中断或活动受限，听力损失最高可达60dB，严重损害患者的言语交流能力。

（5）咽鼓管功能不良：中耳炎症、肿瘤或外伤等因素所致的咽鼓管功能不良，造成鼓室－乳突气房系统负压，早期引起鼓膜内陷、鼓室－乳突气房系统黏膜积液渗出，出现传导性听力下降；后期若继发感染，渗出液内毒素损害内耳，导致混合性耳聋；鼓室内机化粘连，影响镫骨底板及蜗窗膜运动，可造成超过60dB的听力损失及难以矫治的病变，如粘连性中耳炎。

（6）内耳传导性聋：内耳中外淋巴液和基底膜均属传音结构，内耳免疫病、迷路积水、浆液性迷路炎以及各种原因造成的蜗窗膜、基底膜运动障碍，导致液波传导受阻而形成内耳传导性聋。

【诊断】

1. 病史可以了解病变的原因，详细的专科检查可以明确病变部位、范围和程度。

2. 听力学表现

（1）音叉试验：林纳试验（Rinne test，RT）BC ＞ AC 阴性；韦伯试验（Weber test，WT）偏向患侧；施瓦巴赫试验（Sehwabach test ST）骨导延长。

（2）纯音听阈测试：骨导听阈正常；气导听阈不同程度地提高，最高可达60dB；气、骨导差 ＞ 10dB。

（3）声导抗测试及鼓室图：用于耳道无栓塞及鼓膜完整的病人，可以帮助判断鼓室气压功能及听骨链的完整性。因病变不同，鼓室导抗图变为 A、Ad、As、B、C 等型。6～7个月以下婴儿声导抗检测时，以226Hz为探测音所测得的鼓室导抗图形常不能准确反映中耳实际情况，目前建议高频探测音检测。

（4）ABR 可出现波 I 潜伏期延长；波 V 潜伏期强度曲线右移。

（5）听骨链固定或中断时，常可在2kHz附近出现骨导听阈提高（典型者约15dB），即Carhart切迹。

在分析上述测试结果时宜注意全面综合分析，切忌顾此失彼。

3. 根据专科检查及听力学检测结果选择影像检查，首选颞骨高分辨率颞骨CT检查，可以协助确定病变的部位、范围及程度。

【治疗】

应根据病因、病变的部位和范围，结合听力学检查及影像检查结果，初步判断病变的性质，制定相应的治疗方法。早期积极治疗急、慢性化脓性中耳炎和分泌性中耳炎是防治传导性聋并减少并发症的重要措施。

在确定咽鼓管功能及耳蜗功能正常后，大多数传导性耳聋，可以通过耳显微外科手术清除病灶、重建听力。部分听骨赝复物（partial ossicular replacement prosthesis，PORP）、全听骨赝复物（total ossicular replacement prosthesis，TORP）和人工镫骨（piston）在鼓室成型手术中的应用，使传导性耳聋听力治疗效果有了明显的改善。其中 PORP 用于镫骨完好的部分听骨缺失者，TORP 用于全听骨缺失而镫骨底板完好的患者，Piston 多用于镫骨底板固定的耳硬化症患者。

因各种原因不能接受手术或手术治疗无效者，可佩戴助听器。

近年来植入式助听装置骨锚式助听器（BAHA）和振动声桥（VSB）的应用为传导性耳聋和混合性耳聋患者开辟了治疗选择的新天地。BAHA 用于治疗传导性耳聋和混合性耳聋，用于帮助慢性中耳炎、先天性外耳道闭锁以及单侧耳聋不能耐受常规气导助听器的患者。VSB 可用于治疗一些由于先天因素或中耳病变（慢性中耳炎、胆脂瘤）产生听骨链畸形、听骨链部分或全部缺失及听骨链固定的患者。当蜗窗或前庭窗不具备固定漂浮质量传感器（FMT）的条件和耳硬化患者在研磨蜗窗龛后安放 FMT 有潜在风险时，不建议使用振动声桥。

（二）感音神经性耳聋

病变位于螺旋器的毛细胞、听神经或各级听中枢，引起声音的感受与神经冲动的传递功能障碍，所导致的听力下降统称为感音神经性耳聋。其中螺旋器毛细胞病变引起者称感音性聋（蜗性聋）常有重振现象；病变位于听神经及其传导路径者称神经性（蜗后性聋），常见语言辨别率明显下降；病变发生于大脑皮层听中枢者称中枢性聋，常伴有其他神经系统症状。

【病因】

1. 先天性感音神经性耳聋　指出生时就存在的听力障碍，常由于先天性内耳畸形、听神经发育不全所致，或妊娠期受病毒感染或服用耳毒性药物引起等，可分为非遗传性和遗传性。

（1）非遗传性聋：多由于妊娠和分娩过程中的某些并发症导致，包括：孕妇感染风疹、梅毒或其他某种感染；妊娠期不当使用耳毒性药物（如氨基糖苷类、细胞毒性药物、抗疟药和利尿剂）；低出生体重；出生窒息（分娩时缺氧）；新生儿严重黄疸等原因导致。

（2）遗传性聋：指由基因及染色体异常导致的感音神经性耳聋。根据遗传方式不同，可分为常染色体显性遗传、常染色体隐性遗传、线粒体遗传、X－连锁遗传、Y－连锁遗传；根据是否伴有多个系统病变分为综合征型耳聋与非综合征型耳聋。（见遗传性耳聋章节专述）

2. 后天性感音神经性耳聋：指出生后发生的耳聋，某些遗传性耳聋也可表现出后天性耳聋，如药物中毒性聋、大前庭水管综合征、听神经病等。

（1）传染病源性聋（deafness due to infective disease）：又称感染性聋，由各种急性传染病、细菌性或病毒性感染，如流行性乙型脑炎、流行性腮腺炎、化脓性脑膜炎、麻疹、猩红热、流行性感冒、耳带状疱疹、伤寒等均可损伤内耳而引起轻重不同的感音神经性聋。

（2）药物中毒性聋（ototoxic deafness）：又称耳毒性聋，多见于氨基糖苷类抗生素，如庆大霉素、卡那霉素、多粘菌素、双氢链霉素、新霉素等，其他药物如奎宁、水杨酸、顺铂等都可导致感音神经性聋。现认为药物中毒性聋多为线粒体基因突变导致，表现出个体敏感性。耳聋发生一般为双侧性，多由高频向中、低频发展，多伴有耳鸣，前庭功能也可损害。

（3）老年性聋（presbyacousis）：是器官退行性改变在听觉器官中的表现。多因血管硬化、骨质增生使供血不足，发生听觉器官退行病变，导致听力减退。现认为老年性聋与线粒体遗传有关，也同生活中某些有害因素（如环境、疾病、精神创伤）有关。有人根据内耳损害的主要部位将本病细分为老年感音性、神经性、血管纹性（代谢性）与耳蜗"传导性"（机械性）聋4类。临床表现的共同特点是从高频向语频缓慢进行的双侧对称性聋，有时伴有高调持续性耳鸣。多数有响度重振及言语识别率降低。

（4）创伤性聋（traumatic deafness）：包括外伤性聋、内耳减压性聋和爆震性聋。当强大冲击压力波传至颅底，因听骨惯性引起镫骨底板瞬时间相对活动度过大，导致迷路震荡、内耳出血、内耳毛细胞和螺旋神经节细胞受损。或因脑与颅骨相对运动引起脑挫伤或听神经的牵拉、压挤和撕裂伤。临床表现多为双侧重度高频神经性聋或混合性聋，伴高调耳鸣及眩晕、平衡紊乱。症状在数月后能缓解，但难以完全恢复。

1）外伤性聋：颅脑外伤及颞骨横行骨折损伤内耳结构，特别是颞骨横行骨折时，与岩部长轴垂直走行的骨折线常跨越骨迷路或内耳道使其内含的结构损伤，除重度感音神经性聋外，常伴发眩晕、眼震、面瘫和脑脊液耳漏等。或因强烈震荡引起内耳损伤，导致感音神经性聋，有时伴耳鸣、眩晕。轻者可以恢复。耳部手术误伤内耳结构也可导致耳聋。

2）内耳减压性聋（inner ear decompression deafness）：常见于潜水人员，由于上升出水时减压过快，原溶于组织或体液中的气体未及时弥散而形成微小气泡；或者是深潜时血液因高凝聚状态而产生微血栓，两者同时或其中之一会阻断耳蜗微循环、造成耳蜗供血减少、代谢紊乱，继之累及听和前庭感觉上皮，导致内耳减压性聋。

3）爆震性聋（blast deafness）：系由于突然发生的强大压力波和强脉冲噪声引起的听器急性损伤。爆震时最易受损伤的耳部结构是中耳和内耳。中耳损伤可出现鼓膜充血以至破裂、听小骨骨折或脱位、鼓索神经断裂、蜗窗膜破裂引起外淋巴瘘等；内耳一般损伤于耳蜗基底转至第二转中部，出现螺旋器外毛细胞及支柱细胞变性、耳蜗神经节变性、内耳出血等。引起眩晕、耳鸣与耳聋（爆震性聋），后者常为感音性或混合性，爆震性聋不像噪声性聋，两耳受到震伤的程度不相称，单耳受损者并不少见。轻者为暂时性，重者为永久性。

（5）噪声性聋（noise deafness）：系由于听觉长期遭受85dB以上噪声影响而发生缓慢的进行性的感音性耳聋，主要是耳蜗损伤，早期表现为听觉疲劳，离开噪声环境后可以逐渐恢复，久之则难以恢复，终致感音神经性聋，常伴随耳鸣等，纯音测听表现为4000Hz谷形切迹或高频衰减型。若强度超过120dB以上，则可引起永久性聋。

（6）特发性突聋（idiopathic sudden deafness）：是一种突然发生而原因不明的感音神经性聋。患者多能准确提供发病时间、地点与发病时情形。目前多认为急性内耳微循环障碍和病毒感染是引起本病的常见原因。临床上以单侧发病多见，偶有两耳同时或先后受累者。一般在耳聋前先有高调耳鸣。约半数患者有眩晕、恶心、呕吐及耳内堵塞、耳周围沉重、麻木感。

（7）自身免疫性聋（autoimmune deafness）：由于自身免疫障碍致使内耳组织受损而引起的感音神经性听力损失，为多发于青壮年的波动性、进行性感音神经性聋，可累及单耳或双耳，如为双侧可同时或先后出现，双耳听力损失大多非对称性。前庭功能多相继逐渐受累。患者自觉头晕、不稳而无眼震。抗内耳组织特异性抗体试验、白细胞移动抑制试验、淋巴细胞转化试验及其亚群分析等有助于诊断。患者常合并有其他自身免疫性疾病。环磷酰胺、泼尼松龙等免疫抑制剂疗效较好，但停药后可复发，再次用药仍有效。

（8）全身系统性疾病引起的耳聋：

1）高血压与动脉硬化：是当今最常见的致聋性全身疾病，主要因内耳供血障碍，血液黏滞性升高，耳内脂质代谢紊乱等原因，导致耳蜗血管纹萎缩、毛细胞散在性缺失、螺旋神经节细胞减少。临床上多出现双侧对称性高频感音神经性听力障碍伴持续高调耳鸣。

2）遗传性肾炎、各类肾病、透析与肾移植：多出现双侧对称性高频感音神经性听力障碍，发病机制尚不十分明确，可能与低血钠所引起的内耳液体渗透平衡失调，血中尿素和肌酐升高，低血压与微循环障碍，免疫反应等体内外的多种因素综合有关。

3）糖尿病：长期慢性糖尿病患者出现糖尿病性微血管病变，可波及耳蜗血管，使其管腔狭窄而导致供血障碍。临床听力减退表型差别很大，主要与糖尿病病程、血糖控制情况及有无并发症关系密切。

4）原发性与继发性神经病变：因其可累及螺旋神经节细胞、螺旋神经纤维、第Ⅷ脑神经、脑干中的各级听神经元及大脑听觉中枢并使之发生退变所致。

5）甲状腺功能：甲状腺功能减退症、尤其是地方性克汀病患者耳聋极为普遍，因严重缺碘，致胎儿耳部结构发育期甲状腺激素不足，出现耳蜗畸形、耳蜗毛细胞和螺旋神经细胞发育不良。临床上除了不同程度的听力减退，还常伴有智力低下。

除以上常见全身疾病外，白血病、红细胞增多症、镰状细胞贫血、巨球蛋白血症、结节病等许多疾病都可致聋。

（9）梅尼埃病：是一种病理改变为膜迷路积水的特发性内耳疾病。多发生于 30～50 岁的中、青年人，儿童少见。男女发病无明显差别。双耳患病者占 10%～50%。临床表现为反复发作的眩晕、波动性听力下降、耳鸣和耳闷胀感。早期多为低频（125～500Hz）下降的感音神经性聋，呈现波动性，即发作期听力下降，而间歇期可部分或完全恢复。随着病情发展，听力损失可逐渐加重，逐渐出现高频（2～8kHz）听力下降。患者耳聋同时出现对高频或者巨大声音敏感且不能耐受的症状即重振现象；还可出现患耳与健耳对同一纯音可听成两个不同的音调和音色的声音的现象即复听现象。

（10）蜗后性聋：系由听神经和（或）其中枢听觉通路的病变所致听力障碍。

1）听神经病（auditory neuropathy）：近年来逐渐为人们所认识的一种有特殊临床表现的听力损失，其诊断处理皆有别于一般的感音神经性聋。临床主要表现为以青春期发病多见；纯音听阈升高；言语识别率降低，且与听力损失不平行；ABR 消失或异常；耳声发射和耳蜗微音器电位显示外毛细胞功能正常；影像学检查无异常。目前认为听神经病可能的病因有遗传性疾病、感染性疾病、毒性物质代谢性疾病、缺氧、新生儿高胆红素血症、温度敏感性神经病、中毒性代谢性疾病等。其中环境因素占58%，而遗传因素占42%。国内外学者对听神经病病变部位的不同观点主要是：病变主要在周围听觉神经系统：从内毛细胞至耳蜗进入脑干前的耳蜗神经传入径路；还是在中枢听觉神经系统：脑干听觉神经径路。根据病变部位目前把听神经病分为两种类型：Ⅰ型，其病变在听神经；Ⅱ型，病变在内毛细胞、末梢树突及突触。相关基因分型见专页。

2）多发性硬化等脑干脱髓鞘病损：急性活动期中枢神经白质有多发性炎性脱髓鞘斑，陈旧病变则由于胶质纤维增生而形成钙化斑，以多发病灶、缓解、复发病程为特点，原因不明，好发于视神经、脊髓和脑干，多发病于青、中年，女性较男性多见。多发性硬化病变比较弥散，因此症状和体征也比较复杂。早期可有波动性感音性神经性聋和眩晕，耳聋可发生于单耳或双耳，言语识别率往往比纯音听力下降更为严重。耳部症状与多发性硬化的病程有关。伴有其他脑神经症状。如果脑干和小脑内有髓鞘脱失区，或硬化斑块，损害了前庭核或与前庭有联系的结构，临床则表现为持续性眩晕，转头时眩晕加重并伴恶心呕吐。

3）颅内肿瘤：听神经瘤、脑桥小脑角其他原发性肿瘤（如脑膜瘤、胶质瘤）、先天性胆脂瘤或转移瘤（如乳腺癌、前列腺癌、支气管恶性肿瘤等）。耳聋多为单侧，晚期两耳受累，常合并眩晕、平衡失调等前庭症状，可引起面瘫及其他脑神经症状。

除以上常见疾病外，还可因梅毒、结核性脑膜炎、肺炎球菌引起的软脑膜炎、脑血管意外、脑干挫伤等引起蜗后性聋。

【诊断】

1. 病史可以了解病变的原因，详细的专科检查可以明确病变部位、范围和程度。

2. 听力学表现

（1）蜗性聋的听力学特点：

1）音叉试验：林纳试验（Rinne test，RT）AC＞BC阳性；韦伯试验（Weber test，WT）偏向健侧；施瓦巴赫试验（Sehwabach test，ST）骨导缩短。

2）纯音听阈测试：气导听阈和骨导听阈一致性提高；气骨导差＜10dB。

3）声导抗测试：鼓室导抗图A型；镫骨肌声反射存在、声反射阈和纯音气导听阈差值＜60dB（Metz试验阳性）；声反射衰减（－）。

4）响度重振试验：双耳交替响度平衡试验（ABLB）有重振。Metz试验阳性。短增量敏感指数试验（SISI试验）：高得分值（80%～100%）。

5）Bekesy自描听力曲线：Ⅱ型曲线。

6）音衰变试验：轻、中度异常。

7）听性脑干诱发电位（ABR）：因纯音听力图不同而有差异，可出现波Ⅰ或（和）波Ⅴ潜伏期延长；波Ⅴ潜伏期强度函数曲线陡峭；Ⅰ－Ⅴ波间期正常、缩短或延长。

8）耳声发射（OAE）：中度以下听力损失的耳蜗性聋可记录到DPOAE，但幅值降低。听力损失＞40dB HL时，TEOAE消失。

（2）蜗后性聋的听力学特点：

1）音叉试验：林纳试验（Rinne test，RT）AC > BC 阳性；韦伯试验（Weber test，WT）偏向健侧；施瓦巴赫试验（Sehwabach test，ST）骨导缩短。

2）纯音听阈测试：气导听阈和骨导听阈一致性提高；气骨导差 < 10dB。

3）声导抗测试：鼓室导抗图 A 型，镫骨肌声反射引不出，声衰减试验（+）。

4）耳蜗电图：AP 波形增宽，CM 正常或振幅增大，反应阈可较纯音听阈降低。

5）听性脑干诱发电位（ABR）：患侧波 V 潜伏期延长；波 I - V 间期延长；耳间波 V 潜伏期差增大（ > 0.4 毫秒）；耳间波 I - V 间期差增大（ > 0.4 毫秒）；此外，尚可有波 III、波 V 缺失等。如脑下中线病变，上述耳间差值大多正常。

6）耳声发射（OAE）：诱发性耳声发射存在，而 ABR 未能引出，示蜗后病变。

7）40Hz 听性相关电位（40Hz AERP）：对脑干上部病变，中脑、丘脑病变的诊断有参考价值。

8）Bekesy 自描听力曲线：多呈 III、IV 型。

9）言语识别率明显下降。

10）前庭功能检查：可记录到自发性眼震，眼震有中枢性特征，有向患侧的优势偏向及同侧的前庭减振现象。扫视试验、注视试验等出现异常结果。

3. 根据专科检查及神经系统检查常发现其他脑神经病变征象，选择颅脑影像学检查如颅脑 CT、MRI，内耳道脑池造影等对诊断有重要意义，可以协助确定病变的部位、范围及程度。

【治疗】

目前感音神经性耳聋治疗的主要原则是恢复或部分恢复已丧失的听力，尽量保存并利用残余的听力。

1. 针对病因进行治疗　积极防治因急性传染病所引起的耳聋，做好传染病的预防、隔离和治疗工作，增强机体（尤其是儿童）的抵抗力。

对耳毒性药物的使用，要严格掌握适应证，如有中毒现象应立即停药，运用药物治疗。

对有可能导致耳聋的全身性疾病，在治疗原发病的同时，注意观察听力情况，有下降及时药物治疗。

怀疑有脑桥小脑角及内听道占位性病变者应转至有条件处理的医院，可早日明确诊断和手术治疗。

2. 药物综合治疗　如糖皮质激素、神经营养和改善耳蜗微循环的药物、各种血管扩张剂、促进代谢的生物制品等。有条件时，合适患者早期亦可试用高压氧治疗。

3. 根据不同听力减退程度和患者意愿选择适当的听觉辅助装置（图 2-1-1）。

（1）助听器适用于部分中度以上感音神经性耳聋者。

（2）振动式助听装置：振动声桥和骨锚式助听器等适用于中重度感音神经性耳聋、传导性耳聋以及混合性耳聋的患者，助听器不耐受患者。

（3）电刺激式助听装置：人工耳蜗植入适用于重度～极重度感音神经性耳聋患者；听觉脑干、中脑植入适用于双侧听神经功能丧失的全聋患者。

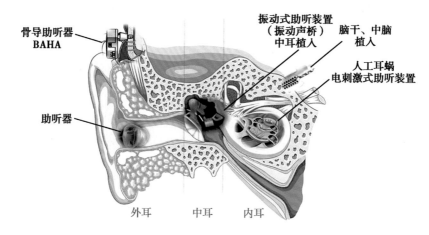

图 2-1-1 各类型听觉助听装置

（三）混合性耳聋

混合性耳聋是指由于耳的传音结构（外耳和中耳）及感音或神经系统（内耳及听神经）都受到损害而引起的耳聋，其两部分病变，可为同一疾病所致，也可为两种互不相关的疾病所致。由同一种疾病导致混合聋者，可在疾病后期出现，也可在疾病发生时出现：如在化脓性中耳炎有传导性聋，当其炎性毒素经蜗窗膜渗入迷路合并迷路炎时引起感音性聋，即可出现混合性聋；耳硬化症镫骨固定者早期表现传导性聋而晚期可出现混合性聋等；病毒感染引发中耳炎同时也可引起耳蜗损害而出现混合聋。由两种互不相关的因素引起混合性聋也不少见，可以先患传导性聋、后患感音神经性聋；也可先患感音神经性聋、后患传导性聋；如化脓性中耳炎应用氨基糖苷类药物治疗，可能导致在传导性聋的基础上增加感音性聋的成分；原有感音神经性耳聋患者出现分泌性中耳炎，可以在原有感音神经性耳聋基础上增加传导性聋的成分。

混合性聋的纯音听力图为：气导听阈和骨导听阈皆提高，但气、骨导间出现差值，而不论这气、骨导差仅限于某几个频率或全部频率。

六、耳聋的预防及管理

随着电生理学、听力学和分子生物学等技术的迅猛发展，耳科病因学研究及诊断取得了很大的进步。耳显微外科技术、植入式听觉装置研发及人工耳蜗、听觉中脑植入技术等发展，给耳聋患者的治疗开辟了选择的新天地。WHO 调查 50% 听力损失的患者通过初级预防、早期诊断及处理可以避免耳聋的发生，我们在探索耳聋病因学、提高诊断水平的同时应该注重疾病的规范化治疗及耳聋的预防。

1. 传导性聋的预防及管理

（1）积极治疗可导致传导性聋的各种外耳和中耳疾病、选择适当的手术时机。

（2）积极预防和治疗小儿分泌性中耳炎。

（3）积极治疗与中耳疾病相关的邻近器官疾病，如鼻及鼻窦炎、鼻咽部疾病等。

（4）双侧传导性聋，因各种原因不能手术，或手术无提高听力可能，可佩戴适当的听觉辅助装置。

2. 感音神经性聋的预防及管理　感音神经性聋中，除特发性突聋等极少数病种有自愈可能；或者通过及时适当的治疗、使听力得到部分或全部的恢复外，其余几乎均无有效的治疗手段。积极的预防措施能减少耳聋的发生或减轻耳聋的程度，能减轻家庭及社会负担。

（1）对儿童、育龄妇女孕前进行预防接种，预防麻疹、脑膜炎、风疹及腮腺炎等儿童期疾病，预防育龄妇女风疹等疾病；对孕妇进行梅毒及其他感染性疾病的检测和治疗。

（2）使用个人保护装置、避免颅脑损伤，提高自我防护意识、尽量减少与强噪声等有害物理因素及化学物质接触。

（3）对有耳聋家族史、低出生体重、出生窒息、严重黄疸或脑膜炎等高危婴幼儿，及早进行听力学评估，需要利用听力辅助装置进行早期干预。

（4）对有可能出现耳聋的全身性疾病，在治疗全身性疾病的同时，关注听力变化，在听力损失早期进行干预。

（5）开展耳聋基因咨询、耳聋基因诊断，建立健全聋者听力学、影像学及耳聋基因检测结果档案库。通过针对适龄青年耳聋基因检测进行婚配及生育指导，预防遗传性耳聋发生。

（6）严格掌握应用耳毒性药物的适应证，对有家族药物中毒史、肾功不全、孕妇、婴幼儿和已有耳聋者应谨慎使用。开展氨基糖苷类抗生素敏感家族的基因筛查，预防药物敏感性及中毒性耳聋发生。

（7）与神经性聋有关的其他脑病的防治工作仍需相关学科如神经内、外科和儿科、耳科的密切配合，共同探索预防保护措施。

（戴　朴　蒋　刘）

参考文献

1. 黄选兆，汪吉宝. 实用耳鼻咽喉科学. 第2版. 北京：人民出版社，2008.

2. 劳动部. 职工工伤与职业病致残程度鉴定标准. GB/T 16180—1996，1996.

3. 卜行宽，刘铤. 世界卫生组织预防聋和听力减退工作情况介绍. 中华耳鼻咽喉科杂志，2000, 35(3): 237-239.

4. 邱卓英，吴弦光，丁伯坦，等. 残疾分类分级标准相关问题研究. 中国康复理论与实践，2007, 13(7): 678-680.

5. 世界卫生组织. 国际功能、残疾和健康分类. 日内瓦：世界卫生组织，2001: 1-283.

6. Bolajoko O Olusanya, Katrin J Neumannb, James E Saundersc. The global burden of disabling hearing impairment: a call to action. Bull World Health Organ, 2014, 92: 367–373.

7. Donatella Pascolini, Andrew Smith. Hearing impairment in 2008: A compilation of available epidemiological studies. International Journal of Audiology, 2009, 48:

473-485.

8. Gretchen Stevens, Seth Flaxman, Emma Brunskill, et al. Global and regional hearing impairment prevalence: an analysis of 42 studies in 29 countries. European Journal of Public Health, 2013, 23(1): 146–152.

9. James B Snow Jr. Ballenger's Manual of Otorhinolaryngology Head and Neck Surgery. Hamilton, Ontario L8N 3K7. 2002.

10. Katrin Neumann, Dafydd Stephens. Definitions of Types of Hearing Impairment: A Discussion Paper. Folia Phoniatr Logop, 2011, 63: 43–48.

11. Sarah Granberg , De Wet Swanepoel, Ulrika Englund, et al. The ICF core sets for hearing loss project: International expert survey on functioning and disability of adults with hearing loss using the international classification of functioning, disability, and health(ICF). International Journal of Audiology, 2014, 53: 497–506.

第二节 聋病分子流行病学

人类基因组计划的开展促进了遗传学与临床医学的结合，耳聋基因诊断的应运而生对明确耳聋病因、预防耳聋发生有着重要意义。欧美统计表明，每1000个新生儿中，就有1名听力障碍患者。在我国，听力言语残疾者达2780万以上，其中单纯听力残疾2004万，占残疾人总数的24.16%[1]，每年新生3万聋儿。在大量的迟发性听力下降患者中，亦有许多患者由于自身的基因缺陷致病，或由于基因缺陷和多态性造成对致聋环境因素易感性增加而致病。目前的研究推测60%重度耳聋的发病与遗传有关，另外40%有可能与环境因素有关。

遗传性耳聋具有广泛的遗传异质性，其中30%为综合征型耳聋，70%为非综合征型耳聋，主要涉及四种遗传方式：常染色体显性（DFNA，15%～20%）、常染色体隐性（DFNB，80%）、性连锁（DFN X-linked，DFN Y-linked，1%）和线粒体遗传性耳聋（1%）。一般来说，常染色体隐性遗传性耳聋表现为先天性聋或语前聋，常染色体显性遗传性耳聋多表现为语后聋或渐进性听力下降。自20世纪80年代以来，耳聋的遗传病因学研究取得了很大进展，至今已有120余个耳聋基因被克隆或鉴定，但还有很多耳聋表型的致病基因不清楚。通过耳聋家系研究，我国学者克隆了两个致聋基因（GJB3和DSPP）[23]，率先鉴定了三个致聋基因（PRPS1、SMAC和ATP6V1B2）[4-6]，首次提出并证明了Y-连锁遗传在遗传性耳聋中的存在[7-8]，首次发现了一个氨基糖苷类药物易感性新突变位点（线粒体12SrRNA 1494 C > T）[9]，定位了数十个非综合征型遗传性耳聋基因座位。

同症婚配是遗传学一个普遍的现象，智商、体态异常的同症婚配会增加连续的遗传性状变异发生几率已成为共识，而耳聋群体的同症婚配在国内外均有极高的比例，在西方许多国家包括美国，尽管聋人的经济和教育状况得到改善，但耳聋患者的出生随着高密度的同症婚配却持续增长，在这些国家的聋人婚姻中，76%属于聋人与聋人结合的婚姻。在中国，虽然没有准确的统计数据，但全国 1700 所聋哑学校和聋儿康复机构和残疾人福利机构使得聋人人为的处于同症聚集状态，聋人之间的婚配也是主要的婚姻模式。在分子诊断时代到来之前，医师很难提供准确的信息来进行遗传咨询和预测未来的生育状况。耳聋基因诊断给耳科临床带来的积极意义在于可以为相当部分的耳聋患者（特别是儿童耳聋患者）揭示其真正的发病原因，并清楚地描述整个家庭成员的致聋基因的携带状况，从而为临床遗传咨询和产前诊断防止聋儿再出生提供理论基础和准确的诊断数据，真正实现耳聋出生缺陷的预防。

我国的临床耳聋基因诊断和遗传咨询始于 2003 年。我国拥有巨大的耳聋群体，进化过程造成了人种间遗传差异、人群迁徙和血源融合又导致了局部地区人群遗传背景的复杂化，中国耳聋群体中基因突变热点、突变谱、表型与基因型对应性与西方耳聋人群存在显著差异。解放军总医院聋病分子诊断中心自 2002 年起，采用全频谱覆盖的耳聋基因筛查策略开展了全国范围的耳聋分子流行病学研究，在全国 31 个省市自治区收集感音神经性耳聋病例 12 789 例，进行了系统的耳聋基因致病性分析，发现 GJB2 和 SLC26A4 基因突变是导致中国人耳聋的第一位和第二位病因，线粒体 DNA 突变是导致中国人药物性耳聋的主因，绘制了中国人最常见综合征型耳聋的基因谱和突变谱。以此为基础，国内遗传性耳聋临床基因诊断工作得以顺利开展和推广。

一、中国人群最常见致聋基因——*GJB2*

国外研究认为常染色体隐性遗传性耳聋患者中，约有 50% 由 *GJB2* 基因突变引起。*GJB2* 基因位于人类染色体 13q11-12，含有 2 个外显子，编码的 Cx26 蛋白属于缝隙连接蛋白基因家族，与相邻细胞的缝隙连接蛋白组成一个完整的缝隙连接通道，是完成电解质、第二信使和代谢产物的细胞间转换的重要通道。*GJB2* 基因突变可以导致常染色体隐性遗传性聋 DFNB1 和常染色体显性遗传性聋 DFNA3。鉴于 *GJB2* 基因在遗传性耳聋中的特殊重要地位，以及其基因短小（共两个外显子，编码 226 个氨基酸）的特点，*GJB2* 全编码区测序是聋病分子检测的最基本项目。在中国 *GJB2* 基因突变是最常见的致聋原因，突变检出率达 21.6%（包括纯合、复合杂合及单杂合突变）[10]，明确由该基因突变（双等位基因突变即纯合及复合杂合突变）致聋的比例达 18.2%。*GJB2* 基因 235delC 突变是中国耳聋患者中发生频率最高的突变形式，有 18.26% 的耳聋患者携带此突变。

二、中国人群第二位致聋基因——*SLC26A4*

SLC26A4 基因又称 *PDS* 基因（Pendred syndrome，PDS），位于人类染色体 7q31，含有 21 个外显子，编码含有 780 个氨基酸的蛋白质 Pendrin。Pendrin 作为离子转运体，调节内淋巴液的离子平衡。*SLC26A4* 基因突变导致 Pendred 综合征（耳聋 – 甲状腺肿综合征）和常染色体隐性遗传性耳聋 DFNB4，两者均伴有内耳发育最常见的畸形前庭水管扩大。在我国，约 96% 的前庭水管扩大患者由 *SLC26A4* 基因突变致病，而欧美国家仅有 40% 左右的大前庭水管和 Pendred 综合征由 *SLC26A4* 基因突变导致，说明中国人群中 *SLC26A4* 基因型与表型关联更为密切。在中国耳聋人群中 *SLC26A4* 基因突变检出率为 20.35%（双等位基因

突变 19.43%，单等位基因突变 0.92%），*SLC26A4* 基因 IVS7-2A > G（c.919-2A > G）突变是中国大前庭水管患者群的热点突变[11]，15.23% 的耳聋患者携带此突变，74.8% 的大前庭水管患者携带此突变。

三、线粒体遗传药物性耳聋敏感基因

mtDNA 是存在于细胞质中、独立于核染色体的基因组，具有自我复制、转录和编码功能，但同时受到核 DNA 的调控。在有性生殖中，受精卵的线粒体绝大部分来自卵子的细胞质，这一特点决定了线粒体遗传属于母系遗传。mtDNA 突变可以通过母亲传给后代，后代中的女性又可将突变的 mtDNA 继续传递给下一代，而男性则不再下传。自 1993 年 Prezant 首次证实 mtDNA 突变存在于氨基糖苷类抗生素致聋患者后，遗传因素在药物性耳聋发病中的重要性逐渐引起重视。这一特点也成为预防 mtDNA 敏感突变携带者发生药物性耳聋的关键。氨基糖苷类抗生素致聋可以分为两种情况，即用药过量致聋和由于个体存在对氨基糖苷类抗生素的敏感因素而致聋。产生后一种情况的病理基础与个体携带线粒体 *12S rRNA* 基因的 A1555G 和 C1494T 敏感突变密切相关[12-13]。这两个突变为中国聋人群体中常见的母系遗传药物性耳聋致病突变，检出率之和达 1.87%（A1555G 1.72% 和 C1494T 0.15%）。

四、常见综合征型耳聋——Waardenburg 综合征的致病基因

Waardenburg 综合征（WS）是最常见的综合征型耳聋类型，表现为先天性感音神经性耳聋，眼睛、毛发、皮肤色素失调，瞳距增宽，巨结肠等，根据临床表型的不同共分为 4 型，*MITF*、*PAX3* 和 *SOX10* 突变是其主要分子病因[14]。其中 WS I 和 WS III 由 *PAX3* 基因突变导致，WS II 由 *MITF* 基因突变导致，WS IV 由 *SOX10* 基因突变导致。*MITF* 基因又称小眼畸形相关转录因子（microphthalmia-associated transcription factor，MITF），控制着黑色素细胞在机体内的生存与分化，是 WS 发病的关键因素。*PAX3* 基因能够结合在 *MITF* 的启动子区域，在 *MITF* 的转录过程中起相应的调控作用，而 *SOX10* 基因可能作为 *MITF* 启动子的一种有效的激活剂而在黑色素细胞的存活分化中发挥着相应的作用。在中国耳聋人群中，Waardenburg 综合征约占 1%。

中国南、北方代表性地区非综合型性重度感音神经性耳聋分子病因调查结果显示，中国耳聋人群中一线致病基因（*GJB2*、*SLC26A4* 及线粒体 *12SrRNA*）致聋比例为 34%[15]，而 *GJB3* 及欧美人群中常见的 *GJB6* 基因突变在中国并不常见[16-17]。

对于耳聋家系患者的分子诊断，可根据家系遗传特点和表型特点筛查已知表型相关耳聋基因，如表现为显性遗传、伴有前庭功能异常的耳聋患者可以检测 *COCH* 基因，Usher 综合征患者可以检测 *USH1G*、*USH2A*、*USH3A*、*VLGR1*、*WHRN* 等基因，鳃耳肾综合征患者可检测 *EYA1*、*SIX1*、*SIX5* 等基因，Alport 综合征患者检测 *COL4A3*、*COL4A4*、*COL4A5* 等基因，耳聋甲发育不全（DDOD）综合征患者检测 *ATP6V1B2* 基因等。国内学者在一系列耳聋家系中确定了 *POU3F4*、*DFNA5*、*COCH*、*TBC1D24*、*TMC1*、*MYO15A* 和 *EYA4* 等基因的致病突变[18-23]。对于已知基因检测仍未能明确病因的耳聋家系，可进一步通过连锁分析、外显子组

测序等手段分析遗传病因[24-25]。聋病分子流行病学研究证明了遗传性耳聋是中国耳聋群体中的最主要亚病种，为临床耳聋基因诊断、产前诊断及耳聋遗传咨询提供了理论依据。

（袁永一）

参考文献

1. 第二次残疾人抽样调查办公室. 全国第二次残疾人抽样调查主要数据手册. 北京：华夏出版社, 2007: 2, 38.

2. Xia JH, Liu CY, Tang BS, et al. Mutations in the gene encoding gap junction protein beta-3 associated with autosomal dominant hearing impairment. Nat Genet, 1998, 20(4): 370-373.

3. Xiao S, Yu C, Chou X, et al.Dentinogenesis imperfecta 1 with or without progressive hearing loss is associated with distinct mutations in DSPP.Nat Genet, 2001, 27(2): 201-4. Erratum in: Nat Genet, 2001, 27(3): 345.

4. Liu X, Han D, Li J, et al. Loss-of-function mutations in the PRPS1 gene cause a type of nonsyndromic X-linked sensorineural deafness, DFN2. Am J Hum Genet, 2010, 86(1): 65-71.

5. Cheng J, Zhu Y, He S, et al. Functional mutation of SMAC/DIABLO, encoding a mitochondrial proapoptotic protein, causes human progressive hearing loss DFNA64. Am J Hum Genet, 2011, 89(1): 56-66.

6. Yuan YY, Chang Q, Xin F, et al. Exome Sequencing Reveals Mutation in ATP6V1B2 as the Cause of Dominant Deafness-Onychodystrophy(DDOD)Syndrome Assoc Res Otolaryngol, 2013, Abs: 7-8.

7. Wang QJ, Lu CY, Li N, et al. Y-linked inheritance of non-syndromic hearing impairment in a large Chinese family. J Med Genet, 2004, 41(6): e80.

8. Wang Q, Xue Y, Zhang Y, et al. Genetic basis of Y-linked hearing impairment. Am J Hum Genet, 2013, 92(2): 301-306.

9. Zhao H, Li R, Wang Q, et al. Maternally inherited aminoglycoside-induced and nonsyndromic deafness is associated with the novel C1494T mutation in the mitochondrial 12S rRNA gene in a large Chinese family. Am J Hum Genet, 2004, 74(1): 139-152.

10. Dai P, Yu F, Han B, et al. GJB2 mutation spectrum in 2, 063 Chinese patients with nonsyndromic hearing impairment. J Transl Med, 2009, 7: 26.

11. Yuan Y, Guo W, Tang J, et al. Molecular epidemiology and functional assessment of novel allelic variants of SLC26A4 in non-syndromic hearing loss patients with enlarged vestibular aqueduct in China. PLoS One, 2012, 7(11): e49984.

12. 刘新，戴朴，黄德亮，等. 线粒体 DNA A1555G 突变大规模筛查及其预防意义探讨.

中华医学杂志, 2006, 86(19): 1318-1322.

13. 李琦, 袁永一, 黄德亮, 等. 母系遗传非综合征型聋相关线粒体 DNA C1494T 突变的全国性调查. 听力学及言语疾病杂志, 2013, 21(1): 23-26.

14. Chen H, Jiang L, Xie Z, et al. Novel mutations of PAX3, MITF, and SOX10 genes in Chinese patients with type I or type II Waardenburg syndrome. Biochem Biophys Res Commun, 2010, 397(1): 70-74.

15. Yuan Y, You Y, Huang D, et al. Comprehensive molecular etiology analysis of nonsyndromic hearing impairment from typical areas in China. J Transl Med, 2009, 7: 79.

16. 袁永一, 戴朴, 于飞, 等. GJB3 在携带 GJB2 单等位基因突变的中国耳聋人群中的突变分析. 中华耳鼻咽喉头颈外科杂志, 2010, 45(4): 287-290.

17. 袁永一, 黄德亮, 戴朴, 等. 中国非综合征遗传性耳聋人群 GJB6 基因突变分析. 临床耳鼻咽喉头颈外科杂志, 2007, 21: 3-6.

18. Li J, Cheng J, Lu Y, et al. Identification of a novel mutation in POU3F4 for prenatal diagnosis in a Chinese family with X-linked nonsyndromic hearing loss. J Genet Genomics, 2010, 37(12): 787-793.

19. Cheng J, Han DY, Dai P, et al. A novel DFNA5 mutation, IVS8+4 A > G, in the splice donor site of intron 8 causes late-onset non-syndromic hearing loss in a Chinese family. Clin Genet, 2007, 72(5): 471-477.

20. Yuan HJ, Han DY, Sun Q, et al. Novel mutations in the vWFA2 domain of COCH in two Chinese DFNA9 families. Clin Genet, 2008, 73(4): 391-394.

21. Zhang L, Hu L, Chai Y, et al. A dominant mutation in the stereocilia-expressing gene TBC1D24 is a probable cause for nonsyndromic hearing impairment. Hum Mutat, 2014, 35(7): 814-818.

22. Gao X, Su Y, Guan LP, et al. Novel compound heterozygous TMC1 mutations associated with autosomal recessive hearing loss in a Chinese family. PLoS One, 2013, 8(5): e63026.

23. Gao X, Zhu QY, Song YS, et al. Novel compound heterozygous mutations in the MYO15A gene in autosomal recessive hearing loss identified by whole-exome sequencing. J Transl Med, 2013, 11(1): 284.

24. Tang W, Qian D, Ahmad S, et al. A low-cost exon capture method suitable for large-scale screening of genetic deafness by the massively-parallel sequencing approach. Genet Test Mol Biomarkers, 2012, 16(6): 536-542.

25. Lin X, Tang W, Ahmad S, et al. Applications of targeted gene capture and next-generation sequencing technologies in studies of human deafness and other genetic disabilities. Hear Res, 2012, 288(1-2): 67-76.

第三节 耳聋基因型与表型的关系

耳聋虽是一种具有显著遗传异质性的疾病，但耳聋的基因型和表型之间存在着一定的因果对应关系，对于破解耳聋发病机制、临床的基因诊断与咨询有着重要作用。

一、非综合征型耳聋基因型与表型关系

（一）常染色体隐性非综合征型聋

常染色体隐性非综合征型聋（autosomal recessive nonsyndromic hearing loss，ARNSHL）约占 NSHL 的 80%，按发病率排序依次为 *GJB2*、*SLC26A4*、*MYO15A*、*OTOF*、*CDH23* 和 *TMC1*，前两者常见，其他基因多数仅在个别家系中报道。

GJB2 基因是目前已知的最主要的致聋基因。当 *GJB2* 基因的编码区发生突变可以产生无功能的缝隙连接蛋白，突变后的蛋白可能丧失对缝隙连接通道 pH 值的调控，降低缝隙连接的通透性，影响通道的正常开闭，使钾离子回流进入内淋巴液的循环受到影响，导致 Corti 器的钾中毒，从而引起感音神经性聋[1]（sensorineural hearing loss，SNHL）。已明确有超过 100 种 *GJB2* 突变可引起 NSHL，*GJB2* 基因常见的突变热点有 c.35delG、c.235delC、c.35insG、c.167delT 等，这些突变热点存在明显的种族差异。在地中海国家如以色列和美国遗传性非综合征型聋患者中 c.35delG 突变位点占总突变的 60%～85%[2]；中国最常见的突变热点为 c.235delC，检出率高达 11.84%～17.01%[3, 4]。

GJB2 相关性耳聋一般为双耳同时受累，耳聋程度呈对称性，少数表现为不对称性，也有单耳受损报道；多数表现为出生即有的先天性聋，部分表现为婴幼儿期或青少年始发的后天性聋，但多为语前聋；其听力损失程度变异比较大，可由轻度到极重度，但多数为重度或极重度聋；听力图曲线主要为残余型、斜坡型和平坦型，极少为 U 型，但没有以低频下降为主的上升型曲线。另外，Tomohiro 等[5]在大规模的研究中发现，患者的听力学表现与发生在 *GJB2* 基因上的突变位点有很大的关系，截短突变（如 c.235delC、c.35delG）比非截短突变（p.M34T、p.V37I、p.L90P）引起的临床症状重，纯合的截短突变比一种截短突变合并一种非截短突变的复合杂合突变形式导致的临床症状更为严重。

GJB6 因其与 *GJB2* 具有毗邻的染色体定位、在耳蜗诸多区域共表达并能形成异型缝隙连接而引起关注。*GJB2/GJB6* 双基因突变导致的听力损失程度更为严重，一般为极重度耳聋。但也有报道称 *GJB2/GJB6* 双基因突变导致的耳聋变异性较大，听力损失从中重度～极重度不等。

SLC26A4 基因又称 *PDS* 基因（Pendred syndrome，PDS），是 ARNSHL 中第二常见突变，表型谱较广泛，包括 NSHL、伴有前庭水管扩大的 NSHL、Pendred 综合征（前庭水管扩大或其它伴内耳畸形、神经性聋和甲状腺肿）。*SLC26A4* 基因突变具有等位基因异质性的特点，不同种族的耳聋病人具有不同的突变图谱。在北欧，p.T416P 和 IVS8+1G＞A 是最常见的两个突变类型[6]，而在法国突变谱非常弥散；在亚洲，p.H723R 在日本人群中占有最高比例[7]，

c.919-2A＞G 是中国人群中最常见的突变[8]。在中国，6.67%～28.42% 双等位基因突变及 16.67%～25.26% 单等位基因突变的大前庭水管（enlarged vestibular aqueduct，EVA）或 EVA 同时伴有 Mondini 畸形的耳聋由 *SLC26A4* IVS7-2A＞G 突变所致[9]。常染色体隐性遗传性耳聋 – 大前庭水管综合征的患儿出生时可表现为从正常至极重度的听力损失。有较好听力的患儿往往因坠床或在玩耍及体育活动中受到轻度碰撞，亦或感冒后出现明显听力下降，才被家长发现。因此耳聋最常发生于围语言形成期，听力损失呈波动或进行性改变。

MYO15A 基因编码的 Myosin15 是人类已知引起耳聋的毛细胞中第 4 个非传统肌球蛋白，主要出现在毛束"楼梯"形态变明显前的发展时期，因而认为与静纤毛延长与形成相关。*MYO15A* 基因突变引起 DFNB3 位点上的先天性重～极重度耳聋。所有 28 个突变均通过连锁分析在家系中发现，多数突变起源于巴基斯坦[10]。

OTOF 编码 Otoferlin，Otoferlin 在内耳内毛细胞中高表达，在外毛细胞中低表达，这对于内毛细胞突触囊泡的胞吐作用和神经递质释放是必要的。*OTOF* 突变产生语前、极重度 ARNSHL。最开始 *OTOF* 突变导致突触囊泡释放神经递质缺陷，内毛细胞胞吐作用缺失，而外毛细胞因 Otoferlin 水平低而未受累，此时临床表现与听神经病一致，OAE 正常、ABR 异常，而且 1/2 以上的病例都有 *OTOF* 双等位基因突变。随着听力损失的进展，外毛细胞功能缺失，OAE 功能亦出现异常。*OTOF* 基因突变被认为是听神经病的主要病因，尤其当 OAE 存在而 ABR 缺失时，应行 *OTOF* 突变筛查。在西班牙，p.Q289X 是 *OTOF* 中最常见的突变，在 ARNSHL 病因中排第三位[11]。此外，一些 *DFNB59*（*PJVK*）突变同样可产生耳聋和听神经病。Starr 等[12] 将非综合征型听神经病（auditory neuropathy，AN）分为：Ⅰ型，其病变在听神经；Ⅱ型，病变在内毛细胞、末梢树突及突触。*OTOF* 基因突变的患者，病变处于内毛细胞或内毛细胞与听神经形成的传入突触，而听神经纤维正常，因此为 Type Ⅱ 型听神经病。此类听神经病患者进行人工耳蜗植入后效果比病变位于听神经的突触后型、Type Ⅰ 型听神经病患者的耳蜗植入后效果要理想得多[13]。

PJVK 基因（DFNB59）是目前除 *OTOF* 基因之外的另一个与非综合征型隐性遗传性听神经病相关的致病基因。*PJVK* 基因编码 Pejvakin，分布在螺旋神经节神经元，*PJVK* 基因突变所致听神经病的病变部位可能主要位于听觉传导通路，影响动作电位的传导及细胞内物质交换，而内毛细胞的功能不受影响。在人类和 Dfnb59 敲除小鼠中，*Pjvk* 的两个错义突变 c.161C＞T、c.547 C＞T 可产生听神经病。然而其他文章报道了具有 *PJVK* 突变、重度～极重度耳聋，但不伴听神经病的家系。这些差异可能与检测时耳聋程度或突变类型相关，截短突变损伤了外毛细胞功能，而错义突变外毛细胞功能无损伤。

CDH23 突变引起 Usher 综合征（耳聋、色素性视网膜炎和前庭功能障碍）1D 型和位于 DFNB12 位点的中～极重度渐进性 ARNSHL。表型 – 基因型研究表明错义突变产生 ARNSHL，而截短突变产生 Usher 综合征 1D 型。但这种关联并不绝对，在 Usher 综合征患者中已发现了 6 个错义突变。在 Usher 综合征 1D 型和 ARNSHL 中都没有发现占绝对优势的单个 *CDH23* 突变类型。

TMC1 突变导致 DFNB7/11 和 DFNA36。*TMC1* 突变是有家族史的 ARNSHL 最常见的病因之一，所有隐性突变都产生重～极重耳聋。*TMC1* 突变中 c.100C＞T 尤为常见，所占

比例高于 40%。在 2 个北美家庭中报道的显性突变中都有 572 氨基酸位置突变 p.D572N（c.G1714C），提示这个位点也可能是突变热点。

（二）常染色体显性非综合征型聋

常染色体显性非综合征型聋（autosomal dominant nonsyndromic hearing loss，ADNSHL）约占 NSHL 的 15%～20%，与 ARNSHL 不同，各种基因突变导致的常染色体显性非综合征型聋发病率差别不大，*WFS1*、*KCNQ4*、*COCH* 和 *GJB2* 突变比其他基因相对多些。

WFS1 基因在内耳各种细胞中均有表达，与担任细胞内外离子转运功能的微管网状组织密切相关，直接影响内耳的生理功能。*WFS1* 突变可产生 DFNA6/14/38 位点的常染色体显性的低频感音神经性耳聋（autosomal dominant low-frequency sensorineural hearing loss，LFSNHL）和 Wolfram 综合征（ARNSHL、糖尿病、尿崩症和视神经萎缩）。*WFS1* 可能在糖尿病易感性中起重要作用，也可能导致精神障碍。*WFS1* 突变导致 ADNSHL 的听力图特征十分明显，只有低频受损，而高频正常。随着年龄增长，高频听力逐渐受累，听力曲线呈平坦型。*WFS1* 显性突变发生在 C- 端，而隐性 Wolfram 综合征突变众多，分布在整个基因内。总体来说，非激活突变导致 Wolfram 综合征，而发生在 C- 端的错义突变引起常染色体显性 LFSNHL。

KCNQ4 是 DFNA2 的致病基因。*KCNQ4* 蛋白是 *KCNQ* 家族中钾通道的一员，在内耳毛细胞和螺旋神经节内表达。目前已报道 12 个不同的突变（10 个错义突变和 2 个缺失突变），推测出了表型 - 基因型的相关性[14]。错义突变通过突变蛋白干扰正常通道的亚基而产生显性负效应，这些突变产生的耳聋发病年龄较小，并影响全频。2 个缺失突变通过单倍剂量不足产生病理性效应，表型较轻，发病年龄较大，只累及高频。*KCNQ4* 的 p.W276S 突变在 2 个欧洲和 1 个日本家庭中出现，提示可能是突变热点[15]。

COCH 是 DFNA9 的致病基因。是人类发现的第 1 个伴前庭功能障碍的 ADNSHL，在耳蜗和前庭组织中有高度表达，其编码的 Cochlin 蛋白是内耳细胞外基质的主要成分。Fransen[16] 认为 *COCH* 可能与梅尼埃病有关，因为 25% 携带 *COCH* 突变的患者表现为梅尼埃病症状，包括眩晕、耳鸣和内耳压迫感。但是 *COCH* 突变的患者和典型梅尼埃病患者间还有许多表型差异，散发梅尼埃病患者 *COCH* 突变率较低。目前已报道的 7 个 *COCH* 突变均为错义突变，其中 6 个突变发生在蛋白的 LCCL 域，以渐进性迟发性耳聋和前庭功能障碍为特征，而 vWFA2 域发生的突变表现为早发性耳聋、前庭功能障碍和异常眼运动反应。p.P51S 突变在比利时和荷兰是迟发性耳蜗前庭损伤的常见病因[17]。

MYO7A 基因编码的蛋白 myosin ⅦA 属于肌球蛋白，肌球蛋白是马达（motor）蛋白，具有 ATP 酶活性，能和肌动蛋白结合，利用水解 ATP 产生的动力沿着肌动蛋白丝运动。大多数 *MYO7A* 基因突变引起 Usher 综合征 1B 型和不典型 Usher 综合征，部分突变引起 ADNSHL（DFNA11）、ARNSHL（DFNB2）。迄今为止，超过 100 种 *MYO7A* 基因突变可以引起听力下降。*MYO7A* 突变既能引起单一的耳聋症状，也能引起内耳及视网膜的联合病变。在表型上可表现为先天性聋或语后进展性聋，早期以高频损失为主或以低频为主，听力损失的程度为中重度～极重度耳聋，可同时伴有前庭功能障碍。而更有意思的是，

同一种氨基酸的改变（p.Arg1602Gln）同时引起非典型 Usher 综合征和 Usher 综合征 1B。

ACTG1 编码 γ- 肌动蛋白，是肠上皮细胞和听毛细胞中最常见的肌动蛋白亚型，尤其在表皮层、粘着连接和静纤毛中更为常见。*ACTG1* 突变产生 ADNSHL，在 30 岁内开始出现高频耳聋，逐渐进展到全频极重度耳聋。*ACTG1* 所有突变在 γ- 肌动蛋白结构和功能上作用有限，因而耳聋始发年龄较大。但耳聋开始年龄和进展程度存在表型差异，这可能是取决于环境和基因相互作用因素或突变类型。

DIAPH1 编码的 Diaphanous 1，属于蛋白质 formin 家族，可能主要参与肌动蛋白聚合作用，在静纤毛中通过与肌动蛋白丝的带刺端相互作用聚集肌动蛋白。*DIAPH1* 的单个突变患者 10 岁内开始出现低频听力损失，然后很快进展到全频的极重度聋。

ESPN 编码 Espin 蛋白，是肌动蛋白捆绑蛋白，存在于耳蜗和前庭毛细胞的静纤毛的平行肌动蛋白束（parallel actin bundle，PAB）。转染模型表明显性突变能使静纤毛延长或组织缺陷。*ESPN* 突变可导致 ARNSHL 的报道最早见于 2004 年，患者为先天性、极重度耳聋伴前庭反射消失，但无眼部症状。1 年后发现 *ESPN* 突变同样可产生无前庭障碍的 ADNSHL。

CCDC50 编码 EGF- 介导信号系统的酪氨酸 - 磷酸化效应器（Ymer）。在一个西班牙家庭中发现能导致 ADNSHL，耳聋开始在低频和中频，表现为中度耳聋，进而发展到全频的极重度耳聋。

TECTA 突变产生常染色体显性中频和高频耳聋。突变所发生的蛋白域和氨基酸替换的位置决定了基因型 - 表型关系。发生在 a-tectorin 透明带上的突变产生中频耳聋，附着带上的突变产生高频耳聋，半胱氨酸替代的突变产生渐进性耳聋。

POU4F3 属于 POU 超家族。*POU4F3* 突变能影响 DNA 结合特性，在细胞核外产生一部分错误分布。发病年龄、进展程度和最终听力图高度变异，但表型多为中高频受损的中 ~ 重度聋。

（三）X- 连锁耳聋和线粒体性聋

POU3F4 是 POU 超家族 14 个转录因子中的 1 个。*POU3F4* 突变产生 DFN3 位点 X- 连锁非综合征型耳聋。耳聋可能为与内耳骨迷路缺陷相关的混合性或单纯感音性聋，包括耳蜗分隔不全同时伴有镫骨固定。然而对这些患者并不适合用外科手术纠正传导性耳聋，因为手术可能导致外淋巴井喷。*POU3F4* 错义突变位于 2 个 DNA 结合域中的一个，产生 DFN3 相关性聋，目前还未发现明确表型 - 基因型关系。

因线粒体基因在每个细胞都表达，线粒体基因突变是母系遗传多系统异常的病因。mtDNA A1555G 是母系遗传非综合征型聋相当常见的病因。在一些 A1555G 携带者中，小剂量的氨基糖苷类药物可导致耳聋。这种表型变异性很大程度上取决于核修饰基因的作用。

二、综合征型耳聋基因型与表型关系

综合征型耳聋（syndromic hearing loss，SHL）是指除了听力障碍外，还常伴有其他器官异常的一类疾病，如眼、骨骼系统、神经系统、肾脏、皮肤、内分泌系统等。SHL 种类繁多且较复杂，已报道合并听力下降的综合征有数百种，其中有些综合征仅见个别病例报

道。SHL 因临床表现复杂，除以首先报道者名字命名外，又常以病变器官和或临床表现联合命名，如 Waardenberg 综合征又称听力－色素综合征或耳聋－白发－眼病综合征，Van der Hoeve 综合征又称脆骨－蓝巩膜－耳聋综合征等。SHL 基因型与表型的关系将在第三章第六节综合征型耳聋中详细叙述。

三、表型与基因型的特殊关系

（一）表型的可变性

有几种基因可同时导致 SHL 和 NSHL，例如 *MYO7A* 基因突变可引起 Usher 综合征 1B 型和非综合 DFNB2，有些患者最开始诊断为 NSHL，可后来发展为 Usher 综合征 1B 型的症状[18]。再比如首个 DFNB4 家庭最开始被认定为 NSHL，后来则发现为 Pendred 综合征，后来的报道也证实了 NSHL 中确实有 *SLC26A4* 基因突变。在其余病例中可明确区分出 SHL 和 NSHL，如与 Usher 综合征 1D 型和 DFNB12 相关的 *CDH23* 基因突变[19, 20]。

（二）基因异质性

可能存在修饰基因与非综合征耳聋基因相互作用而影响表型的情况。例如双等位 *GJB2* 突变产生的 NSHL，甚至在突变相同时，听力也可从轻度变异到极重度。修饰基因被认为在疾病不同表达方式中起重要作用。目前对人类的修饰基因认识得很少，而在鼠中已发现 3 种听力障碍的修饰基因：Waddler 耳聋小鼠的修饰基因 *Mdfw*、鼠 *Moth1* 基因（微管相关蛋白－1A）和鼠年龄相关性耳聋的线粒体修饰基因 *Ahl*（tRNA－Arg）。

（代志瑶）

参考文献

1. Friedman T, Battey J, Kachar B, et al. Modifier genes of hereditary hearing loss[J]. Curr Opin Neurobiol, 2000, 10：487-493.

2. Girish VP, Bassem A, Bleool's, et al. A multicenter study of the frequency and distribution of GJB2 and GJB6 mutations in a large North American cohort [J]. Genet Med, 2007, 9：413-426.

3. Dai ZY, Sun BC, Huang SS, et al. Correlation analysis of phenotype and genotype of GJB2 in patients with non-syndromic hearing loss in China. Gene, 2015, 570：272-276.

4. 于飞，戴朴，韩东一，等. 中国部分地区非综合征型耳聋患者 GJB2 基因 233～235delC 突变频率分析. 中国耳鼻咽喉头颈外科，2006, 13(4)：223-226.

5. Tomohiro O, Akihiro O, Shigenari H, et al. Clinical features of patients with GJB2(connexin26)mutations：Severity of hearing loss is correlated with genotypes and protein expression patterns[J]. J Hum Genet, 2005, 50：76-83.

6. Zheng J, Shen W, He DZ, et al. Prestin is the motor protein of cochlear outer Hair cells. Nature, 2000, 405：149-155.

7.　Zheng J, Du GG, Matsuda K, et al. The C-terminus of prestin influences nonlinear capaeitance and Plasma membrane targeting. Journal of Cell Science, 2005, 118: 2987-2996.

8.　Oliver D, HeDZ, Kloeker N, et al. Intracellular anions as the voltage sensor of Prestin, the outer hair cell motor protein. Science, 2001, 292: 2340-2343.

9.　Hu H, Wu L, Feng Y, et al. Molecular analysis of hearing loss associated with enlarged vestibular aqueduct in the mainland Chinese: a unique SLC26A4 mutation spectrum. J Hum Genet, 2007, 52: 492–497.

10.　N Nal, ZM Ahmed, E Erkal, et al. Mutational spectrum of MYO15A: the large N-terminal extension of myosin XVA is required for hearing, Hum. Mutat, 2007, 28: 1014–1019.

11.　M Rodriguez-Ballesteros, FJ del Castillo, Y Martin, et al. Auditory neuropathy in patients carrying mutations in the otoferlin gene(OTOF). Hum Mutat, 2003, 22: 451-456.

12.　Starr A, Picton TW, Sininger Y, et al. Auditory Neuropathy [J].Brain, 1996, 119: 741-753.

13.　Rouillon I, Marcolla A, Roux I, et al. Results of cochlear implantation in two children with mutations in the OTOF gene[J]. Int J Pediatr Otorhinolaryngol, 2006, 70: 689-696.

14.　F Kamada, S Kure, T Kudo, et al. A novel KCNQ4 one-base deletion in a large pedigree with hearing loss: implication for the genotype-phenotype correlation, J Hum Genet, 2006, 51: 455–460.

15.　G Van Camp, PJ Coucke, J Akita, et al. A mutational hot spot in the KCNQ4 gene responsible for autosomal dominant hearing impairment. Hum Mutat, 2002, 20: 15–19.

16.　Fransen E, Verstreken M, Verhagen, et al. High prevalence of symptoms of Meniere's disease in three families with a mutation in the COCH gene. Human Molecular Genetics, 1999, 8: 1425–1429.

17.　E Fransen, M Verstreken, SJ Bom, et al. A common ancestor for COCH related cochleovestibular(DFNA9)patients in Belgium and The Netherlands bearing the P51S mutation. J Med Genet, 2001, 38: 61–65.

18.　Zina ZB, Masmoudi S, Ayadi H, et al. From DFNB2 to Usher syndrome: variable expressivity of the same disease. Am J Med Genet, 2001, 101: 181–183.

19.　Bolz H, von Brederlow B, Ramirez A, et al. Mutation of CDH23, encoding a new member of the cadherin gene family, causes Usher syndrome type 1D. Nat. Genet, 2001, 27: 108–112.

20.　Bork JM, Peters LM, Riazuddin S, et al. Usher syndrome 1D and non-syndromic autosomal recessive deafness DFNB12 are caused by allelic mutations of the novel cadherin-like gene CDH23. Am J Hum Genet, 2001, 68: 26–37.

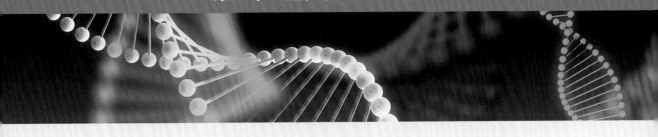

第三章　遗传性耳聋基础

第一节　遗传性耳聋研究策略

20世纪40~60年代，随着核酸和蛋白质研究的深入，生物化学得到了较大的发展。许多研究生物化学、生物大分子的手段如电子显微镜、生物分子分离、提纯、蛋白质电泳相继出现，使人们在分子水平上研究疾病病因成为可能。许多酶缺陷症就是利用这些方法将其基因确定的，如苯丙酮尿症等。镰刀形红细胞贫血病致病突变的发现使人们第一次有了"分子病"的概念。所有上述的方法都是基于疾病与正常之间明显可见的或直接与生化功能相关的线索确定与疾病相关的基因。这些方法的线索是基于基因的功能产物，因此又称为功能克隆。20世纪70~80年代，细胞遗传学的发展使人们认识到，染色体上的许多缺陷是导致疾病发生的根本原因。利用染色体畸变，人们确定了包括杜氏肌营养不良以及多种白血病的相关基因。基于疾病－染色体位置－基因的反向遗传学策略的提出引导人们能够对那些没有明显表型线索或生化功能的疾病进行定位克隆（positional cloning）。细胞遗传学的发展以及分子遗传学手段的进步尤其是核酸杂交技术和PCR技术的出现，催生了许多新的确定疾病相关基因的技术手段。如差异显示PCR（differential-display PCR，DDPCR）、基因组错配扫描（genome mismatch Scanning，GMS）、代表性差异分析（representative difference analysis，RDA）等。这些技术的特点是既不考虑基因的功能线索，也不考虑基因在染色体上的位置信息，而是直接在疾病与正常样本之间寻找分子水平上的差异。这种方法直接联系疾病的表型与基因，故又称为表型克隆。近年出现的二维蛋白质电泳、DNA芯片、DNA阵列等也是这种表型克隆意义上的技术。

以上是利用遗传学手段确定疾病基因的主要策略。在实际的应用中，每种策略都各具优缺点：如功能克隆依赖于明显的功能线索，但可以较快地找到与疾病有关的基因；而定位克隆则依赖于家系和疾病的群体样本，即使对基因功能和生化产物的了解较少时也可以找到与疾病相关的基因，但周期较长。表型克隆可以直接对疾病和正常样本进行快速比较，但有时对样本的依赖性强，多适用于肿瘤等相关基因的研究。由于目前对孟德尔遗传的疾病多用定位克隆的方式，而复杂疾病的多种研究方法也是从该策略延伸出的方法，本节将对定位克隆这一常用的手段作详细描述。

一、定位克隆的一般流程

从 20 世纪 80 年代后期定位克隆方法取得成功后，这种方法已经成功地确定了几百个遗传病的基因。定位克隆手段来自于经典遗传学和分子遗传学的结合。定位克隆在技术和操作上主要有四大部分：表型分型（phenotyping）、基因型分型（genotyping）、数学分析与基因克隆。

（一）表型分型

表型分型的主要目的是对疾病的表型作详细的分析和对家系或群体样本中的每个个体进行表征判断。这些判断包括：①确定所研究疾病性状的遗传方式及本质。包括家系调查、分离分析、双生子研究、寄养子研究、遗传度研究以及群体患病率、群体相对风险等。多数研究中，这些数据往往已知，但有些罕见疾病往往在文献中较难得到这些数据。对某些复杂疾病，由于群体的不同，亦会产生群体及遗传上的某些特征，这些情况应当在家系调查或群体调查时研究清楚。②如何将一个统一的诊断标准应用到被研究的每个个体。③哪种诊断方式可以为下一步的研究提供足够的样品数量。④采集 DNA 样本。⑤根据上述研究提出下一步分析所用的必需材料和将要采用的方法。

（二）基因型分型

对家系成员或群体样本进行 DNA 研究以确定所选用的遗传标记或等位基因位点在每个个体中的分布情况。这一过程包括：①选用合适的遗传标记；②选择合适的分型技术（电泳、酶切、DNA 芯片等）；③数据重复与整理。

（三）数学分析

定位克隆的核心是对家系进行定量分析，以判断遗传标记与疾病的关系来推测疾病相关基因的染色体位置。从方法学的角度来看，这些分析方法主要分为两种类型：性状 – 模型 – 依赖型（trait-model-dependent，TMD）分析和性状 – 模型 – 非依赖型（trait-model-independent，TMI）分析。

在 TMD 的分析中最主要的分析方法是连锁分析（linkage Analysis）。TMI 的分析中常见的方法有基于核心家系的同胞对分析（ASP、AFM）、基于核心家系的关联分析（HRR、HHRR、TDT、S-TDT 等）、基于随机群体的关联分析和连锁不平衡分析。应考虑的内容包括：①确定所采用的分析方法；②判断分析结果的真实性；③确定是否需要采集更多的样本以及是否对现有样本进行重复；④对阳性区域进行精细定位或确定可能的候选基因。

（四）基因克隆

一旦遗传标记与致病基因之间的连锁关系或关联关系被确定，就要对可能的基因进行分子水平的分析。过去的研究表明，遗传性疾病的致病等位基因往往是 DNA 水平上小范围乃至个别碱基的变化，因此对遗传性疾病基因的确定一般都从 DNA 水平的研究着手。对致病等位基因的确定应至少从两方面说明：在遗传上符合与疾病共分离的特征；在功能上是病理性改变。包括：①使用多个遗传标记排列家系成员单倍型；②找到关键的重组个体；③利用更多标记、更多的家系或群体样本进一步缩小阳性区域；④利用已有数据或实验方法寻找区域内与疾病病理相关联的候选基因；⑤寻找病理性突变或其他与疾病相关的 DNA 水平的变化；⑥对突变进行功能研究。

定位克隆的整体流程见图 3-1-1（以遗传性耳聋为例）。定位克隆的每一步对于最终疾病基因的确定都非常重要。理论上，一个疾病相关基因成功定位克隆的过程应当需要专科临床医师、遗传分析专家、分子遗传学专家的共同参与，需要借助各种遗传分析方法。

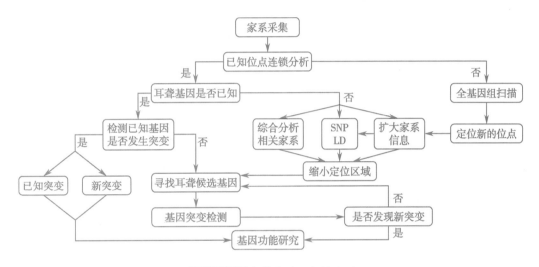

图 3-1-1 定位克隆一般流程

二、常见的遗传分析方法

对遗传疾病的定位克隆策略依赖于对孟德尔遗传定律和连锁定律的数学推断。对于孟德尔遗传病，多数是在同一家系中只有一个基因参与，其模型较为简单，一般采用性状 - 模型 - 依赖型分析。

（一）性状 - 模型 - 依赖型分析

又称为参数分析，因为分析过程依赖于对家系中疾病遗传的模式（常染色体显性、常染色体隐性、X- 连锁显性、X- 连锁隐性、Y- 连锁等），疾病的外显度（penetrance）以及遗传标记和致病等位基因的群体频率等参数。不正确的参数设定可能会导致错误的结果。这些参数在分析之前应当事先给出或估计出。LOD 值法是常用的参数分析方法。

（二）连锁分析与分离分析

在单基因遗传的分析中，常用的手段是家系分析。尤其是在进行人类疾病或性状相关基因研究时，由于不能对实验材料加以实验性控制，因此，只能在人群中寻找理想的实验模型。家系分析主要研究的内容分为两部分：连锁分析与分离分析。连锁分析主要应用数学方法确定两个或更多的遗传性状在同一个家系中传递时是否会共分离。

分离分析的主要目的在于确定观察到的某个性状在家系中传递时遵循的规律，通过分离分析，我们可以知道该性状的遗传方式。如常染色体显性遗传、常染色体隐性遗传、X-连锁遗传或是多基因遗传等。分离分析一般局限于某个单一的性状上如疾病性状。对许多疾病来讲，遗传方式是较为明显的，不需要在连锁分析时进行正式的分离分析。这种分析有时大大依赖于家系材料的收集以及对大量难以量化的参数的定义。

（三）遗传连锁图谱

对疾病相关基因在家系中的连锁分析离不开对遗传连锁图谱的应用。在过去的十几年中，人类遗传连锁图谱的研究大大推动了人类遗传学的研究。遗传图谱（genetic map）又称连锁图谱（linkage map）或遗传连锁图谱（genetic linkage map）是指人类基因组内染色体上的多态性基因或专一的多态性 DNA 标记（marker）相对位置的图谱，其研究经历了从经典的基因连锁图谱到现代的 DNA 标记连锁图谱的过程。

经典的遗传图谱主要是研究多样性基因的相互关系、这些基因所构成的连锁群（linkage group）以及连锁群中各多样性基因的线性关系。经典的遗传图谱不能告诉人们某个基因的具体位置，更不能克隆这一基因。

现代连锁图谱的概念最早由 Botstein 等人提出，当时由于 DNA 限制性内切酶和连接酶的应用，限制性片段长度多态性（restriction fragment length polymorphism，RFLP）成为一种崭新的 DNA 多态性标记。Botstein 等提出利用 RFLP 作为标记去构建多态性基因与这些标记的连锁关系进而可以确定多态性基因的位置；随后亨廷顿舞蹈症成为第一个被确定为与某个 RFLP 标记连锁的常染色体遗传病（Gusella 等，1984）。1987 年著名杂志 *Cell* 上发表了人类基因组第一张 RFLP 标记图谱（Donis Keller 等，1987）。RFLP 主要研究对象是各种形式的序列水平上的 DNA 限制性酶多态性，包括单碱基改变、插入/缺失突变、长度重复多态性等引起的酶切位点的获得或丢失。检测的手段主要是限制性酶切和 Southern 杂交。由于检测成本昂贵又不易发展到自动化的水平而耗时耗力，这一方法应用受到限制。然而这一方法的出现的确使得人类遗传性疾病研究进入分子水平成为可能。

第二个遗传图谱上的里程碑是大量可变数量串联重复（variable number tandem repeat，VNTR），包括微、小卫星（microsatellite/minisatellite）或短串联重复（short tandem repeat，STR；或 short sequence length polymorphism，SSLP）标记的开发和使用，这些微卫星的位点在基因组内不但含量丰富，其多态信息含量也极为理想，而且，由于利用 PCR 的手段进行检测从而大大降低了检测成本并提高了检测过程的自动化程度。高密度的微卫星遗传图谱目前已经构建完毕并可以供研究者自由使用。这一技术和策略的发展大大加快了孟德尔遗传病的基因定位和克隆工作的速度，并在一定程度上推动了许多复杂的多基因遗传病的研究。其缺点主要是对位点的分型需要凝胶电泳使之较难达到完全的自动化，但各种荧光标记测序仪的使用使这种状况得到了一定的改善。

近年来人们的注意力又转向利用单核苷酸多态性（single nucleotide polymorphism，SNP）来作为遗传连锁的标记。这一策略似乎又回到了低多态性的 RFLP 标记上来，然而，由于 SNP 在基因组内的数量巨大且目前各种新技术开发和检测手段的进步可以允许人们迅速地检测大数量的 SNP 来弥补其低多态性的不足。从目前来看，SNP 有着许多优越性：如 SNP 位点的丰富性以及多种非凝胶基础上的 SNP 检测手段，如 DNA 芯片以及微列阵的技术已经开发出来并迅速被应用和趋于成熟。使用高密度的 DNA 芯片或微列阵可以同时对上千个 SNP 进行分型。

构建遗传图谱的基本原理是：真核生物体遗传过程中会发生减数分裂，此过程中染色体要进行重组和交换。这种重组和交换的几率会随着染色体上任意两点间相对距离的远近而发生相应的变化。根据这一点，人们就可以推断出同一条染色体上两点间的相对距离和位置关系，正因为如此，我们得到的这张图谱也就只能显示每个标记之间的相对距离。我们称这一相对距离为遗传距离，由此构建的图谱也就称为遗传图谱。

遗传图谱上的各种 DNA 标记正如地图上标明的河流、山川、大树乃至某块石头。基因组中的这些标记也种类繁多，诸如某个基因，某些重复序列，或者其他 DNA 的各种种群性变异。随着人类基因组计划的进行，人们不断发现新的标记，这些标记在图谱上的密度也越来越高，迄今已经有多个版本的图谱发表，*Nature* 杂志与其遗传学分册 *Nature Genetics* 在 1994 年和 1996 年分别用专刊发表过两张遗传图谱（Buetow Kh 等，1994；Dib C 等，1996）。目前，在国际互联网上的 GDB（Genome Database）网页上可以便捷地查找到最新的各种遗传标记（http：//gdbwww.gdb.org）。

遗传图谱的构建是人类基因组研究必不可少的一步，它对于阐释基因功能、定位及克隆新基因、排列 DNA 片段、研究染色体上基因的排列顺序等起到不可估量的作用。遗传图谱在人类基因组研究中发挥了巨大的作用，以致同样的策略也被应用于其他模式生物如小鼠以及植物遗传学的研究中。

遗传学的精髓在于揭示生物遗传学表象与分子本质之间的关系。遗传图谱在这个研究过程中起到了桥梁和纽带的作用。虽然目前基于整个基因组的"鸟枪"法测序在微生物、果蝇、小鼠乃至人类基因组的测序中成功地得到了应用，在 20 世纪 70～80 年代，测序的手段还处于非常原始的情况下，没有遗传图谱的构建，基因组的研究是不可想象的。到 1999 年，在遗传图谱基础上的定位克隆策略已经阐明了几百个符合孟德尔遗传方式的遗传病的致病基因，这充分表明了遗传图谱在遗传学研究中所起到的不可或缺的作用。

（四）连锁分析的基本原理

连锁分析是基于家系研究的一种方法，是单基因遗传病定位克隆方法的核心。它是利用遗传标记在家系中进行分型（genotyping），再利用数学手段计算遗传标记在家系中是否与疾病产生共分离。连锁分析是利用连锁的原理研究致病基因与参考位点（遗传标记）的关系。根据孟德尔分离率，如果同一染色体上的位点不连锁，那么遗传标记将独立于致病基因而分离，与致病基因位于同一单倍体或不同单倍体的机会各占 1/2，否则表明连锁的存在。

连锁分析可以采用直接法和最大似然方法。直接法是根据所有减数分裂中重组发生的相对频率计算重组率，其计算比较简单。但由于大多数情况下确定重组与否比较困难，直接法便不适用。最大似然的结果主要用连锁分数（lod score）来表示，它是连锁相对于不连锁的概率比数取常用对数，因此该值为 3 表明连锁相对于不连锁的可能性为 1000 倍，我们定义为连锁；反之若该值为 –2 则排除连锁。这一概念和方法早于 20 世纪 50 年代提出，适于计算机的算法于 70 年代初被提出（Ott 等，1974），适应大量遗传标记需要的新算法于 80 年代提出（Lathrop，1985）。最大似然法又称为参数方法，因为在进行分析时要指明疾病的遗传方式，如显性、隐性、性连锁及疾病的基因频率、外显率等，这些参数的来源主要是一些临床和流行病学资料，也可以通过分离分析来得到。由于某些疾病的遗传方式不明确，复杂疾病的外显率较低，人们提出一些非参数方法，如患病的同胞对和其他亲属对分析。尽管这些方法也会受到疾病模式的影响，但在分析时不需要指明疾病模式。

连锁分析所采用的最大似然率（maximum-likelihood）方法。

$$LOD = \log_{10}(\text{likelihood of data If loci linked at } \theta / \text{likelihood of data if loci unlinked at } \theta = 0.5)$$

$$0 \leq \theta \leq 0.5$$

LOD 值是衡量这一方法结果是否阳性的标准。一般认为 LOD > 3 时肯定连锁，LOD < –2 否定连锁。θ 值指重组率即发生交换的配子占总配子的数量比。

三、基因的克隆与分离

致病基因的分离与克隆有多种方法，目前一般有功能克隆（functional cloning）、位置克隆（positional cloning）、表型克隆（phenotypic cloning）等 3 种策略。这 3 种技术被广泛地应用于疾病基因的克隆中，如功能克隆已经使得绝大多数可检测得到明显产物的基因得到克隆，并由此得到了大量的 cDNA 或 EST 序列；位置克隆通过家系分析的方法对疾病基因的染色体位置进行定位后，再进一步克隆，目前已有几百个疾病基因通过该方法克隆。表型克隆的策略则是建立于表型基础上，对特定致病基因 DNA 片段的直接克隆。以疾病与正常两种表型作为相互对照直接搜寻与疾病表型相关的基因，这是近几年方兴未艾的一个新策略，其中差异分析是这一策略中的代表性技术。

（一）定位克隆基础上的"精益求精"方法

随着人类遗传图谱的建立和发展，目前人们已可以很容易地找到某个染色体区域中的众多 DNA 多态性标记，如微卫星、RFLP 等，利用这些标记可以对患者进行连锁分析。由于标记信息度的提高而提供更为精确的连锁信息。一般来说，单纯通过 DNA 标记对某一致病基因进行全基因组连锁分析时，由于受到家系规模的限制，很少能将某个致病基因定位到很窄的区域，如 2cM 以下。但有时候如果有染色体变异方面的信息可以利用，则有可能提供到 1cM 左右的区域。

在得到精细的基因定位后，从位置克隆出发的克隆策略主要是"精益求精"，即从精细到更精细。在定位克隆研究的初期，没有很多遗传标记可用时，对于任何已知与染色体畸变直接相关的疾病来说，染色体的畸变位点本身就成为疾病基因克隆的一个绝好的位置信息。位置克隆策略的实践首先是从有染色体畸变的疾病着手，尤其在人类基因组研究的初期，基因组内尚无足够的多态性位点提供某一疾病的连锁信息时，这一方法无疑显得极为重要。

（二）构建目的区域的物理图谱

由于人类基因组研究的发展，各种 DNA 分子水平上物理手段的建立已使得疾病基因的克隆变得较为容易。如高覆盖率的 YAC、BAC 克隆已经构建完成，另外染色体显微切割等方法的使用也可建立针对性的区域特异物理克隆。对精细定位后的区域可以直接对区域性物理图谱进行筛选。再对目的 DNA 克隆重叠群进行测序、突变分析、cDNA 筛选等方法进一步克隆该基因。

如果是染色体畸变导致的疾病，在克隆筛选时，一般可采用 Southern 杂交或 FISH 的方法。将某个克隆做成探针与患者的基因组 DNA 或中期染色体杂交，鉴定与断裂或缺失发生的位置相应的克隆。

（三）致病基因的确定

在得到区域性很窄的 DNA 重叠群克隆后，可以使用多种方法对变异位点进行确定。常用的方法主要是：

1. 候选基因克隆法　对该区域中的已知基因位点进行测序，比较变化的情况，确定变异位点。这种方法随着区域性基因图谱的建立、健全已经变得十分可行。多数单基因疾病致病等位基因的发现就利用了该种方法。

2. cDNA 直接筛选　如果知道该种疾病发生的特异组织，还可以将该组织中的 cDNA 直接与得到的 YAC 或 BAC 克隆杂交，筛选出此区域内的特异表达基因，再对这些基因作进一步分析。

3. 对 YAC 或 BAC 进行测序　在测序允许的长度范围内，如 1Mb 以下的长度对 YAC 或 BAC 克隆直接测序是较为可行的。尤其是得不到该区域的基因分布和表达情况时，这种方法虽然较慢但可以按部就班地找到需要的基因序列。这也是基因克隆中最为常用的方法。

除了上述方法以外，动物园杂交（zoo blotting）、外显子捕获法、搜寻 CpG 岛等也是较为常用的方法。

由于人类基因组计划的飞速进行，目前整个人类基因组完整序列已经发表，因此，对基因的筛选将更加容易。

（四）表型克隆基础上的技术

表型克隆是疾病基因克隆领域中的一个新策略。其主要思路是建立于疾病与表型相对应的原理之上。因此，从疾病的表型出发，比较疾病与正常 DNA 水平上的不同，直接对产生变异的 DNA 片段进行克隆，而不依赖于基因的染色体位置或基因的产物信息。这种方法应用于肿瘤或有染色体变异的疾病基因的克隆方面具有很大的潜力。这种策略中，典型的例子是代表性差异分析（representative difference analysis，RDA）。

RDA技术由Lisisyn（1993）提出，它是建立在消减杂交技术基础上的PCR技术。通过消减杂交的筛选之后对差异片段进一步扩增，从而使差异片段更易检测、捕获。其目的也同样是检测两套基因组DNA之间的差异。RDA的技术流程主要包括以下几步：

首先是代表性片段（represention）的制备。分别提取两样本的基因组DNA，作为正常对照的DNA称为检测DNA（tester），另一套样本DNA命名为驱动DNA（driver）。选择多碱基位点的内切酶消化DNA，获得的150bp~1kb之间大小的片段都可以被PCR有效扩增，因此消化酶解获得的此范围内的片段都为代表性片段。一般选择几种识别6碱基的内切酶同时作用，即可制备覆盖范围较为理想的代表性片段。

第2步是分别对两样本的代表性片段进行初步扩增，获得的扩增产物称为扩增子（amplicon）。其过程是首先加两个24碱基和12碱基长的接头至代表性片段上，之后以长的接头为PCR引物进行扩增。

第3步是一个筛选扩增的过程。以同一内切酶将上述扩增子的接头裂解去除，而单独对检测扩增子加以新的接头。按1∶100的比例混合检测扩增子和驱动扩增子，进行杂交，取少量杂交产物为模板，以新的接头为引物进行PCR扩增。在杂交过程中，由于驱动DNA的量远远大于检测DNA的量，因此检测DNA几乎没有机会形成同源复性的纯合体。但有一种情况例外，即驱动DNA发生缺失或突变而丧失与检测DNA复性结合的部位，这时在这些序列上只能产生检测DNA同源复性的纯合体，而只有这种双链体两端都具有新接头，再以新接头为引物进行扩增时，就只有这种复合体实现了PCR扩增。因此，在这一步所获得的PCR产物即为我们感兴趣的DNA序列。若进一步减少假阳性的几率，可对筛选扩增的产物换以新的接头重复下一轮杂交、扩增。最后便是对特异片段进行克隆、测序分析。

RDA技术自建立以来迅速在许多领域证实了它的有效性。尤其体现在肿瘤生物学与染色体缺失等变异引起的疾病基因的克隆方面。

RDA已经成功地被应用于肿瘤发生过程中抑癌基因缺失和原癌基因过度复制和激活的研究。以患者的正常DNA为检测DNA，以肿瘤组织DNA为驱动DNA，可以检测抑癌基因片段的纯合缺失，在研究抑癌基因的缺失时，要尽量避免正常染色体DNA对肿瘤DNA的"污染"，可用免疫组化鉴定肿瘤组织的均一性，或以流式细胞仪将肿瘤细胞分离出。当以肿瘤组织DNA为检测DNA时，可以检测出高拷贝的致癌基因片段。用这种方法，有人搜寻出小细胞肺癌中的2号染色体上的一个肺癌候选基因。因此，RDA为肿瘤的遗传学研究提供了一个快速检测及早期诊断的途径。

四、疾病基因定位及克隆过程中需要注意的问题及其对策

在疾病基因的定位及克隆过程中，由于每种疾病的表现千差万别，每个基因作用的方式也复杂多样，因此无论从疾病的表型到基因的行为都会表现出多样性；同时，在技术上，每个家系、每个群体的情况也不一而足，因此如何正确地评估这些复杂的表现、采用有针

对性的技术往往会影响到疾病基因克隆的成功与否。

（一）疾病的诊断与表型确定

无论在单基因遗传病还是多基因遗传病的研究中，对疾病正确、统一的诊断从重要性上可以说与后期的基因型研究不相上下。没有一个正确、统一的表型确定，不仅不能有效地对疾病进行定位，而且极大地影响基因克隆的成功与否。因此"家系收集"这样一个笼统的说法往往忽略了许多信息。对一个家系样本的收集，不仅仅意味着把家系成员的外周血抽来，它应当包含对表型的复杂分析。表型的确定还极大地影响连锁分析时的检测能力。过多的诊断失误会使连锁分析出现假阴性。而家系调查中不统一的诊断标准如由两个或两个以上医师参与诊断时，主观的偏差有时会造成严重的表型错误。

（二）外显度与拟表型

疾病的外显度从遗传流行病学资料以及分离分析中可以得到。许多疾病呈现外显不全的情况，即携带致病的等位基因而不发病。大多数外显不全的原因不明，但至少几种常见的情况会造成"表面上的"外显不全，尽管对这些疾病突变的本质来讲这种情况可能并不存在。一种情况是疾病的晚发或早现。如亨廷顿病是一种常染色体显性的神经退行性疾病，一般在 30 ~ 50 岁发病，该病的家系中有时会出现隔代遗传的现象。这种情况更多的原因可能是这代病人在调查时尚未发病，还可能是诊断手段的不完善导致。再如肝豆状核变性是一种铜离子代谢失常引起的隐性遗传病，对该病的诊断发现许多病人的亲属或同胞中没有明显的临床病症，但如果检测他们血清中铜离子的浓度就会发现许多人实际上是病人。而检测他们的基因型也会验证他们并不存在外显不全的情况。

拟表型（phenocopy）是另外一种情况，即家族中的某些成员在临床表现上呈现与该家族中病人相似或一致的病征但实际他们并不携带致病的等位基因。这些情况往往是由于诊断手段的限制或环境影响造成的，如遗传性耳聋家系中由于年龄的影响可能会造成家系中的正常老年人也有耳聋表现。这种情况往往通过简单的实验室检测即可区分。而许多智力发育不全的疾病，尤其当这些疾病家系分布于偏远的、隔离地区时，家庭环境的影响常常会使病人的正常子女也表现出比一般正常人差得多的智力水平。因此在疾病的诊断和表型的确定上，拟表型常常影响后一步的工作。

（三）疾病异质性

遗传异质性（genetic heterozygosity）与多基因遗传不同。遗传异质性一般是由于诊断方法不足以辨别两个极为相似的表型或性状，而这两个表型或性状往往是由不同的基因突变导致的。具有遗传异质性的疾病对某个具体的家系来讲，一般是单基因决定的。常见的遗传异质性包括两种类型：等位型（allelic）与非等位型（non-allelic）。等位型的遗传异质性是指同一基因的不同突变在不同情况下产生同样的表型；非等位型的遗传异质性则是指不同基因的突变导致相同或相似的表型。在家系研究中非等位型的异质性可以通过家系的连锁分析（linkage analysis）区分开，而等位型的异质性则难以区分。例如，导致遗传性耳聋的突变基因据估计可能为 500～600 个，针对某个家系，其致病突变可能发生在某个单一的基因上，因此，不同的家系其致病突变就可能发生在不同的基因上，这种非等位型的异质性在采用连锁分析对不同的家系进行分析时就可以得到不同的连锁位点。而对于囊性纤维化（CF）这种疾病，迄今已经在世界范围内发现 300 个以上的突变存在于 CFTR 基因中，这些突变的任何两个在同一个体中互为等位基因时即会导致疾病的发生（CF 为常染色体隐性遗传病）。这种等位型的遗传异质性通过连锁分析一般不能区分，只有对基因进行详细的测序后才可以得出结果。

（四）疾病的多样性表现度

某种疾病的表现度是指该疾病表型的严重程度。当疾病相关基因在不同的组织或器官中表达时就会出现表现度的多样性。如外周神经纤维瘤，该疾病是一种显性疾病。病人往往表现出大量的并发症，从表皮色斑到神经系统损伤。这些并发症往往引起语言、听力、视力、运动、感觉乃至智力上的各种缺陷。在实际的诊断中，哪怕是同一个家系里，都很难预测某个病人的严重程度。另外一种情况是，在某些疾病的家系中某种单一的疾病表现可能会误导对该病实际是一种综合征的诊断，所有这些因素都有可能影响对整个疾病病因的理解。

（五）遗传标记的杂合度

尽管目前常用的微卫星标记杂合度很高，如 Genethon 的两核苷酸重复标记在高加索人群中可以达到平均 70% 以上的杂合度，但群体的差异可能会导致在对某个家系分析时标记的杂合度偏低。尤其在我国这样人群的迁移和交流不大的群体中，许多单基因疾病常常分布于一些偏远地区，由于遗传漂变与始祖效应的影响，许多微卫星标记的杂合度都很低，这在很大程度上会影响基因定位的效率。因此对常用的遗传标记在中国人群中进行有效的评估会减少实际工作中的浪费，提高效率。同时，采用合并多个低杂合度标记的方法也能起到一些补救作用。

（六）家系的选择与评估

对某个家系进行连锁分析应当首先对该家系的分析价值进行评估。如果家系的数量和大小不足以产生有效的数据，进行大规模的基因型分析无疑是个很大的浪费。因此在基因型分析之前对家系进行模拟分析是必要的。

对家系的选择还应当注意的一种情况是，由于群体的差异有可能导致某个在其他群体中非常罕见的变异在另一些群体或某些家系中成为一个常见的变异。因此在疾病基因的确定过程中，即使发现了某些在连锁上一致的变异，对该变异在整个人群中进行抽样评估还是很有必要的。例如，对 Usher 综合征的一项研究发现，在一个以色列的隔离群体中确定了 GARP 基因的一个变异与疾病紧密连锁，仅靠定位的信息，无法证明或证伪该变异的确是引起疾病的变异。最终的功能性研究确定与 *GARP* 相邻的 *Myosin IX* 才是导致疾病的真正原因（Val C Sheffield 等，1998）。

（七）疾病的遗传模式

在单基因疾病的研究中，参数分析是常用的方法。因此对疾病遗传模式的确定至关重要。不仅如此，对疾病遗传模式的详细分析可能会减少工作量和可能的浪费。如性连锁遗传模式的确定可将疾病基因直接锁定在性染色体上而如果不作详细的分析盲目开工势必造成较大浪费。

遗传模式的确定还应注意双亲患病的情况，如果不是近亲婚配，这种双亲患病的情况可能会导致遗传异质性的引入，不利于下一步的工作。

（八）遗传早现

遗传早现（anticipation）是指在某些疾病中，下一代个体发病的年龄提前或病情加重的情况。遗传早现一般与三核甘酸的动态突变有关。迄今发现至少有 15 种疾病，多为神经系统退行性疾病，有遗传早现的情况发生。如亨廷顿病及脆性 X 综合征等。我们在调查的一个家族性痉挛性截瘫的家系中发现有遗传早现的情况发生，强烈提示动态突变在该疾病的病因学上可能起了重要作用。

（袁慧军）

参考文献

1. Berrettini WH, Ferraro TN, Goldin LR, et al. Chromosome 18 DNA markers and manic-depressive illness：evidence for a susceptibility gene. Proc Natl Acad Sci U S A, 1994, 91(13)：5918-5921, 103-105

2. Botstein D, White RL, Skolnick M, et al. Construction of a genetic linkage map in man using restriction fragment length polymorphisms. Am J Hum Genet, 1980 32(3)：314-331.

3. Ewing B, Hillier L, Wendl MC, et al. Base-calling of automated sequencer traces using phred. I. Accuracy assessment.Genome Res, 1998, 8(3)：175-185.

4. Ewald H, Mors O, Flint T, et al. Linkage analysis between manic-depressive illness and markers on the long arm of chromosome 11. Am J Med Genet, 1995, 60(5)：386-392.by mutation in a novel transmembrane protein. Nat Genet, 13(4)：409-416.

5. Excoffier L, Slatkin M. Maximum-likelihood estimation of molecular haplotype frequencies in a diploid population. Mol Biol Evol, 1995, 12(5)：921-927.

6. Dib C, Faure S, Fizames C, et al. A comprehensive genetic map of the human genome based on 5, 264 microsatellites. Nature, 1996, 380(6570)：152-154.

7. Donis-Keller H, Green P, Helms C, et al. A genetic linkage map of the human

genome. Cell, 1987, 51(2)：319-337.

8.　Gusella JF. Genetic linkage of the Huntington's disease gene to a DNA marker. Can J Neurol Sci, 1984, 11(4)：421-425.

9.　Francis S Collins, Mark S Guyer, Aravinda Chakravarti. Variations on a Theme：Cataloging Human DNA Sequence Variation. Science, 1997, 28(278)：1580-1581.

10.　Freedman R, Coon H, Myles-Worsley M, et al. Linkage of a neurophysiological deficit in schizophrenia to a chromosome 15 locus. Proc Natl Acad Sci U S A, 1997, 94(2)：587-592.

11.　Furlong RA, Ho L, Walsh C, et al. Analysis and meta-analysis of two serotonin transporter gene polymorphisms in bipolar and unipolar affective disorders.　Am J Med Genet, 1998, 81(1)：58-63.

12.　Ginns EI, Ott J, Egeland JA, et al. A genome-wide search for chromosomal loci linked to bipolar affective disorder in the Old Order Amish. Nat Genet, 1996, 12(4)：431-435.

13.　Gilad Y, Segre D, Skorecki K, et al.Dichotomy of single-nucleotide polymorphism haplotypes in olfactory receptor genes and pseudogenes. Nat Genet, 2000, 26(2)：221-224.

14.　Glinka A, Wu W, Delius H, et al. Dickkopf-1 is a member of a new family of secreted proteins and functions in head induction. Nature, 1998, 391(6665)：357-362.

15.　Gordon D, Abajian C, Green P.Consed：a graphical tool for sequence finishing. Genome Res, 1998, 8(3)：195-202.

16.　Ott J. Analysis of human genetic linkage. Re. ed. Baltimore, MD：Johns Hopkins University Press, 1991.

17.　Ott J. Estimation of the recombination fraction in human pedigrees：efficient computation of the likelihood for human linkage studies.Am J Hum Genet, 1974, 26(5)：588-597.

18.　Ott J, Schrott HG, Goldstein JL, et al. Linkage studies in a large kindred with familial hypercholesterolemia. Am J Hum Genet, 1974, 26(5)：598-603, 8-51.

19.　Sheffield VC, Stone EM, Carmi R. Use of isolated inbred human populations for identification of disease genes. Trends Genet, 1998, 14(10)：391-396.

第二节　遗传性耳聋小鼠模型研究

一、小鼠模型在遗传性耳聋研究中的应用

遗传性耳聋是最常见的遗传性疾病之一。耳聋基因的首次发现源自 20 世纪 90 年代，目

前已有超过 100 个非综合征型耳聋的基因被确认（http：//hereditaryhearingloss.org/）。聋病分子遗传学的快速发展很大程度得益于人类基因组计划的成果。基于人类耳聋家系和散发病例的研究，结合基因组信息促使人们逐步解开遗传性耳聋的密码。而动物模型，特别是小鼠模型也在其中发挥着关键作用。更重要的是，耳聋基因的发现能协助作出基因诊断，这仅是迈出了解耳聋机制的第一步，下游更深入的研究和验证工作也需要借助小鼠模型。另一方面，随着新耳聋基因的发现及耳聋机制研究的深入，人们对耳聋预防及耳聋治疗新方法的期待会相应提高，小鼠模型在聋病防治领域也发挥着积极作用。

通常讲到耳聋小鼠模型，指经噪声、药物或手术等外界因素干预，或者是携带基因突变（自发突变、诱导突变、修饰突变等）的听力异常小鼠。值得注意的是，某些"基因野生型小鼠"品系因为自身的某些特性也被用作耳聋小鼠模型。比如 C57BL/6J 品系小鼠在 6 个月龄时开始显示高频听力的逐渐损失，这由该品系小鼠携带了毛细胞机械传导必需的静纤毛尖端连接基因 *Cdh23*（Cadherin 23）的一个剪切位点突变引起[1]。此外，野生型小鼠内耳也常用于内耳基因表达文库研究。研究者收集整个小鼠内耳组织，或根据特定研究目的解剖分离单个内毛细胞和外毛细胞，建立转录组（transcriptome）文库[2]；或利用流式细胞技术分离在不同发育阶段毛细胞和支持细胞，提取 RNA，进行基因表达动态分析[3]。

本节内容将主要介绍小鼠模型在发现和验证人类耳聋基因，及探索耳聋机制研究中的应用，并涉及近几年来的一些新进展。

（一）为什么用小鼠模型？

对耳聋人群进行遗传分析过程中，学者们注意到了这些问题：连锁分析的方法较局限于显性遗传方式的遗传性耳聋；环境因素，比如环境噪声或感染在人类听力损失中的影响难以被控制和评估；听障人士之间的结合会使下一代可能携带不止一种耳聋突变。从结构上讲，人类内耳不同于其他器官，其完整不容易被破坏和取材，限制了形态和病理学研究。至今人类听觉细胞局限于原代培养或器官性培养[4]。故此，动物模型在遗传性耳聋的研究中十分必要和重要。

已报道的用于耳聋研究的动物模型包括许多物种：斑马鱼，鸡，豚鼠，毛丝鼠，小鼠，大鼠，猫，狗，猪等。相对于其他物种，小鼠模型的优势显而易见。在哺乳动物遗传学和生物医学研究中，实验室小鼠是一个非常强大的系统。其特点和优势有：悠久的实验室饲养历史；不断发展的小鼠基因组学；快速进展的小鼠基因操纵技术；各种免费的小鼠信息公共资源等。这些都使小鼠成为极佳的人类复杂疾病机制研究和药效检测模型。具体来讲，人类基因组计划和小鼠基因组草图显示了人类和小鼠基因组的高度相似性。在核苷酸水平，大约 40% 的小鼠基因和人类基因比对相同。两者都有 2 万个左右编码蛋白基因。基本上所有的人类基因和小鼠基因之间具有高度保守性，不同之处主要存在于非编码区。在功能方面，用整段的人类基因取代小鼠基因并不会产生功能改变；人类基因表达的特异性也能在小鼠中复制[5]。其次，有关小鼠各种信息的公共资源也比较完善。小鼠基因组测序结果在公共资源网站上可得（如查询 http：//www.ensembl.org/Mus_musculus/Info/Index），不同品系小鼠的许多相关信息都可以在杰克孙实验室（The Jackson Laboratory）网页查询（http：//www.informatics.jax.org/strains_SNPs.shtml）。2011 年，研究者们在二代测序平台上对 17 种常见近交系小鼠的基因组进行测序，发布了包括基因组变异在内的测序结果，并对变异在表现型和调控中的作用进行了初步分析[6]。这些数据对应用小鼠模型进行遗传学研究有重要参考意义。还有，目前定向突变技术应用最广泛、最成熟和有效的模型动物是小鼠。人和小鼠同为哺乳动物，听觉系统解剖结构和生理功能非常接近。不同品系小鼠，包括已建立的突变小鼠的 ABR 检测结果可以通过一些网页或已发表的文献中查询。其他的优势还有比如小鼠易于饲养；传代时间短；体积小，适合大规模饲养等等。

（二）小鼠模型在耳聋研究中的历史

古代中国，拥有特别毛色的小鼠曾被作为宠物饲养。Ruben 在其综述中提到早在汉代就有关于"转圈"或"跳舞"小鼠的记载。之后，日本人也将这些毛色特别的小鼠当做宠物。一直到 19 世纪这些小鼠被引入欧洲，它们的异常行为才引起关注。1902 年，Yerkes 在其博士论文和之后在一本书里曾描述了马萨诸塞一位小鼠收集者的小鼠的异常行为和耳聋。而后这些小鼠被移至哈佛进行深入研究[4]。在 20 世纪初，行为和听力异常的小鼠主要为发育和形态研究服务。这些早期耳聋小鼠携带的都是自发性突变（spontaneous mutations），其中绝大多数伴有平衡功能障碍，比如表现为转圈、不停点头或摇头、步态不稳等，即：行为异常小鼠往往伴有听力障碍。因此，异常行为成为当时发现耳聋小鼠的一个重要指征，也因而成了这些小鼠名字的来源，如：waltz（华尔兹舞），shaker（摇动），whirler（旋转），jerker（抽搐），headbobber（点头）等等。

之后多年，小鼠模型一直在发现人类耳聋基因中扮演重要角色。人类和小鼠耳聋基因的发现研究相互补充，互为支持。早期在耳聋基因未被克隆之前，耳聋突变小鼠内耳的发育和形态就已被研究了，如 MalKiat Deol 在 1956 年就报道了 pirouette、shaker-1 和 waltzer 小鼠[4]。Shaker-1 小鼠[7]和人类 USH1B 基因座[8]的致病基因 *Myo7a* 的克隆两项工作于 1995 年在《自然》杂志同期发表。也有人类耳聋基因的克隆促成小鼠耳聋基因的发现的研究例子。比如，《自然》杂志在 1980 年报道了当时很少见的仅表现为耳聋但无异常行为的小鼠 deafness（*dn*）[9]。之后 22 年，deafness 的致聋基因一直未知，直到和人类显性和隐性耳聋都相关的 *TMC1* 基因的发现[10, 11]。

显然，仅依靠自发性突变耳聋小鼠远不能满足人们探索遗传性耳聋的步伐，人们开始尝试建立有听力障碍的突变小鼠。这也是人类基因组计划完成后的重要方向，即通过小鼠模型研究基因功能，并建立各种人类疾病模型。很多情形下，研究者在耳聋人群中发现了某个基因的潜在致病性突变，或根据理论依据，如预测某个基因（蛋白质）功能可能与耳聋有关。此时，就可以建立相应的小鼠模型以验证耳聋患者中出现的基因突变或假设。而所建立的小鼠耳聋模型也可以继续用于机制方面研究。建立小鼠模型大致分为表型驱动（phenotype driven）的正向遗传学（forward genetics）方法和基因驱动（gene driven）的反向遗传学（reverse genetics）方法。经典的表现型驱动方法是用化学诱变剂（比如 ENU、N−ethyl−N−nitrosourea、N− 乙基 −N− 亚硝基脲）来诱发偶发性突变。经化学诱变剂后小鼠所产出的所有子代小鼠都经过预先设计的表型筛查项目，比如行为和听力功能检测来发现听力障碍。经筛查出的突变小鼠再通过连锁分析和（或）二代测序的方法来定位致聋突变。在英国 Harwell，德国的 Munich、北美和澳大利亚等地先后有不同规模的 ENU 诱变小鼠的筛查项目 [12-15]。随着近 30 年来小鼠基因组操纵技术的发展，研究者能够在小鼠模型中实现干预某个或多个基因的表达。此途径为基因型驱动方法，即对已知基因突变的小鼠模型进行表现型分析来了解基因功能，下面将对此进行简略介绍。

（三）基因修饰耳聋小鼠模型的建立

基因打靶技术（gene targeting）是一种成熟的、目前较常用的建立遗传修饰小鼠（genetically modified mouse）的方法。在此之前其他技术包括 20 世纪 80 年代初期开始应用转基因（transgenesis）技术。转基因技术导入外源性 DNA 片段的方法有多种，比如原核（精子和卵子的遗传物质尚未融合的阶段）显微注射（pronuclear microinjection），反转录病毒为载体等。该方法主要是通过"获得功能"（gain−of−function）来研究基因功能，观察通过异位（ectopic）或过度表达（over−expression）是否能够导致任何异常，该方法的主要局限是外源 DNA 整合到受体小鼠基因组的随机性 [5]。关于该技术的更多细节可以阅读相关文献 [16]。基因捕获（gene trap）用来产生失去功能（loss−of−function）突变 [17]。1989 年，利用胚胎干细胞（embryonic stem cells），美国科学家马里奥·卡佩奇和奥利弗·史密斯与英国科学家马丁·埃文斯成功地将基因打靶技术（gene targeting）应用于小鼠。他们也因此获得了 2007 年诺贝尔生理学或医学奖。该方法基于同源重组技术（homologous recombination），大致过程是用和目的基因有同源序列的 DNA 构件来修饰胚胎干细胞；发生同源重组的干细胞被筛选出并显微注射入假孕母鼠的胚泡（blastocysts），形成嵌合体小鼠（chimaera）；部分干细胞在嵌合体小鼠体内将发育为配子细胞；嵌合体小鼠与野生型小鼠交配可以获得所有细胞都携带定点突变的小鼠。胚胎干细胞一般来自与携带胚泡的假孕母鼠毛色不同的品系，所以嵌合体小鼠表现为斑驳毛色，这也表明该小鼠携带了被修饰的干细胞。基因打靶技术可以实现"基因敲除（knockout）""基因敲入（knockin）""定点突变（specific mutation）"等。近年来展开的一些大规模研究项目旨在建立突变小鼠胚胎干细胞库，即针对每个已知小鼠基因建立基因敲除模型，比如 KOMP（Knockout Mouse Project，敲除小鼠项目，美国），EUCOMM（European Conditional Mouse Mutagenesis Programme，欧洲条件敲除小鼠计划），NorCOMM（the North American Conditional Mouse Mutagenesis Project，北美条件小鼠突变项目，加拿大）和 TIGM（the Texas A&M Institute for Genomic Medicine，美国）。这些机构主要是应用上面介绍的基因打靶技术建立预制条件性（conditional−ready）突变。各个中心对突变小鼠进行标准化的表现型筛查项目，包括外貌、行为及生理和生化检测等等。部分表现型筛查结果已经发表 [18, 19] 或由国际小鼠表现型联盟（International Mouse

Phenotyping Consortium，IMPC）网站（http : //www.mousephenotype.org/）发布。在 IMPC 网站可以查询及订购载体、胚胎干细胞、突变小鼠等，这样就简化和加速了建立条件性敲除小鼠的过程。

在小鼠中应用"条件性敲除"至今约有 20 年历史。常用的建立"条件性敲除"的系统有 Cre-loxP 系统。当携带 LoxP 修饰的兴趣基因的小鼠和带有组织特异性表达的 Cre 重组酶小鼠进行交配，可以产生组织特异性基因敲除的子代小鼠，实现从空间上控制基因表达。诱导性敲除（inducible knockout）则可以从时间上调控基因的表达。比如 CreER 系统，Cre 重组酶和突变的雌激素受体（estrogen receptor，ER）配体结合域融合。经注射或口服的他莫昔芬（tamoxifen）和小鼠模型体内突变的雌激素受体结合之后由细胞质迁入细胞核，故融合的 Cre 重组酶一同进入细胞核从而实现对 loxP 修饰的 DNA 进行切割重组[20]。四环素诱导表达系统与此类似。"条件性敲除"可以从时间和空间不同维度来控制基因表达，从而克服完全敲除基因功能的一些不利影响。比如：有些基因在胚胎期或发育早期的功能极其关键，一旦"敲除"则胚胎或幼鼠无法发育或仅短暂存活，故而无法了解该基因在胚胎后期或发育成熟期的功能。某些基因在多个组织 / 器官执行功能，当基因被修饰，表达改变后，表现型也会相应出现在多个器官。这不有利于了解基因在某种特定细胞系中的实际功能[21]。还有，如在不同发育阶段激活或失活基因，可以了解基因发挥功能的关键时段，这也有助于理解基因功能并为治疗时机提供依据（参见下面的举例）。因此，"条件性敲除"有时更利于"解剖"出基因的功能。在 Cre-loxP 体系中，利用不同内耳细胞（毛细胞、支持细胞、螺旋神经元等）特异表达基因启动子驱动下的 Cre 重组酶，可以实现对特定内耳细胞的基因敲除。比如，对 Deiters 细胞和外柱细胞定向敲除 Gjb2 的小鼠研究提示缝隙连接与耳蜗放大机制有关[22]。更多关于 Cre-loxp 系统在内耳中的应用可以参见 Cox 等人综述[23]。

值得一提的是，有时即使一个保守性很好的纯合无效突变（null mutation）也未必能产生表现型。这也许可以解释为基因功能冗余，某个基因被敲除后功能由其他基因的功能所补偿。或者，该基因无效突变引起的效应性质上不同于错义突变[5]。当"完全敲除"基因无法产生预期的表现型，可以考虑建立 hypomorphic（亚等位基因）的突变小鼠模型。此时目标基因所表达的蛋白比对应敲除等位基因的要多，但又显著少于野生型，即降低基因的表达（knock down）。这种策略也有利于揭示蛋白功能，尤其是那些对于细胞生存很重要的基因[5]；也是模拟和研究单倍体剂量不足突变（haploinsufficient mutation）而非显性负效应（dominant-negative）机制的有效办法。20 世纪 90 年代兴起 RNA 干扰（RNA interference，RNAi）即属于这种。也有应用吗啉代（morpholino）反义技术来降低基因表达。袁永一等人的研究利用在新生小鼠耳蜗内局部注射修饰 Atp6v1b2 pre-mRNA 剪切的反义吗啉代（morpholino），成功再现了综合征型耳聋 DDOD（dominant deafness-onychodystrophy syndrome）的听力表型，并推测 DDOD 的致病机制是由于 Atp6v1b2 基因缺陷导致了溶酶体的异常酸性化[24]。

同时，人们也一直积极寻找更加快捷高效建立小鼠模型的方法。比如，上述的基于同源重组的基因打靶技术建立小鼠模型，从胚胎干细胞到理想基因型的成活小鼠平均耗时2～3 年，历时长，花费大，步骤繁琐，效率不高。近年来新发展的技术是利用分子工具进行定向基因组编辑（target genome-editing）。这些技术应用可编辑的位点特异的核酸酶，如锌指核酸酶（zinc finger nucleases，ZFNs）；类转录激活因子核酸酶（transcription activator-like effector nucleases，TALENS）；成簇的规律间隔的短回文重复序列（clustered regulatory interspaced short palindromic repeat，CRISPR）和 CRISPR 关联（CRISPR-associated，Cas）系统中的 RNA 介导的核酸酶（RNA-guided DNA endonucleases）。其基本原理是在特定位点通过编辑工具引入 DNA 双链断裂（double-strand break，DSB），而后通过细胞内源性修复机制——两种方式分别是同源重组修复机制（homologous recombination，HR）和非同源末端连接修复机制（non-homologous end joining，NHEJ），这样在修复的过程中实现对位点的基因修饰[25]。这些方法相比应用干细胞为基础的基因打靶技术更快捷、经济，比如，锌指核酸酶克服了有些物种或小鼠某些品系胚胎干细胞缺乏的劣势，能高效快速准确地实现定点敲除和敲入[26, 27]。2013 年刚兴起的 CRISPR/Cas9 系统，相比前两种技术在实际操作中更具优势，能够在不同物种实现多种类型的基因编辑，也可以建立可诱导条件性突变及多个基因的同时编辑[28]。CRISPR/Cas9 系统迅速得到了研究者们的青睐。基于核酸酶的基因编辑技术存在有脱靶等问题，但随着方法的不断优化，这些技术将更好地用于建立人类疾病的相关模型，也包括遗传性耳聋小鼠模型在内[29]。

最后，建立耳聋小鼠模型时需要注意，不同近交系野生型小鼠的听力存在差异。比如CBA/CaJ 小鼠直到 47 周龄仍保持良好听力；而 129J 小鼠在 6 个月龄时高频听力损失已相当显著[30]。这可能是不同遗传背景可能携带不同的修饰基因[31]。因此，即使携带相同突变，不同品系小鼠的听力损失程度可能有所不同，建立和分析突变小鼠时应将此考虑在内。实验室选择合适的品系并在每次实验中纳入同一遗传背景，最好是同一窝（littermate）的野生型小鼠作为对照。

另外，许多公共资源上可以查阅已建立的小鼠模型或用于建立小鼠模型的相关信息，比如：杰克逊实验室（http：//jaxmice.jax.org）；Mutant Mouse Resources and Research Centers（http：//www.mmrrc.org）；European Mutant Mouse Archive（http：//www.emmanet.org）和 Cre 数据库，如：http：//nagy.mshri.on.ca/cre_new/。

（四）小鼠模型在遗传性耳聋研究中的应用方向

小鼠模型在遗传性耳聋研究的应用是多方面的。临床研究提示遗传特质使某些个体罹患中耳炎的倾向（predisposition）明显高于他人。小鼠模型研究为此提供了证据，比如携带某种基因突变小鼠的中耳炎发病率提高；一些和中耳炎发病相关的传导通路（如：TGFb）在对小鼠的研究中被发现，参见综述[32]。老年性耳聋是最常见的耳聋形式，其发生有环境和遗传因素的共同参与。学者们正在尝试从动物模型中找寻老年性耳聋病因及防治的答案，动物模型在老年性耳聋研究的应用可参见 Fetoni 等人的综述[33]。噪声性耳聋也十分常见，是仅次于老年性耳聋的第二常见耳聋原因。遗传因素在噪声敏感性中发挥的作用逐渐被人们认识，有相当一部分证据是基于小鼠模型的研究 [34, 35]。最近，Delmaghani 等人发现 Pejvakin 功能缺陷小鼠（$Pjvk^{-/-}$）模型显示出对非高强度噪声异常敏感，并认为其机制可能是过氧化物酶体无法在毛细胞和初级听神经元中正常增殖 [36]。

小鼠模型也应用于探索耳聋治疗方法。比如，表达某些调控因子（如 $Sox2$[37]）来诱导非感觉细胞向感觉细胞的转化；探索某种基因（如 $Isl1$[38]）过度表达后对听力的保护作用；腺相关病毒载体在人类遗传性耳聋（如：DFNB7/11，DFNA36[39]；DFNA25[40]）相应小鼠模型中的治疗获得了初步成功。但是，由于内耳解剖结构特点和生理特性，在优化载体输入途径和启动子设计等方面还有许多挑战 [41]。新近发表的较高效率的向小鼠内耳转入阳离子脂质介导的 Cas9 蛋白，或许为将来的基因治疗提供新的方向 [42]。

听觉系统发育学是听觉研究的一个重要方面，许多成果被应用于遗传性耳聋的机制研究，小鼠模型在此领域的作用也不可或缺 [43]。同时，新技术方法也能被及时转化应用到小鼠模型。比如，二代测序实现了全外显子组或基因组的快速测序。该技术促成了耳聋外显率较低（无法进行连锁分析）的 dearisch 突变小鼠致聋基因 $Isl1$ 的发现 [44]。

小鼠继续在耳聋新基因的发现中扮演重要角色。上面一节提到的定向基因敲除小鼠模型无疑为此创造了很好的机会。在英国维康信托桑格研究所进行的小鼠遗传计划（Mouse Genetics Project，MGP）中，研究者应用听性脑干反应（auditory brainstem response，ABR）来检查突变小鼠听力，发现了一系列新的小鼠耳聋基因 [18]。有意义的是，这些基因大多数完全"出乎意料"，即在 ABR 检查之前，从对敲除蛋白功能的既有了解并没有预测出基因敲除后将会产生听功能障碍表型。这就为发现新的耳聋基因以及深入研究听觉生理和功能开辟了新的途径。目前，MGP 发表了 $Mcph1$ 和 $Pax9$ 表达缺陷而致的中耳炎患病倾向增加 [45, 6] 和新感音神经性耳聋基因 $Spns2$ 的相关工作。2009 年，通过对斑马鱼的研究学者们认为 Spinster homolog 2（Spns2）是 1- 磷酸鞘氨醇（sphingosine-1-phosphate，S1P）的转运蛋白 [47]。之后的研究全集中于 Spns2 在免疫系统中的功能。$Spns2$ 功能缺陷小鼠表现为早期发生的快速进展性耳聋，内耳血管纹功能障碍很可能是其发病机制。与 S1P 受体 1（S1pr1）主要参与免疫活动不同，内耳中 Spns2 主要可能通过 S1P 受体 2（S1pr2）介导而发挥功能。这些研究提示 S1P 和代谢性耳聋的相关性 [48]。同时，得益于 ABR 检测的有效分辨率，这样大规模的筛查能检出不同程度的听力损失；也能对听力损失的频率准确定位。同时，经过分析 ABR 波形（潜伏期或振幅），还发现了一些波形异常的突变小鼠。波形异常提示听觉传导通路功能障碍，值得进一步深入研究。

为实现和小鼠耳聋相关基因的研究向临床应用转化，需要基础研究领域的科学家与人类遗传学家、耳鼻喉科医师、听力学家等建立合作。比如，将新发现的小鼠耳聋基因加入聋病人群耳聋基因检测的候选基因列表中，这将有助于新的人类耳聋基因的发现，进一步为遗传咨询及其他临床应用服务。

二、耳聋小鼠模型研究的常用技术方法

应用小鼠模型进行听觉生理及耳聋机制研究时，既会用到一些常见技术，也有使用针

对听觉系统的特有方法。突变基因的功能、表现型特点及要回答的科学问题等各个因素决定了具体用到的技术方法。下面仅就一些常用技术方法进行简要介绍。

首先，要对耳聋小鼠模型进行总体的表现型分析。与人类的遗传性耳聋一样，耳聋可以是突变小鼠的单一表型或一系列表型之一，即为非综合征型或综合征型耳聋。观察和测量除听觉以外其他系统的表现，如毛色、眼睛、行为、骨骼等，对全面揭示表型可能会有帮助。如果小鼠模型来自公共资源库，如国际小鼠表现型联盟（international mouse genotyping consortium）中心之一，比如前面所提到的英国维康信托桑格研究所的"小鼠遗传项目"，可以在线查询各种筛查结果，比如血生化、葡萄糖耐量、骨密度、骨髓细胞流式分析、眼裂隙灯和检眼镜、组织病理切片等（https：//www.mousephenotype.org/）。

内耳由耳蜗和前庭构成，分别司听觉和平衡功能。内耳表达的基因发生缺陷时，有时同时出现平衡觉和听觉障碍。如前所述，平衡障碍曾是人们早期发现自发性突变耳聋小鼠的重要线索。因此，平衡功能评估也是耳聋研究中的一部分，包括行为步态观察（图 3-2-1A）、游泳实验、接触矫正（contact righting）等。听功能检测方法有多种，较快捷的方法可用发出高频刺激音的简单便携装置（如"click box"）来粗测听力。观察受测小鼠对声刺激的反应，是否显示普莱尔反射（Preyer's reflex），即受测小鼠的耳廓是否转动，或惊跳反射（startle reflex）。这种方法方便快速，但由于是基于听阈值以上的强声刺激的行为反射，所以仅能发现极重度耳聋[49]。听性脑干反应（ABR）是广泛应用于小鼠听力检查的方法，能够更精准可靠的评估听力。不同于人类，小鼠在胚胎期或刚出生时尚不具备听觉能力，其听力建立时间约在出生后 12 天左右。对出生后 14 天小鼠的 ABR 测量显示，较成年小鼠，其 ABR 阈值较高且变异范围大，这是由于此时内耳以及中耳还未完全发育成熟。在此之后听力逐渐趋向成熟稳定，ABR 阈值也相应降低，个体间变异减小（图 3-2-1B、C）。我们的经验是 4 周龄左右小鼠听力到达成熟稳定期。应注意的是，小鼠是啮齿类动物，体表面积和身体比值较大，因而在麻醉后体温会快速下降，需要恒温毯或类似的设备来维持体温以保证 ABR 记录时的准确和测量后的复苏。是否需要复苏根据研究设计，比如噪声暴露前后，多次给药过程中，或不同年龄的 ABR 测定都需要复苏。经声音刺激后诱发的电信号经软件分析后呈现出 ABR 波形图（图 3-2-1D~F），其阈值的定义为最低一个可识别的 ABR 波形。Neil Ingham 等人的论文[50]中有关于小鼠 ABR 检测实验方法的详细介绍。小鼠对高频声音敏感。虽然耳蜗底转能感受大于 100kHz 的声刺激[51]，在实际应用中，比如 ABR 测量区间可以选在 3~42kHz。ABR 波形分析主要包括：听力损失程度、累及频率、各个波的波幅和潜伏期。另一种临床广泛应用的非侵袭性检查畸变产物耳声发射（distorted product otoacoustic emission，DPOAE）同样也可以在小鼠中进行。DPOAE 主要反映外毛细胞的功能，有助于定位内耳病变部位。针对小鼠建立 DPOAE 检测系统可以参阅相关论文[52]。

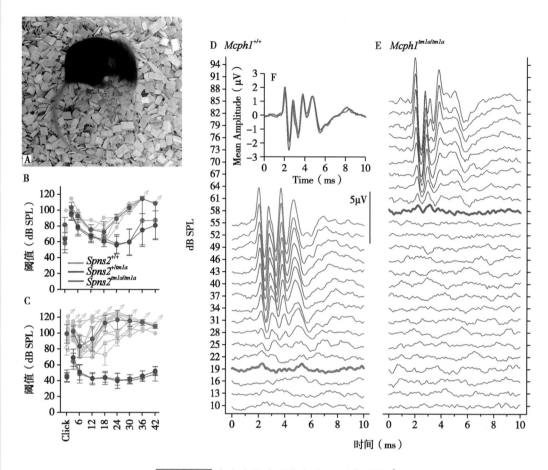

图3-2-1 突变小鼠表现为行为和听力异常

A. whirler 小鼠（*Whrn* 基因突变）在活动呈现旋转行为，提示前庭功能异常。该突变小鼠同时有听力障碍。

B 和 C 分别为 2 周和 3 周龄突变和野生型小鼠听性脑干反应（ABR）测量。水平折线和垂直短线分别代表不同频率下 ABR 阈值均值及标准差。图中红色代表 *Spns2* 纯合突变小鼠（*Spns2^{tm1a}*/*Spns2^{tm1a}*），蓝色和绿色分别代表 *Spns2* 杂合突变和野生型小鼠。灰色折线群代表被测量的每个纯合突变小鼠 ABR 阈值。可以看出，该基因纯合突变小鼠 2 周高频听力损失，3 周时全频听力阈值大大提高接近实验设置的最高值。也可以看出，正常听力的野生型小鼠 2 周龄 ABR 阈值（B）明显高于 3 周龄阈值（C）。实验小鼠遗传背景为 C57BL/6Brd^{Tyrc-Brd};C57BL/6Dnk;C57BL/6N。该组 ABR 测量给声为通过外耳道置放的抛物锥形状通道。引自：Chen J, Ingham N, Kelly J, et al. Spinster Homolog 2 (*Spns2*) Deficiency Causes Early Onset Progressive Hearing Loss. PLoS Gene, 2014, 10(10): e1004688.

D 和 E 分别显示不同短声（click）强度激发下野生型（*Mcph1^+*/*Mcph1^+*，绿色）和某种纯合突变（*Mcph1^{tm1a}*/*Mcph1^{tm1a}*，红色）小鼠的 ABR 波形。着重线标记处为 ABR 阈值。纵坐标为声刺激（dB SPL）。坐标尺代表 5μV 波幅。F 为 ABR 阈值以上 21dB SPL 水平刺激下所有测量的突变和野生型小鼠的波形图均值（野生型，n=8；纯合突变型，n=8）。F 显示野生型和纯合突变小鼠 ABR 波形间无明显差异。引自：Chen J, Ingham N, Clare S, et al. Mcph1-Deficient Mice Reveal a Role for MCPH1 in Otitis Media. PLoS ONE, 2013, 8(3): e58156.

除 ABR 和 DPOAE 之外，因侵袭性而无法在人类中进行的电生理测量，如耳蜗内电位（endocochlear potential，EP），能够在小鼠中实现。耳蜗内电位是耳蜗内淋巴的正电位，通常 80～100mV，其测量通过将玻璃电极透过耳蜗侧壁置于内耳中阶（scala media）实现。耳蜗内电位由耳蜗侧壁的血管纹（stria vascularis）产生。EP 的形成依赖于内耳的正常代谢和离子转运，是内耳感觉细胞换能机制的主要驱动力[53]。正常听力依靠正常的 EP，当 EP 降低时，听力必然随之改变。已报道有多种 EP 异常的小鼠模型。异常 EP 提示病变位于正常 EP 产生的相关结构，主要是耳蜗侧壁（包括血管纹和螺旋韧带），这其中包括离子转运通道、缝隙连接等[54]。在小鼠中也可以进行耳蜗圆窗银丝电极记录各种电生理活动：总和电位（summating potential，SP），复合动作电位（compound action potential，CAP）和耳蜗微音电位（cochlear microphonic potential，CM），分别反映毛细胞直接电流受体电压，听神经活动和外毛细胞刺激后续交互电流电压[55-57]。这些电生理检测的应用历史较久，但其理论解释随着时间和新技术的发展不断得到完善。比如 Cheatham 等[58]为了验证 CM 在基因敲除小鼠的应用，在野生型和 *Prestin* 基因敲除小鼠进行了测量。膜片钳技术广泛应用于毛细胞单个或多个离子通道的电生理测量[59, 60]。电生理检测反映功能变化，是利用小鼠模型进行耳聋研究的重要工具。与此同时，研究者们也希望通过分析携带不同突变耳聋小鼠的电生理检测数据发展出新的临床电生理检测和诊断方法。理想的检测方法将更有利于确定具体内耳功能障碍的位置，或发现最初的病变结构：比如是感音性耳聋（毛细胞病变），神经性耳聋（神经突触或听神经病变），或代谢性耳聋（血管纹等障碍）。更准确的诊断将对预防耳聋和指导治疗有重要意义。

还有一大类技术方法服务于形态学研究。内耳结构精密而复杂，在极小的空间中分布有骨质、感觉上皮、神经和结缔组织等不同组织，各种组织属性不同，因此在进行形态学和病理学研究时如何维持内耳形态接近样本的原始状态显得颇具挑战。成熟的实验方法和娴熟的解剖技巧都很必要。中耳、内耳的大体解剖仅显示显著的形态异常（图 3-2-2）；若要获取更多细节，胚胎期和发育早期的内耳（图 3-2-3A）可以用 "paint filling" 的方法，即向膜迷路中灌注白色乳胶涂料[61]；对逐渐骨化的内耳，可以用一系列有机物对内耳样本进行透明化处理（图 3-2-3B）。对内耳的膜性结构，如耳蜗基底膜、血管纹和前庭膜迷路（如球囊、椭圆囊的囊斑）都可以应用铺片技术（whole-mount preparation）。在铺片上可以进行如免疫组织化学、荧光染色等方法进行表达研究，或显示内耳精细结构。切片技术也较常用，比如石蜡切片、冷冻切片、环氧树脂半薄切片及超薄切片等。半薄切片有较高的分辨率，更适于观察内耳结构（图 3-2-4A、B），但样本准备过程较长且繁琐。石蜡和冷冻切片虽然在切片分辨率上不及半薄切片，但较易准备，且可以直接在准备好的切片上进行免疫组化或原位杂交实验[62]。电镜方法在亚细胞水平揭示了内耳结构和形态改变，极大地促进了内耳功能和耳聋机制研究。扫描电镜（scanning electron microscope，SEM）用于观察表面超微结构，常用于研究内耳毛细胞顶部纤毛束（hair bundles）（图 3-2-4 C～H），包括分析毛束的长度、形态、排列及静纤毛的各种连接等。透射电镜（transmission electron microscope，TEM）用于观察内耳超薄切片。串行块面扫描

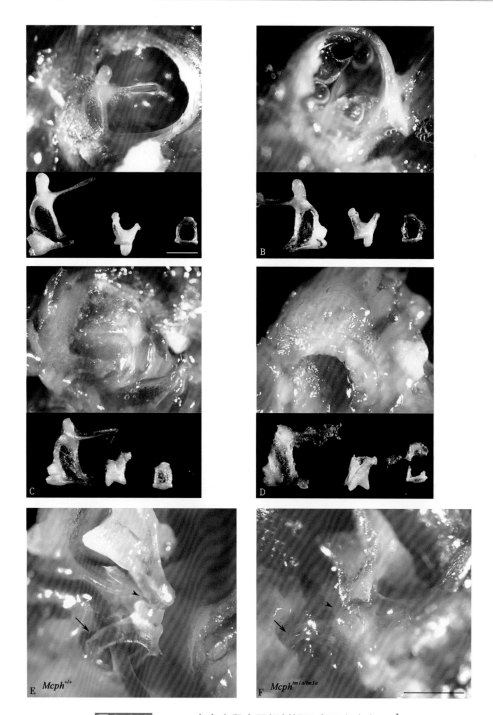

图 3-2-2 *Mcph1* 突变小鼠中耳解剖提示中耳炎症表现

A. 显示野生型小鼠鼓膜和听小骨正常形态。B. ~ 和 D. 显示 *Mcph1* 突变小鼠（*Mcph1*⁺/*Mcph1*⁺）中耳腔不同病理改变。B. 水样分泌物，气泡来自中耳腔残余气体，听小骨形态基本正常。C. 中耳腔充满白色不透明分泌物，听小骨无明显异常。D. 中耳腔有固态新生物，听小骨表面有被侵蚀痕迹。E. 正常砧骨镫骨结合（无尾箭头），触之有活动度，前庭窗（箭头）显露。F. 显示砧镫关节（无尾箭头）粘连固定，前庭窗（箭头）被新生物填塞（比例尺：1mm）

引自：Chen J, Ingham N, Clare S, et al. *Mcph1*–Deficient Mice Reveal a Role for MCPH1 in Otitis Media. PLoS ONE, 2013, 8(3): e58156.

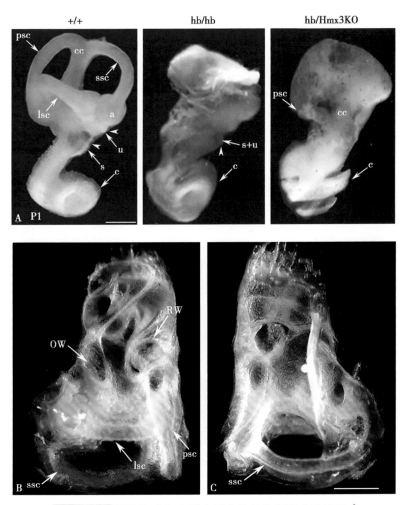

图3-2-3 新生和成年小鼠内耳大体结构研究方法显示

A. 染料填充（paint filling）的方法显示小鼠内耳结构发育异常。新出生一天 Headbober 小鼠（*hb/ hb*），复合杂合突变小鼠（*hb/Hmx3^{KO}*）相比同窝野生型小鼠（+/+）表现为前庭椭圆囊和球囊融合，各半规管没有明显分化为独立结构。耳蜗未显示明显异常。引自：Buniello A, Hardisty-Hughes RE, Pass JC, et al. Headbobber: A Combined Morphogenetic and Cochleosaccular Mouse Model to Study 10qter Deletions in Human Deafness. PLoS ONE, 2013, 8(2): e56274.

B. 和 C. 成年野生型小鼠内耳经有机物透明化处理后所显示的正常内耳结构。psc（posterior semicircular canal）：后半规管。ssc（superior semicircular canal）：前半规管。lsc（lateral semicircular canal）：外半规管。s（saccule）：球囊。u（utricle）：椭圆囊。cc（common crust）：总脚。c（cochlea）：耳蜗。OW（oval window）：前庭窗。RW（round window）：蜗窗。比例尺：0.5mm（A），1mm（B，C）。B，C 来自 Matthew Drake

电镜（serial block-face scanning electron microscopy，SBEM）是一种新近出现的技术。该技术在电镜真空室内的超薄切片机对其进行自动切片，每个切面再经 SEM 扫描，经连续扫描所收集的数千张图像经过计算机重建为极高分辨率的三维图像。这项技术现已应用于听力研究，如研究外毛细胞和 Deiters 细胞对耳毒性损伤的急性反应，包括毛细胞表面屏障的重新形成和屏障损坏后导致的毛细胞扩张和神经纤维损伤等[63]；研究内毛细胞内

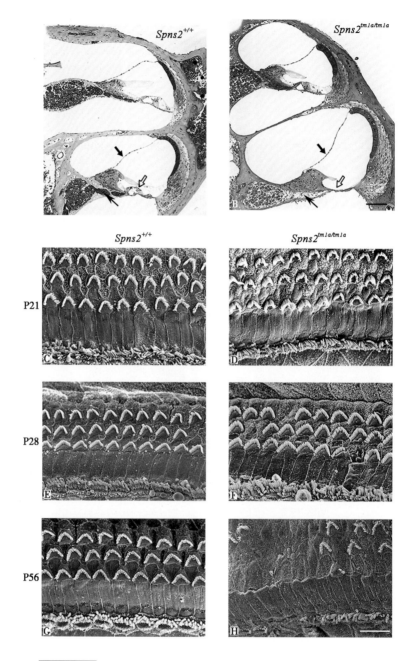

图 3-2-4 半薄切片和扫描电镜方法显示内耳精细结构

A 和 B. 显示经蜗轴的小鼠（28 天龄）内耳半薄切片。Reissner 膜的位置（如黑箭头所示）在纯合突变（ *Spns2^{tm1a/tm1a}* ）和野生型小鼠中均显示正常。突变小鼠底转毛细胞和支持细胞退化消失（B 中空心箭头）。在 Rosenthal 隧道的神经树突有所减少（箭头）（比例尺：20μm）

C ~ H. 扫描电镜显示 *Spns2^{tm1a/tm1a}* 突变小鼠进展性毛细胞退化。出生后 21 天（P21），野生型和突变小鼠内耳毛细胞静纤毛形态相似。P28 开始可以观察到突变小鼠有散在或成片的外毛细胞静纤毛缺失。P56 有更多的外毛细胞静纤毛退化消失，内毛细胞静纤毛也有融合或丢失（比例尺：10μm）

引自：Chen J, Ingham N, Kelly J, et al. Spinster Homolog 2 (*Spns2*) Deficiency Causes Early Onset Progressive Hearing Loss. PLoS Genet, 2014, 10(10): e1004688.

部如线粒体、突触囊泡的分布、内毛细胞膜结构及其与周围结构的相互联系[64]。利用荧光标记物，经紫外线光源的显微镜或共聚焦显微镜可以用于：表达研究（如使用抗体，图 3-2-5A），形态学研究（如：phalloidin 结合丝状肌动蛋白 /F-actin 以显示细胞骨架，图 3-2-5B）等。共聚焦显微镜连续扫描图像经相应软件处理可进行三维重建及半定量研究。

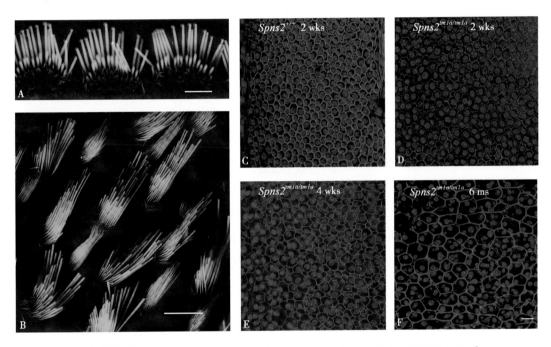

图 3-2-5 共聚焦显微镜下利用荧光标记物显示蛋白表达或内耳细胞结构

A. 和 B. 内耳基底膜铺片显示 Esp8 特异性表达于毛细胞（A. 内毛细胞；B. 前庭椭圆囊毛细胞）纤毛顶端（红色，Esp8 抗体）。毛细胞静纤毛的丝状肌动蛋白经和携带绿色荧光的 phalloidin 结合而显示绿色。样本为出生 9 天的野生型 C57BL/6 小鼠。（比例尺：A 为 3μm，B 为 5 μm。A，B 来自 Seham Ebrahim）

C. ~ F. 内耳血管纹铺片中边缘细胞的细胞边界被携带红色荧光的 phalloidin 所显示。蓝色是经 DAPI 染色的细胞核。C. 和 D. 显示 2 周龄时野生型和突变小鼠（$Spns2^{tm1a/tm1a}$）形态接近。4 周龄突变小鼠的边缘细胞显示出不规则细胞边界（E），这种改变随年龄进一步加剧（F，6 月龄）（比例尺：C. ~ F.20μm）

引自：http：//journals.plos.org/plosgenetics/article?id=10.1371/journal.pgen.1004688

　　分子生物学方法已广泛地应用于内耳基因表达方面的研究。若实验材料为内耳 RNA，由于小鼠内耳微小且结构复杂，为获得优质充足的 RNA，在技术上需要有一定优化[65]。表达与否和水平改变（上调或下调）可以用分析表达丰度或差异的芯片 / 微阵列（microarray）[2]进行研究。较近出现的基于二代测序技术的全转录组鸟枪法测序（whole transcriptome shotgun sequencing，也称 RNA sequencing，或简称 RNA-Seq）技术[66]可以对整体转录活动进行检测，实现了高通量。实时定量 PCR（real-time quantitative PCR）应用于考察某个特定基因的表达，或用于 microarray、RNA-Seq 分析后的验证工作。蛋白的定性定量技术也较常用。

三、常见人类遗传性耳聋相应小鼠模型举例

遗传性耳聋的显著特点是具有高度异质性，即相似或相同的表现型可由不同基因的突变引起；同一基因的不同突变可以引起差别明显的症状。这很可能和内耳结构的复杂性有关。结构的复杂性决定了功能的精细分化，耳蜗的机械 – 电转导依赖于无数同步化过程和机制，这需要一系列编码基因和调控元件参与[4]。故此，不难理解仅和遗传性非综合征型耳聋相关的基因就有近 100 个。也正是这种高度异质性使得遗传性耳聋的研究引人入胜。如今，许多人类遗传性耳聋相对应的小鼠模型都已被建立。

阅读有关遗传性耳聋研究的综述有助于快速熟悉该领域，也便于及时了解最新进展。研究者们会根据自己的研究侧重和兴趣对某些耳聋基因和（或）耳聋小鼠模型研究进展进行综述；一些杂志也会邀请某个领域里的权威进行综述，这些综述被广泛地应用于教学和研究，涵盖当前知识并介绍新的研究方向。比如，Annual Reviews（年度综述）系列，Nature（自然）系列等。下面的介绍里举例了一些以内耳不同功能单位为侧重的综述代表。

毛细胞是内耳的感觉细胞，其命名来自其顶部独特的富含肌动蛋白（actin）的静纤毛束（未成熟期还有动纤毛）。静纤毛束的正常形态对听力至关重要，任何影响静纤毛形态和排列的细微改变都可能引起听力障碍。Petit 和 Richardson 的综述从耳聋基因的角度讲述毛细胞毛束的发育和功能[67]。文中列出了 31 种基因，其异常能导致初级耳蜗毛细胞毛束缺陷而引起人类和（或）小鼠耳聋。这 31 种蛋白大致包括肌球蛋白家族、肌动蛋白结合蛋白、跨膜蛋白、细胞骨架蛋白、细胞结合蛋白、细胞外蛋白、钙离子蛋白、纤毛蛋白等。最后作者特别强调，以耳聋基因（遗传学）作为切入点为了解正常毛束发育和功能带来了意想不到的结果；并认为越来越多的信息提示物理特性和相应的机械 – 电敏感机制或许控制了静纤毛束形态形成的关键步骤。这也从一个侧面显示了小鼠模型在听觉生理研究中的独特优势。

参与内耳听觉机械 – 电转导（mechanoelectrical transduction，MET）的主要组成是毛细胞毛束，除此之外还包括盖膜（tectorial membrane）、内淋巴液稳态等，内耳听觉机械 – 电转导的机制迄今仍不清楚。近年来人类和小鼠耳聋遗传学为揭示其分子机制有一定贡献。2015 年，Michalski 和 Petit 在综述中列举了参与听觉机械 – 电转导的基因及其功能研究和相应的小鼠模型[68]。

内耳带状突触（ribbon synapse）确保了哺乳动物耳蜗编码声音信号的高保真性。近十几年来带状突触研究发展迅速，但其结构和功能机制仍留有许多问题，尚待更多更深入的研究来解答。*OTOF* 是听神经病相关基因之一。*Otof* −/− 小鼠是人类遗传性耳聋 DFNB9 的动物模型[69]。*Otof* −/− 小鼠研究提示带状突触形态正常，但内毛细胞突触囊泡胞外转运完全停止，即由 *OTOF* 突变引起的听神经病病变很可能在突触前。新近报道的和毛细胞突触有关的是 *Wbp2* 基因，该基因编码雌激素受体 α 和黄体酮受体的转录共激活因子，其突变后引起小鼠和人类耳聋。*Wbp2* 基因敲除小鼠模型显示进展性高频听力损失。早期的改变是内毛细胞底部输入神经末端肿胀；而后内耳发生一系列病理生理改变，包括突触后蛋白表达异

常 [70]。关于带状突触的更多信息和新进展可参阅综述 [71, 72]。

这里从和人类遗传性耳聋的相关性为出发点，选取介绍 4 类和人类遗传性耳聋相关的小鼠模型。

（一）Usher 综合征 IB 型

Usher 综合征是最常见的导致人类耳聋 – 眼盲的原因。其 1B 亚型（USH1B）的致病基因 MYO7A 是最早发现的耳聋基因 [8]。USH1B 大约占 Usher 综合征 1 型的 75% [73]。Shaker–1 小鼠是 USH1B 对应的小鼠模型。许多关于 USH1B 机制研究以及治疗方法的探索都是在 Shaker–1 中进行的，充分展示了小鼠模型的应用价值。MYO7A 突变也可以引起非综合征耳聋 DFNB2 或 DFNA11。其编码蛋白 Myosin Ⅶ a（MYO7A）是第一个肌动蛋白家族里和耳聋相关的蛋白；肌动蛋白属于结构蛋白，由多种肌动蛋白组成一个肌动蛋白家族。在内耳，肌动蛋白的特殊功能和毛细胞的静纤毛有关。Myo7a 在小鼠内毛细胞及外毛细胞的细胞质和静纤毛表达 [74, 75]。

Shaker–1 小鼠表现为耳聋和严重的前庭功能障碍 [7]。但与人类不同，几乎所有 shaker1 突变等位基因都没有视网膜视觉细胞退化 [76]。最初比较 Myo7a 在人类和小鼠视网膜的表达发现，它在人类同时在色素上皮和感光细胞表达，在啮齿类仅在色素上皮细胞表达。曾认为 Myo7a 这种不同物种间表达的特异性可能是人和小鼠表型差别的原因 [77]。而后免疫电镜技术发现 Myo7a 在人类和啮齿类的视网膜色素上皮顶端突起和视锥视杆细胞的纤毛中都有表达 [78]，对 Myo7a 突变小鼠视网膜的研究显示一些异常表型，包括视网膜色素上皮中的黑色素体的异常定位和活动、吞噬体的异常定位和减慢消化，和感光细胞中视蛋白浓度增加等。当对 Myo7a 突变小鼠进行基因治疗时，这些视网膜中的突变表型可被用做疗效评估参照 [79]。USH1B 患者的耳聋为先天性，目前采用人工耳蜗植入方法治疗；其渐进性视网膜退化，近年来利用病毒载体的基因治疗方法在小鼠模型中取得了显著成果 [80]。通过对两种不同突变的 shaker–1 小鼠毛细胞电生理研究提示 Myo7a 参与静纤毛细胞膜连接原件（换能通道、尖端连接、侧面连接等）与静纤毛核心肌动蛋白的锚定，故而为正常换能通道的门控所需 [81]。

Usher 综合征临床上依不同表现分为 3 种类型，每种类型又根据不同致病基因分为不同亚型。目前基本上所有亚型都建立有相应的小鼠模型。目前 Usher 综合征里包括了 15 个基因座位，其中有 11 个 Usher 基因被克隆（http : //hereditaryhearingloss.org/main.aspx?c=. HHH&n=86573）。这些基因被统称为 Usher 基因。Usher 基因编码的蛋白发挥不同细胞功能，比如，细胞骨架蛋白、肌动蛋白、支架蛋白、细胞连接蛋白等，借助对 Usher 综合征各个亚型对应的小鼠模型的研究，发现各个 Usher 蛋白之间存在着相互作用网络。例如，Harmonin（USH1C）就被认为是 Usher 蛋白网络的关键组织者 [82]。

（二）DFNB1

内耳细胞连接包括缝隙连接、黏合连接、紧密连接等，已发现许多参与编码连接蛋白的基因突变和耳聋有关。研究的最早和较深入的缝隙连接蛋白家族中的 GJB2（或称

Connexin 26，Cx26）和 *GJB6*（或称 Connexin 30，Cx30），编码这两种蛋白的基因分别为 *GJB2*、*GJB6*。1997 年，*GJB2* 是第一个被认定为引起非综合征型遗传性耳聋的基因 [83]。*GJB2* 和 *GJB6* 在基因组上相邻排列，其突变可造成人类隐性非综合征型耳聋（其基因座位分别称为 DFNB1A 和 DFNB1B）；或引起显性非综合征型耳聋；*GJB2* 突变也可以引起综合征型耳聋。DFNB1 是学语前遗传性耳聋的最常见原因，因此 DFNB1 得到了研究者们的长期关注，积累了大量的研究资料 [84]。通过对小鼠模型的研究，人们对其致聋机制的认识得以不断深入。

GJB2 和 *GJB6* 在内耳中的表达部位绝大部分重叠，包括耳蜗支持细胞、螺旋韧带和螺旋缘等 [85, 86]。Cx26 和 Cx30 在内耳缝隙连接中组装在一起，这种异型缝隙连接通道显示出和 Cx26 同型通道不同的染料转运特性 [87]。由于系统敲除 *Gjb2* 小鼠无法存活，较早建立的是在 *Otog-Cre* 驱动下的条件性敲除小鼠。该小鼠模型表现为耳聋，从出生后 14 天开始出现内耳细胞死亡和 EP 下降 [88]。由于 Gjb2 和 Gjb6 的表达和内耳钾离子循环路径有一致性，一直以来的假设是它们在内耳离子和代谢稳态中起关键作用 [89, 90]，近来的研究强调了其参与了内耳非感觉细胞的第二信使转导 [91]。2007 年，Cohen-Salmon 等的研究认为血管纹毛细血管内皮细胞的屏障缺损是 *Cx30⁻/⁻* 小鼠模型 EP 下降和耳聋的原因 [92]。

小鼠模型的研究对 *Gjb6* 突变是否直接致聋提出了疑问。研究者发现增加 Cx30 敲除小鼠中 Cx26 表达能恢复听力 [93]；相反，增加 Cx30 的表达不能恢复 Cx26 敲除小鼠的听力 [94]。之后，2013 年 Anne-Cécile Boulay 等建立的新 *Gjb6* 敲除小鼠模型（*Cx30^{Δ/Δ}*）没有耳聋表型。经分析，相比之前 *Gjb6* 小鼠模型（*Cx30⁻/⁻*）中 *Gjb2* 表达降低 70%～80%，*Cx30^{Δ/Δ}* 中 *Gjb2* 仍保持正常表达量的 1/2 以上。他们推断存在有同时调控 *Gjb2* 和 *Gjb6* 表达的顺式元件（*cis*-acting element），其调控效率依赖于其周围基因序列的间隔。他们假设造成 *GJB6* 删除突变患者和 *Cx30⁻/⁻* 小鼠模型耳聋的原因是 *Gjb2* 的异常表达；而 Cx30（Gjb6）对于耳蜗功能并非必需 [95]。

对于 *Gjb2* 突变致聋的机制，最近又有新的研究发现。通过他莫昔芬（tamoxifen）注射控制小鼠内耳 *Gjb2* 敲除的时间，发现出生后 6 天之前和之后敲除相似量的 Cx26 能对听力产生显著不同的影响。这提示在小鼠听力建立之前，Cx26 为新生小鼠耳蜗正常发育所需 [96]。在另一种诱导 *Gjb2* 敲除的小鼠模型中也发现不同的敲除时间（出生后 5 天）决定了是否有耳聋表型，因而提示 Cx26 和耳蜗发育有关，主要表现在耳蜗隧道是否形成 [97]，这种作用很可能是 Cx26 影响了耳蜗内 miRNA 介导的细胞间遗传信息交流 [98]。

对基因治疗方法的探索也得以在 *Gjb2* 基因敲除小鼠模型中进行。携带外源性 *Gjb2* 的腺相关病毒载体被注入出生当天或新生 1 天小鼠模型的耳蜗中阶，内耳细胞的死亡和退化有明显降低，不过听力改善不明显 [99]。新近报道的腺相关病毒载体应用于不同策略下建立的 *Gjb2* 基因敲除小鼠模型，新生期圆窗注射获得了听力恢复 [100]。

如今报道的人类的 *GJB2* 突变已近 100 种，绝大多数为隐性突变。*GJB2* 具体突变位点和临床表型（综合征或非综合征型耳聋，显性或隐性，学语前聋或迟发型耳聋）之间尚没有发现明确的关联。通过建立更精准的小鼠模型，可以更助于了解 DFNB1 的发病机制，促进发现新的治疗手段。

（三）Pendred 综合征或孤立的大前庭水管

大前庭水管（enlargement of the vestibular aqueduct，EVA）是儿童中最常见的合并感音神经性耳聋的内耳畸形之一。*SLC26A4*（也称 *PDS*）基因突变是 EVA 的常见原因。至今有许多文献记录其临床特点，对 EVA 的临床诊断基于计算机断层成像（computed tomography，CT）检查。虽然一直以来对于 EVA 的耳聋机制有不同的假说，但人们普遍接受分子缺陷是耳聋的基础，而非扩大的前庭水管。扩大的前庭水管仅是一个影像学标志[101]。EVA 感音神经性耳聋的特点是波动性、进展性，这种迟发型特点为防止或减缓耳聋发生提供了一个治疗时机。和 EVA 相关的最常见综合征性疾病是 Pendred 综合征（伴有甲状腺肿或碘合成障碍）。大样本流行病学调查发现 *SLC26A4* 基因突变占儿童耳聋的 10% 或更多。

SLC26A4 基因在耳蜗、前庭和内淋巴囊都有表达。*SLC26A4* 基因编码跨膜蛋白 Pendrin，其在内耳主要负责 Cl^-/HCO_3^- 离子转运[102]。关于 *SLC26A4* 突变致聋的机制目前有不少假设，但确切机制尚不明确。通过建立的小鼠模型观察到内耳一系列改变。这些改变中有的单独可以导致耳聋，但各改变间的联系还不清楚。最早 2001 年建立的 $Pds^{-/-}$ 小鼠模型表现为极重度耳聋，伴有前庭功能障碍。内耳颜料灌注和切片显示胚胎期 15 天后整个内淋巴液充盈区域膨胀，这和病人内耳影像学检查表现非常相似。小鼠模型出生后第二周显示内耳感觉上皮的严重退化、耳石及耳石膜异常[103]。成年 $Slc26a4^{-/-}$ 小鼠 EP 缺失。血管纹中参与 EP 形成的重要蛋白 Kcnj10 表达缺失，但 *Kcnj10* 的 mRNA 在这种突变小鼠中呈现。这曾被认为是该小鼠模型耳聋的原因[104]。2007 年研究者发现 $Slc26a4^{-/-}$ 小鼠内淋巴液 Ca^{2+} 浓度极大提高[102]。继而发现 $Slc26a4^{-/-}$ 小鼠模型最初的病理改变为胚胎期 14.5 天内淋巴囊和耳蜗扩张，胚胎期 15.5 天出现耳蜗内淋巴酸化及胚胎期 17.5 天的内淋巴囊液酸化[105]。

借助多西环素（doxycycline）诱导 *Slc26a4* 转基因在 *Slc26a4* 完全敲除小鼠（Slc26a4-null mice）模型中表达的策略，2011 年研究者们在不同时间点给小鼠模型饮水中加入多西环素，在时间上控制 *Slc26a4* 的表达。研究发现胚胎期 16.5 天到新出生后 2 天是正常听力需要 *Slc26a4* 表达的关键时期。较早或较晚激活 *Slc26a4* 的表达仅部分损失听力，这和 *SLC26A4* 突变耳聋患者的表型更接近[106]；2015 年，研究者在这种进展性听力损失小鼠模型中发现 EP 降低和 ABR 阈值相关；血管纹增厚和水肿则听力损失较轻，血管纹变薄萎缩则听力损失较重；血管纹边缘细胞的形态和基因表达也有改变。研究者认为血管纹的功能异常和退化是这种 EVA 小鼠模型耳聋的主要原因[107]。2013 年，Xiangming Li[108] 等将在 *ATP6V1B1* 启动子控制下表达人类 *SLC26A4* 转基因小鼠模型和 *Slc26a4* 完全敲除小鼠交配，可以把 *SLC26A4* 转基因引入 *Slc26a4* 完全敲除小鼠而实现 *Slc26a4* 仅在内淋巴囊而不在内耳或前庭表达。有趣的是，这种转基因方法建立的小鼠模型没有膜迷路扩张表型，EP 正常，内外淋巴液 pH 正常，前庭耳石形成，前庭和听功能正常。这种 Pendrin 仅在内淋巴囊表达能有效恢复听功能，结合上述 2011 年的研究，为下一步 *SLC26A4* 突变携带患者的治疗时机和靶向提供了重要信息。

（四）*miR-96*

微RNA（mircroRNA，简称miRNA）属于非编码RNA，最早在线虫中被发现，主要参与调节其他基因的表达[109]。直到2001年，随着在大量的miRNA被鉴定，其功能意义才逐渐被人们认识。2006年Weston等报道了大约1/3的已知miRNAs都在小鼠内耳表达，并且表达从新生小鼠持续至成年小鼠[110]。2009年，人类遗传性耳聋DFNA50的致病基因*MIR96*[111]和在携带*miR-96*突变的耳聋小鼠*diminuendo*[112]两个研究发现在《自然－遗传学》（*Nature Genetics*）杂志同一期作为姊妹论文发表。这是第一个报道的引起孟德尔遗传病的miRNA突变。

耳聋小鼠*diminuendo*携带的*miR-96*突变是由化学突变剂ENU诱发而产生的。突变位点经由经典的连锁分析（linkage analysis）方法发现。*miR-96*纯合突变小鼠表现为先天性耳聋；杂合突变小鼠则表现为进展性耳聋。*miR-96*为调控基因，对*diminuendo*小鼠模型的耳蜗中提取的RNA进行微阵列（microarray）分析显示数百个基因的表达水平在*diminuendo*突变小鼠有显著变化。在小鼠内耳切片行免疫组织化学染色，对这些表达改变的基因进行验证显示，一些基因在内耳感觉细胞中有表达，意味着它们是潜在耳聋相关基因；一些基因本身就是已知和耳聋相关的基因，比如*Oncomodulin*、*Prestin*、*Pitpnml*，*Gfi1*和*Prprq*[112]。*miR-96*很可能是通过对这些基因下行调控而导致DFNA50患者和*diminuendo*小鼠耳聋。针对新生*diminuendo*小鼠模型毛细胞的电生理和形态研究揭示*miR-96*参与调控了耳蜗毛细胞的生理发育及形态分化进程[113]。*Diminuendo*和*Prprq*两种突变小鼠模型的比较研究提示，*Prprq*表达下调影响*diminuendo*小鼠静纤毛形态、单个毛细胞电生理及转录表达等方面，但并非唯一原因[114]。对*diminuendo*小鼠模型的分析研究目前还在进行，研究者初步建立了由miR-96参与调控的、和听功能密切相关的信号网络[115]。基于此不但有助于发现新的耳聋信号通路、建立已知信号通路间的新关联，并可能发现并验证潜在的能用于耳聋治疗的关键分子。

四、总结

遗传性耳聋研究正以前所未有的速度快速发展，小鼠模型在其中发挥了不可替代的关键作用。小鼠模型使得我们对耳聋机制的了解比以前更加深入。同时，遗传性耳聋研究目前也面临着许多挑战，比如：需要发现更多的耳聋新基因以给耳聋患者明确分子诊断；发现新的信号通路以深入了解听觉和耳聋机制；亟待建立生物学和临床表现上与人类耳聋相关性更好的小鼠模型；发展更有效、持久的基因治疗方法；发现并验证能作为开发新药或新的治疗方法的靶点等。新近的研究成果充分展示了人们应对这些挑战的积极探索，也显示了随着分子生物学、遗传工程学和其他相关学科的发展，遗传修饰小鼠将仍是深入了解听觉系统发育和功能的重要资源，小鼠模型在耳聋研究领域的关键作用将继续发挥 。

小鼠模型在遗传性耳聋研究中应用是一个很宽泛的话题，该综述所选内容仅能反映其中一些方面。由于笔者研究方向的局限，在选取内容上不免存在一定偏倚，但唯希望对有兴趣的读者能有所启发。

致谢：感谢在该部分书写过程中 Karen Steel 教授给予宝贵的建议和意见。感谢同事 Annalisa Buniello 博士、Seham Ebrahim 博士同意引用或惠赠其研究图片，感谢 Matthew Drake 先生同意引用其研究图片。

（陈　静）

参考文献

1. Noben-Trauth K, QY Zheng, KR Johnson. Association of cadherin 23 with polygenic inheritance and genetic modification of sensorineural hearing loss. Nat Genet, 2003, 35(1)：21-23.

2. Liu H, et al. Characterization of transcriptomes of cochlear inner and outer hair cells. J Neurosci, 2014, 34(33)：11085-11095.

3. Scheffer DI, et al. Gene Expression by Mouse Inner Ear Hair Cells during Development. J Neurosci, 2015, 35(16)：6366-6380.

4. Dror AA, KB Avraham. Hearing loss：mechanisms revealed by genetics and cell biology. Annu Rev Genet, 2009. 43：411-437.

5. Hofker MH, JM van Deursen. Transgenic Mouse Methods and Protocols. 2nd ed. Humana Press, 2011：1, 352.

6. Keane TM, et al. Mouse genomic variation and its effect on phenotypes and gene regulation. Nature, 2011, 477(7364)：289-294.

7. Gibson F, et al. A type VII myosin encoded by the mouse deafness gene shaker-1. Nature, 1995, 374(6517)：62-64.

8. Weil D, et al. Defective myosin VIIA gene responsible for Usher syndrome type 1B. Nature, 1995, 374(6517)：60-61.

9. Steel KP, GR Bock. The nature of inherited deafness in deafness mice. Nature, 1980, 288(5787)：159-161.

10. Vreugde S, et al. Beethoven, a mouse model for dominant, progressive hearing loss DFNA36. Nature Genetics, 2002, 30(3)：257-258.

11. Kurima K, et al. Dominant and recessive deafness caused by mutations of a novel gene, TMC1, required for cochlear hair-cell function. Nat Genet, 2002, 30(3)：277-284.

12. Nolan PM, et al. A systematic, genome-wide, phenotype-driven mutagenesis programme for gene function studies in the mouse. Nat Genet, 2000, 25(4)：440-443.

13. Clark AT, et al. Implementing large-scale ENU mutagenesis screens in North

America. Genetica, 2004, 122(1): 51-64.

14. Hrabe de Angelis MH, et al. Genome-wide, large-scale production of mutant mice by ENU mutagenesis. Nat Genet, 2000, 25(4): 444-447.

15. Andrews TD, et al. Massively parallel sequencing of the mouse exome to accurately identify rare, induced mutations: an immediate source for thousands of new mouse models. Open Biol, 2012, 2(5): 120061.

16. Ittner LM, J Gotz. Pronuclear injection for the production of transgenic mice. Nat Protoc, 2007, 2(5): 1206-1215.

17. Stanford WL, JB Cohn, SP Cordes. Gene-trap mutagenesis: past, present and beyond. Nat Rev Genet, 2001, 2(10): 756-768.

18. White JK, et al. Genome-wide Generation and Systematic Phenotyping of Knockout Mice Reveals New Roles for Many Genes. Cell, 2013, 154(2): 452-464.

19. de Angelis MH, et al. Analysis of mammalian gene function through broad-based phenotypic screens across a consortium of mouse clinics. Nat Genet, 2015, 47(9): 969-978.

20. Seibler J, et al. Rapid generation of inducible mouse mutants. Nucleic Acids Res, 2003, 31(4): e12.

21. Kwan KM. Conditional alleles in mice: Practical considerations for tissue-specific knockouts. genesis, 2002, 32(2): 49-62.

22. Zhu Y, et al. Active cochlear amplification is dependent on supporting cell gap junctions. Nat Commun, 2013, 4: 1786.

23. Cox BC, et al. Conditional gene expression in the mouse inner ear using Cre-loxP. J Assoc Res Otolaryngol, 2012, 13(3): 295-322.

24. Yuan Y, et al. De novo mutation in ATP6V1B2 impairs lysosome acidification and causes dominant deafness-onychodystrophy syndrome. Cell Res, 2014, 24(11): 1370-1373.

25. Gaj T, CA Gersbach, CF Barbas 3rd. ZFN, TALEN, and CRISPR/Cas-based methods for genome engineering. Trends Biotechnol, 2013, 31(7): 397-405.

26. Carbery ID, et al. Targeted genome modification in mice using zinc-finger nucleases. Genetics, 2010, 186(2): 451-459.

27. Cui X, et al. Targeted integration in rat and mouse embryos with zinc-finger nucleases. Nat Biotechnol, 2011, 29(1): 64-67.

28. Dow LE. Modeling Disease In Vivo With CRISPR/Cas9. Trends Mol Med, 2015, 21(10): 609-621.

29. Zou B, et al. The application of genome editing in studying hearing loss. Hear Res, 2015, 327: 102-108.

30. Zheng QY, KR Johnson, LC Erway. Assessment of hearing in 80 inbred strains of mice by ABR threshold analyses. Hear Res, 1999, 130(1-2): 94-107.

31. Johnson KR, QY Zheng, K Noben-Trauth. Strain background effects and genetic modifiers of hearing in mice. Brain Res, 2006, 1091(1): 79-88.

32. Rye MS, et al. Unraveling the genetics of otitis media: from mouse to human and back again. Mamm Genome, 2011, 22(1-2): 66-82.

33. Fetoni AR, et al. Pathogenesis of presbycusis in animal models: a review. Exp Gerontol, 2011, 46(6): 413-425.

34. Konings A, L Van Laer, G Van Camp. Genetic studies on noise-induced hearing loss: a review. Ear Hear, 2009, 30(2): 151-159.

35. Ohlemiller KK. Contributions of mouse models to understanding of age- and noise-related hearing loss. Brain Res, 2006, 1091(1): 89-102.

36. Delmaghani S. et al. Hypervulnerability to Sound Exposure through Impaired Adaptive Proliferation of Peroxisomes. Cell, 2015, 163(4): 894-906.

37. Pan W, et al. Ectopic expression of activated notch or SOX2 reveals similar and unique roles in the development of the sensory cell progenitors in the mammalian inner ear. J Neurosci, 2013, 33(41): 16146-16157.

38. Huang M, et al. Hair cell overexpression of Islet1 reduces age-related and noise-induced hearing loss. J Neurosci, 2013, 33(38): 15086-15094.

39. Askew C, et al. Tmc gene therapy restores auditory function in deaf mice. Sci Transl Med, 2015, 7(295): 295ra108.

40. Akil O, et al. Restoration of hearing in the VGLUT3 knockout mouse using virally mediated gene therapy. Neuron, 2012, 75(2): 283-293.

41. Sacheli R, et al. Gene transfer in inner ear cells: a challenging race. Gene Ther, 2013, 20(3): 237-247.

42. Zuris JA, et al. Cationic lipid-mediated delivery of proteins enables efficient protein-based genome editing in vitro and in vivo. Nat Biotechnol, 2015, 33(1): 73-80.

43. Thompson H, AS Tucker. Dual origin of the epithelium of the mammalian middle ear. Science, 2013, 339(6126): 1453-1456.

44. Hilton JM, et al. Exome sequencing identifies a missense mutation in Isl1 associated with low penetrance otitis media in dearisch mice. Genome Biol, 2011, 12(9): R90.

45. Chen J, et al. Mcph1-deficient mice reveal a role for MCPH1 in otitis media. PLoS One, 2013, 8(3): e58156.

46. Maguire S, et al. Targeting of Slc25a21 is associated with orofacial defects and otitis media due to disrupted expression of a neighbouring gene. PLoS One, 2014, 9(3): e91807.

47. Kawahara A, et al. The Sphingolipid Transporter Spns2 Functions in Migration of Zebrafish Myocardial Precursors. Science, 2009, 323(5913): 524-527.

48. Chen J, et al. Spinster homolog 2(spns2)deficiency causes early onset progressive hearing loss. PLoS Genet, 2014, 10(10): p. e1004688.

49. Jero J, DE Coling, AK Lalwani. The use of Preyer's reflex in evaluation of hearing in mice. Acta Otolaryngol, 2001, 121(5): 585-589.

50. Ingham NJ, S Pearson, KP Steel. Using the auditory brainstem response(ABR) to determine sensitivity of hearing in mutant mice. Current Protocols in Mouse Biology, 2011, 1: 279-287.

51. Muller M, et al. A physiological place-frequency map of the cochlea in the CBA/J mouse. Hear Res, 2005, 202(1-2): 63-73.

52. Martin GK, BB Stagner, BL Lonsbury-Martin. Assessment of cochlear function in mice: distortion-product otoacoustic emissions. Curr Protoc Neurosci, 2006, Chapter 8: Unit8 21C.

53. Tasaki I, CS Spyropoulos. Stria vascularis as source of endocochlear potential. J Neurophysiol, 1959, 22(2): 149-155.

54. Wangemann P. Supporting sensory transduction: cochlear fluid homeostasis and the endocochlear potential. The Journal of Physiology, 2006, 576(1): 11-21.

55. Harvey D, KP Steel. The development and interpretation of the summating potential response. Hear Res, 1992, 61(1-2): 137-146.

56. Self T, et al. Shaker-1 mutations reveal roles for myosin VIIA in both development and function of cochlear hair cells. Development, 1998, 125(4): 557-566.

57. Steel KP, RJ Smith. Normal hearing in Splotch(Sp/+), the mouse homologue of Waardenburg syndrome type 1. Nat Genet, 1992, 2(1): 75-79.

58. Cheatham MA, K Naik, P Dallos. Using the cochlear microphonic as a tool to evaluate cochlear function in mouse models of hearing. J Assoc Res Otolaryngol, 2011, 12(1): 113-125.

59. Johnson SL, et al. Tonotopic variation in the calcium dependence of neurotransmitter release and vesicle pool replenishment at mammalian auditory ribbon synapses. J Neurosci, 2008, 28(30): 7670-7678.

60. Johnson SL, et al. Prestin-driven cochlear amplification is not limited by the outer hair cell membrane time constant. Neuron, 2011, 70(6): 1143-1154.

61. Morsli H, et al. Development of the mouse inner ear and origin of its sensory organs. J Neurosci, 1998, 18(9): 3327-3335.

62. Holley M, et al. Emx2 and early hair cell development in the mouse inner ear. Developmental Biology, 2010, 340(2): 547-556.

63. Anttonen T, et al. How to bury the dead: elimination of apoptotic hair cells from the hearing organ of the mouse. J Assoc Res Otolaryngol, 2014, 15(6): 975-992.

64. Bullen A, et al. Association of intracellular and synaptic organization in cochlear inner hair cells revealed by 3D electron microscopy. J Cell Sci, 2015, 128(14): 2529-2540.

65. Vikhe Patil K, B Canlon, CR Cederroth. High quality RNA extraction of the mammalian cochlea for qRT-PCR and transcriptome analyses. Hear Res, 2015, 325: 42-48.

66. Burns JC, et al. Single-cell RNA-Seq resolves cellular complexity in sensory organs from the neonatal inner ear. Nat Commun, 2015, 6: 8557.

67. Petit C, GP Richardson. Linking genes underlying deafness to hair-bundle development and function. Nat Neurosci, 2009, 12(6): 703-710.

68. Michalski N, C Petit. Genetics of auditory mechano-electrical transduction. Pflugers Arch, 2014.

69. Roux I, et al. Otoferlin, defective in a human deafness form, is essential for exocytosis at the auditory ribbon synapse. Cell, 2006, 127(2): 277-289.

70. Buniello A, et al. Wbp2 is required for normal glutamatergic synapses in the cochlea and is crucial for hearing. EMBO Mol Med, 2016, 8(3): 191-207.

71. Nouvian R, et al. Structure and function of the hair cell ribbon synapse. J Membr Biol, 2006, 209(2-3): 153-165.

72. Safieddine S, A El-Amraoui, C Petit. The auditory hair cell ribbon synapse: from assembly to function. Annu Rev Neurosci, 2012, 35: 509-528.

73. Levy G, et al. Myosin VIIA gene: heterogeneity of the mutations responsible for Usher syndrome type IB. Hum Mol Genet, 1997, 6(1): 111-116.

74. Sahly I, et al. Expression of myosin VIIA during mouse embryogenesis. Anat Embryol(Berl), 1997, 196(2): 159-170.

75. Rzadzinska AK, et al. An actin molecular treadmill and myosins maintain stereocilia functional architecture and self-renewal. J Cell Biol, 2004, 164(6): 887-897.

76. Lillo C, et al. Mouse models for Usher syndrome 1B. Adv Exp Med Biol, 2003, 533: 143-150.

77. el-Amraoui A, et al. Human Usher 1B/mouse shaker-1: the retinal phenotype discrepancy explained by the presence/absence of myosin VIIA in the photoreceptor cells. Hum Mol Genet, 1996, 5(8): 1171-1178.

78. Liu X, et al. Myosin VII a, the product of the Usher 1B syndrome gene, is concentrated in the connecting cilia of photoreceptor cells. Cell Motil Cytoskeleton,

1997, 37(3): 240-252.

79. Williams DS, VS Lopes. Gene therapy strategies for Usher syndrome type 1B. Adv Exp Med Biol, 2012, 723: 235-242.

80. Lopes VS, T Diemer, DS Williams. Assessment of different virus-mediated approaches for retinal gene therapy of Usher 1B. Adv Exp Med Biol, 2014, 801: 725-731.

81. Kros CJ, et al. Reduced climbing and increased slipping adaptation in cochlear hair cells of mice with Myo7a mutations. Nature Neuroscience, 2002, 5(1): 41-47.

82. Reiners J, et al. Molecular basis of human Usher syndrome: deciphering the meshes of the Usher protein network provides insights into the pathomechanisms of the Usher disease. Exp Eye Res, 2006, 83(1): 97-119.

83. Kelsell DP, et al. Connexin 26 mutations in hereditary non-syndromic sensorineural deafness. Nature, 1997, 387(6628): 80-83.

84. del Castillo FJ, I del Castillo. The DFNB1 subtype of autosomal recessive non-syndromic hearing impairment. Front Biosci(Landmark Ed), 2011, 16: 3252-3274.

85. Ahmad S, et al. Connexins 26 and 30 are co-assembled to form gap junctions in the cochlea of mice. Biochem Biophys Res Commun, 2003, 307(2): 362-368.

86. Lautermann J, et al. Expression of the gap-junction connexins 26 and 30 in the rat cochlea. Cell Tissue Res, 1998, 294(3): 415-420.

87. Forge A, et al. Gap junctions in the inner ear: comparison of distribution patterns in different vertebrates and assessement of connexin composition in mammals. J Comp Neurol, 2003, 467(2): 207-231.

88. Cohen-Salmon M, et al. Targeted ablation of connexin26 in the inner ear epithelial gap junction network causes hearing impairment and cell death. Curr Biol, 2002, 12(13): 1106-1111.

89. Kikuchi T, et al. Gap junction systems in the mammalian cochlea. Brain Res Brain Res Rev, 2000, 32(1): 163-166.

90. Wangemann P. K+ cycling and the endocochlear potential. Hear Res, 2002, 165(1-2): 1-9.

91. Jagger DJ, A Forge. Connexins and gap junctions in the inner ear--it's not just about K(+)recycling. Cell Tissue Res, 2015, 360(3): 633-644.

92. Cohen-Salmon M, et al. Connexin30 deficiency causes instrastrial fluid-blood barrier disruption within the cochlear stria vascularis. Proc Natl Acad Sci U S A, 2007, 104(15): 6229-6234.

93. Ahmad S, et al. Restoration of connexin26 protein level in the cochlea completely rescues hearing in a mouse model of human connexin30-linked deafness. Proc Natl

Acad Sci U S A, 2007, 104(4): 1337-1341.

94. Qu Y, et al. Early developmental expression of connexin26 in the cochlea contributes to its dominate functional role in the cochlear gap junctions. Biochem Biophys Res Commun, 2012, 417(1): 245-250.

95. Boulay AC, et al. Hearing is normal without connexin30. J Neurosci, 2013, 33(2): 430-434.

96. Chang Q, et al. Timed conditional null of connexin26 in mice reveals temporary requirements of connexin26 in key cochlear developmental events before the onset of hearing. Neurobiol Dis, 2015, 73: 418-427.

97. Chen J, et al. Deafness induced by Connexin 26(GJB2)deficiency is not determined by endocochlear potential(EP)reduction but is associated with cochlear developmental disorders. Biochem Biophys Res Commun, 2014, 448(1): 28-32.

98. Zhu Y, et al. Connexin26 gap junction mediates miRNA intercellular genetic communication in the cochlea and is required for inner ear development. Sci Rep, 2015, 5: 15647.

99. Yu Q, et al. Virally expressed connexin26 restores gap junction function in the cochlea of conditional Gjb2 knockout mice. Gene Ther, 2014, 21(1): 71-80.

100. Iizuka T, et al. Perinatal Gjb2 gene transfer rescues hearing in a mouse model of hereditary deafness. Hum Mol Genet, 2015, 24(13): 3651-3661.

101. Griffith AJ, P Wangemann. Hearing loss associated with enlargement of the vestibular aqueduct: mechanistic insights from clinical phenotypes, genotypes, and mouse models. Hear Res, 2011, 281(1-2): 11-17.

102. Wangemann P, et al. Loss of cochlear HCO_3^- secretion causes deafness via endolymphatic acidification and inhibition of Ca^{2+} reabsorption in a Pendred syndrome mouse model. Am J Physiol Renal Physiol, 2007, 292(5): F1345-1353.

103. Everett LA, et al. Targeted disruption of mouse Pds provides insight about the inner-ear defects encountered in Pendred syndrome. Hum Mol Genet, 2001, 10(2): 153-161.

104. Wangemann P, et al. Loss of KCNJ10 protein expression abolishes endocochlear potential and causes deafness in Pendred syndrome mouse model. BMC Med, 2004, 2: 30.

105. Kim HM, P Wangemann. Epithelial cell stretching and luminal acidification lead to a retarded development of stria vascularis and deafness in mice lacking pendrin. PLoS One, 2011, 6(3): e17949.

106. Choi BY, et al. Mouse model of enlarged vestibular aqueducts defines temporal requirement of Slc26a4 expression for hearing acquisition. J Clin Invest, 2011,

121(11)：4516-4525.

107. Ito T, et al. Progressive irreversible hearing loss is caused by stria vascularis degeneration in an Slc26a4-insufficient mouse model of large vestibular aqueduct syndrome. Neuroscience, 2015, 310：188-197.

108. Li X, et al. SLC26A4 targeted to the endolymphatic sac rescues hearing and balance in Slc26a4 mutant mice. PLoS Genet, 2013, 9(7)：e1003641.

109. Lee RC, RL Feinbaum, V Ambros. The C. elegans heterochronic gene lin-4 encodes small RNAs with antisense complementarity to lin-14. Cell, 1993, 75(5)：843-854.

110. Weston MD, et al. MicroRNA gene expression in the mouse inner ear. Brain Res, 2006, 1111(1)：95-104.

111. Mencía Á, et al. Mutations in the seed region of human miR-96 are responsible for nonsyndromic progressive hearing loss. Nature Genetics, 2009, 41(5)：609-613.

112. Lewis MA, et al. An ENU-induced mutation of miR-96 associated with progressive hearing loss in mice. Nature Genetics, 2009, 41(5)：614-618.

113. Kuhn S, et al. miR-96 regulates the progression of differentiation in mammalian cochlear inner and outer hair cells. Proc Natl Acad Sci U S A, 2011, 108(6)：2355-2360.

114. Chen J, et al. A reduction in Ptprq associated with specific features of the deafness phenotype of the miR-96 mutant mouse diminuendo. Eur J Neurosci, 2014.

115. Lewis MA, et al. Exploring regulatory networks of miR-96 in the developing inner ear. Sci Rep, 2016, 6：23363.

第三节　遗传性耳聋斑马鱼模型研究

一、斑马鱼应用于耳科研究的优势

耳聋是常见的感觉障碍性疾病，大部分先天性耳聋的患儿伴有内耳发育异常。内耳作为人类听觉和平衡感觉器官，研究其功能及致病基因选用何种模式生物成为众多学者关心的问题。进入21世纪以来，一个小小的身影在遗传发育研究领域凸显，这就是斑马鱼（ Danio rerio ）。斑马鱼是原产于印度、孟加拉等国的淡水鱼，属脊椎动物亚门辐鳍鱼纲鲤科，因其体侧具有5条延伸至尾部的水平蓝色条纹而得名。其基因序列与人类基因序列保持90%的相似性。同果蝇、小鼠等经典实验材料相比，斑马鱼作为模式动物的研究历史并不长，它正式进入遗传发育研究领域仅有30余年。

果蝇和老鼠是常用的模式生物，但其对于内耳的研究存在以下局限：在种属上，果蝇是非脊椎动物，无可与人类内耳相匹配的结构，其行使听觉和平衡觉的器官是一个具有电生理敏感性的细胞群；老鼠胚胎需在母体子宫内发育，再生能力较弱且难以进行大规模遗传筛选。相比之下，斑马鱼虽然在进化的过程中未形成外耳或者中耳，但具有脊椎动物共有的非常保守的内耳且位于胚胎近表面处，加之胚胎早期通体透明，这就使内耳解剖结构的观察变得简单。此外斑马鱼作为模型研究内耳还具备以下独特优势：

1. 斑马鱼价格便宜，容易获得，胚胎发育非常迅速（从受精到孵出大约 3 天）。成年斑马鱼的体长仅 3cm 左右，而且能承受高密度饲养，每条雌性斑马鱼每周可产生大量后代（>200），能够满足大规模遗传筛选和基因操作的需要，具有实验模型充足的优势。

2. 斑马鱼卵子体外受精，体外发育，在母体外容易进行观察和操作。

3. 斑马鱼的胚胎完全透明，斑马鱼体表的色素在胚胎发育第二天模糊可见，但可使用 1- 苯 2- 硫脲（俗称为 PTU）溶液浸泡抑制色素形成；或使用无色素品系如 *golden* 或 *albino* 进行实验研究。这样即使在发育的高级阶段，仍然可以观察到内耳全部的细微结构。可以最大限度地发挥活体成像和细胞追踪的优势。这使得研究者不仅能跟踪观察每一个细胞的发育命运，而且也可观察得到内耳形成和心跳等胚胎发育事件。斑马鱼整胚原位杂交、活体染色、免疫组化技术，细胞移植技术已成熟，简单易行。

4. 斑马鱼已有较成熟的诱导突变方式，并可利用反义核苷酸吗啉代试剂进行 RNA 水平上的"敲除或敲低"。转基因品系建立、人为调控目的基因表达水平均可通过显微注射操作实施。

5. 斑马鱼基因组于 2007 年完成测序，已知的序列表明其 90% 的基因与人类具有很高的保守性，而且斑马鱼的很多突变体和人类基因突变产生的表型相似。

6. 已有专门的斑马鱼核心数据库及成熟的实验操作指南，方便检索和查阅。

因此，斑马鱼是可用于基因功能研究、人类疾病基因型、表型的研究、以重大疾病治疗为目标的药物筛选和鉴定的动物模型。近年来，各国学者致力于将斑马鱼研究与人类耳聋的成因和治疗相结合，这必将推动斑马鱼研究由发育生物学向生物医学的深入转化。

二、斑马鱼听觉相关器官的解剖及发育

在进化的过程中，斑马鱼没有类似其他脊椎动物的"耳蜗"，但其内耳其他特征均体现了脊椎动物的保守性，对维持听觉、平衡具有重要作用，发育和行使功能的基因机制相当保守。斑马鱼内耳主要包括三个半规管（前，后，水平）、椭圆斑、球斑以及听壶。椭圆斑和球斑相互垂直分布，内有毛细胞。毛细胞上端表面伸出菲薄的逐渐变细的突起，这些突起与耳石接触，耳石受地心引力作用均会使毛细胞上的静纤毛侧弯曲，发生神经冲动频率变化，传向中枢形成听力。此外，斑马鱼可通过身体有效的传播声音。水中的声音使鳔壁振动，鱼鳔与球囊相连，就像声音穿过空气使鼓膜振动一样，然后这种振动通常沿着与鳔相连的一串小骨传到内耳[1]。斑马鱼内耳结构以及发育过程已经被解析得十分清楚，其内耳发育迅速，受精后 3 天（3dpf）内耳结构基本发育成熟，从而大大缩短了实验周期[2]。

斑马鱼内耳命运决定可追溯至受精后 6 小时（6hpf）左右，此时各感觉系统均起源于胚胎的腹侧，但分界尚不明晰。随着斑马鱼的进一步发育，外胚层特定的位置加厚形成基板。在原肠胚期末期（90% 外包 /10hpf 之后），前基板（pre-placodal ectoderm，PPE）区呈马蹄形环绕神经板，斑马鱼内耳由 PPE 衍生而来。11.5hpf（3 个体节）时，PPE 可衍生出前感觉细胞。约 13.5 ~ 14hpf（9 ~ 10 个体节时），斑马鱼听板（otic placode，OP）在 DIC 视镜下结构可辨识，位于第 4 ~ 6 菱脑节两侧。18hpf（18 个体节）听板空泡化形成狭窄的裂隙样耳泡（otic vesicle，ov）。随着斑马鱼发育，耳泡不断增大。由于感受听觉的椭圆斑、球斑和听平衡神经节逐渐形成，耳泡腹侧明显增厚[2-4]。

支配听平衡感觉神经元从来源于耳泡上皮的成神经细胞（neuroblasts）迁移，逐渐分层在上皮下方聚集形成神经节一些细胞从上皮迁移出来形成听平衡神经节（statoacoustic ganglion，SAg）[5]。同时，耳泡上皮一些细胞在腹侧分化为听斑内能感知听力的毛细胞。因此，耳泡大小、毛细胞、听平衡神经节的发育与早期 PPE 密切相关。

斑马鱼半规管的发育起始于半规管突起（protrusions），这些突起由耳泡壁发生，向耳泡腔内延伸。从位置相反耳泡上皮发出的突起融合，形成 3 个跨越耳泡腔的小柱（pillars），围绕 3 个小柱的环形空间将形成半规管。最早出现的 3 个半规管突起（前、后和水平突起）发生于 45hpf，由耳泡周壁延伸向耳泡腔。随后，水平突起分叉为 2 支，前支与前突起相融合，后支与后突起相融合。当前、后和水平 3 个突起融合后，第四个突起（即腹侧突起）从耳泡底侧延伸出来，在 72hpf 与其余 3 个突起相融合。几乎同一时期，自耳泡的背侧靠近外侧的部分形成一个隔膜样组织，同时向耳泡腔内延伸，形成一个背侧靠近外侧的分隔板。此时从侧方观察耳泡一个平面，腔内有 4 个组织横贯耳泡，分别是前小柱和后小柱，腹侧小柱以及背侧隔膜。目前尚无明确报道发现半规管前体细胞，一般认为耳泡上皮突起延伸向耳泡腔形成半规管小柱，半规管沿着小柱外周的三位空间形成[6]。半规管发育晚于耳泡内毛细胞和听平衡神经节，可视为一个相对独立的过程，斑马鱼半规管发育形态均高度保守，可作为研究半规管发育和疾病的理想模型。如图 3-3-1 所示。

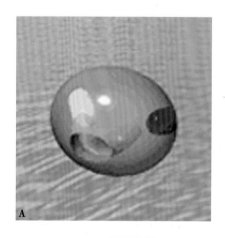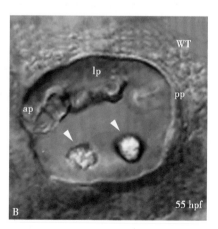

图 3-3-1 斑马鱼内耳半规管形成过程[6]

斑马鱼内耳侧面观，头部向左

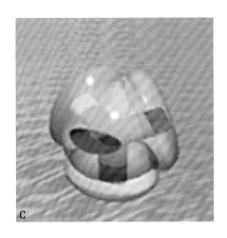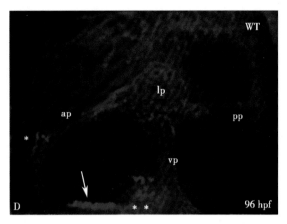

图 3-3-1（续）

A. 野生型斑马鱼 55hpf 内耳模式图，此时前突起（黄色），水平突起（蓝色，分为前后 2 支）和后突起（粉色）已经形成，向耳泡腔内延伸；B. 野生型斑马鱼 55hpf 内耳 DIC 成像，侧面观，头部向左。此时前突起 anterior protrusion（ap）、水平突起 lateral protrusion（lp）和后突起 posterior protrusion（pp）已经形成，向耳泡腔内延伸。箭头所示为耳石；C. 野生型斑马鱼 96hpf 内耳模式图，侧面观，头部向左。此时前突起（黄色）、水平突起（蓝色，分为前后 2 支）、后突起（粉色）、腹侧突起（紫色）和背侧隔膜（绿色）均已形成且融合为小柱；D. 野生型斑马鱼 96hpf 内耳鬼笔环肽染色成像，前突起、水平突起、后突起、腹侧突起（ventral protrusion，vp）已经形成且融合。* 提示前半规管嵴（anterior cristae）；** 提示水平半规管嵴（lateral cristae），箭头所示为椭圆斑（utricle）

三、斑马鱼突变体的获得

迄今为止，按照诱变的方法来分，斑马鱼突变体的筛选有 3 种。第一种是物理方法导致的突变，主要是由 X 射线或是 γ 射线照射进行处理，目前使用较少；第二种是用化学试剂诱变，主要 ENU（乙基亚硝酸脲，N-ethyl-N-nitrosourea）等化学试剂诱导突变的产生；第三种是插入突变，即将外源的反转录病毒基因组 DNA 或转座子插入斑马鱼基因组中以产生突变的方法。

1996 年，德国实验室经过两次大规模 ENU 诱导突变已筛选出数百种携带点突变的品系[7]。ENU 造成的是未知点突变，一旦确定了突变位点和表型之间的联系，突变位点相对应的基因的功能也就相对确定。因此，许多斑马鱼实验室将研究基础建立在 ENU 诱导的突变体库中。根据现有的研究已明确有至少 30 种突变与耳发育密切相关。主要通过以下方式进行筛选：①解剖显微镜可以筛选出耳泡形状、大小，耳石个数、位置异常，仔细观察还可以发现更细微的耳发育异常，如半规管缺陷的突变体；②通过简单行为学评估来筛选平衡障碍提示耳前庭发育异常的突变体。正常的斑马鱼应该是背部朝上，俯视情况下看不到其两侧的条纹。而异常游动，如划圈游动；或是无法在水中保持直立，而是偏侧朝下[8]。如图 3-3-2 即为有意义的突变个体。部分突变体已有学者进行了详细的研究（表 3-3-1，表 3-3-2）。

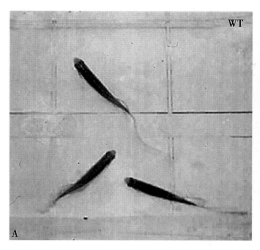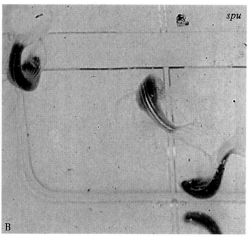

图 3-3-2 野生型斑马鱼和 *sputnik* 突变体成鱼的游动表型（背侧观）[8]

A. 野生型斑马鱼正常状态下维持背侧 – 腹侧垂直姿势，从背侧无法观察到斑马鱼身体侧面；
B. *Sputnik* 表现为自发性的头前位，腹侧和体侧环向游动姿势

表 3-3-1　表现为耳泡发育障碍的斑马鱼突变体目前已克隆出的致病基因汇总 [9]

突变体	突变基因	突变蛋白	纯合突变体耳泡表型	人类相关疾病及综合征
acerebellar（ace）	fgf8	生长因子	耳泡变小，神经发生异常	
colourless（cls）	sox10	HMG 转录因子	耳泡变小，听斑异常，半规管发育不全	Waardenburg 综合征 Ⅳ 型
dlAdx2	deltaA	Notch 配体	神经源性（过多毛细胞形成）	
dog-eared（dog）	eya1	转录辅因子	嵴丢失，听斑异常，半规管及神经形成异常，细胞凋亡	腮 – 耳 – 肾综合征
jekyll（jek）	ugdh1	UDP 葡萄糖脱氢酶	半规管形成过程中突起形成障碍	
mariner（mar）	myoVIIA	非传统的肌球蛋白	耳聋，铺展的静纤毛束	Usher 综合征 Ⅰ B 型及部分非综合征型耳聋
no isthmus（noi）	pax2.1	转录因子	较弱的神经源性（过多毛细胞形成）	肾 – 眼缺损综合征
raldh2	raldh2	维 A 酸途径脱氢酶	无详细描述	
spiel ohne grenzen（spg）	pou2	转录因子	耳泡变小	
sputnik（spu）	钙依粘连蛋白相关类似基因	钙依粘连蛋白相关蛋白	耳聋，铺展的静纤毛束	Usher 综合征 Ⅰ D 型
valentino（val）	krml1	转录因子	耳泡变小	

表 3-3-2　拥有斑马鱼模型的人类耳聋综合征[4]

人类耳聋综合征	人类致病基因	斑马鱼模型	斑马鱼耳泡表型
腮 – 耳 – 肾综合征	*EYA1*	*eya1*	感觉及非感觉部分均受累
Usher 综合征 type 1B; DFNB2; DFNA11	*MYOVIIA*	*mariner (myoVIIa)*	耳聋，扩展的静纤毛束
Usher 综合征 type 1D; DFNB12	*CDH23- (otocadherin)*	*sputnik (cdh23)*	耳聋，扩展的静纤毛束
肾 – 眼缺损综合征	*PAX2*	*no isthmus (pax2.1)*	听平衡神经节发育不良，毛细胞数目过多
Waardenburg 综合征	*SOX10*	*colorless (sox10)*	感觉及非感觉部分均受累

此外，斑马鱼另外一种常用的诱变方法为插入诱变，即利用一段外源一个已知序列 DNA 插入到斑马鱼基因组中，以破坏内源基因的正常表达。但是外源 DNA 整合到整个基因组中的效率比化学诱变要低很多，而且其插入也无法做到完全随机，具有偏好性。国内很多学者致力于用插入诱变的方法在斑马鱼中进行大规模突变筛选。

四、反义吗啉寡核苷酸在斑马鱼的应用

Morpholino（MO，反义吗啉寡核苷酸）是基于碱基互补配对原则设计的反义吗啉寡核苷酸，可以与特定基因的 mRNA 相互作用，干扰 mRNA 的正常剪切或翻译，从而最终降低该基因在蛋白质水平的表达，用以研究基因的功能[10]。与 DNA 和 RNA 相比，morpholino 是用吗啉环代替了五碳环，碱基直接连接在吗啉环上。

Morpholino 具有水溶性好，不易被核酸酶降解、与目标序列结合强和特异性好的特点。Morpholino 在 mRNA 上的作用位点有两种：一种位于 mRNA 翻译起始位点 AUG 附近及上游的 5'UTR 区域，morpholino 结合于 mRNA 的这一位置可以干扰核糖体的翻译起始物向起始位点 AUG 移动，导致无法形成成熟的核糖体，最终使肽链的合成无法开始；另一种是位于多外显子基因的前体 mRNA 的剪切供体或剪切受体处，通过干扰正常的剪切过程或造成氨基酸编码框的移码来发挥作用（图 3-3-3）。

Morpholino 自 2000 年左右作为反向遗传学研究方法在斑马鱼中广泛应用，注射过 morpholino 的胚胎有专业称谓为 "morphants"。目前已经有很多文献报道 morpholino 所导致的耳泡表型与突变体的耳泡表型一致或相似，这其中包括 *sox10*、*hoxb1b*、*pou2*、*fgf8*、*fgf3*（具体表型见表 3-3-1）。例如利用注射 morpholino 敲低 *sox10* 基因水平的 morphants 可以复制出 *sox10* 突变体的异常表型（图 3-3-4）[11]，且畸形度与注射 morpholino 量存在剂量关系。值得注意的是 morphant 和突变体均表现为耳泡减小，耳石减小且位置异常。

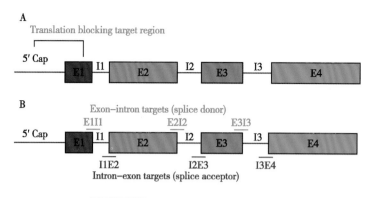

图 3-3-3 Morpholino 作用位点

A. 位于翻译起始位点或 5'UTR 区　　B. 位于外显子和内含子交接处

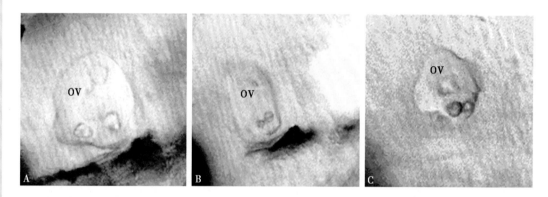

图 3-3-4 注射 morpholino 降低 *sox10* 基因水平可导致与 *sox10* 突变体一致的耳泡异常[11]

此图为受精后 3 天活体斑马鱼胚胎耳泡 DIC 成像，侧面观，斑马鱼头部统一朝向左侧

A. 为对照组野生型斑马鱼胚胎的耳泡（OV）表型　B. 为注射 16.5ng morpholino 特异性敲低 *sox10* 水平的 morphant 耳泡（OV）表型　C. 为 *sox10* 突变体耳泡（OV）表型

五、斑马鱼听觉平衡觉行为学研究

斑马鱼作为新型模式动物的优势正在逐渐被人们所认识，其应用的领域也越来越宽广。斑马鱼在耳鼻咽喉科学中的应用，除了在发育方面比其他模式动物更具优势外，在行为学方面的应用也更加丰富。由于斑马鱼幼体在受精后前两天通体透明，成鱼昼夜节律明显，斑马鱼的嗅觉、听觉器官都在体表可见，可以很容易地用行为学实验手段对嗅觉和听觉功能进行检测。斑马鱼行为学是一种比较简单而又有效地分析听觉、平衡感觉整合功能的方法，并形成了许多相关的实验模型。

1. 斑马鱼的听觉检测及惊恐反射（startle response）　相对哺乳类动物而言，斑马鱼虽然也是用毛细胞探测外界的声音振动，但是斑马鱼没有外耳与中耳相关结构，其毛细胞暴露在外，内耳与鱼鳔之间有一个 Weberian 听骨链，在 5dpf 后，斑马鱼的鱼鳔开始充气，声音可以在空气中产生共振，然后通过 Weberian 听骨链传到内毛细胞产生听觉。5dpf

之后，幼鱼与成鱼听觉的频率范围、听觉敏感性和反应潜伏期基本都相同，听觉范围都在 100～4000Hz，而 10～25mm 大小的幼鱼随着 Weberian 听骨链的增长，其最佳频率与身体的长度呈线性相关[12]。

听觉的惊恐反射是指在突然地呈现比较强烈的声音刺激时，斑马鱼表现出一种逃避的反应。图 3-3-5 所示的装置常用来筛选在听觉方面存在缺陷的斑马鱼个体。在多孔板中每个小孔内放置一条斑马鱼，将板固定在一个可上下自由移动的半透明板上，半透明板与下方的振荡器相连。在多孔板的正上方有一个 CCD 数码相机进行实时拍摄，振荡器模仿声音刺激对多孔板底座的挤压作用，通过相关的压力转换，可以将震荡的加速度等参数转化为声压级强度，从而达到研究声学功能的目的[12]。也可直接使用扬声器代替了前面使用的振荡器，在有声音刺激条件下斑马鱼并不表现出相应的惊恐反应，那么就可以判断其有听觉功能上的缺陷。

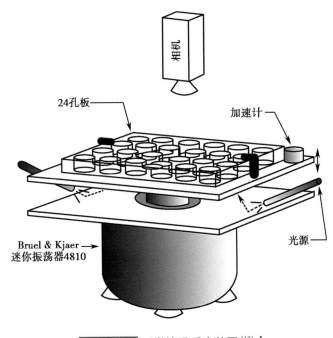

图 3-3-5 听觉惊恐反应装置[12]

通过振动模仿声音刺激，听觉正常的斑马鱼表现出惊恐反射，如果未表现出相应的身体摆动，说明其在听觉上有一定的缺陷。

2. 斑马鱼侧线的运动感觉功能 斑马鱼的内耳除了具有声音感觉之外，还有一个重要的功能是运动感觉功能。在椭圆囊与球囊内有一些碳酸钙晶体等耳石结构，通过耳石与毛细胞纤维之间的相对运动以感知其空间运动。斑马鱼的侧线系统也具有毛细胞，这些毛细胞的胞体被一些支持细胞包裹形成独立的神经丘（neuromast），通过毛细胞的机械变化来感知水流的变化。由于斑马鱼幼鱼的透明性和斑马鱼侧线毛细胞在体表等优点，斑马鱼侧线系统在听觉相关实验中也得到广泛的应用（图 3-3-6）。

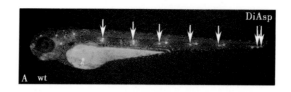

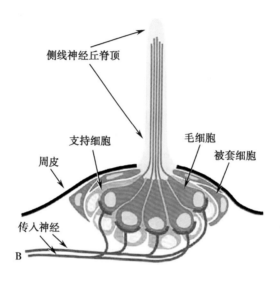

图 3-3-6 斑马鱼后侧线及神经丘

A. 荧光显微镜下，使用 Di-Asp 活体染料标记 72 小时斑马鱼侧线，箭头标注左侧侧线神经丘[13]；
B. 侧线神经丘示意图，绿色细胞为毛细胞，顶端有动静纤毛，基底部有神经纤维，灰色细胞为
支持细胞，细胞核位置较毛细胞细胞核偏下，镶嵌在毛细胞之间[14]

3. 斑马鱼的背光反应（dorsal light reflex，DLR） 斑马鱼野外生存环境中太阳光从其
背部投射下来，因此它们都有一个背向光源的习性，这个反应一般需要身体平衡感觉和
视觉的参与。将斑马鱼倒置或倾斜在一个比较狭小的玻璃管中，光源从鱼的侧面投射过
来时，斑马鱼会转动身体以背对光源，而当光源绕着玻璃管缓慢旋转时，它也会缓慢地
旋转着自己的身体。这个反应在斑马鱼的视觉功能检测中可以简单地检测不同波长的视
觉敏感性。通过此反应可明确发生明显旋转障碍的个体，以判断其平衡感觉存在缺陷。

六、斑马鱼模型在药物筛选中的应用

尽管传统意义上的脊椎动物模型在毛细胞存亡的研究中有重要作用，但是它们却
并不适合药物筛选，很大程度上是由于内耳组织相对不易获得和观察。大多数关于毛细
胞的体外实验需要准备内耳组织，将耳蜗和前庭外植，操作难度较大。此外，成年动物
的耳蜗毛细胞进行体外培养十分困难。实验花费及动物损耗量较斑马鱼也大的惊人[15]
（表 3-3-3）。

表 3-3-3　比较常用的人类疾病模式动物的实验花费 [15]

花费情况	果蝇	斑马鱼	小鼠	大鼠
培养基础设施花费	\$	\$	\$ \$ \$	\$ \$ \$
平均每年每只动物的花费	\$	\$	\$ \$ \$	\$ \$ \$

由于斑马鱼易于养育，体积小，可用试管或孔板浸泡在不同浓度、不同成分中，更易于观察此药物或化学分子是否有致损或保护毛细胞的作用。目前粗略估计有多于 50 种的药物具有保护毛细胞的作用，包括（但不只局限于）半胱天冬酶抑制剂、D- 甲硫氨酸、阿司匹林及其他抗氧化剂。尽管目前有些药物（如 D- 甲硫氨酸、阿司匹林）已经进行阶段性临床验证，但数据表明，这些药物对听力的保护作用是不完全的，很大程度上依赖于用药剂量 [16-18]，而这些候选成分距离成为获批准面市的药物还需要更多的研究结果支持。

所以目前有很多学者利用分子库或 FDA 已批准药物数据库中已知信息，结合斑马鱼便利的活体毛细胞荧光取像等优势，取得了巨大成果（表 3-3-4、表 3-3-5）。

表 3-3-4　使用斑马鱼侧线筛选 NINDS Custom Collection Ⅱ 数据库中已知药物的耳毒性 [19]

耳毒性药物名称	所属类别	有 / 无哺乳动物模型验证报道	有 / 无耳毒性病例报道
氯霉素	抗生素	无	偶发病例报道
氯四环素	抗生素	无	无
羟乙磺酸戊氯苯脒	抗寄生虫病药	有	无
Spermadine	鸟氨酸脱羧酶抑制药	无	无
妥布霉素	抗生素	有	有
溴丙胺太林	抗胆碱能药	有	无
依他尼酸	袢利尿剂	有	有
橙桑黄酮	抗氧化剂	无	无
叶绿素酸酯	抗肿瘤药	无	无
戊酸雌二醇	雌激素	无	偶发病例报道
新霉素	抗生素	有	有
戊四氮	神经 / 呼吸 / 循环系统兴奋剂	有	有
愈创蓝油烃	抗氧化剂 / 着色剂	无	无
玫红酸	诊断辅助物	无	无
顺铂	抗肿瘤药	有	有
长春胺	血管扩张剂	无	无
卡那霉素	抗生素	有	有
地美环素	抗生素	无	无
甲氟喹	抗寄生虫病药	有	有
坎地沙坦	血管紧张素受体拮抗剂	无	无
辛伐他汀	抗高血脂药	无	无

表 3-3-5　使用斑马鱼侧线筛选鉴定出保护新霉素致损毛细胞的成分

毛细胞保护成分	已知药效	是否阻断新霉素吸收	数据库来源	有 / 无哺乳动物模型验证报道
安吖啶	引起拓扑异构酶 2 功能异常，在部分国家作为化疗药物用于临床，尚未通过 FDA 认证	是	NINDS Custom Collection（Microsource，Inc.）	否
卡维地洛	Beta-2 肾上腺素阻断剂，用于治疗高血压和心力衰竭，已获 FDA 认证	是	NINDS Custom Collection（Microsource，Inc.）	否
千金藤碱	膜稳定剂，用于治疗鼻变态反应，蛇毒溶血症，在部分国家作为化疗辅助药物用于临床，尚未通过 FDA 认证	否	NINDS Custom Collection（Microsource，Inc.）	否
六氢芬宁	乙酰胆碱酯酶抑制药，在部分国家作为解痉药物用于临床，尚未通过 FDA 认证	否	NINDS Custom Collection（Microsource，Inc.）	否
HMA（Hexamethy-leneamiloride）	利尿剂，Na/H 质子泵抑制剂，通过 FDA 认证	是	NINDS Custom Collection（Microsource，Inc.）	否
酚苄明	α1- 肾上腺素能阻滞药，作为抗高血压已获得 FDA 认证	是	NINDS Custom Collection（Microsource，Inc.）	否
他克林	抗胆碱能药，乙酰胆碱酯酶抑制药，临床上用于阿尔茨海默痴呆治疗，已获得 FDA 认证	否	NINDS Custom Collection（Microsource，Inc.）	否

注：筛选对象数据库来源于 NINDS Custom Collection（Microsource，Inc.）[20-21]

　　然而斑马鱼侧线神经丘与哺乳动物内耳仍具区别，如侧线神经丘没有完全封闭，无界分好的内、外淋巴液，毛细胞无内、外之分，且可在 24 小时内再生。5 种已知的耳毒性药物在使用斑马鱼侧线进行筛选 NINDS Custom Collection Ⅱ数据库中 1040 种药物时未得到阳性结果，存在 0.48% 的漏选机会[19]（表 3-3-6）。所以使用斑马鱼侧线筛选的结果需在哺乳动物模型中验证。

表 3-3-6　使用斑马鱼侧线筛选 NINDS Custom Collection Ⅱ 数据库中假阴性的耳毒性药物 [19]

耳毒性药物名称	所属类别	是否已有耳毒性报道
阿米卡星	抗生素	是
庆大霉素	抗生素	是
呋塞米	袢利尿剂	是
卡铂	抗肿瘤药	是
奎宁	抗寄生虫病药	是
漏选率	0.48%（5/1040）	

七、斑马鱼模式物种综合数据库及目前在研斑马鱼重大计划简介

1. **ZFIN**　斑马鱼（Danio rerio）研究工作中经常用到的生物信息学数据库，主要指物种专用综合数据库 ZFIN。ZFIN（Zebrafish Model Organism Database，原名 Zebrafish Information Networks）是斑马鱼的核心数据库。ZFIN 由美国俄勒冈大学来运行维护（http：//zfin.org/）。主要涵盖信息分为以下几个方面：

（1）斑马鱼基因信息：所查询斑马鱼基因序列信息、相关分子标记和表达谱、已知突变体或基因敲低（knock down）的表型和功能研究成果以及参考文献等。

（2）斑马鱼研究相关资源数据：包括各种质粒、已知的 morpholino、抗体、转基因载体以及斑马鱼野生型品系、突变品系、转基因品系资源等。

（3）The Zebrafish Book 的在线版本：为指导斑马鱼实验室使用详细指南，由 Monte Westerfield 负责编著和定期更新。

（4）斑马鱼研究工作相关信息：ZFIN 收集了大量斑马鱼相关的工作、会议、在网站注册的斑马鱼研究机构、公司和实验室 / 个人的信息以及斑马鱼研究相关的新闻。

2. **斑马鱼基因组测序计划**　于 2001 年由英国 Sanger 研究所主持，现由参考基因组协会（Genome Reference Consortium，GRC）主导，跟人类、小鼠两个基因组计划并列为 GRC 的三个主要研究目标。定期将最新进展发布于 Ensembl 和 Vega 数据库。目前已接近完成。

3. **ZMP（Zebrafish Mutation Project）计划**　原称 Zebrafish mutation resource 计划，由 Sanger 研究所主持。其策略是首先通过大规模 ENU 诱变的方法获得人量突变位点，目前已获得数千个突变体。用户可以查阅已筛选并验证过的突变体列表，并直接免费索取这些已有的突变体；也可以向 Sanger 研究所提交申请，请他们筛选自己感兴趣的基因的突变体。

4. **ZF-HEALTH（Zebrafish Regulomics for Hu-man Health）计划**　这是由欧盟资助发起的一个研究，始于 2010 年。其目标是在斑马鱼中通过高通量表型检测、小分子药物筛选等方法，使用 TILLING 技术发掘人类疾病相关基因的突变体和调控元件。其成果以文献和 Ensembl 数据等方式发布。

事实上，大部分上述计划的已知结果都已收录在斑马鱼核心数据库 ZFIN 中，可通过相应基因页面的超链接进行追踪。

八、国内外斑马鱼研究现状及展望

以斑马鱼为研究对象最早始于美国布朗大学的 Roosen-Runge，他于 1938 年公开发表文章描述了斑马鱼受精卵的发育及卵裂方式。1972 年，美国俄勒冈大学首先利用斑马鱼开始了脊椎动物发育生物学和建立模式动物的研究，发展突变技术，建立遗传图谱，分析有价值的突变体，发展转基因斑马鱼技术，在斑马鱼研究历史上具有里程碑意义。俄勒冈的研究者们逐渐建立了一套有效的斑马鱼饲养、遗传学及胚胎解剖学的流程，值得一提的是，俄勒冈大学的 Kimmel、Walker、Eisen 和 Westerfield 等人至今仍活跃在实验台和显微镜旁，从事一线研究工作，发表一系列高质量的学术论文。

俄勒冈大学的开创性工作也影响并带动了相当一批世界著名的科学家。20 世纪 90 年代初，德国马克斯 – 普朗克研究所的 Christiane Nüsslein-Volhard，波士顿麻省总医院的 Driever 几乎同时开始对斑马鱼进行大规模的 ENU 化学诱变研究，分别独立筛选获得 4262 种和 2383 种斑马鱼突变体，证明斑马鱼作为脊椎动物可以用来进行大规模的饱和诱变，从而提供非常丰富的遗传资源，为科学家研究其分子机制提供极大便利。1994 年，以"斑马鱼（Danio rerio）发育和遗传"为主题的国际会议在美国冷泉港实验室召开，标志着斑马鱼作为新的脊椎动物模型为学术界所接受。随后美国国立卫生院将斑马鱼列为第二优先资助模式脊椎动物（第一位为小鼠），英国也宣布启动斑马鱼研究计划。斑马鱼已成为生物医学领域研究的明星和热点，其作为发育生物学及人类疾病机制和治疗的理想脊椎动物模型的优越性和重要性为学者所公认。

我国于 20 世纪 90 年代后期引入斑马鱼并开展相关发育生物学研究。在我国，现有 250 个以上的实验室利用斑马鱼开展有关科研工作。近年来，有影响的研究成果不断涌现，带动、促进了多个学科的共同发展。2010 年 4 月，我国举行了"第一届全国斑马鱼研讨会"。2012 年 10 月 12 日，首届"中国斑马鱼 PI 大会"在中国科学院水生生物研究所召开，国内近百名从事斑马鱼研究的学者广泛交流了他们的最新研究成果。同时，历时一年筹建的国家重大科学研究计划斑马鱼资源中心（即国家斑马鱼资源中心）也在该所正式揭牌。截止 2013 年 2 月，中心已通过各种渠道引进和自建 60 多个斑马鱼转基因和突变品系。这些品系资源相关信息都公布在国家斑马鱼资源中心网站（http : //www.zfish.cn）上。

20 世纪 90 年代，中国台湾省斑马鱼研究几乎与大陆同步起步。经过近 20 年的积累，中国台湾省的斑马鱼研究呈欣欣向荣之势。现今全中国台湾省共计超过 80 个实验室使用斑马鱼作为实验材料，研究内容涵盖了胚胎发育、人类疾病以及生物技术。两岸的斑马鱼研究同行交流日渐频繁深入，例如定期举办的亚太斑马鱼研究会可支持两岸项目合作对接等。

斑马鱼发育迅速且可被干扰，目前一系列用于其基因定位克隆和分析的手段已接近成熟。大批量影响内耳及相关感觉器官侧线的发育和功能的突变体已被筛选出并确立了稳定表型，目前较多研究已通过斑马鱼作为模型证明了信号分子和生物自主因子均在听板诱导和分化过程中的积极作用，且后期通过成鱼可明确观察到明确听觉及平衡障碍，这些都支持了斑马鱼可作为一个理想的模型用于研究发现耳聋和前庭障碍等内耳疾病的致病基因。因此，未来的研究将集中在最大限度挖掘斑马鱼耳发育或功能异常表型及致病机制，尝试人为调控及分子治疗，筛选防聋致聋药物及小分子，为耳科学基础研究奠定基础。

（高儒真　陈晓巍）

参考文献

1. Grande T, Young B. The ontogeny and homology of the Weberian apparatus in the zebrafish Danio rerio(Ostariophysi：Cypriniformes). Zool J Linn Soc, 2004, 140：241–254.

2. Bever MM, Fekete DM. Atlas of the developing inner ear in zebrafish. Dev Dyn, 2002, 223(4)：536-543.

3. Kozlowski DJ, Murakami T, Ho RK, et al. Regional cell movement and tissue patterning in the zebrafish embryo revealed by fate mapping with caged fluorescein. Biochem Cell Biol, 1997, 75：551–562.

4. Whitfield TT, Riley BB, Chiang MY, et al. Development of the zebrafish inner ear. Dev Dyn, 2002, 223(4)：427-458.

5. Bricaud O, Collazo A.The transcription factor six1 inhibits neuronal and promotes hair cell fate in the developing zebrafish(Danio rerio)inner ear.J Neurosci, 2006, 26(41)：10438-10451.

6. Omata Y, Nojima Y, Nakayama S, et al. Role of Bone morphogenetic protein 4 in zebrafish semicircular canal development[J]. Dev Growth Differ, 2007, 49(9)：711-719.

7. Driever W, Solnica-Krezel L, Schier AF, et al.A genetic screen for mutations affecting embryogenesis in zebrafish. Development, 1996, 123：37-46.

8. Nicolson T, Rüsch A, Friedrich RW, et al. Genetic analysis of vertebrate sensory haircell mechanosensation：the zebrafish circler mutants.Neuron, 1998, 20：271–283.

9. Driever W, Solnica-Krezel L, Schier AF, et al.A genetic screen for mutations affecting embryogenesis in zebrafish. Development, 1996, 123：37-46.

10. Whitfield TT. Zebrafish as a model for hearing and deafness. J Neurobiol, 2002, 53(2)：157-171.

11. Dutton K, Dutton JR, Pauliny A, et al.A morpholino phenocopy of the colourless mutant. Genesis, 2001a, 30：188–189.

12. Zeddies DG, Fay RR. Development of the acoustically evoked behavioral response in zebrafish to pure tones. J Exper Biol, 2005, 208：1363-1372.

13. Williams JA, Holder N. 2000.Cell turnover in neuromasts of zebrafish larvae.Hear Res, 143, 171-181.

14. Dambly-Chaudière C, Sapède D, Soubiran F, et al. 2003.The lateral line of zebrafish：a model system for the analysis of morphogenesis and neural development in vertebrates. Biol Cell, 95(9)：579-587.

15. Lieschke GJ, Currie PD.Animal models of human disease：zebrafish swim into view. Nat Rev Genet, 2007, 8(5)：353-367.

16. Sha SH, et al. Aspirin to prevent gentamicin-induced hearing loss. N Engl J Med, 2006, 354：1856-1857.

17. Feldman L, et al. Gentamicin-induced ototoxicity in hemodialysis patients is ameliorated by N-acetylcysteine. Kidney Int, 2007, 72：359-363.

18. Sugahara K, et al. JNK signaling in neomycin-induced vestibular hair cell death. Hear Res, 2006, 221：128-135.

19. Chiu LL, Cunningham LL, Raible DW, et al. Using the zebrafish lateral line to screen for ototoxicity. J Assoc Res Otolaryngol, 2008, 9(2)：178-190. Epub 2008 Apr 12.

20. Ou HC, et al. Identification of FDA-approved drugs and bioactives that protect hair cells in the zebrafish(Danio rerio)lateral line and mouse(Mus musculus)utricle. J Assoc Res Otolaryngol, 2009, 10：191-203.

21. Owens KN, et al. Identification of genetic and chemical modulators of zebrafish mechanosensory hair cell death[J]. PLoS Genet, 2008, 4(2)：e1000020

第四节　常染色体显性遗传性耳聋

一、概述

常染色体显性遗传非综合征型耳聋（autosomal dominant non-syndromic forms of hearing loss，ADNSHL）占遗传性耳聋的 15%~20%，基因座位以 DFNA 表示。随着基因组计划的进展和人类聋病基因的破译和发现，目前已经定位了 57 个常染色体显性遗传非综合征型耳聋基因座位（表 3-4-1），分布于除 18、20 和 21 号染色体以外的 19 条常染色体上。57 个基因座位中 29 个座位的 30 个 DFNA 型基因已被成功克隆或鉴定（其中在同一座位 DFNA4 上发现了两个基因 MYH14 和 CEACAM16）。由于高度遗传异质性，在 DFNA 型基因座位中存在着一个位点对应多个致病基因并可能导致不同表型的现象（如上所述 DFNA4）。因此，在这些已被克隆或鉴定的座位中可能还蕴藏有新的 DFNA 基因。不仅如此，还有 28 个 DFNA 座位的耳聋基因至今尚未被鉴定，可见显性遗传致聋基因的数目远不止于此，有待人们去发现。

表 3-4-1　常染色体显性遗传性耳聋

基因座	染色体位置	基因	表型		重要文献
			发病年龄	累及频率	
DFNA1	5q31	DIAPH1	10～30 岁	低频，发展至全频	Léon，et al，1992，Lynch，et al，1997
DFNA2A	1p34	KCNQ4	10～20 岁	高频渐至全频	Coucke，et al，1994；Kubisch，et al，1999
DFNA2B	1p35.1	GJB3	40 岁	高频 SNHL	Xia，et al，1999
DFNA3A	13q11-q12	GJB2	语前或语后，10～20 岁	轻度～重度，高频渐至全频，可伴有程度不等的皮肤症状	Chaib，et al，1994；Denoyelle，et al，1998；Kelsell，et al，1997
DFNA3B	13q12	GJB6	先天性	全频	Grifa，et al，1999
DFNA4	19q13	MYH14	＜10～20 岁	全频	Chen，et al，1995；Donaudy，et al，2004
		CEACAM16	＞20 岁	进展性耳聋	Zheng，et al，2011
DFNA5	7p15	DFNA5	5～15 岁	高频渐至全频	Van Camp，et al，1995；Van Laer，et al，1998
DFNA6	4p16.3	WFS1	先天性或幼儿早期	低频，发展至高频	Lesperance，et al，1995；Van Camp，et al，1999；Bespalova，et al，2001；Young，et al，2001；
DFNA7	1q21-q23	unknown	＞5 岁	高频	Fagerheim，et al，1996
DFNA8	11q22-24	TECTA	语前聋或9～19 岁	语前非进展性中频 SNHL；语前或语后高频渐至全频	Kirschhofer，et al，1998
DFNA9	14q12-q13	COCH	＞20 岁	进展性耳聋伴眩晕，高频渐至全频	Manolis，et al，1996；Robertson，et al，1998
DFNA10	6q22-q23	EYA4	＜10～40 岁	中频，发展至全频	O'Neill，et al，1996；Wayne，et al，2001
DFNA11	11q12.3-q21	MYO7A	＜10～20 岁	高频渐至全频，有时伴有前庭症状	Tamagawa，et al，1996；Liu，et al，1997
DFNA12	11q22-24	TECTA	语前；迟发型；9～19 岁	语前非进展性中频 SNHL；语前或语后高频渐至全频	Verhoeven，et al，1997；Verhoeven，et al，1998
DFNA13	6p21	COL11A2	语前聋或10～30 岁	语前或语后中频 SNHL（U 形听力曲线），渐至全频	Brown，et al，1997；McGuirt，et al，1999
DFNA14	4p16.3	WFS1	先天性或幼儿早期	低频，发展至高频	Van Camp，et al，1999

续表

基因座	染色体位置	基因	表型		重要文献
			发病年龄	累及频率	
DFNA15	5q31	*POU4F3*	20～40 岁	高频或全频	Vahava，et al，1998
DFNA16	2q24	*unknown*	10 岁	高频	Fukushima，et al，1999
DFNA17	22q	*MYH9*	10 岁	高频渐至全频	Lalwani，et al，1999；Lalwani，et al，2000
DFNA18	3q22	*unknown*	＜10 岁	高频渐至全频	Bonsch，et al，2001
DFNA19	10（pericentr.）	*unknown*	不详	高频渐至全频	The Molecular Biology of Hearing and Deafness，Bethesda，October 8–11，1998（Green，et al，abstract 107）
DFNA20	17q25	*ACTG1*	10 岁～30 岁	高频渐至全频	Morell，et al，2000；Yang，et al，2000；Zhu，et al，2003；van Wijk，et al，2003；Kemperman，et al，2004
DFNA21	6p21	*unknown*	3～45 岁	中频 SNHL	Kunst，et al，2000
DFNA22	6q13	*MYO6*	6～8 岁	高频渐至全频	Melchionda，et al，2001
DFNA23	14q21–q22	*SIX1*	语前聋	SNHL，斜坡形听力曲线	Salam，et al，2000；Mosrati，et al，2011
DFNA24	4q	*unknown*	语前聋	全频	Hafner，et al，2000
DFNA25	12q21–24	*SLC17A8*	＞20 岁	高频 SNHL	Greene，et al，1999；Ruel，et al，2008
DFNA26	17q25	*ACTG1*	10～30 岁	高频渐至全频	http：//www.ncbi.nlm.nih.gov/gene/71（updated on 29–Nov–2014）
DFNA27	4q12	*unknown*	＜10～20 岁	不详	Fridell，et al，1999；Peters，et al，2008
DFNA28	8q22	*GRHL2*	＞7 岁发病，40 岁后发展成高频重度耳聋	全频轻中度耳聋进展至高频重度耳聋	Anderson，et al，1999；Peters，et al，2002
DFNA30	15q25–26	*unknown*	10～40 岁	高频或高频至中频	Mangino，et al，2001
DFNA31	6p21.3	*unknown*	5 岁和 12 岁	5 岁：低频；12 岁：高频	Snoeckx，et al，2004
DFNA32	11p15	*unknown*	出生时或儿童早期	中频和高频	Li，et al，2000
DFNA33	13q34–qter	*unknown*			Bonsch，et al，2009

续表

基因座	染色体位置	基因	表型		重要文献
			发病年龄	累及频率	
DFNA34	1q44	*unknown*	20～40 岁	高频渐至全频	http://www.ncbi.nlm.nih.gov/gene/94139（updated on 29-Nov-2014）
DFNA36	9q13-q21	*TMC1*	5～10 岁	高频渐至全频	Kurima, et al, 2002
DFNA38	4p16.3	*WFS1*	先天性或幼儿早期	低频, 发展至高频	Young, et al, 2001
DFNA39*	4q21.3	*DSPP*	20～30 岁	进展性高频 SNHL	Xiao, et al, 2001
DFNA40	16p12	*CRYM*	＞19 个月, 13 岁左右发展成重度耳聋	累及全频的进展性 SNHL	Abe S, et al. Am J Hum Genet, 2003
DFNA41	12q24-qter	*P2RX2*	＞10 岁, 20 岁时发展成中重度耳聋	进展性 SNHL 最终累及全频, 伴高频耳鸣	Blanton, et al, 2002; Yan, et al, 2013
DFNA42	5q31.1-q32	*unknown*	语后聋	进展性 SNHL	Xia, et al, 2002
DFNA43	2p12	*unknown*	20 岁	累及全频的进展性 SNHL	Flex, et al, 2003
DFNA44	3q28-29	*CCDC50*	语后聋	高频渐至全频	Modamio-Hoybjor, et al, 2003; Modamio-Hoybjor, et al, 2007
DFNA47	9p21-22	*unknown*	＞10 岁	进展性 SNHL	D'Adamo, et al, 2003
DFNA48	12q13-q14	*MYO1A*	先天性或语后聋	进展性 SNHL, 最终累及全频	D'Adamo, et al, 2003; Donaudy, et al, 2003
DFNA49	1q21-q23	*unknown*	＜18 岁	全频	Moreno-Pelayo, et al, 2003
DFNA50	7q32.2	*MIRN96*	＞10 岁	进展性全频 SNHL	Modamio-Hoybjor, et al, 2004; Mencia, et al, 2009
DFNA51	9q21	*TJP2*	＞30 岁	高频渐至全频	Walsh, et al, 2010
DFNA52	4q28	*unknown*			Xia, et al, 2002
DFNA53	14q11.2-q12	*unknown*	10～20 岁	高频渐至全频	Yan, et al, 2005
DFNA54	5q31	*unknown*	语后聋	低频 SNHL	Gurtler, et al, 2004
DFNA56	9q31.3-q34.3	*TNC*	8～30 岁	低频渐至全频	Zhao, et al, 2013
DFNA57	19p13.2	*unknown*			Bonsch, et al, 2008
DFNA58	2p12-p21	*unknown*			Lezirovitz, et al, 2009
DFNA59	11p14.2-q123	*unknown*			Chatterjee, et al, 2009

续表

基因座	染色体位置	基因	表型		重要文献
			发病年龄	累及频率	
DFNA60	2q21.3~q24.1	*unknown*			Liu XZ，et al. ARO meeting. Denver，February 2007，van Beelen et al，2013
DFNA64	12q24.31~12q24.32	*SMAC/DIABLO*	12~30 岁	进展性 SNHL 最终累及全频	Chen et al，2011

注：*DSPP 导致耳聋伴牙本质生长不全，严格地说，*DSPP* 为综合征型耳聋基因

依托我国丰富的遗传学资源，中国学者在常染色体显性遗传性耳聋座位和基因克隆、鉴定上贡献了自己的力量。1998 年，夏家辉教授领导的研究小组成功克隆了 DFNA2B 座位的致聋基因——*GJB3*，*GJB3* 基因编码缝隙连接蛋白 CX31，其突变导致迟发型听力损失，患者通常 40 岁左右发病，表现为高频听力下降。该工作实现了本土基因克隆零的突破，开创了国内耳聋基因克隆研究的先河。2001 年，孔祥银教授克隆了遗传性牙本质发育不全 I 型基因 *DSPP*，并发现该基因的部分突变还引起进行性高频耳聋，证实了 *DSPP* 不仅参与牙本质的发育，特别是牙本质的矿化过程，还参与了听觉系统的发育，建立了牙齿发育和内耳发育之间的联系。2004 年，王秋菊课题组利用连锁分析技术将一个五代相传耳聋家系的致病基因定位于 9q31.3-34.3 区域，人类基因组命名委员会（HUGO Nomenclature Committee）将其命名为 DFNA56。2013 年，该课题组通过外显子组测序在此区域鉴定了致聋基因 TNC，TNC 编码细胞外基质蛋白，表达于耳蜗基底膜和骨螺旋板，在耳蜗发育中发挥重要作用。2011 年，袁慧军课题组应用 SNP 全基因组扫描连锁分析技术将一个六代相传耳聋家系的致病基因定位于 12q24.23-32 区域，这是一个新的常染色体显性遗传非综合征型耳聋基因位点，人类基因组命名委员会将其命名为 DFNA64。通过直接测序对此区域在内耳表达的基因进行突变筛查，该课题组在 *SMAC* 基因上找到了与耳聋表型共分离的 c.377C >T 突变。Smac 为线粒体内膜上非常重要的细胞凋亡相关蛋白，直接参与 CytC/APAF1/CASP9 凋亡通路促进细胞凋亡的发生，此前还未发现 Smac 异常与人类遗传疾病相关，对此基因功能的深入研究揭示了 Smac 突变体非同寻常的致聋机制，即 Smac S71L 突变体可引起细胞内野生型和突变型 Smac 大量降解，引发线粒体膜电位慢性损伤，最终导致内耳毛细胞死亡。此研究发现提示应用保护线粒体膜电位的药物，如 Pfizer 公司用于治疗 Alzheimer 病的 Dimebon 或尚处于研发阶段的 P3C7 等药物有望延迟 DFNA64 耳聋的发展速度。

不同于常染色体隐性遗传某些基因致聋比例高的特点（如 *GJB2*、*SLC26A4*、*MYO15A*、*OTOF*、*CDH23* 等基因致聋比例较高，单就 *GJB2* 基因而言，在不同人群中，其在常染色体隐性遗传性耳聋中致病比例达 20%~50%），常染色体显性遗传耳聋基因中没有优势的高致病比例基因。目前看来，*WFS1*、*KCNQ4*、*COCH*、*GJB2* 基因较其他显性遗传致聋基因致病比例相对高。

二、基因型－表型相关性

在表型上，与隐性遗传多表现为先天性重度耳聋不同，显性遗传多导致进展性耳聋，某些基因缺陷引起的耳聋表型具有一定特点，在听力曲线上较易辨识，如 *WFS1*（DFNA6/14/38）基因突变导致低频感音神经性耳聋，*TECTA*（DFNA8/12）突变可导致中频或高频感音神经性耳聋，而 *KCNQ4*（DFNA2）、*DFNA5*（DFNA5）、*COCH*（DFNA9）和 *POU4F3*（DFNA15）突变则引起高频感音神经性耳聋。*COCH* 突变导致的表型还常包括眩晕，*GJB2* 突变导致的显性遗传性耳聋中还常伴有皮肤异常的表型。

三、常染色体显性遗传性耳聋的谱系特征

常染色体显性遗传模式中，两个等位基因的任何一个突变，即致病突变在杂合状态下即可引起疾病。这种遗传方式受环境和其他基因的影响，器官系统可产生多种异常。其谱系特征如下：杂合子是患者；患者同胞中约有 1/2 是患者，且男女患病机会均等；一般情况下，患者双亲中的一方也是患者；如果双亲是非患者，则子女一般不是患者，但也可由新生突变（de novo 突变）引起表型；父母中有一方患病而本人未患病时，他的子孙也不会患病。

提到显性遗传不可避免地会涉及到表现度和外显率的问题。表现度即基因的作用可受环境和其他基因的影响而改变其表型的表达。因此，即使在同一家庭中，有相同基因改变（等位基因）者可表现出非常不同的表型，例如 Waardenburg 综合征 I 型中，*PAX3* 基因突变产生的典型表现是额部白发、眼距增宽、虹膜异色，但有 20% 不到的病例有严重的听力丧失。有些带有异常等位基因的家庭成员除了额部白发外无其他表现，然而他们的子女可因同一突变而有严重的先天性耳聋。较罕见者，表现度很低而无临床异常，但他可把异常等位基因传给后代，使其产生所有临床症状。这种情况下，系谱上可有一代跳空。此现象称为外显率缺失。然而，某些外显率缺失的情况是由于检查者未能识别或是不熟悉遗传病的轻微表现所致，表现度很小的病例有时可视作疾病的逍遥型。

（一）多效性

单基因缺陷可在不同的器官系统产生多种异常。例如，在成骨不全（结缔组织异常所致，很多病人可查到胶原基因的异常）中可发生眼睛呈蓝白色、牙齿发育不良、关节活动度过大和心瓣膜异常。因为这些临床异常均涉及各个组织中的胶原，再加上特殊类型的胶原有一定的分布规律，许多器官和系统均可受累。

（二）限性遗传

仅见于某一性别的特征称为限性遗传。这和 X 连锁遗传是不同的，后者指遗传特征由 X 染色体携带。男女之间性激素和其他生理的差别可以影响基因的表现度而导致限性遗传。因此，限性遗传或许可以更准确地称为性影响遗传，是有限表现度和外显率的一个特殊情况。

（三）新生突变

对个体而言，基因突变既可以由其父母遗传而来，也可以后天获得，前者称为遗传性突变（hereditary mutation）或种系突变（germline mutation），后者称为新生突变（de novo mutation）。无论是遗传性突变还是新生突变，都可能来源于DNA复制时的自发碱基错配，也可能来源于诱变剂的作用。研究表明，新生突变可以在人一生中的任何时间点（从受精卵开始）发生。如果新生突变发生在个体发育的早期，将导致一个或多个组织的大量细胞或全部细胞拥有突变的基因型，使个体处于嵌合体状态（mosaicism），这也是许多散发性单基因遗传病的主要病因，也参与了一些复杂疾病的发病过程。由新生突变导致的嵌合体状态分为体细胞嵌合体（somatic mosaicism）和生殖细胞嵌合体（germline mosaicism）。对于前者，如果拥有突变基因型的细胞包括了精子或卵子的前体细胞，则新生突变会传给下一代；对于后者，依突变型生殖细胞占总生殖细胞的比例的不同，决定新生突变传给下一代的可能性的大小。这就给某些遗传病再发风险的估计带来了困难。新生突变并不总是有害的，极少数情况下，新生突变也可能逆转遗传性突变。新生突变的发生率约为 10^{-6}。

（袁永一）

参考文献

1. Hilgert N, Smith RJH, Van Camp G. Forty-six genes causing nonsyndromic hearing impairment: which ones should be analyzed in DNA diagnostics? Mutat Res, 2009, 681: 189–196.

2. Bitner-Glindzicz M.Hereditary deafness and phenotyping in humans. British Medical Bulletin, 2002, 63: 73–94.

3. http://webhost.ua.ac.be/hhh/

第五节　常染色体隐性遗传性耳聋

一、概述

常染色体隐性遗传是遗传基因位于常染色体上、由隐性基因控制的遗传。此类耳聋只有在2个分别来自父母的等位基因均为致聋基因时才出现耳聋。据推测，60%重度耳聋与遗传因素有关。其中非综合征型常染色体隐性遗传性耳聋（autosomal recessive nonsyndromic hearing loss，ARNSHL）最常见，约占所有遗传性耳聋的80%，非综合征型常染色体显性遗传性耳聋（autosomal dominant nonsyndromic hearing loss，ADNSHL）约占15%。截至2014年7月，共确定102个与隐性遗传性耳聋相关的基因座、55个隐性遗传性耳聋相关基因、超过800个致聋突变。已确定的隐性遗传性耳聋相关基因：*GJB2*、*GJB3*、*GJB6*、*MYO7A*、*TECTA*、*MYO6*、*COL11A2*、*TMC1*、*TBC1D24*、*MYO15A*、*SLC26A4*、*TMIE*、*TMPRSS3*、

OTOF、*CDH23*、*GIPC3*、*STRC*、*USH1C*、*OTOA*、*PCDH15*、*RDX*、*GRXCR1*、*TRIOBP*、*CLDN14*、*MYO3A*、*WHRN*、*ESRRB*、*ESPN*、*HGF*、*ILDR1*、*CIB2*、*MARVELD2*、*BDP1*、*PJVK*、*SLC26A5*、*LRTOMT*、*LHFPL5*、*PNPT1*、*BSND*、*SYNE4*、*MSRB3*、*LOXHD1*、*TPRN*、*GPSM2*、*PTPRQ*、*OTOGL*、*ELMOD3*、*KARS*、*CABP2*、*TSPEAR*、*GRXCR2*、*CLIC5*、*SERPINB6*、*OTOG*、*ESP8*。其中前 9 个基因同为 ARNSHL 和 ADNSHL 基因。

ARNSHL 临床表现多数为双耳语前重度~极重度感音神经性耳聋，但少数耳聋基因如 *SLC26A4*、*TECTA*、*TMPRSS3*、*MYO3A* 等可表现为语后迟发性、中度感音神经性耳聋，甚至某些频率出生时可在正常范围内。

耳聋具有显著的遗传异质性，不同的人种、民族中常见的致聋基因不同，目前已证实 *GJB2* 基因在很多人群为最常见致聋基因。其他常见的致聋基因包括 *SLC26A4*、*MYO15A*、*OTOF*、*TMC1*、*CDH23*、*TMPRSS3* 等。中国人民解放军总医院戴朴带领的研究团队经过全国范围大规模分子流行病学研究已经证实在中国常见的隐性遗传性耳聋致聋基因为：*GJB2* 和 *SLC26A4*[1]。

二、已知 ARNSHL 基因及主要突变

本节将迄今所有已知 ARNSHL 基因及主要突变进行汇总。目前已知的 ARNSHL 基因大多是应用连锁分析在近亲结合或耳聋大家庭中确定的，这些家庭主要出现在巴基斯坦、土耳其、伊朗、巴勒斯坦、印度等国家。其中很多基因的致病突变只在少数家庭中检测到，大部分致病突变在全球的分布均还未知。某些耳聋基因突变在多个耳聋家庭甚至不同人种中均被发现，证实了这些突变为频发致聋突变。其中，部分频发突变表现出始祖效应（founder effects）。始祖效应指一族群最初只由少数个体由他处迁入，经过不断繁衍，虽个体数增加，但整个族群遗传多样性却未有提高。由于不同国家具有不同的人群特点，因此耳聋突变在人群中的分布具有较大的差异。近年来，随着下一代测序技术的开展，越来越多的隐性遗传性耳聋新基因在小家系中被发现。

本节介绍 50 余个已知的 ARNSHL 基因和致聋突变的研究概况。将致聋基因按照功能分类分别进行阐述。

（一）维持耳蜗内环境稳定

1. 缝隙连接蛋白　*GJB2*，*GJB6*，*GJB3*。
2. 紧密连接　*CLDN14*，*TRIC*。
3. 其他基因　*SLC26A4*，*ESRRB*，*BSND*。

（二）细胞结构相关

1. 肌球蛋白　*MYO3A*，*MYO6*，*MYO7A*，*MYO15A*。
2. 其他基因　*ESPN*，*SLC26A5*，*TRIOBP*，*RDX*，*WHRN*，*USH1C*，*CDH23*，*PCDH15*。

（三）编码盖膜相关蛋白

TECTA，*COL11A2*，*STRC*，*OTOA*。

（四）神经传导相关

OTOF，*PJVK*。

（五）参与细胞生长、分化

HGF，*SERPINB6*。

（六）功能尚不明确

TMC1，*TMPRSS3*，*TMIE*，*LHFPL5*，*LRTOMT*，*LOXHD1*，*TPRN*，*PTPRQ*，*GRXCR1*，*GPSM2*，*MSRB3*，*ILDR1*，*GIPC3*。

（一）维持耳蜗内环境稳定基因

1. 缝隙连接蛋白　耳蜗缝隙连接蛋白（如：Cx26，Cx30）的作用是维持内耳钾离子平衡[2, 3]。同时，可能在内耳的生理功能中发挥非常复杂的作用，包括参与了第二信使的转运及耳蜗内电位的产生。*GJB2*（gap junction protein beta-2）（MIM 220290）是 1997 年克隆的首个隐性遗传性耳聋基因[4]。尽管 *GJB3*（MIM603324）和 *GJB6*（MIM 604418）在后续的研究中亦证实为致聋基因，但 *GJB2* 是迄今为止在多个人种中发现的最常见的致聋基因。

（1）*GJB2* 和 *GJB6*：最初的隐性遗传性耳聋是在 2 个突尼斯近亲家庭中定位的，致病区域位于 DFNB1[5]。*GJB2*（编码 Cx26 蛋白）和 *GJB6*（编码 Cx30 蛋白）均位于 DFNB1 基因座，且在染色体上物理位置毗邻[4, 6]。随后，在高加索人群中研究确定：50% 的隐性遗传性耳聋是由 *GJB2* 突变导致的。但是，该基因致聋比例在不同人种中差距显著[7-9]。*GJB2* 同时也是非综合征性常染色体显性遗传性耳聋[4]、常染色体显性 Keratitis-Ichthyosis 耳聋（MIM 148210）[10, 11]、Vohwinkel（MIM 124500）[12, 13]、Bart-Pumphrey（MIM 149200）[13, 14] 综合征和 Palmoplantar Keratoderma 耳聋（MIM 148350）的致病基因。目前该基因已经发现超过 200 个致聋突变，其中几个频发突变在特定人群中检出率较高（HGMD，2014 年）。c.35delG 突变是高加索人群最常见致聋突变，约占 *GJB2* 所有突变频率的 70%[15]。c.35delG 突变携带率在欧洲人群中差异较大，在东欧 - 南欧携带率最高[16]。其他在特定人群常见的突变包括：北欧犹太民族的 c.167delT[17]，日本人 c.235delC[18]，印度人[19] 和欧洲吉普赛人 p.W24X[20]，蒙古人 IVS1+1G > A[9]。通过相邻多态位点的基因分型认为：始祖效应是这些常见突变出现的原因。也就是说携带始祖突变的人群拥有相同的祖先。杂合优势和选型婚配（即选择具有某些特征的配偶，如聋哑患者）可能是这些常见突变出现的主要原因[21]。

尽管 *GJB6* 已经证实为致聋基因，但该基因迄今目前只发现了一个突变位点与 ADNSHL 相关：p.T5M。4 个大片段缺失被证实与 ARNSHL 相关。*GJB6*-D13S1830 是一个 309kb 片段缺失[6, 22]，在法国、西班牙、以色列人群中常见。单倍体分析显示该片段缺失在北欧犹太民族中和西欧国家中有共同的祖先[7, 23]。GJB6–D13S1854 是一个 232kb 片段缺失，单倍体分析显示该片段缺失在西班牙、英国、意大利人中有共同的祖先[6, 22]。以上 2 个片段缺失位于 GJB2 上游，导致 GJB6 的编码区缩短，但是不排除耳聋是由于片段缺失导致 GJB2 不表达引起[6, 22]。第三个缺失的片段大小为 920kb，导致 GJA3（MIM 121015）、GJB2 和 GJB6 基因缺失[24]。第四个缺失的片段为 131.4kb，位于 13 号染色体 13：19，837，344‐19，968，698 区域，在一个隐性遗传性耳聋家庭中被确定。该家庭中已确定了一个 GJB2 突变，而缺失的片段位于 GJB2 或 GJB6 的非编码区，与听力表型分离良好，提示缺失区域可能包含了 GJB2 和 GJB6 的顺式调控因子[25]。还有部分 GJB6 突变被证实与显性遗传性皮肤疾病 – 有汗性外胚层发育不良（Clouston syndrome）（MIM 129500）有关，该病可伴有听力减退[26]。

（2）GJB3：GJB3 编码缝隙连接蛋白 Connexin 31，位于染色体 1p35‐p33。与 GJB2 相似，GJB3 突变也可引起 ADNSHL，ARNSHL 和皮肤疾病 – 变异性红角皮病（erythrokeratodermia variabilis，MIM 133200）[27]。由 GJB2 和 GJB3 双基因突变共同作用致聋由中国人民解放军总医院戴朴等发现并报道，他们在 3 个中国家庭中发现 2 个 GJB3 错义突变（p.N166S 和 p.A194T）与 GJB2 的 c.235delC 和 c.299delAT 形成复合杂合突变从而成为可能的致聋原因[28]。

2. 紧密连接　紧密连接在形成内耳 Corti 分隔屏障中发挥了重要的作用。内耳毛细胞与支持细胞间具有复杂的紧密连接。在紧密连接相关蛋白中，CLDN14（MIM 605608）突变可以引起 ARNSHL。紧密连接处的选择性通透可以维持不同分隔区域特殊的离子环境，该机制不仅存在于双细胞连接处，在三细胞连接处也存在。Tricellulin 是存在于三个细胞连接处的特殊蛋白，已证实该蛋白编码基因 TRIC（MIM 610572）突变可以引起耳聋。尽管该类蛋白在听觉生理中发挥重要作用，但迄今为止只在少数几个家庭中发现编码紧密连接蛋白的基因突变致聋。

（1）CLDN14（DFNB29）：DFNB29 基因座位于染色体 21q22.1，在 2 个近亲结合的巴基斯坦耳聋大家庭中确定。研究发现 CLDN14 突变是该基因座的责任基因。CLDN14 编码的 Claudin 14 蛋白表达在耳蜗 Corti 器的支持细胞、前庭的感觉上皮、肝脏和肾脏。推断 Claudin 14 蛋白功能缺失可导致离子通透性发生变化，从而使位于基底膜外侧的外毛细胞长期暴露在高钾环境引起细胞凋亡[29]。目前，该基因突变除了以上 2 个巴基斯坦家庭外，只在一个希腊的病人中报道[30]。

（2）TRIC（DFNB49）：TRIC（MARVELD2）编码 Tricellulin 蛋白，是三细胞紧密连接的重要组成部分，对于三个紧密连接的细胞间屏障形成中发挥重要作用。在内耳，该蛋白存在于 Corti 器网状板三个细胞交界处。目前已在 11 个巴基斯坦家庭中确定了 5 个 TRIC 纯合突变[31, 32]。其中一个剪切位点突变 IVS4+2T > C 出现在 6 个巴基斯坦家庭[32, 33]。

3. 其他基因

（1）SLC26A4（DFNB4）（MIM 605646）：通过对一个印度的先天性极重度耳聋近亲结

合大家庭进行连锁分析确定致病区域位于染色体 7q31，该区域包含 Pendred 综合征（MIM 274600）基因——SLC26A4[34, 35]。该家庭所有患者均携带位于氨基酸保守区域的纯合错义突变[34]。几乎所有 Pendred 综合征或者 DFNB4 耳聋患者均合并大前庭水管（MIM 600791）[36]。SLC26A4 编码的 Pendrin 蛋白为一类阴离子交换跨膜蛋白，属于 solute carrier 26 蛋白家族。功能是交换氯化物、碘化物、碳酸氢盐和甲酸盐。SLC26A4 在包括甲状腺、肾脏和内耳等不同组织中表达。在耳蜗中，Pendrin 蛋白位于外沟和螺旋突上皮细胞内淋巴侧、螺旋神经节和支持细胞顶端[37]。SLC26A4 敲除小鼠表现为极重度耳聋，内淋巴间隙扩大，与人类的临床表型相似[38]。SLC26A4 突变在某些人群中占遗传性耳聋的 10%[39]，不同民族具有不同的突变谱，其中部分突变具有始祖效应[39, 40]。在北欧，四个突变为常见突变（p.L236P，p.T416P，p.E384G 和 IVS8+1G > A）[41]。近期研究显示，SLC26A4 启动子区域包含一个重要的转录调控因子与 FOXI1 结合（MIM 601093）。FOXI1 是 SLC26A4 转录激活子[42]，与 FOXI1 或 KCNJ10（MIM 602208）的双基因突变致聋也有报道[43]。

（2）ESRRB（DFNB35）（MIM 608565）：ESRRB 编码雌激素相关受体 β，属于转录因子核激素受体家族。该类蛋白均有一锌指 DNA 结合区和一个抗原结合区。ESRRB 表达在耳蜗螺旋缘、支持细胞、Reissner 膜、血管纹、螺旋韧带、神经纤维和螺旋神经节细胞中，但在内耳毛细胞中无表达。对于 Esrrb 目标区域纯合缺失小鼠模型的研究显示该蛋白在边缘细胞的发育和血管纹的正常生理功能中发挥了一定的作用。通过影响内淋巴的产生，导致内耳微环境异常从而影响听力[44]。人类 ESRRB 对于维持耳蜗微环境同样发挥了重要作用。ESRRB 位于染色体 14q24.3。迄今为止，已有 5 个不同的 ESRRB 纯合突变致聋报道[45, 46]。

（3）BSND（DFNB73）（MIM 606412）：BSND 基因编码 Barttin 蛋白，是氯化物通道蛋白 CLCNKA（MIM 602024）和 CLCNKB（MIM 602023）的重要 β 亚基。氯化物通道和 Barttin 共同组成的 Heteromers 对于肾脏的盐重吸收和内耳的钾循环起着至关重要的作用[47]。

该基因的双等位基因突变可以引起伴有耳聋的 Bartter 综合征[48]。BSND 的一个纯合突变在 4 个巴基斯坦 ARNSHL 家庭中被报道。连锁分析显示致病区域位于 DFNB73 基因座。纯合个体没有 Bartters 综合征表型说明该突变是亚效等位基因[49]。

（二）细胞结构相关基因

1. 肌球蛋白　肌球蛋白是肌动蛋白的分子马达，参与调控多种生理过程，如肌动蛋白细胞骨架的重排、肌动蛋白丝张力的调节、细胞器的转运等[50]。肌球蛋白超家族分为传统肌球蛋白和非传统肌球蛋白。传统肌球蛋白参与调控肌动蛋白丝的收缩运动。非传统肌球蛋白的功能更加广泛，参与了如囊泡运输和细胞吞噬等重要的细胞功能。根据催化马达区序列的相似性不同对肌球蛋白进行分类[51]。非传统肌球蛋白在 C 末端有蛋白结合位点，可承载蛋白至细胞内的靶向区域。迄今，共确定五个非传统肌球蛋白（ⅠA、ⅢA、Ⅵ、ⅦA 和 ⅩⅤA）突变可引起耳聋，部分病例伴有前庭功能异常。

（1）MYO3A（DFNB30）（MIM 606808）：Myosin ⅢA 表达围绕在静纤毛顶端的密度区，

一个位于静纤毛顶端的分子间隔，发挥肌动蛋白聚合作用和机械电传导的区域。同时，研究发现 Myosin ⅢA 沿着静纤毛长轴表达[52]。研究证实 Myosin ⅢA 表达于人类视网膜上皮[53]。在鼠类，该蛋白主要表达于耳蜗的感觉神经上皮，尤其是内、外毛细胞[54]。最新的研究显示 Myosin ⅢA 与另一个致聋蛋白 espin 相互作用，2 个蛋白共同表达会使静纤毛延长，推断两者对静纤毛的长度调控共同发挥作用[55]。

对一个以色列的耳聋家庭进行连锁分析显示致聋区域位于染色体 10p12-p11，进一步的研究确定 MYO3A 为该家庭的致聋责任基因。值得一提的是，共确定 3 个 MYO3A 突变与该家庭的迟发性、进行性 ARNSHL 相关。耳聋均开始于 10 岁以后[54]。目前尚无其他 MYO3A 突变致聋报道。

（2）MYO6（DFNB37）（MIM 600970）：Myosin Ⅵ属于肌动蛋白家族。与其他肌动蛋白运动方向不同，Myosin Ⅵ向肌球蛋白的负极端移动[56]。它独特的运动方向提示 Myosin Ⅵ可能参与清除静纤毛塌车运动中释放的分子[57]。Myosin Ⅵ在毛细胞胞质中表达，在表皮板和静纤毛中含量最高[58, 59]。鼠类 Myo6 突变导致静纤毛在基底部融合，是 Snell's waltzer（sv）鼠耳聋的病理基础[60]。在人类，MYO6 双等位基因突变可以引起先天极重度 ARNSHL，杂合突变由于显性失活效应可引起迟发、中度 ADNSHL[61]。显性 MYO6 突变在引起 ADNSHL 可伴有肥厚性心肌病，QT 间期延长（MIM 606346）[62]。DFNA22 基因座位于 6q13，在一个意大利耳聋家庭中确定 MYO6 马达区域的一个错义突变（p.C442Y）为致病突变[63]。近年研究显示，该基因其他致病突变在比利时[59]、丹麦[64]家庭中被报道。MYO6 隐性突变在 3 个巴基斯坦家庭中得到证实[65]。除耳聋外，在一个耳聋家庭患者中还表现出了前庭功能异常和轻度面容异常。

（3）MYO7A（DFNB2）（MIM 276903）：MYO7A 编码 myosin ⅦA 蛋白，广泛表达在人体多种上皮组织，包括内耳、视网膜。研究证实 MYO7A 突变可引起 Ⅰ型 Usher 综合征（USH1B）（MIM 276900）、ARNSHL（DFNB2）和 ADSNHL（DFNA11）[66, 67]。目前已有超过 200 个 MYO7A 突变被报道，其中大部分突变引起 Ⅰ型 Usher 综合征，临床表现为先天性、双侧、极重度感音神经性耳聋，前庭反射消失，青春期发病的视网膜色素变性。

目前，已经构建了 2 株携带 Myo7a 突变的小鼠模型：隐性 shaker-1（sh1）突变鼠和显性 Headbanger（Hdb）突变鼠。sh1 突变鼠由于前庭功能减退出现活动过度、头部抖动及转圈运动，同时伴有听觉感受器功能降低。在 Hdb 突变鼠，外毛细胞静纤毛为"O"字型排列而不是正常情况下的"V"字形。许多毛细胞静纤毛出现融合和延长，形成巨静纤毛[68]。毛细胞静纤毛是机械传导中重要的一环，因此，静纤毛的损害是出现前庭和耳蜗症状的主要病理基础[69]。Myosin ⅦA 通过与感光细胞的外节作用发挥了视蛋白转运功能[70]。MYO7A 突变破坏了该功能，从而引起 Ⅰ型 Usher 综合征。Myosin ⅦA 蛋白有一个保守的 NH$_2$- 末端马达结构域，数个轻链结合区（IQ），高度异化的尾部。

采用连锁分析方法对一个土耳其近亲结合的耳聋家庭进行病因定位，确定致病区域位于染色体 11q13.5 的 DFNB2 基因座[71]。该家庭临床表现为先天性极重度耳聋。MYO7A 是第二个被发现的 DFNB 相关基因。四个 MYO7A 突变被证实可引起 ARNSHL[66, 67, 69, 72, 73]，但为何没有出现视网膜色素变性表型原因还尚不清楚。用来定位 DFNB2 的土耳其家庭在研究 7 年后出现了轻度的视网膜色素变性[74]。该家庭的表型变异可能与等位基因、环境及遗传背景不同有关。

（4）*MYO15A*（DFNB3）（MIM 602666）：采用基因组纯合子定位策略在巴厘岛一个 2200 名居民的村庄中确定了新的 ARNSHL 基因座 DFNB3（17p11.2）[75, 76]。之后，该基因座在 2 个印度耳聋家庭中被确定[76]。shaker-2 被用做 DFNB3 研究模型[76]。shaker-2 小鼠在 *Myo15* 的马达区存在一个错义突变，将保守的半胱氨酸替换为酪氨酸[77]。另一个 shaker-2 等位基因突变为 *Myo15A* 的后 6 个外显子缺失[78, 79]。在人类，MYO15A 蛋白在内耳及其他部分器官中有表达[79]。通过观察 shaker-2 小鼠发现，静纤毛长度变短，毛细胞的基底部出现一个异常的肌动蛋白结构，显示 myosin XVA 对于毛细胞中肌动蛋白的组装是至关重要的[77, 78]。对于 shaker-2 小鼠及 whirler 蛋白研究显示：myosin XVA 与 whirlin 相互结合，向静纤毛顶端连接处移动。自该基因于 1998 年确定以来，有许多 *MYO15A* 突变在不同人种中陆续报道，中国人民解放军总医院戴朴课题组于 2013 年报道了一个中国的隐性遗传性耳聋小家庭，致聋突变为新的 *MYO15A* 复合杂合突变。提示 *MYO15A* 是中国 ARNSHL 致聋基因之一[79]。

2. 其他基因

（1）*ESPN*（DFNB36）（MIM 606351）：*ESPN* 基因位于染色体 1p36.3，DFNB36 基因座内。在 jerker 小鼠模型中，该基因突变可引起耳聋和前庭功能障碍[80]。*ESPN* 基因编码 Espin 蛋白，是肌动蛋白捆绑蛋白（actin-bundling protein），表达于耳蜗、前庭毛细胞静纤毛的肌动蛋白捆绑部位[81]。Espin 蛋白的 C 末端负责捆绑肌动蛋白，WH-2 区为肌动蛋白单体结合区域[82]，N 末端在各个亚型中不同。

在人类，*ESPN* 突变可以引起伴有前庭功能障碍但不伴眼部症状的 ARNSHL[83]，该基因突变也可引起不伴前庭功能障碍的 ADNSHL[84]。两个纯合 *ESPN* 移码突变分别在两个隐性遗传性耳聋伴前庭功能障碍的巴基斯坦家庭中被鉴定[83]，一个移码突变在一个隐性遗传性耳聋不伴前庭功能障碍的摩洛哥家庭中被确定[85]。

（2）*SLC26A5*（DFNB61）（MIM 604943）：*SLC26A5* 编码阴离子交换载体蛋白 26 家族中另一个蛋白——Prestin。该蛋白在外毛细胞上大量表达，并在电压依赖性细胞长度调节中发挥非常重要的作用。外毛细胞质膜的改变可能间接影响 Prestin 蛋白的结构重组，从而启动细胞收缩和延伸运动[86]。Prestin 蛋白在哺乳动物中高度保守，在小鼠和人类，该蛋白氨基酸同源性超过 95%，所属蛋白家族中其他蛋白的总体相似度为 86%[87]。由于 *SLC26A5* 的转录子在心脏、脾脏、脑、睾丸中均检测到表达，故推断 Prestin 在其他系统也发挥了一定的生物学作用[88]。

纯合 Prestin 敲除小鼠表现为 40～60dB 听力损失[89]。在人类，已发现 2 个突变与耳聋相关。纯合 *SLC26A5* IVS2-2A > G 突变引起 ARNSHL 已在 2 个高加索家庭中得到证实[90]。该突变可能引起 *SLC26A5* 包含起始密码子 ATG 的第 3 号外显子剪切位点发生改变，从而破坏 Prestin 蛋白合成[90]。相同的杂合突变在 7 个不同程度听力损失的患者中被确定，提示

SLC26A5 可能与其他调控基因有相互作用 [90]。然而，该突变的携带频率较高，在 4.1% 的高加索正常对照中已有检出，排除了该杂合突变直接致聋的可能性 [91]。

（3）*TRIOBP*（DFNB28）（MIM 609761）：*TRIOBP* 编码 TRIO-F 肌动蛋白结合蛋白 TRIOBP，沿着静纤毛的长轴分布，可能参与了细胞骨架的形成 [92]。TRIOBP 定位在在毛细胞静纤毛弹性根丝 [93]。迄今为止，共 9 个 *TRIOBP* 突变在印度、巴基斯坦、巴勒斯坦 ARNSHL 家庭中被发现 [92]。8 个突变引起编码蛋白截短，1 个错义突变引起氨基酸改变。

（4）*RDX*（DFNB24）（MIM 179410）：*RDX* 编码的 Radixin（根蛋白）由 3 个密切相关的位于质膜和肌动蛋白丝交互连接蛋白组成 [94]。在该基因上发现了 1 个移码突变，1 个无义突变，1 个错义突变 [95]，1 个纯合剪切位点突变 [96]。

（5）*WHRN*（DFNB31）（MIM 607928）：对一个来自约旦的巴基斯坦的耳聋家庭进行连锁分析，将致病区域定位在包含 *WHRN* 基因的 DFNB31 基因座（9q32‑q34），该基因座耳聋的特点是语前极重度感音神经性耳聋 [97]。

小鼠的 Whirlin 蛋白定位静纤毛的顶端，该蛋白在静纤毛延长和肌动蛋白的聚合中发挥着重要作用 [98]。Whirlin 蛋白是重要的支架蛋白，组成 USHER 蛋白聚合体。它在内毛细胞、外毛细胞的静纤毛延长阶段瞬时表达在顶端，同时在静纤毛的底部表达。在小鼠隐性耳聋模型 whirler（wi）中，由于存在静纤毛延长障碍引起耳聋和前庭功能异常 [99]。在人类，*WHRN* 突变引起 ARNSHL 和 IID 型 Usher 综合征 [97]。在 DFNB31 家庭中确定了 1 个无义纯合突变 [100]。

（6）*USH1C*（DFNB18）（MIM 605242）：对 1 个较大的近亲结合的印度语前极重度非综合征型感音神经性耳聋家庭进行连锁分析，致病区域定位于染色体 11p15.1‑p14 [101]，处于 IC 型 Usher 综合征（USH1C）区域 [102]。USH1C 在转移结肠癌 cDNA 表达文库中被克隆并命名为 PDZ73 [103]。*USH1C* 基因编码蛋白 Harmonin 包含 1 个 PDZ 结构域。Harmonin 与 otocadherin 蛋白结合，并与 myosin ⅦA 作用，形成组成连续的毛细胞束的功能单位 [104, 105]。目前已构建了 2 个携带 *Usher 1c* 突变的小鼠隐性模型：dfcr 和 dfcr-2J，表现耳聋和平衡障碍 [106]。Dfcr 模型的相关研究显示 Harmonin b 对于静纤毛的发育非常重要。该蛋白在机械电传导中发挥重要作用 [104]。

USH1C 同是 DFNB18 的责任基因。临床表现为 Usher 综合征还是耳聋主要取决于表达模式和不同 USH1C 亚型的剪切。引起 Usher 综合征的突变都为截短突变，并且突变位于眼和耳蜗均表达的组成外显子区。若错义突变位于眼部无表达的剪切外显子区，则只表现为耳聋 [107]。

（7）*CDH23*（DFNB12）（MIM 605516）：*CDH23* 基因突变引起 DFNB12 和 USH1D（MIM 601067）[108-110]。*CDH23* 编码钙黏蛋白 23（Cadherin 23），表达在感觉毛细胞和 Reissner 膜。在毛细胞发育过程中，该蛋白是侧方连接的组成部分，主要连接邻近的静纤毛，被认为在毛细胞静纤毛束黏合力的形成中发挥了重要作用。Cadherin 23 同时也是成熟毛细胞顶端连接的成分之一 [111]。USH1D 和 DFNB12 基因型‑表型关联的提出基于 Cadherin 23 某些氨基酸替换出现减效效应，引起基因功能的部分缺失，从而引起耳聋，另外一些致

病性更强的 *CDH23* 突变引起等位基因功能缺失在引起耳聋的同时可引起视网膜色素变性、前庭功能障碍[109]。*CDH23* 最大的亚型由 69 个外显子组成，编码 3354 个氨基酸的蛋白。预测该蛋白有一个跨膜区，从而将 Cadherin 23 分为一个拥有 27 个 EC 结构域的巨大细胞外部和由特异性非常高的由 268 个氨基酸组成的胞质部[108, 109]。这个独特的胞质部包括一个可替代的编码 35 个氨基酸的剪切外显子[109]。*CDH23* 第 68 号外显子主要在内耳表达，在肾脏及脑组织中无表达[104, 105]。

（三）编码盖膜相关蛋白基因

1. *TECTA*（DFNB21）（MIM 602574）　*TECTA* 基因编码 α-tectorin 蛋白，一个主要组成耳蜗盖膜和前庭耳石膜的细胞外蛋白成分[112]。该蛋白主要表达在盖膜的发育过程中，由数个蛋白–蛋白相互作用结构域组成。α-tectorin 可与自身结合，同时亦与其他细胞外基质蛋白如 β-tectorin 和数种胶原蛋白结合。

TECTA 突变可以引起 ADNSHL 和 ARNSHL。该基因引起的 ARNSHL 位于家 DFNB21 基因座，临床表现为语前重度~极重度感音神经性耳聋，听力表现多为平坦型或 U 形曲线[113]。*TECTA*（DFNA8/12）杂合突变根据其位置不同，引起的听力下降程度亦不同，可表现为稳定型或进行性听力下降型[114]。*Tecta* 敲除小鼠由于盖膜与 Corti 器完全分离，行波引起的基底膜振动不能引起毛细胞静纤毛的移动，从而表现为耳聋[115]。

2. *COL11A2*（DFNB53）（MIM 120290）　通过对一个伊朗先天性极重度隐性耳聋家庭进行全基因组扫描定位了一个新的隐性遗传性耳聋基因座 6p21.3（DFNB53）[116]，该基因座包括了 ADNSHL 相关基因 *COL11A2*（133）[117]。XI型胶原蛋白 A2（COL11A2）是盖膜的组成之一，对于维持原纤维间距和 II 型胶原蛋白原纤维直径有重要作用。II 型胶原蛋白由 3 个 α– 链多肽亚基组成（α1、α2 和 α3），分别由不同的基因转录（*COL11A1*、*COL11A2* 和 *COL2A1*）。*COL11A2* 可引起 ADNSHL、ARNSHL 以及不同形式的骨软骨发育不良如 Stickler 综合征。只有一个在伊朗家庭发现的纯合突变（p.P621T）被证实与 ARNSHL 相关[116]。

3. *STRC*（DFNB16）（MIM 606440）　*STRC* 基因编码 Stereocilin，在感觉毛细胞上表达，坚固的微绒毛形成了声音刺激机械感受的基础[118]。Stereocilin 和 Otoancorin 的 C 末端序列具有高度的同源性，提示 2 个蛋白均有助于基底膜与 Corti 器接触[119]。*STRC* 基因位于基因组 15q15，DFNB16 基因座内[118]。2 个剪切位点突变，一个大片段缺失在 2 个 ARNSHL 家庭中被证实[118]。

4. *OTOA*（DFNB22）（MIM 607038）　*OTOA* 基因编码在内耳特异性表达的磷脂酰肌醇锚定蛋白——Otoancorin 蛋白，表达在非感觉细胞的顶端，与盖膜接触[120]。*OTOA* 基因突变可引起 ARNSHL[120]。Otoancorin 在内耳中表达于感觉上皮细胞顶端与盖膜的连接处。在耳蜗内，Otoancorin 主要表达在盖膜的 2 个连接区，持续表达在螺旋缘顶端，瞬时表达在发育中的上皮嵴。在前庭组织中，Otoancorin 在非感觉细胞的顶端表达，并与耳石膜和嵴顶接触[120]。

在一个中重度感音神经性语前聋患者家庭样本中进行 *OTOA* 基因测序，发现了一个引起剪切位点改变的纯合突变[120]。一个大的片段缺失和一个纯合错义突变在另外 2 个巴基斯坦家庭中被证实[121]。

（四）神经传导相关基因

1. *OTOF*（DFNB9）（MIM 603681） *OTOF* 基因编码 Otoferlin 蛋白，该基因突变已经证实与 DFNB9 相关。该基因是通过对一个黎巴嫩耳聋家庭进行连锁分析然后定位的[122]。Otoferlin 蛋白属于哺乳动物膜锚定胞质蛋白 Ferlin 蛋白家族。所有 Ferlin 蛋白均包含 6 个钙结合 C2 结构域，参与囊泡融合。该蛋白在细胞胞吐作用及内毛细胞突出神经递质释放中发挥了重要作用[123]。*OTOF* 具有不同长度的数个转录本[124, 125]。

OTOF 突变可引起语前极重度 ARNSHL，通常伴有听神经病[126]。听神经病的主要特点是耳声发射存在，听觉脑干反应消失[125]。在西班牙人群中，p.Q829X 是常见的致病突变，同时亦是始祖突变，在西班牙人群中该基因在常见的 ARNSHL 基因中位于第三位[126]。*OTOF* p.E1700Q 已被证实为始祖突变，在 23% 的亚洲听神经病患者携带该突变[127]。部分该基因突变已证实与温度依赖的听神经病相关[128, 129]。

2. *PJVK*（DFNB59）（MIM 610219） *PJVK* 基因编码 Pejvakin 蛋白，表达在内耳螺旋神经元。研究发现 *PJVK* 的 2 个错义突变可以在人类和 DFNB59 敲入小鼠模型中引起听神经病[130]，推断该蛋白在动作电位的传递及细胞内转运中发挥着重要作用。DFNB59 是第一个发现的由于听觉神经通路神经元失能引起耳聋的相关基因[130]。*PJVK* 和 *DFNA5* 基因在外显子组织和序列上具有较高的同源性，显示这 2 个基因可能拥有相同的起源[130]。

迄今，已有 8 个 *PJVK* 突变被证实致病[130-134]。p.R183W 突变在 3 个伊朗耳聋家庭及 1 个土耳其耳聋家庭中得到证实[130, 133]，但单倍体型分析证实该突变并非始祖突变。其他的突变均散在出现在不同家庭中。

（五）细胞生长、分化相关基因

1. *HGF*（DFNB39）（MIM 142409） *HGF* 基因位于基因组 7q11.2-q21，它的 mRNA 以及编码蛋白在 3 个月胎盘的肝细胞生长因子及其受体中表达，提示 *HGF* 在控制胎盘生长发育中发挥了旁分泌介质的作用[135]。*Hgf* 条件基因敲除小鼠可表现为内耳组织形态改变，包括盖膜紊乱、Reissner 膜变薄、塌陷，血管纹内可见散在的细胞增生团块，发育不全的螺旋神经节，Corti 器外毛细胞凋零等[136]。

目前，在巴基斯坦和印度 DFNB39 ARNSHL 家庭中，3 个 *HGF* 基因的突变被确定，1 个外显子区的同义突变、1 个 3bp 和 1 个 10bp 内含子区域的缺失。耳聋患者表现为语前、极重度感音神经性耳聋[136]。2 个小片段缺失突变发生在序列高度保守的区域。

2. *SERPINB6*（DFNB91） 通过对一个土耳其近亲结合的中重度 ARNSHL 家庭进行连锁分析，将该家系的致病区域定位于 6p25.2。进一步筛查确定了 *SERPINB6* 基因的一个截短突变与该家系的表型分离良好[137]。*SERPINB6* 是表达在毛细胞内的蛋白酶抑制剂，推断可能抑制蛋白酶活性，保护毛细胞。

（六）功能尚不明确的基因

1. *TMC1*（DFNB7）（MIM 606706） 在 2 个近亲结合的印度耳聋家庭中，耳聋患者听力表现为语前、重度～极重度感音神经性耳聋。研究人员采用连锁分析将致病区域定位于基因组 9q13‑q21，并命名为 DFNB7 基因座[138]。*TMC1* 编码多次跨膜蛋白，与已知的致聋蛋白无相似之处。*TMC1* 表达在胎儿耳蜗和小鼠耳蜗内、外毛细胞及前庭器官的感觉上皮内[139]。小鼠模型中证实，*Tmc1* 突变可引起隐性耳聋（dn）和显性耳聋 Beethoven（Bth），并且发现可导致出生后毛细胞变性，提示 *Tmc1* 与出生后毛细胞发育和维持相关[139, 140]。*TMC1* 蛋白包含 6 个跨膜区，N 末端和 C 末端都位于胞质内[139]。*TMC1* 基因突变可引起 ARNSHL 和 ADNSHL。隐性突变引起的耳聋通常为重度～极重度。第 572 位氨基酸突变引起的显性遗传性耳聋在 2 个北美及 3 个中国家庭中报道，显示该突变为热点突变。*TMC1* 突变是印度、巴基斯坦、土耳其和突尼斯隐性耳聋人群中常见的致聋原因[139, 141-143]。c.100C>T（p.R34X）是 ARNSHL 的常见致病突变[144, 145]。解放军总医院戴朴、王秋菊等在中国显性遗传耳聋患者中亦发现了该基因致聋的个体[146, 147]。

2. *TMIE*（DFNB6）（MIM 607237） *Tmie* 突变可以引起小鼠内耳感觉上皮细胞缺陷从而引起耳聋和前庭功能障碍[148]。该基因编码长度为 156 个氨基酸蛋白，包含一个 N 末端信号肽和至少一个跨膜区，与其他已知蛋白无同源性。该基因与内毛细胞的发育相关，并且与静纤毛形态保持和发育相关。*Tmie* 突变鼠模型表现为外毛细胞静纤毛变短，提示 *Tmie* 可能影响肌动蛋白丝动力并且在毛细胞细胞骨架形成中发挥重要作用[148]。

在人类，*TMIE* 基因突变引起重度～极重度 ARNSHL，位于染色体 3p21，DFNB6 基因座[148]。纯合插入、缺失以及 3 个错义突变在 5 个巴基斯坦和印度家庭中被发现。另外 3 个巴基斯坦家庭、1 个苏丹家庭和 8 个土耳其 ARNSHL 家庭也报道了 *TMIE* 纯合突变[149, 150]。p.R84W 突变在 1 个印度家庭和 8 个土耳其家庭都有报道[148]。单倍体型分析显示 8 个土耳其家庭都来源于同一祖先。

3. *TMPRSS3*（DFNB8/10）（MIM 605511） *TMPRSS3* 是 Ⅱ 型跨膜丝氨酸蛋白酶家族成员。跨膜丝氨酸蛋白酶家族蛋白与细胞膜结合发挥蛋白水解作用，参与了很多生物学过程，包括肿瘤的发生和听觉传导。该蛋白表达在螺旋神经节的神经元，血管纹、Corti 器上皮，但具体功能不详，推测可能影响了耳蜗内钠离子浓度从而引起耳聋[151]。

在一个巴基斯坦耳聋家庭，听力损失出现在儿童期，耳聋基因定位在 DFNB8。Scott 等[152] 在 *TMPRSS3* 基因 4 号内含子确定了一个移码突变。在一个 ARNSHL 的巴基斯坦家庭，致病突变位于 DFNB10，证实了 *TMPRSS3* 基因 8bp 的缺失和 18bp 的插入突变。目前已有数个突变证实与 DFNB8/10 耳聋相关。大部分患者均表现为高频陡降型听力特点，但是发病时间、严重程度和进展速度因人而异[153]。

4. *LHFPL5*（DFNB67）（MIM 609427） 人类 *LHFPL5*（lipoma HMGIC fusion partnerlike 5）基因位于 6 号染色体 DFNB67 基因座。*LHFPL5* 编码毛细胞静纤毛四分子联合体（tetraspan）膜蛋白。该基因突变的模型鼠中（hscy）显示有听力损失和前庭功能障碍[154]。

5. *LRTOMT*（DFNB63）（MIM 612414）　隐性遗传性耳聋基因座 DFNB63 位于 11q13.2-q13.3，*LRTOMT* 基因位于此区域内。*LRTOMT* 基因包含 10 个外显子，有 2 个读框，编码 2 个不同的蛋白——LRTOMT1 和 LRTOMT2。在 5 个土耳其、伊朗和巴基斯坦 DFNB63 家庭，5 个 *LRTOMT* 纯合突变被证实[155, 156]。

6. *LOXHD1*（DFNB77）（MIM 613072）　原位杂交显示，*Loxhd1* 特异性表达在小鼠内耳。*LOXHD1* 基因位于 18q12-q21。*LOXHD1* 的一个无义突变在一个 5 代近亲结合的伊朗家庭中被证实与进展性隐性耳聋相关（DFNB77）[157]。

7. *TPRN*（DFNB79）（MIM 613354）　通过目标区域捕获和序列分析，*TPRN* 是 DFNB79 的责任基因，位于 9q34.3。RT-PCR 显示 *TPRN* 在人婴儿耳蜗组织中表达。免疫组化显示 Tprn 表达在小鼠 Corti 器和前庭器官的感觉上皮，主要是 Reissner 膜和螺旋神经节。在 Corti 器中，Tprn 表达于支持细胞核内耳毛细胞静纤毛[158]。

在 4 个 DFNB79 巴基斯坦家庭耳聋患者中，4 个不同的 TPRN 纯合截短突变被证实[159]，在一个摩洛哥家庭和一个希腊 DFNB79 家庭，一个 TPRN 基因的无义突变被确定[159]。

8. *PTPRQ*（DFNB84）（MIM 603317）　*PTPRQ* 属于三型受体样蛋白 – 酪氨酸磷酸酶（PTPase）家族。编码的 PTPRQ 蛋白具有低的抗磷酸酪氨酸的活性，较高的抗磷脂酰肌醇磷酸盐类活性，参与细胞存活、扩增[160]。人 *PTPRQ* 基因有四个转录本，定量 PCR 分析显示 *PTPRQ* 在胎儿的肾脏中表达最高，胎儿肺脏和耳蜗中次之[161]。

在一个巴基斯坦近亲结合的 ARNSHL 家庭中，定位致聋基因位于 12 号染色体的 DFNB84 基因座，而 *PTPRQ* 基因位于该区域。对 *PTPRQ* 基因测序显示所有患者均携带 c.1285C > T 突变，导致 p.Q429X[162]。在另外 2 个伴有前庭功能障碍的 ARNSHL 家庭中，在 *PTPRQ* 基因第 19 号外显子确定了一个无义纯合突变和一个错义纯合突变[161]。

9. *GRXCR1*（DFNB25）（MIM 613283）　人类 *GRXCR1* 基因位于 4p13，编码 290 个氨基酸的蛋白，包含一个谷氧还蛋白催化剂结构域和一个半胱氨酸丰富的 C 末端区域。定量 PCR 显示 *GRXCR1* 在胎儿耳蜗高表达，成人睾丸中中度表达，胎儿心脏、成人十二指肠及脑组织中低表达，其他组织中未检测到该基因的表达[163]。

在 1 个非近亲结合的希腊耳聋家庭、1 例散发希腊患者以及 2 个近亲结合的巴基斯坦 ARSNHL 家庭中，致病突变位于 4p13（DFNB25），确定了 *GRXCR1* 基因的 1 个错义突变、1 个无义突变、2 个剪切位点突变[163]。

10. *PDZD7*（MIM 612971）　在一个近亲结合家庭，1 个 *PDZD7* 的纯合突变被确定，显示 *PDZD7* 基因可能通过与 Usher 综合征相关蛋白发挥作用引起 ARNSHL。所以该基因突变可能与 Usher 综合征相关[164]。

11. *GPSM2*（DFNB82）（MIM 613557）　Shahin 等人在一个较大的巴基斯坦近亲结合耳聋家庭中确定了一个位于 1p13.3 的 3.1Mb 的致病区域，命名为 DFNB82 基因座[165]。该家庭耳聋特点为语前聋、双侧、重度非综合征型耳聋。在 DFNB82 患者中，Walsh 等[166]确定了一个 *GPSM2* 基因 p.R127X 纯合突变。另外一个无义突变 p.Q562X，在一个近亲结合的土耳其家庭中被发现。

12. *MSRB3*（DFNB74）（MIM 613719） Waryah 等[167]对 3 个巴基斯坦近亲结合耳聋家庭进行全基因组连锁分析，确定了位于基因组 12q14.2–q15 的 DFNB74 基因座。该家庭患者耳聋特点为极重度耳聋。Ahmed[168] 等在对 6 个巴基斯坦近亲结合的耳聋家庭分析确定了 *MSRB3* 突变 p.C89G 和 p.Arg19X 致聋。p.Arg19X 突变影响了第 3 外显子的剪切，导致编码线粒体定位信号的缺失。提示 DFNB74 耳聋可能与线粒体功能异常有关[168]。

13. *ILDR1*（DFNB42）（MIM 609739） *ILDR1* 基因编码免疫球蛋白样受体 1，属于跨膜受体蛋白，目前其具体功能尚不清楚。*ILDR1* 基因定位于 3q21.1，包含了 8 个外显子。Aslam 等通过对 1 个巴基斯坦耳聋家庭进行基因组连锁分析，确定了一个位于 3q13.31–q22.3 的 21.6cM 致病区域，命名为 DFNB42[169]，通过进一步筛选，确定了一个 *ILDR1* 纯合错义突变致聋。

14. *GIPC3*（DFNB15/72/95）（MIM 608792） 隐性遗传性耳聋相关基因座 DFNB15、DFNB72 和 DFNB95 均位于 19p13.3–p13.1。*GIPC3* 基因也位于 19p13.3。目前，已在 *GIPC3* 基因发现一个纯合移码突变和 6 个纯合错义突变。

（高　雪）

参考文献

1. Dai P, Yu F, Han B, et al. The prevalence of the 235delC GJB2 mutation in a Chinese deaf population. Genet Med, 2007, 9(5): 283-289.

2. Kikuchi T, Kimura RS, Paul DL, et al. Gap junction systems in the mammalian cochlea. Brain Res Brain Res Rev, 2000, 32(1): 163-166.

3. Wangemann P. K+ cycling and the endocochlear potential. Hear Res, 2002, 165(1-2): 1-9.

4. Kelsell DP, Dunlop J, Stevens HP, et al. Connexin 26 mutations in hereditary non-syndromic sensorineural deafness. Nature, 1997, 387(6628): 80-83.

5. Guilford P, Ben Arab S, Blanchard S, et al. A non-syndrome form of neurosensory, recessive deafness maps to the pericentromeric region of chromosome 13q. Nat Genet, 1994, 6(1): 24-28.

6. del Castillo I, Villamar M, Moreno-Pelayo MA, et al. A deletion involving the connexin 30 gene in nonsyndromic hearing impairment. N Engl J Med, 2002, 346(4): 243-249.

7. Seeman P, Bendova O, Raskova D, et al. Double heterozygosity with mutations involving both the GJB2 and GJB6 genes is a possible, but very rare, cause of congenital deafness in the Czech population. Ann Hum Genet, 2005, 69(Pt 1): 9-14.

8. Oguchi T, Ohtsuka A, Hashimoto S, et al. Clinical features of patients with GJB2(connexin 26)mutations: severity of hearing loss is correlated with genotypes and protein expression patterns. J Hum Genet, 2005, 50(2): 76-83.

9.   Tekin M, Xia XJ, Erdenetungalag R, et al. GJB2 mutations in Mongolia: complex alleles, low frequency, and reduced fitness of the deaf. Ann Hum Genet, 2010, 74(2): 155-164. AHG564 [pii]. PubMed PMID: 20201936.

10. Richard G, Rouan F, Willoughby CE, et al. Missense mutations in GJB2 encoding connexin-26 cause the ectodermal dysplasia keratitis-ichthyosis-deafness syndrome. Am J Hum Genet, 2002, 70(5): 1341-1348.

11. Yotsumoto S, Hashiguchi T, Chen X, et al. Novel mutations in GJB2 encoding connexin-26 in Japanese patients with keratitis-ichthyosis-deafness syndrome. Br J Dermatol, 2003, 148(4): 649-653.

12. Common JE, Bitner-Glindzicz M, O'Toole EA, et al. Specific loss of connexin 26 expression in ductal sweat gland epithelium associated with the deletion mutation del(GJB6-D13S1830). Clin Exp Dermatol, 2005, 30(6): 688-693.

13. Richard G, Brown N, Ishida-Yamamoto A, et al. Expanding the phenotypic spectrum of Cx26 disorders: Bart-Pumphrey syndrome is caused by a novel missense mutation in GJB2. J Invest Dermatol, 2004, 123(5): 856-863.

14. Alexandrino F, Sartorato EL, Marques-de-Faria AP, et al. G59S mutation in the GJB2(connexin 26)gene in a patient with Bart-Pumphrey syndrome. Am J Med Genet A, 2005, 136(3): 282-284.

15. Snoeckx RL, Huygen PL, Feldmann D, et al. GJB2 mutations and degree of hearing loss: a multicenter study. Am J Hum Genet, 2005, 77(6): 945-957.

16. Gasparini P, Rabionet R, Barbujani G, et al. High carrier frequency of the 35delG deafness mutation in European populations. Genetic Analysis Consortium of GJB2 35delG. Eur J Hum Genet, 2000, 8(1): 19-23.

17. Morell RJ, Kim HJ, Hood LJ, et al. Mutations in the connexin 26 gene(GJB2)among Ashkenazi Jews with nonsyndromic recessive deafness. N Engl J Med, 1998, 339(21): 1500-1505.

18. Ohtsuka A, Yuge I, Kimura S, et al. GJB2 deafness gene shows a specific spectrum of mutations in Japan, including a frequent founder mutation. Hum Genet, 2003, 112(4): 329-333.

19. Maheshwari M, Vijaya R, Ghosh M, et al. Screening of families with autosomal recessive non-syndromic hearing impairment(ARNSHI)for mutations in GJB2 gene: Indian scenario. Am J Med Genet A, 2003, 120A(2): 180-184.

20. Alvarez A, del Castillo I, Villamar M, et al. High prevalence of the W24X mutation in the gene encoding connexin-26(GJB2)in Spanish Romani(gypsies)with autosomal recessive non-syndromic hearing loss. Am J Med Genet A, 2005, 137A(3): 255-258.

21. Arnos KS, Welch KO, Tekin M, et al. A comparative analysis of the genetic

epidemiology of deafness in the United States in two sets of pedigrees collected more than a century apart. Am J Hum Genet, 2008, 83(2): 200-207.

22. del Castillo FJ, Rodriguez-Ballesteros M, Alvarez A, et al. A novel deletion involving the connexin-30 gene, del(GJB6-d13s1854), found in trans with mutations in the GJB2 gene(connexin-26)in subjects with DFNB1 non-syndromic hearing impairment. J Med Genet, 2005, 42(7): 588-594.

23. Del Castillo I, Moreno-Pelayo MA, Del Castillo FJ, et al. Prevalence and evolutionary origins of the del(GJB6-D13S1830)mutation in the DFNB1 locus in hearing-impaired subjects: a multicenter study. Am J Hum Genet, 2003, 73(6): 1452-1458.

24. Feldmann D, Le Marechal C, Jonard L, et al. A new large deletion in the DFNB1 locus causes nonsyndromic hearing loss. Eur J Med Genet, 2009, 52(4): 195-200.

25. Wilch E, Azaiez H, Fisher RA, et al. A novel DFNB1 deletion allele supports the existence of a distant cis-regulatory region that controls GJB2 and GJB6 expression. Clin Genet, 2010, 78(3): 267-274.

26. Lamartine J, Munhoz Essenfelder G, Kibar Z, et al. Mutations in GJB6 cause hidrotic ectodermal dysplasia. Nat Genet, 2000, 26(2): 142-144.

27. Xia JH, Liu CY, Tang BS, et al. Mutations in the gene encoding gap junction protein beta-3 associated with autosomal dominant hearing impairment. Nat Genet, 1998, 20(4): 370-373.

28. Liu XZ, Yuan Y, Yan D, et al. Digenic inheritance of non-syndromic deafness caused by mutations at the gap junction proteins Cx26 and Cx31. Hum Genet, 2009, 125(1): 53-62.

29. Ben-Yosef T, Belyantseva IA, Saunders TL, et al. Claudin 14 knockout mice, a model for autosomal recessive deafness DFNB29, are deaf due to cochlear hair cell degeneration. Hum Mol Genet, 2003, 12(16): 2049-2061.

30. Wattenhofer M, Reymond A, Falciola V, et al. Different mechanisms preclude mutant CLDN14 proteins from forming tight junctions in vitro. Hum Mutat, 2005, 25(6): 543-549.

31. Ikenouchi J, Furuse M, Furuse K, et al. Tricellulin constitutes a novel barrier at tricellular contacts of epithelial cells. J Cell Biol, 2005, 171(6): 939-945.

32. Riazuddin S, Ahmed ZM, Fanning AS, et al. Tricellulin is a tight-junction protein necessary for hearing. Am J Hum Genet, 2006, 79(6): 1040-1051.

33. Chishti MS, Bhatti A, Tamim S, et al. Splice-site mutations in the TRIC gene underlie autosomal recessive nonsyndromic hearing impairment in Pakistani families. J Hum Genet, 2008, 53(2): 101-105.

34. Li XC, Everett LA, Lalwani AK, et al. A mutation in PDS causes non-syndromic recessive deafness. Nat Genet, 1998, 18(3): 215-217.

35. Everett LA, Glaser B, Beck JC, et al. Pendred syndrome is caused by mutations in a putative sulphate transporter gene(PDS). Nat Genet, 1997, 17(4): 411-422.

36. Phelps PD, Coffey RA, Trembath RC, et al. Radiological malformations of the ear in Pendred syndrome. Clin Radiol, 1998, 53(4): 268-273.

37. Yoshino T, Sato E, Nakashima T, et al. Distribution of pendrin in the organ of Corti of mice observed by electron immunomicroscopy. Eur Arch Otorhinolaryngol, 2006, 263(8): 699-704.

38. Everett LA, Belyantseva IA, Noben-Trauth K, et al. Targeted disruption of mouse Pds provides insight about the inner-ear defects encountered in Pendred syndrome. Hum Mol Genet, 2001, 10(2): 153-161.

39. Park HJ, Shaukat S, Liu XZ, et al. Origins and frequencies of SLC26A4(PDS) mutations in east and south Asians: global implications for the epidemiology of deafness. J Med Genet, 2003, 40(4): 242-248.

40. Van Hauwe P, Everett LA, Coucke P, et al. Two frequent missense mutations in Pendred syndrome. Hum Mol Genet, 1998, 7(7): 1099-1104.

41. Coyle B, Reardon W, Herbrick JA, et al. Molecular analysis of the PDS gene in Pendred syndrome. Hum Mol Genet, 1998, 7(7): 1105-1112.

42. Yang T, Vidarsson H, Rodrigo-Blomqvist S, et al. Transcriptional control of SLC26A4 is involved in Pendred syndrome and nonsyndromic enlargement of vestibular aqueduct(DFNB4). Am J Hum Genet, 2007, 80(6): 1055-1063.

43. Yang T, Gurrola JG, 2nd, Wu H, et al. Mutations of KCNJ10 together with mutations of SLC26A4 cause digenic nonsyndromic hearing loss associated with enlarged vestibular aqueduct syndrome. Am J Hum Genet, 2009, 84(5): 651-657.

44. Hilgert N, Smith RJ, Van Camp G. Function and expression pattern of nonsyndromic deafness genes. Curr Mol Med, 2009, 9(5): 546-564.

45. Collin RW, Kalay E, Tariq M, et al. Mutations of ESRRB encoding estrogen-related receptor beta cause autosomal-recessive nonsyndromic hearing impairment DFNB35. Am J Hum Genet, 2008, 82(1): 125-138.

46. Ansar M, Din MA, Arshad M, et al. A novel autosomal recessive non-syndromic deafness locus(DFNB35)maps to 14q24.1-14q24.3 in large consanguineous kindred from Pakistan. Eur J Hum Genet, 2003, 11(1): 77-80.

47. Estevez R, Boettger T, Stein V, et al. Barttin is a Cl- channel beta-subunit crucial for renal Cl- reabsorption and inner ear K+ secretion. Nature, 2001, 414(6863): 558-561.

48. Birkenhager R, Otto E, Schurmann MJ, et al. Mutation of BSND causes Bartter

syndrome with sensorineural deafness and kidney failure. Nat Genet, 2001, 29(3): 310-314.

49. Riazuddin S, Anwar S, Fischer M, et al. Molecular basis of DFNB73: mutations of BSND can cause nonsyndromic deafness or Bartter syndrome. Am J Hum Genet, 2009, 85(2): 273-280.

50. Mermall V, Post PL, Mooseker MS. Unconventional myosins in cell movement, membrane traffic, and signal transduction. Science, 1998, 279(5350): 527-533. Epub 1998/02/07.

51. Thompson RF, Langford GM. Myosin superfamily evolutionary history. Anat Rec, 2002, 268(3): 276-289.

52. Schneider ME, Dose AC, Salles FT, et al. A new compartment at stereocilia tips defined by spatial and temporal patterns of myosin IIIa expression. J Neurosci, 2006, 26(40): 10243-10252.

53. Ng KP, Kambara T, Matsuura M, et al. Identification of myosin III as a protein kinase. Biochemistry, 1996, 35(29): 9392-9399.

54. Walsh T, Walsh V, Vreugde S, et al. From flies' eyes to our ears: mutations in a human class III myosin cause progressive nonsyndromic hearing loss DFNB30. Proc Natl Acad Sci U S A, 2002, 99(11): 7518-7523.

55. Salles FT, Merritt RC, Jr., Manor U, et al. Myosin IIIa boosts elongation of stereocilia by transporting espin 1 to the plus ends of actin filaments. Nat Cell Biol, 2009, 11(4): 443-450.

56. Wells AL, Lin AW, Chen LQ, et al. Myosin VI is an actin-based motor that moves backwards. Nature, 1999, 401(6752): 505-508.

57. Frolenkov GI, Belyantseva IA, Friedman TB, et al. Genetic insights into the morphogenesis of inner ear hair cells. Nat Rev Genet, 2004, 5(7): 489-498.

58. Hasson T, Gillespie PG, Garcia JA, et al. Unconventional myosins in inner-ear sensory epithelia. J Cell Biol, 1997, 137(6): 1287-1307.

59. Hertzano R, Shalit E, Rzadzinska AK, et al. A Myo6 mutation destroys coordination between the myosin heads, revealing new functions of myosin VI in the stereocilia of mammalian inner ear hair cells. PLoS Genet, 2008, 4(10): e1000207.

60. Avraham KB, Hasson T, Steel KP, et al. The mouse Snell's waltzer deafness gene encodes an unconventional myosin required for structural integrity of inner ear hair cells. Nat Genet, 1995, 11(4): 369-375.

61. Hilgert N, Topsakal V, van Dinther J, et al. A splice-site mutation and overexpression of MYO6 cause a similar phenotype in two families with autosomal dominant hearing loss. Eur J Hum Genet, 2008, 16(5): 593-602.

62. Mohiddin SA, Ahmed ZM, Griffith AJ, et al. Novel association of hypertrophic cardiomyopathy, sensorineural deafness, and a mutation in unconventional myosin VI(MYO6). J Med Genet, 2004, 41(4): 309-314.

63. Melchionda S, Ahituv N, Bisceglia L, et al. MYO6, the human homologue of the gene responsible for deafness in Snell's waltzer mice, is mutated in autosomal dominant nonsyndromic hearing loss. Am J Hum Genet, 2001, 69(3): 635-640.

64. Sanggaard KM, Kjaer KW, Eiberg H, et al. A novel nonsense mutation in MYO6 is associated with progressive nonsyndromic hearing loss in a Danish DFNA22 family. Am J Med Genet A, 2008, 146A(8): 1017-1025.

65. Ahmed ZM, Morell RJ, Riazuddin S, et al. Mutations of MYO6 are associated with recessive deafness, DFNB37. Am J Hum Genet, 2003, 72(5): 1315-1322.

66. Liu XZ, Walsh J, Mburu P, et al. Mutations in the myosin VIIA gene cause non-syndromic recessive deafness. Nat Genet, 1997, 16(2): 188-190.

67. Weil D, Kussel P, Blanchard S, et al. The autosomal recessive isolated deafness, DFNB2, and the Usher 1B syndrome are allelic defects of the myosin-VIIA gene. Nat Genet, 1997, 16(2): 191-193.

68. Rhodes CR, Hertzano R, Fuchs H, et al. A Myo7a mutation cosegregates with stereocilia defects and low-frequency hearing impairment. Mamm Genome, 2004, 15(9): 686-697.

69. Weil D, Levy G, Sahly I, et al. Human myosin VIIA responsible for the Usher 1B syndrome: a predicted membrane-associated motor protein expressed in developing sensory epithelia. Proc Natl Acad Sci U S A, 1996, 93(8): 3232-3237.

70. Liu X, Udovichenko IP, Brown SD, et al. Myosin VIIa participates in opsin transport through the photoreceptor cilium. J Neurosci, 1999, 19(15): 6267-6274.

71. Guilford P, Ayadi H, Blanchard S, et al. A human gene responsible for neurosensory, non-syndromic recessive deafness is a candidate homologue of the mouse sh-1 gene. Hum Mol Genet, 1994, 3(6): 989-993.

72. Hildebrand MS, Thorne NP, Bromhead CJ, et al. Variable hearing impairment in a DFNB2 family with a novel MYO7A missense mutation. Clin Genet, 2010, 77(6): 563-571.

73. Riazuddin S, Nazli S, Ahmed ZM, et al. Mutation spectrum of MYO7A and evaluation of a novel nonsyndromic deafness DFNB2 allele with residual function. Hum Mutat, 2008, 29(4): 502-511.

74. Zina ZB, Masmoudi S, Ayadi H, et al. From DFNB2 to Usher syndrome: variable expressivity of the same disease. Am J Med Genet, 2001, 101(2): 181-183.

75. Friedman TB, Liang Y, Weber JL, et al. A gene for congenital, recessive deafness

DFNB3 maps to the pericentromeric region of chromosome 17. Nat Genet, 1995, 9(1): 86-91.

76. Liang Y, Wang A, Probst FJ, et al. Genetic mapping refines DFNB3 to 17p11.2, suggests multiple alleles of DFNB3, and supports homology to the mouse model shaker-2. Am J Hum Genet, 1998, 62(4): 904-915.

77. Probst FJ, Fridell RA, Raphael Y, et al. Correction of deafness in shaker-2 mice by an unconventional myosin in a BAC transgene. Science, 1998, 280(5368): 1444-1447.

78. Anderson DW, Probst FJ, Belyantseva IA, et al. The motor and tail regions of myosin XV are critical for normal structure and function of auditory and vestibular hair cells. Hum Mol Genet, 2000, 9(12): 1729-1738.

79. Wang A, Liang Y, Fridell RA, et al. Association of unconventional myosin MYO15 mutations with human nonsyndromic deafness DFNB3. Science, 1998, 280(5368): 1447-1451.

80. Steel KP, Bock GR. Cochlear dysfunction in the jerker mouse. Behav Neurosci, 1983, 97(3): 381-391. Epub 1983/06/01. PubMed PMID: 6871029.

81. Sekerkova G, Zheng L, Loomis PA, et al. Espins and the actin cytoskeleton of hair cell stereocilia and sensory cell microvilli. Cell Mol Life Sci, 2006, 63(19-20): 2329-2341.

82. Loomis PA, Zheng L, Sekerkova G, et al. Espin cross-links cause the elongation of microvillus-type parallel actin bundles in vivo. J Cell Biol, 2003, 163(5): 1045-1055.

83. Naz S, Griffith AJ, Riazuddin S, et al. Mutations of ESPN cause autosomal recessive deafness and vestibular dysfunction. J Med Genet, 2004, 41(8): 591-595.

84. Donaudy F, Zheng L, Ficarella R, et al. Espin gene(ESPN)mutations associated with autosomal dominant hearing loss cause defects in microvillar elongation or organisation. J Med Genet, 2006, 43(2): 157-161.

85. Boulouiz R, Li Y, Soualhine H, et al. A novel mutation in the Espin gene causes autosomal recessive nonsyndromic hearing loss but no apparent vestibular dysfunction in a Moroccan family. Am J Med Genet A, 2008, 146A(23): 3086-3089.

86. Pasqualetto E, Seydel A, Pellini A, et al. Expression, purification and characterisation of the C-terminal STAS domain of the SLC26 anion transporter prestin. Protein Expr Purif, 2008, 58(2): 249-256.

87. Mount DB, Romero MF. The SLC26 gene family of multifunctional anion exchangers. Pflugers Arch, 2004, 447(5): 710-721.

88. Zheng J, Long KB, Matsuda KB, et al. Genomic characterization and expression of mouse prestin, the motor protein of outer hair cells. Mamm Genome, 2003, 14(2): 87-96.

89. Liberman MC, Gao J, He DZ, et al. Prestin is required for electromotility of the outer hair cell and for the cochlear amplifier. Nature, 2002, 419(6904): 300-304.

90. Liu XZ, Ouyang XM, Xia XJ, et al. Prestin, a cochlear motor protein, is defective in non-syndromic hearing loss. Hum Mol Genet, 2003, 12(10): 1155-1162. Epub 2003/04/30.

91. Tang HY, Xia A, Oghalai JS, et al. High frequency of the IVS2-2A > G DNA sequence variation in SLC26A5, encoding the cochlear motor protein prestin, precludes its involvement in hereditary hearing loss. BMC Med Genet, 2005, 6: 30.

92. Riazuddin S, Khan SN, Ahmed ZM, et al. Mutations in TRIOBP, which encodes a putative cytoskeletal-organizing protein, are associated with nonsyndromic recessive deafness. Am J Hum Genet, 2006, 78(1): 137-143.

93. Kitajiri S, Sakamoto T, Belyantseva IA, et al. Actin-bundling protein TRIOBP forms resilient rootlets of hair cell stereocilia essential for hearing. Cell, 2010, 141(5): 786-798.

94. Kitajiri S, Fukumoto K, Hata M, et al. Radixin deficiency causes deafness associated with progressive degeneration of cochlear stereocilia. J Cell Biol, 2004, 166(4): 559-570.

95. Khan SY, Ahmed ZM, Shabbir MI, et al. Mutations of the RDX gene cause nonsyndromic hearing loss at the DFNB24 locus. Hum Mutat, 2007, 28(5): 417-423.

96. Shearer AE, Hildebrand MS, Bromhead CJ, et al. A novel splice site mutation in the RDX gene causes DFNB24 hearing loss in an Iranian family. Am J Med Genet A, 2009, 149A(3): 555-558.

97. Mustapha M, Chouery E, Chardenoux S, et al. DFNB31, a recessive form of sensorineural hearing loss, maps to chromosome 9q32-34. Eur J Hum Genet, 2002, 10(3): 210-212.

98. Kikkawa Y, Mburu P, Morse S, et al. Mutant analysis reveals whirlin as a dynamic organizer in the growing hair cell stereocilium. Hum Mol Genet. 2005;14(3): 391-400.

99. Holme RH, Kiernan BW, Brown SD, et al. Elongation of hair cell stereocilia is defective in the mouse mutant whirler. J Comp Neurol, 2002, 450(1): 94-102.

100. Mburu P, Mustapha M, Varela A, et al. Defects in whirlin, a PDZ domain molecule involved in stereocilia elongation, cause deafness in the whirler mouse and families with DFNB31. Nat Genet, 2003, 34(4): 421-428.

101. Jain PK, Lalwani AK, Li XC, et al. A gene for recessive nonsyndromic sensorineural deafness(DFNB18)maps to the chromosomal region 11p14-p15.1 containing the Usher syndrome type 1C gene. Genomics, 1998, 50(2): 290-292.

102. Smith RJ, Lee EC, Kimberling WJ, et al. Localization of two genes for Usher syndrome type I to chromosome 11. Genomics, 1992, 14(4): 995-1002.

103. Scanlan MJ, Williamson B, Jungbluth A, et al. Isoforms of the human PDZ-73 protein exhibit differential tissue expression. Biochim Biophys Acta, 1999, 1445(1): 39-52.

104. Boeda B, El-Amraoui A, Bahloul A, et al. Myosin VIIa, harmonin and cadherin 23, three Usher I gene products that cooperate to shape the sensory hair cell bundle. EMBO J, 2002, 21(24): 6689-6699.

105. Siemens J, Kazmierczak P, Reynolds A, et al. The Usher syndrome proteins cadherin 23 and harmonin form a complex by means of PDZ-domain interactions. Proc Natl Acad Sci U S A, 2002, 99(23): 14946-14951.

106. Johnson KR, Gagnon LH, Webb LS, et al. Mouse models of USH1C and DFNB18: phenotypic and molecular analyses of two new spontaneous mutations of the Ush1c gene. Hum Mol Genet, 2003, 12(23): 3075-3086.

107. Ouyang XM, Xia XJ, Verpy E, et al. Mutations in the alternatively spliced exons of USH1C cause non-syndromic recessive deafness. Hum Genet, 2002, 111(1): 26-30.

108. Bolz H, von Brederlow B, Ramirez A, et al. Mutation of CDH23, encoding a new member of the cadherin gene family, causes Usher syndrome type 1D. Nat Genet, 2001, 27(1): 108-112.

109. Bork JM, Peters LM, Riazuddin S, et al. Usher syndrome 1D and nonsyndromic autosomal recessive deafness DFNB12 are caused by allelic mutations of the novel cadherin-like gene CDH23. Am J Hum Genet, 2001, 68(1): 26-37.

110. Chaib H, Place C, Salem N, et al. Mapping of DFNB12, a gene for a non-syndromal autosomal recessive deafness, to chromosome 10q21-22. Hum Mol Genet, 1996, 5(7): 1061-1064.

111. Kazmierczak P, Sakaguchi H, Tokita J, et al. Cadherin 23 and protocadherin 15 interact to form tip-link filaments in sensory hair cells. Nature, 2007, 449(7158): 87-91.

112. Goodyear RJ, Richardson GP. Extracellular matrices associated with the apical surfaces of sensory epithelia in the inner ear: molecular and structural diversity. J Neurobiol, 2002, 53(2): 212-227.

113. Naz S, Alasti F, Mowjoodi A, et al. Distinctive audiometric profile associated with DFNB21 alleles of TECTA. J Med Genet, 2003, 40(5): 360-363.

114. Pfister M, Thiele H, Van Camp G, et al. A genotype-phenotype correlation with gender-effect for hearing impairment caused by TECTA mutations. Cell Physiol Biochem, 2004, 14(4-6): 369-376.

115. Legan PK, Lukashkina VA, Goodyear RJ, et al. A targeted deletion in alpha-tectorin reveals that the tectorial membrane is required for the gain and timing of cochlear feedback. Neuron, 2000, 28(1): 273-285.

116. Chen W, Kahrizi K, Meyer NC, et al. Mutation of COL11A2 causes autosomal recessive non-syndromic hearing loss at the DFNB53 locus. J Med Genet, 2005, 42(10): e61.

117. McGuirt WT, Prasad SD, Griffith AJ, et al. Mutations in COL11A2 cause non-syndromic hearing loss(DFNA13). Nat Genet, 1999, 23(4): 413-419.

118. Verpy E, Masmoudi S, Zwaenepoel I, et al. Mutations in a new gene encoding a protein of the hair bundle cause non-syndromic deafness at the DFNB16 locus. Nat Genet, 2001, 29(3): 345-349.

119. Jovine L, Park J, Wassarman PM. Sequence similarity between stereocilin and otoancorin points to a unified mechanism for mechanotransduction in the mammalian inner ear. BMC Cell Biol, 2002, 3: 28.

120. Zwaenepoel I, Mustapha M, Leibovici M, et al. Otoancorin, an inner ear protein restricted to the interface between the apical surface of sensory epithelia and their overlying acellular gels, is defective in autosomal recessive deafness DFNB22. Proc Natl Acad Sci U S A, 2002, 99(9): 6240-6245.

121. Walsh T, Abu Rayan A, Abu Sa'ed J, et al. Genomic analysis of a heterogeneous Mendelian phenotype: multiple novel alleles for inherited hearing loss in the Palestinian population. Hum Genomics, 2006, 2(4): 203-211.

122. Chaib H, Place C, Salem N, et al. A gene responsible for a sensorineural nonsyndromic recessive deafness maps to chromosome 2p22-23. Hum Mol Genet, 1996, 5(1): 155-158.

123. Roux I, Safieddine S, Nouvian R, et al. Otoferlin, defective in a human deafness form, is essential for exocytosis at the auditory ribbon synapse. Cell, 2006, 127(2): 277-289.

124. Yasunaga S, Grati M, Chardenoux S, et al. OTOF encodes multiple long and short isoforms: genetic evidence that the long ones underlie recessive deafness DFNB9. Am J Hum Genet, 2000, 67(3): 591-600.

125. Yasunaga S, Grati M, Cohen-Salmon M, et al. A mutation in OTOF, encoding otoferlin, a FER-1-like protein, causes DFNB9, a nonsyndromic form of deafness. Nat Genet, 1999, 21(4): 363-369.

126. Rodriguez-Ballesteros M, Reynoso R, Olarte M, et al. A multicenter study on the prevalence and spectrum of mutations in the otoferlin gene(OTOF)in subjects with nonsyndromic hearing impairment and auditory neuropathy. Hum Mutat, 2008,

29(6)：823-831.

127. Chiu YH, Wu CC, Lu YC, et al. Mutations in the OTOF gene in Taiwanese patients with auditory neuropathy. Audiol Neurootol, 2010, 15(6)：364-374.

128. Varga R, Avenarius MR, Kelley PM, et al. OTOF mutations revealed by genetic analysis of hearing loss families including a potential temperature sensitive auditory neuropathy allele. J Med Genet, 2006, 43(7)：576-581.

129. Marlin S, Feldmann D, Nguyen Y, et al. Temperature-sensitive auditory neuropathy associated with an otoferlin mutation：Deafening fever! Biochem Biophys Res Commun, 2010, 394(3)：737-742.

130. Delmaghani S, del Castillo FJ, Michel V, et al. Mutations in the gene encoding pejvakin, a newly identified protein of the afferent auditory pathway, cause DFNB59 auditory neuropathy. Nat Genet, 2006, 38(7)：770-778.

131. Schwander M, Sczaniecka A, Grillet N, et al. A forward genetics screen in mice identifies recessive deafness traits and reveals that pejvakin is essential for outer hair cell function. J Neurosci, 2007, 27(9)：2163-2175.

132. Hashemzadeh Chaleshtori M, Simpson MA, Farrokhi E, et al. Novel mutations in the pejvakin gene are associated with autosomal recessive non-syndromic hearing loss in Iranian families. Clin Genet, 2007, 72(3)：261-263.

133. Collin RW, Kalay E, Oostrik J, et al. Involvement of DFNB59 mutations in autosomal recessive nonsyndromic hearing impairment. Hum Mutat, 2007, 28(7)：718-723.

134. Ebermann I, Walger M, Scholl HP, et al. Truncating mutation of the DFNB59 gene causes cochlear hearing impairment and central vestibular dysfunction. Hum Mutat, 2007, 28(6)：571-577.

135. Kilby MD, Afford S, Li XF, et al. Localisation of hepatocyte growth factor and its receptor(c-met)protein and mRNA in human term placenta. Growth Factors, 1996, 13(1-2)：133-139.

136. Schultz JM, Khan SN, Ahmed ZM, et al. Noncoding mutations of HGF are associated with nonsyndromic hearing loss, DFNB39. Am J Hum Genet, 2009, 85(1)：25-39.

137. Sirmaci A, Erbek S, Price J, et al. A truncating mutation in SERPINB6 is associated with autosomal-recessive nonsyndromic sensorineural hearing loss. Am J Hum Genet, 2010, 86(5)：797-804.

138. Jain PK, Fukushima K, Deshmukh D, et al. A human recessive neurosensory nonsyndromic hearing impairment locus is potential homologue of murine deafness(dn)locus. Hum Mol Genet, 1995, 4(12)：2391-2394.

139. Kurima K, Peters LM, Yang Y, et al. Dominant and recessive deafness caused by mutations of a novel gene, TMC1, required for cochlear hair-cell function. Nat Genet, 2002, 30(3): 277-284.

140. Vreugde S, Erven A, Kros CJ, et al. Beethoven, a mouse model for dominant, progressive hearing loss DFNA36. Nat Genet, 2002, 30(3): 257-258.

141. Kitajiri S, Makishima T, Friedman TB, et al. A novel mutation at the DFNA36 hearing loss locus reveals a critical function and potential genotype-phenotype correlation for amino acid-572 of TMC1. Clin Genet, 2007, 71(2): 148-152.

142. Sirmaci A, Duman D, Ozturkmen-Akay H, et al. Mutations in TMC1 contribute significantly to nonsyndromic autosomal recessive sensorineural hearing loss: a report of five novel mutations. Int J Pediatr Otorhinolaryngol, 2009, 73(5): 699-705.

143. Gao X, Su Y, Guan LP, et al. Novel compound heterozygous TMC1 mutations associated with autosomal recessive hearing loss in a Chinese family. PLoS One, 2013, 8(5): e63026.

144. Hilgert N, Alasti F, Dieltjens N, et al. Mutation analysis of TMC1 identifies four new mutations and suggests an additional deafness gene at loci DFNA36 and DFNB7/11. Clin Genet, 2008, 74(3): 223-232.

145. Ben Said M, Hmani-Aifa M, Amar I, et al. High frequency of the p.R34X mutation in the TMC1 gene associated with nonsyndromic hearing loss is due to founder effects. Genet Test Mol Biomarkers, 2010, 14(3): 307-311.

146. Gao X, Huang SS, Yuan YY, et al. Targeted gene capture and massively parallel sequencing identify TMC1 as the causative gene in a six-generation Chinese family with autosomal dominant hearing loss. Am J Med Genet A, 2015, 167(10): 2357-2365.

147. Zhao Y, Wang D, Zong L, et al. A novel DFNA36 mutation in TMC1 orthologous to the Beethoven(Bth)mouse associated with autosomal dominant hearing loss in a Chinese family. PLoS One, 2014, 9(5): e97064.

148. Naz S, Giguere CM, Kohrman DC, et al. Mutations in a novel gene, TMIE, are associated with hearing loss linked to the DFNB6 locus. Am J Hum Genet, 2002, 71(3): 632-636.

149. Santos RL, El-Shanti H, Sikandar S, et al. Novel sequence variants in the TMIE gene in families with autosomal recessive nonsyndromic hearing impairment. J Mol Med(Berl), 2006, 84(3): 226-231.

150. Sirmaci A, Ozturkmen-Akay H, Erbek S, et al. A founder TMIE mutation is a frequent cause of hearing loss in southeastern Anatolia. Clin Genet, 2009, 75(6): 562-567.

151. Guipponi M, Vuagniaux G, Wattenhofer M, et al. The transmembrane serine protease(TMPRSS3)mutated in deafness DFNB8/10 activates the epithelial sodium channel(ENaC)in vitro. Hum Mol Genet, 2002, 11(23): 2829-2836.

152. Scott HS, Kudoh J, Wattenhofer M, et al. Insertion of beta-satellite repeats identifies a transmembrane protease causing both congenital and childhood onset autosomal recessive deafness. Nat Genet, 2001, 27(1): 59-63.

153. Guipponi M, Antonarakis SE, Scott HS. TMPRSS3, a type II transmembrane serine protease mutated in non-syndromic autosomal recessive deafness. Front Biosci, 2008, 13: 1557-1567.

154. Longo-Guess CM, Gagnon LH, Cook SA, et al. A missense mutation in the previously undescribed gene Tmhs underlies deafness in hurry-scurry(hscy)mice. Proc Natl Acad Sci U S A, 2005, 102(22): 7894-7899.

155. Ahmed ZM, Masmoudi S, Kalay E, et al. Mutations of LRTOMT, a fusion gene with alternative reading frames, cause nonsyndromic deafness in humans. Nat Genet, 2008, 40(11): 1335-1340.

156. Du X, Schwander M, Moresco EM, et al. A catechol-O-methyltransferase that is essential for auditory function in mice and humans. Proc Natl Acad Sci U S A, 2008, 105(38): 14609-14614.

157. Grillet N, Schwander M, Hildebrand MS, et al. Mutations in LOXHD1, an evolutionarily conserved stereociliary protein, disrupt hair cell function in mice and cause progressive hearing loss in humans. Am J Hum Genet, 2009, 85(3): 328-337.

158. Rehman AU, Morell RJ, Belyantseva IA, et al. Targeted capture and next-generation sequencing identifies C9orf75, encoding taperin, as the mutated gene in nonsyndromic deafness DFNB79. Am J Hum Genet, 2010, 86(3): 378-388.

159. Li Y, Pohl E, Boulouiz R, et al. Mutations in TPRN cause a progressive form of autosomal-recessive nonsyndromic hearing loss. Am J Hum Genet, 2010, 86(3): 479-484.

160. Seifert RA, Coats SA, Oganesian A, et al. PTPRQ is a novel phosphatidylinositol phosphatase that can be expressed as a cytoplasmic protein or as a subcellularly localized receptor-like protein. Exp Cell Res, 2003, 287(2): 374-386. Epub 2003/07/03. doi: S0014482703001216 [pii]. PubMed PMID: 12837292.

161. Schraders M, Oostrik J, Huygen PL, et al. Mutations in PTPRQ are a cause of autosomal-recessive nonsyndromic hearing impairment DFNB84 and associated with vestibular dysfunction. Am J Hum Genet, 2010, 86(4): 604-610.

162. Shahin H, Rahil M, Abu Rayan A, et al. Nonsense mutation of the stereociliar

membrane protein gene PTPRQ in human hearing loss DFNB84. J Med Genet, 2010, 47(9)：643-645.

163. Schraders M, Lee K, Oostrik J, et al. Homozygosity mapping reveals mutations of GRXCR1 as a cause of autosomal-recessive nonsyndromic hearing impairment. Am J Hum Genet, 2010, 86(2)：138-147.

164. Schneider E, Marker T, Daser A, et al. Homozygous disruption of PDZD7 by reciprocal translocation in a consanguineous family：a new member of the Usher syndrome protein interactome causing congenital hearing impairment. Hum Mol Genet, 2009, 18(4)：655-666.

165. Shahin H, Walsh T, Rayyan AA, et al. Five novel loci for inherited hearing loss mapped by SNP-based homozygosity profiles in Palestinian families. Eur J Hum Genet, 2010, 18(4)：407-413.

166. Walsh T, Shahin H, Elkan-Miller T, et al. Whole exome sequencing and homozygosity mapping identify mutation in the cell polarity protein GPSM2 as the cause of nonsyndromic hearing loss DFNB82. Am J Hum Genet, 2010, 87(1)：90-94.

167. Waryah AM, Rehman A, Ahmed ZM, et al. DFNB74, a novel autosomal recessive nonsyndromic hearing impairment locus on chromosome 12q14.2-q15. Clin Genet, 2009, 76(3)：270-275. Epub 2009/08/05. doi：10.1111/j.1399-0004.2009.01209.x CGE1209 [pii]. PubMed PMID：19650862.

168. Ahmed ZM, Yousaf R, Lee BC, et al. Functional null mutations of MSRB3 encoding methionine sulfoxide reductase are associated with human deafness DFNB74. Am J Hum Genet, 2011, 88(1)：19-29.

169. Aslam M, Wajid M, Chahrour MH, et al. A novel autosomal recessive nonsyndromic hearing impairment locus(DFNB42)maps to chromosome 3q13.31-q22.3. Am J Med Genet A, 2005, 33A(1)：18-22.

第六节　线粒体遗传性耳聋

线粒体是细胞内的重要细胞器之一，是真核细胞的能量代谢中心，在信号转导、细胞凋亡调控中发挥重要作用。线粒体 DNA（mitochondrion DNA，mtDNA）是独立于细胞核染色体外的基因组，具有自我复制、转录和编码等功能。若细胞或组织中的 mtDNA 全部为突变型或野生型，称之为同质性；若同时存在野生型和突变型则称之为异质性。线粒体 DNA 突变可导致耳聋发生，尽管线粒体遗传仅占耳聋遗传因素的 1%，但 mtDNA 突变引发的耳聋表现却远远超过这个比例。有研究表明，至少 5% 的迟发型非综合征性聋是由 mtDNA 突变导致。而另有研究表明，mtDNA 突变导致的耳聋高达 15%～20% 以上。随着分子生物学技术在耳聋病因研究中的深入应用，mtDNA 突变与遗传性耳聋的关系越来越被人们所了解。本章节主要围绕 mtDNA 的特点、mtDNA 突变与耳聋的关系、mtDNA 的临床分子诊断及治疗等问题进行讨论。

一、mtDNA 概述

线粒体作为古老的细胞器，广泛存在于真核生物中，也一直备受几代科学家及学者的关注。追溯它的研究历史，从 1949 年 Ephrussi 首先发现了线粒体中含有 DNA 开始，到 1981 年，Anderson 等 [4] 学者第一次测定出人类线粒体 DNA 全长核酸序列，再到 7 年后 Wallace 等学者在此基础上发现特定的位点突变与人类特定的疾病有关联，从此拉开了线粒体遗传病研究的新篇章。

（一）mtDNA 的特点

一个细胞中有多个线粒体。在线粒体中有一套单独的能自我复制的基因，即 mtDNA。每个线粒体内有 2 ~ 10 个拷贝的 mtDNA，而一个细胞内有几千个 mtDNA 拷贝，约占细胞总 DNA 量的 1%。mtDNA 的主要特点有：①呈环状分子，结构上非常紧密，各基因编码是连续的而无内含子结构，部分基因尚可出现重叠。因此 mtDNA 中的任何突变都会累及到基因组中的重要功能区域。②由轻、重两条链互补而成，只有 16 569 个碱基，外环为含有较多鸟嘌呤残基的重链，内环为患有较多胞嘧啶残基的轻链。③有极少见的双链编码现象，共编码 2 个 rRNA（12S rRNA 和 16S rRNA）、22 个 tRNA 和 13 个氧化磷酸化过程中所需要的蛋白多肽。④因 mtDNA 暴露于高浓度氧自由基环境下，且无修复能力，其突变率比核 DNA 突变率高 10 ~ 20 倍。⑤mtDNA 为母系遗传，不遵循孟德尔遗传定律。受精卵所含有的 mtDNA 来自卵子的细胞质，而父源的 mtDNA 不向下一代传递。异质性 mtDNA 在细胞复制过程中随机分配到子细胞中，子细胞可出现三种基因型：同质性正常 mtDNA，同质性突变体 mtDNA 和异质性 mtDNA。⑥线粒体是两个遗传系统的共同产物。核基因编码组成氧化磷酸化系统的其余 70 个蛋白，以及 1000 种参与线粒体基因复制和表达、协助一些复合物的跨线粒体膜转运以及脂肪酸和丙酮酸代谢的蛋白。

（二）mtDNA 突变的特点

1. 主要为母系遗传，个别为新散发的突变。迄今为止只有一个 mtDNA 父系遗传家系的报道。

2. mtDNA 表现为单体型，存在 DNA 重组。单体型是指组成一个基因型的每个基因的一整套单等位基因，或者作为一个单位遗传的一条染色体紧密相连的两个或两个以上基因座。

3. 对于异质性突变致病的表型，表达存在阈值，即只有突变型 mtDNA 达到一定负荷率或 mtDNA 功能缺陷到一定程度才会产生相应表型。

4. 异质性突变具有累积效应，细胞或线粒体在复制过程中，突变型 mtDNA 可能蓄积。

5. mtDNA 突变随机分配，母亲 – 子代突变比例差异大。

6. 组织分布差异，与不同组织的能量需求有关。

7. mtDNA 突变分为几种类型：点突变、插入缺失突变、重复突变、构象突变、mtDNA 片段缺失等。

二、mtDNA 突变相关性耳聋

mtDNA 突变引起的耳聋包括综合征型聋（syndromic hearing loss，SHL）和非综合征型聋（nonsyndromic hearing loss，NSHL）。非综合征型聋以听力损失为唯一临床症状，而综合征型聋除耳聋外还合并有全身多处临床症状。由 mtDNA 突变而引起的耳聋多见于综合征型聋，且常常在成年早期发生。

（一）mtDNA 突变与非综合征型聋

目前发现的非综合征型聋相关 mtDNA 突变主要发生于 12S rRNA 上的 *MTRNR1* 基因和位于 tRNA 上的 *MTTS1* 基因。其中 *MTRNR1* 基因的 A1555G、C1494T 和 961insC 突变引起的耳聋被发现与氨基糖苷类药物的使用有关，是氨基糖苷类药物致聋的易感基因[1]。另外，*MTTS1* 基因中目前发现的与耳聋相关的突变有 40 余种，常见的与非综合征型聋有关的突变有 A7444G、A7445G、7472insC、T7510C 和 T7511C 突变等。其中，A7445G 突变和 7472insC 突变还被发现了除耳聋以外的相关症状：A7445G 突变可引起掌跖角化病，7472insC 突变可引起包括共济失调、构音困难和肌阵挛的神经功能障碍。而 T7510C 突变和 T7511C 突变目前未发现除耳聋以外的其他症状。目前发现的 *MTRNR1* 基因上的突变可以是同质性，也可以是异质性；而 *MTTS1* 基因上的突变均为同质性，未发现异质性突变。（http：//hereditaryhearingloss.org）

mtDNA A1555G 突变：此突变已被证实为氨基糖苷类抗生素导致非综合征型聋的分子病理基础。Prezant 等[13]学者于 1993 年首次在一个氨基糖苷类抗生素致聋的阿拉伯 – 以色列家系中发现了 A1555G 突变为该家系致病的遗传学病因，随后各国相继报道了在耳聋患者中发现了该基因的突变，但目前对于该突变的突变频率国内外存在较大差异。我国学者于 2010 年进行的流行病学文献分析结果显示，我国非综合征型聋患者中 A1555G 突变频率为 6.62%（230/3473）。目前的研究表明，mtDNA A1555G 突变改变了 12S rRNA 的二级结构，使其与大肠埃希菌 16S rRNA 二级结构相似，从而促使氨基糖苷类抗生素与 12S rRNA 结合而导致耳聋。另有最新研究表明，mtDNA A1555G 突变导致线粒体 RNA 甲基化修饰增加，影响了线粒体核糖体的组装，线粒体内产生过多的氧自由基触发了细胞死亡基因的表达，导致听力损害。其耳聋表型多种多样，受环境因素即氨基糖苷类抗生素的使用、核基因背景、mtDNA 单体型、mtDNA 拷贝数、突变负荷以及阈值效应等多因素影响。对于环境因素，在同质性突变人群中，也有患者在不接触氨基糖苷类抗生素的情况下发生了耳聋，日本 Usami 等[10]学者在一个未接触氨基糖苷类药物的同质性突变家系中发现耳聋的发病率为 26.8%（33/123）。另有学者[6]认为 A1555G 同质性突变患者在未接触氨基糖苷类药物时听力可表现为正常或耳聋，但氨基糖苷类药物的使用可使发病年龄提前，症状加重。其次，核基因通过线粒体 RNA 修饰调控途径参与线粒体基因型外显亦可使没有用过氨基糖苷类抗生素的携带者也出现耳聋，导致临床表型呈现多样性。目前关于 mtDNA 单体型对 A1555G 突变耳聋表型的影响尚有争议，一部分学者认为某些单倍体型可能会加重 A1555G 突变的表型，而另有学者认为 A1555G 突变由多重随机突变产生，在不同单倍体型中呈独立来源，因而单倍体型可能并无较大作用。随着近年来异质性突变的发现，阈值效应也被认为是影响 A1555G 突变临床表型的因素。del Castillo[8] 于 2003 年研究显示突变负荷低于 20% 的 A1555G 异质性突变个体无耳聋表型或表型轻微，而高于 52% 时则出现中~重度耳聋。

mtDNA C1494T 突变：赵辉等[2] 学者于 2004 年在中国一个母系遗传性耳聋家系中发现了 C1494T 突变，该突变导致形成一个新的 U1494–1555A 碱基对，与 A1555G 突变引起的碱基对结构类似，因此提高了对氨基糖苷类药物的敏感性，且实验证明该突变是导致线粒体蛋白合成障碍的主要因素。C1494T 突变所在的线粒体小核糖体亚单位编码区域对氨基糖苷类药物的作用非常重要，但研究认为单独的 C1494T 突变本身可能不足以产生听力障碍表型，氨基糖苷类药物对其表型有促进或诱导作用，而细胞核背景在该突变相关的非综合征型聋和氨基糖苷类药物性聋的发病中起关键作用。

mtDNA *MTRNR1* 基因突变可引起先天性聋，也可引起后天迟发性聋。耳聋可以由氨基糖苷类药物诱发，也可在无药物作用下发病，突变表现为氨基糖苷类药物易感基因。耳聋程度可表现为轻度、中度、重度至极重度。在氨基糖苷类药物致聋时，耳聋程度与用药年龄相关，用药年龄越小，耳聋程度越重。

mtDNA A7445G 突变：该突变与糖尿病合并耳聋有关，患者可在接触氨基糖苷类抗生素后听力迅速下降或接触双胍类降糖药后肾功急剧下降。研究表明此突变位于 *tRNA-Ser*（*UCN*）前转录体的末端，可导致 mtDNA 重链上 *tRNA-Ser*（*UCN*）基因发生改变从而合成减少，影响线粒体翻译系统的准确性，同时也造成轻链上 *COI* 基因终止密码子从 AGA 变成 AGG，影响 tRNA 的稳定性和 mRNA 质量。

mtDNA *MTTS1* 基因突变是完全外显性突变，听力损害发生率 100%。

mtDNA 4977bp 片段缺失：目前 mtDNA 片段缺失主要有 4977、6063 和 7436bp 片段缺失，其中以 4977 片段缺失最常见。Meissner 等学者通过对不同年龄段的 mtDNA 4977bp 片段缺失情况进行研究，发现 4977bp 的缺失量与年龄有明显相关性。Bai 等学者在老年人耳蜗中发现了 mtDNA 4977bp 缺失突变，认为其与老年性聋有关。

（二）mtDNA 突变与综合征型聋

最常见的由 mtDNA 突变引起的综合征型聋有 Kearns–Sayre 综合征（KSS）、肌阵挛癫痫和碎红纤维病（myoclonic epilepsy and ragged red fibers，MERRF）、线粒体脑肌病合并乳酸血症及卒中发作综合征（mitochondrial encephalopathy，lactic acidosis and stroke–like episodes，MELAS）、母系遗传糖尿病伴耳聋（maternally inherited diabetes and deafness，

MIDD)、慢性进行性眼外肌麻痹（chronic progressive external ophthalmoplegia，CPEO）和遗传性视神经病（leber hereditary optic neuropathy，LHON）等。目前，已发现的与综合征型聋相关的 mtDNA 突变有：① *MTTL1* 基因的 A3243G 突变，临床表型主要为 MELAS 和 MIDD；② *MTTK* 基因的 A8344G、T8356C 和 A8296G 突变，A8344G 和 T8356C 突变引起的临床表型主要为 MERRF，而 A8296G 突变临床表型主要为 MIDD；③ *MTTS1* 基因的 T14709C 突变，临床表现主要为 MIDD；④ 另外还发现了多个基因的大片段缺失，临床表型主要为 CPEO、LHON、KSS 和 MIDD 等。引起综合征型聋的 mtDNA 突变多位于 *CO I*、*CO II* 基因上，呈现异质性突变。下面分别介绍各个综合征的特点（http://hereditaryhearingloss.org）。

Kearns-Sayre 综合征（KSS）：该综合征临床表现为 20 岁以前出现进行性眼外肌麻痹与视网膜色素变性，随着病情加重出现共济失调、房室传导阻滞以及脑脊液蛋白质增高，伴或不伴感音神经性耳聋，肌肉活检可见蓬毛样红纤维。自 Holt 等[9]学者于 1988 年首次报道在线粒体肌病患者的肌肉组织中检测到 mtDNA 大片段缺失后，国内外亦纷纷报道发现大部分甚至全部 KSS 患者可检测到 mtDNA 大片段缺失，其中约 1/3 患者为 4977 个碱基缺失，缺失后的融合基因会编码异常蛋白，从而引起相关症状。

肌阵挛癫痫和碎红纤维病（MERRF）：该综合征最突出的临床特点为不自主肌阵挛、癫痫和共济失调，常伴发痴呆、视神经萎缩以及耳聋，耳聋程度不一。自 1988 年[14]以来陆续发现 mtDNA tRNA 基因的 A8344G、G8363A 和 T8356C 突变与该综合征有关，多以异质性形式存在。突变可破坏 tRNA 基因中的 TψC 环结构，影响线粒体正常的氨基酸转运，导致蛋白质合成和翻译障碍，另外还导致呼吸链功能严重缺陷，ATP 生成能力下降，在能量需求高的肌肉和脑组织中更易受累。

线粒体脑肌病合并乳酸血症及卒中发作综合征（MELAS）：临床特点为儿童时期即出现的阵发性呕吐，近端肢体肌张力减弱，反复卒中样发作导致轻偏瘫及皮层性失明及乳酸血症，患者大多身材矮小。其中，出现耳聋症状的患者占 73%～90%。目前已报道的与MELAS 有关的 mtDNA 突变较多，其中 mtDNA A3243G 点突变最为常见，约占 75%。该突变位于 tRNA 编码区，可引起转录终止子功能丧失，影响 16S rRNA 或 12S rRNA 的表达，从而使 rRNA 的产生减少，影响蛋白质合成。

母系遗传糖尿病伴耳聋（MIDD）：临床特点为以母系遗传为遗传特征的胰岛素依赖型糖尿病，90% 以上的患者具有不同程度的迟发性感音神经性耳聋，以高频下降为主。目前已在不少以糖尿病与感音神经性耳聋为主要临床症状的家系中发现了 mtDNA 突变，最常见的突变为 A3243G。研究显示 A3243G 突变通常以异质性形式存在，有阈值及累积效应，当该突变低于 30% 时多表现为糖尿病，高于 70% 时则会导致严重的线粒体疾病（如 MERRF和 MELAS）。携带 A3243G 突变的患者，耳聋在青少年期表现出明显的随年龄进展的现象。

慢性进行性眼外肌麻痹（CPEO）：该病与 KSS 综合征、MELAS 综合征、MERRF 等综合征同为线粒体脑肌病常见类型。线粒体脑肌病主要特征为线粒体功能异常，因此以骨骼肌和脑等能量需求较高组织受累为主。与 KSS 综合征相比，当患者仅表现为单纯眼外肌瘫痪时，则称为 CPEO。与 KSS 综合征一样，该病大多与 mtDNA 的大片段缺失有关，少数与 mtDNA 的点突变有关[12]。耳聋的发生率大约在 30%。

遗传性视神经病（LHON）：该病主要见于青少年男性，主要临床症状为双侧视力下降、类似视乳头炎的眼底改变、眼底微血管病等，起病及病程多样化，散发病例比例较高。自 1988 年[7] 首次报道该病与 mtDNA 11778 位点突变以来，又陆续发现 10 余个突变位点，但仍以 11778 位点最常见。耳聋的发生率较低。

（三）mtDNA 突变与听神经病谱系障碍

近年来有学者关注到 mtDNA 12S rRNA T1095C 与听神经病的发生关系密切。T1095C 突变患者表现为典型的非综合征型听神经病[3]。A3243G、A12158G、A10981G 以及 11778 位点突变亦有报道可引起综合征型听神经病。

三、mtDNA 突变与听力损失

毛细胞及血管纹等内耳结构具有高度能量依赖性，尤其是基底膜处的毛细胞代谢最旺盛，因此对缺氧最敏感。线粒体的功能异常，可能造成耳蜗内 Corti 器、血管纹退化，神经节细胞的数量减少及神经纤维的退化，这些都可造成耳蜗的功能损害。关于 mtDNA 突变引起的听力损失发病率，不同的突变位点引起的听力损失的发病率不同。目前的报道，mtDNA A7445G、7472insC、G7444A、T7510C、T7511C 等位于 *tRNA-Ser*（UCN）基因上的突变几乎都是完全外显性突变，其听力损失发病率几乎为 100%；而另一些突变如 mtDNA A1555G、C1494T 等 12S rRNA 上的突变，其听力损失取决于核基因和环境因素，耳聋外显率从 37%～87% 不等。除以上引起非综合征型聋的突变外，编码蛋白的 mtDNA 突变所引起的耳聋综合征之听力损失发病率也不尽相同。MIDD 综合征患者几乎都存在听力损失；导致线粒体脑肌病综合征型聋的 mtDNA 突变的听力损失发生率可达 42%～74%[11]。Chinnery 等[5] 报道包括 MELAS、CPEO 等临床常见的线粒体脑肌病，听力损失总发生率 73.9%；其中 MELAS 和 KSS 伴发听力损失比例高；CPEO 听力损失发生率最低。而 Yu-Wai-Man 等[15] 报道的 LHON 患者听力损失不常见。

线粒体基因突变患者的听力损失可以是先天性发病，也可以是迟发进展性听力下降，更可以突聋形式发作。mtDNA 突变的典型临床听力学特点是双侧基本对称、以高频听力首先受损、可累及各个频率的感音神经性聋。听力损失程度从轻度至极重度不一，甚至有报道 MELAS 患者在卒中样发作后以听力完全丧失为听力损失表现。由于 mtDNA 突变复杂，同质性与异质性突变、点突变或者 DNA 重排以及单体型和 mtDNA 构象突变都影响着耳聋表型。因此 mtDNA 突变的听力学表型多种多样。但基因型与听力学表型仍有一定的相关性，如 mtDNA A3243G 点突变引起的 MELAS 听力损失一般呈快速进展性或突聋形式的听力损失，程度亦较重；而线粒体 DNA 大片段缺失引起的线粒体脑肌病听力可正常或轻度下降。总之，mtDNA 同一突变，临床表型可不同；同一母系家族，临床表型可不同。

尽管目前仍不清楚 mtDNA 突变如何导致临床上起决定作用的外显率特征及组织特异性

出现，但是临床听力学表型的严重异质性提示我们：mtDNA 突变是先天性聋和迟发进展性聋的重要原因之一，mtDNA 突变的听力损害极大丰富了对感音神经性聋乃至听神经病的认识。研究 mtDNA 突变听力损害的临床听力学特点，对于耳聋的病因分析、临床诊断以及治疗具有重要意义，特别是对于缓慢进展的迟发性耳聋的病因找寻提供了非常有价值的线索。

四、mtDNA 突变的分子诊断

综上所述，mtDNA 突变的主要形式有点突变和大片段缺失。值得注意的是，常见的点突变往往只存在于肌肉中或肌肉组织中的比例远远高于血液中，因此在取突变组织时除常见血液细胞外，还应对肌肉和其他组织细胞如口腔黏膜细胞进行检测，再结合目前的分子检测技术如 PCR-Sanger 测序法、热点突变快速筛查、飞行时间质谱检测技术、大片段测序技术以及基于新一代大规模平行测序技术基础上的目标基因全序列分析等方法，更有助于发现突变。对于突变率的检测，还可以采用实时定量 PCR、放射性核素杂交或荧光杂交方法。目前，分子诊断技术已成功建立用于筛查和发现未知突变，给患者带来了福音。但针对线粒体多态性突变的特点，对于突变与致病性的微妙关系及多个突变协同作用致病的机制需要被重视与证实。

五、线粒体遗传性耳聋的治疗

耳聋因发病率高受到社会各界的广泛关注，但我们现有的治疗手段是有限的。对于先天性线粒体遗传性聋，目前主要依靠助听器和人工耳蜗治疗。在过去的几十年里，这两项设备都取得了飞速的发展，助听器目前的局限在于无法解决极重度聋，而人工耳蜗目前的局限集中在噪声环境下的言语识别率。对于后天性聋，则需根据患者不同的临床表型进行针对性治疗：对于获得性耳聋，可给予营养神经、改善微循环、能量合剂及抗氧化剂治疗；对于迟发进展性耳聋，可给予能量合剂 - 辅酶 Q10、抗氧化剂等治疗；对于表现为突发性耳聋的患者，可按突聋的治疗原则，加上能量合剂与抗氧化剂治疗。此外，近年来有大量文献报道了感音神经性耳聋的生物治疗，其策略主要包括保护内耳感觉细胞功能，以及通过基因治疗或干细胞治疗进行毛细胞的修复或再生。我们相信，线粒体遗传性耳聋及其他遗传性耳聋需要实现药物治疗、基因治疗、干细胞治疗及人工耳蜗等手术治疗的结合，这对于改善遗传性耳聋患者的生活质量以及实现真正攻克遗传性耳聋这一难题至关重要。

（刘玉和）

参考文献

1. 袁慧军，曹菊阳，郭维维，等. 氨基糖苷类抗生素致聋家系线粒体 DNA12S 和 16S rRNA 基因突变分析. 解放军医学杂志, 2004, 29(7): 587-592.

2. 赵辉，严庆丰，李荣华，等. 药物性聋和非综合征性聋相关的线粒体 DNAC1494T 突变对细胞功能的影响. 中华耳科学杂志, 2008, 6(2): 148-156.

3. 赵立东，杨伟炎，李荣华，等. 线粒体 DNAT1095C 突变的耳聋患者的临床特征及

mtDNA 序列分析. 中华耳科学杂志, 2005, 3(4)：253-259.

4. Anderson S, Bankier AT, Barrell BG, et al. Sequence and organization of the human mitochondrial genome. Nature, 1981, 290：457.

5. Chinnery PF, Elliott C, Green GR, et al. The spectrum of hearing loss due to mitochondrial DNA defects. Brain, 2000, 123：82.

6. Estivill X, Covea N, Barcelo E, et al. Familial progressive sensorineural deafness is mainly due to the mtDNA A1555G mutation and is enhanced by treatment of aminoglycosides. Am J Hum Genet, 1998, 62：27.

7. Fujiki K, Hotta Y, Hayakawa M, et al. A mutation of mitochondrial DNA in Japanese families with Leber's hereditary optic neuropathy. Jinrui idengaku zasshi. The Japanese journal of human genetics, 1991, 36：143.

8. Gallo-Terán J, Morales-Angulo C, del Castillo I, et al. Familial susceptibility to aminoglycoside ototoxicity due to the A1555G mutation in the mitochondrial DNA. Medicina clínica, 2003, 121：216.

9. Holt IJ, Harding AE, Morgan-Hughes JA. Deletions of muscle mitochondrial DNA in patients with mitochondrialmyopathies. Nature, 1988, 331：717.

10. Iguchi K, Usami Y, Hirano K, et al. Decreased thymosin beta4 in apoptosis induced by a variety of antitumor drugs. Biochem Pharmacol, 1999, 57：1105.

11. Liu Y, Xue J, Zhao D, et al. Audiological evaluation in Chinese patients with mitochondrial encephalomyopathies. Chin Med J(Engl), 2014, 127：2304.

12. López-Gallardo E, López-Pérez MJ, Montoya J, et al. CPEO and KSS differ in the percentage and location of the mtDNA deletion. Mitochondrion, 2009, 9：314.

13. Prezant TR, Agapian JV, Bohlman MC, et al. Mitochondrial ribosomal RNA mutation associated with both antibiotic-induced and non-syndromic deafness. Nat Genet, 1993, 4：289.

14. Wallace DC, Zheng XX, Lott MT, et al. Familial mitochondrial encephalomyopathy (MERRF)：genetic, pathophysiological and biochemical characterization of a mitochondrial DNA disease. Cell, 1988, 55：601

15. Yu-Wai-Man P, Elliott C, Griffiths PG, et al. Investigation of auditory dysfunction in Leber hereditary optic neuropathy. Acta ophthalmologica, 2008, 86：630

第七节　综合征型耳聋

　　耳聋影响人类的健康和生活。调查显示我国现有听力语言残疾人口 2780 万，占残疾人总数的 33%，听力言语残疾者中 7 岁以下的聋哑患儿高达 80 万并以每年新增 3 万聋儿的速度在增长，60 岁以上老人患听力残疾的比例更是高达 11%[1]。耳聋的病因复杂，主要包括遗传因素、环境因素以及其他不明原因三大类。据估计，遗传因素占耳聋病因的 50% 以上。根据患者是否伴随其他症状或体征，遗传性耳聋可分为非综合征型聋和综合征型聋，其中 70% 为非综合征型耳聋（nonsyndromic hearing impairment，NSHI），另外 30% 为综合征型耳聋（syndromic hearing impairment，SHI）[2]。虽然 SHI 发病率相对于 NSHI 低，但由于 SHI 绝大部分表现为语前聋，除了听力损害外还伴有其他器官系统的异常，且发病年龄早，表型变化多样，与非综合征型耳聋相比其遗传背景更为复杂，在临床上治疗也更为棘手。本部分就常见的遗传性综合征型耳聋的进展以及临床特点进行总结。

一、Waardenberg 综合征

Waardenberg 综合征（Waardenberg's syndrome，WS）又称听力 – 色素综合征或耳聋 – 白发 – 眼病综合征，是一种较常见的常染色体显性遗传综合征型耳聋。1951 年由荷兰眼科医师 Waardenberg 首次报道[2]，发病率约为 1/40 000，占先天性聋的 2%~5%，聋哑人群中发病率为 0.9%~2.8%[3]。基本症状为：①内眦外移；②皮肤、毛发及眼睛的色素异常；③不同程度的单侧或双侧感音神经性耳聋；④高而宽的鼻根部等。WS 的临床表现变异很大，在临床上主要分为四型，其中Ⅰ型包括了上述基本的症状，相关的致病基因为配对盒 3（PAX3），定位于染色体 2q35-37，参与胚胎神经嵴的发育。Ⅱ型临床表现为耳聋和虹膜异色，无内眦移位，眼距正常，相关基因是小眼畸形相关转录因子（MITF），定位在 3 号染色体的短臂，亦有报道称 15% 的Ⅱ型 WS 中有 SOX10 基因突变[4]。Ⅲ型 WS，又称为 Klein WS，其临床表现为在Ⅰ型的基础上又合并了上肢畸形，上肢畸形包括上肢肌肉和关节的发育不全或挛缩、腕骨融合以及并指等，相关基因 PAX3。Ⅳ型又称为 Shah WS，临床表现为在Ⅱ型的基础上再加上 Hirschsprung 病（即先天性的肠神经分布异常所导致的结肠梗阻和慢性便秘），相关致病基因较多，包括定位于染色体 13q22 的内皮素受体 B（EDNRB）、20号染色体长臂的内皮素 3（END3）以及 22 号染色体长臂的性别决定区域相关转录因子 10（SOX10）[5, 6]。其中与Ⅰ型和Ⅲ型相关的 PAX3 基因编码一种在早期胚胎表达的 DNA 结合转录因子，90% 的Ⅰ型 WS 与 PAX3 基因突变有关，临床上对 PAX3 基因突变的检测可有助于诊断不典型的 WS Ⅰ型和 WS Ⅲ型。PAX3、SOX10 可同步激活 MITF 基因的表达，调节黑色素细胞的发育，WS 综合征的听力损害源于黑色素细胞进入血管纹中层受阻，黑色素细胞的缺失程度与个体间及耳间听力损害的程度有密切关系。至今，欧美人群已发现 100 余种 WS 相关基因的突变位点，我国也有不少相关病例报道。2010 年杨淑芝[7]等对我国 18 个省份、自治区及 2 个直辖市的 2466 名耳聋患者进行抽样调查，发现 WS 病例 17 例，约占 0.69%，其中Ⅰ型 9 例，Ⅱ型 8 例，未发现Ⅲ型和Ⅳ型病例。

二、鳃 – 耳 – 肾综合征

鳃 – 耳 – 肾综合征（Branchio-Oto-Renal，BOR）是 1975 年由 Melnick 首次报道，其

发病率约为 1/40 000，在重度聋儿中约占 2%[8]。临床表现主要包括：① 鳃裂瘘管和囊肿；② 外耳、中耳和内耳的发育畸形，包括：耳前凹陷，瘘管，副耳，杯状耳，耳轮发育不全，外耳道狭窄或闭锁，听骨链关节错位，前庭水管扩大，耳蜗畸形等；③ 肾脏中重度发育不全，例如先天性单或双侧肾发育不全、发育畸形、双肾盂缺失、多囊肾等 [9]。患者的听力损失从轻度到重度不等，可为传导性、感音神经性以及混合性。1997 年，Abdelhak 等在研究 BOR 综合征时相继克隆出人 *EYA1~EYA3*（eye absent homolog）基因 [10]。*EYA1* 基因编码的蛋白对鳃弓、耳、肾的正常发育起重要作用，目前发现的 *EYA1* 基因突变达 130 多种 [8]。研究显示还存在其他 BOR 的致病基因，其定位在 1q31.3-q321[11] 或定位在 14q21.3-q24.3 的 *SIX1* 基因 [12]。目前国外对该病的临床和基因学研究已较深入，但国内仅有少数病例报道。

三、Van der Hoeve 综合征

Van der Hoeve 综合征，又称脆骨 – 蓝巩膜 – 耳聋综合征，属于成骨不全综合征（osteogenesis imperfecta，OI）的 Ⅰ 型，OI 是一种遗传性全身结缔组织疾病。大多数为常染色体显性遗传模式（90%），少数病例表现为常染色体隐性遗传（10%），且致病基因较多 [13]。群体的发病率约为 1/15 000，在中国人群中发病率约为 0.04%[14]。临床主要表现为：反复发作的骨折，双侧进行性传导性或混合性耳聋，蓝色巩膜。颞骨 CT 示有骨迷路的脱钙现象。既往研究表明，编码 Ⅰ 型胶原前 α1 链和 α2 链的 *COL1A1* 和 *COL1A2* 基因突变是本病的主要病因，α1 链和 α2 链共同形成紧密的螺旋结构，由重复的 Gly-X-Y 序列组成，X、Y 代表甘氨酸（Gly）以外的其他氨基酸，以脯氨酸、羟脯氨酸为主。Gly-X-Y 单位是 Ⅰ 型胶原蛋白空间构象的基础，甘氨酸的改变可以影响整个胶原蛋白的空间构象，使其不能形成有效的螺旋结构。不同位置的甘氨酸被替换，可以导致不同程度的临床表型。90% 以上的 OI 患者可检测出 *COL1A1* 和 *COL1A2* 基因的突变 [15]。目前关于 Van der Hoeve 综合征基因突变的检测已应用于临床和产前诊断。

四、Stickler 综合征

Stickler（STL）综合征是一种较常见的遗传性进行性多系统的结缔组织病变，可影响眼、骨关节、耳和颌面部等一系列组织器官，1965 年由 Stickler 等首先报道，典型的临床表现为：① 患者大多有先天性非进展性高度近视，玻璃体变性，不同类型的视网膜变性，先天性或早期发病的青光眼及白内障等；② 进行性感音神经性聋或传导性聋；③ 颜面部中部发育不全和腭裂；④ 骨骼关节异常。其中听力受损约占 63% 的病人，这其中有 2/3 表现为感音神经性聋，对于 Stickler 综合征所致的听力受损原因可能为：① 由于腭裂及高弓状腭导致浆液性中耳炎的患病率增加，引起传导性聋，这种情况是可治愈的；② 对于其所致的感音神经性聋的发病机制目前还不是很清楚 [16-18]。该病临床表现变异很大，其中以眼部病变最为突出，也是儿童孔源性视网膜脱离最常见的遗传诱因 [19]。研究已证实，Stickler 综合征具有临床表型与基因型相关性。目前将 Stickler 综合征分为五型，其中 Ⅰ 、Ⅱ 、Ⅲ 型为常染色

体显性遗传，Ⅳ、Ⅴ为常染色体隐性遗传[20]。这其中 STL1 型是由于Ⅱ型胶原蛋白的编码基因 COL2A1 突变所致，染色体定位 12q13；STL2 型常见突变基因为编码 XI 型胶原的基因 COL11A1，定位于 1p21；STL3 型突变基因为 COL11A2，定位于染色体 6p21，为编码 XI 型胶原蛋白的另一条多肽链的基因[18, 21]。大多数的 Stickler 综合征病例为 STL1 型，COL11A2 基因突变仅见于无眼部症状的 STL3，提示 COL11A2 基因在眼睛里不表达[21]。另外，有少数病例未发现这三个基因的突变，提示可能还有其他的致病因素与该疾病有关。目前，对 STL 综合征相关致病基因的突变检测已应用于临床分子诊断。我国对 STL 综合征的相关报道多见于眼科专业，治疗也多针对于眼部症状，耳鼻咽喉专业对其报道甚少。

五、Ⅱ型神经纤维瘤

Ⅱ型神经纤维瘤（neurofibromatosis Ⅱ，NF2）：是神经系统常见的单基因疾病之一，因 96% 的患者表现为常染色体显性遗传性双侧前庭神经（Ⅷ）雪旺细胞瘤，故又称双侧听神经瘤，发病率约为 1∶210 000[22]。临床上早期以耳部症状为主：表现为耳鸣，听力下降及平衡功能障碍，可合并其他颅神经或周围神经的施万细胞瘤、脑膜瘤及青少年期发病的后囊或皮质性白内障，少数病例有视网膜错构瘤或眼球运动受限。耳聋常发生于 18～24 岁，随着前庭施万细胞瘤的生长，可为单侧渐进性的，也可以是双侧突发性的，耳蜗的逆向损害常可通过临床听力学检测来诊断，纯音测听常表现为高频听力受损，语言分辨率差，发病早期可出现 ABR 中Ⅲ、Ⅴ波的潜伏期延长，严重时各波可消失，但确诊该病则需要通过颅脑磁共振检查。NF2 基因位于染色体 22q12.2，其表达蛋白被命名为髓鞘素（MERLIN）或施万细胞素（SCHWANNOMIN）[22, 23]。有研究表明 MERLIN 蛋白在人施万细胞中可以逆转肿瘤细胞的侵袭和转移能力，并可减慢肿瘤细胞的增殖，增加 G_0/G_1 期细胞的比例，诱导细胞凋亡[24]。对症状前的高危家庭成员进行 NF2 基因突变检测，将有助于 NF2 的早期诊断和治疗。目前，NF2 基因的产前检测也已应用于临床，另外因该病早期主要表现为耳部症状，患者绝大多数首诊于耳鼻喉科，故耳鼻喉科医师应高度警惕，避免延误病情耽搁治疗。

六、Treacher-Collins 综合征

Treacher-Collins 综合征（Treacher-Collins syndrome，TCS）为常染色体显性遗传性疾病。1949 年 Franeschetti 将其命名为下颌骨面骨发育不全（mandibulofacial dysostosis，MFD），发病率相对较低，约为 1/50 000。该病 40% 有家族史，而 60% 为散发的新生突变。主要临床表现为颅面骨发育不全，包括颧骨和下颌骨发育不良，双侧眼裂较短，眼睑外 1/3 缺损，耳廓畸形及无外耳道或听小骨缺损而致的传导性耳聋，腭裂，部分患者伴有先心病，少数患者有智力减退[25]。其相关基因 TCOF1 定位于染色体 5q31.3-q32，其编码的核仁蛋白 TREACLE 考虑与核–浆转运有关，已发现的该基因突变有 100 多种[26, 27]。另外有学者对 TCOF1 基因筛查阴性的 TCS 患者进行了其他基因的检测，亦发现了其他相关基因的突变，例如：POLR1D、POLR1C 等[28]。现有学者关注 TCS 患者由于小下颌等畸形，部分患者表

现为阻塞性睡眠呼吸障碍，这将严重影响患者的生活质量[29]。目前对于 TCS 综合征的主要治疗以手术矫正畸形为主，相关基因的突变检测已应用于临床。

七、遗传性肾炎–神经性耳聋综合征（Alport 综合征）

Alport 综合征（Alport syndrome，AS），是以进行性血尿、肾功能不全为主，伴有耳聋和（或）眼部病变的遗传性疾病。其遗传方式多表现为 X 连锁显性遗传（85%），只有很少一部分表现为常染色体显性和隐性遗传（15%）。Jefferson 和 Vander Loop 分别于 1997 年及 2000 年报道了常染色体显性遗传 AS 的一个致病突变，为 COL4A3 基因第 21 外显子中 p.G493S 的突变[30]；2001 年，Heidet 等报道了该基因的另一个突变 p.G1167R 导致常染色体显性 AS[31]。Alport 综合征耳部损害的发生与Ⅳ型胶原 α 链的编码基因异常有关，该基因定位于 2q36.3，其突变导致耳蜗螺旋韧带、螺旋嵴、基底膜等处的网状结构受损，从而引起听力下降。其听力受损主要表现为病变早期轻度下降，患者不易察觉，儿童时期听力呈进行性下降，但中年以后听力损害基本稳定，即使听力受损较严重的患者也有残余听力。听力曲线图形式多样，早期以高频听力受损为主，还可有低频下降型和谷型听力减退[32]。

八、耳聋–甲发育不全综合征

耳聋–甲发育不全综合征（dominant deafness– onychodystrophy syndrome），又称 DDOD 综合征，为外胚层发育不良所导致的常染色体显性遗传性耳聋–甲发育不全综合征，其最早由以色列学者 Feinmesser 等报道，到目前为止，全球共有 10 篇相关病例报道，分别为以色列、英国、美国、加拿大、日本、澳大利亚、丹麦以及我国。DDOD 综合征临床上主要表现为先天性重度感音神经性耳聋，甲发育不全或缺失，指骨融合或增多，牙齿畸形或缺失，严重影响患者的认知和劳动能力[33-36]，我国学者研究表明 DDOD 的发生与 ATP6V1B2 基因突变有关[35]。ATP6V1B2 基因位于染色体 8p21.3，由 14 个外显子组成，编码含有 511 个氨基酸的 V–ATPase，在黑猩猩、猕猴、小鼠、非洲爪蟾、斑马鱼等物种高度保守。袁永一在小鼠内耳中阶局部注射特异性 Morpholino 对 Atp6v1b2 基因进行 knockdown 后发现小鼠发生了耳聋，证实了该基因与听觉相关。进一步体外细胞功能分析发现 DDOD 综合征患者携带的 c.1516C > T（p.R506X）突变导致 V–ATPase 水解和离子转运活性减低、细胞溶酶体酸度下降。目前的观点认为溶酶体降解功能不全导致的细胞代谢障碍是 DDOD 综合征的病因。

九、遗传性耳聋–甲发育不良–骨发育不良–智力发育迟缓–癫痫发作综合征

DOORS（deafness–onychodystrophy–osteodystrophy–mental retardation–seizures）综合征又称遗传性耳聋–甲发育不良–骨发育不良–智力发育迟缓–癫痫发作综合征，为一种非常罕见的常染色体隐性疾病，主要临床症状包括：听力受损、甲营养不良、骨营养不良、智力缺陷以及癫痫[37, 38]。目前的研究表明，DOORS 综合征与 TBC1D24 基因的突变有关。TBC1D24 基因编码含有保守的 TBC 域的蛋白，该蛋白是脑内 Ras 相关 GTPases 的活化蛋白，

参与跨膜转运。关于 DOORS 在我国的报道还很少。

十、Usher 综合征

Usher 综合征（Usher Syndrome，USH）又称遗传性耳聋 – 视网膜色素变性综合征，是以先天性感音神经性聋、渐进性视网膜色素变性（retinitis pigmentosa，RP）为主要表现的一种常染色体隐性遗传性疾病，其眼部症状多表现为儿童期末至青春期发病的视野缩小、视力障碍。在先天性重度神经性耳聋中，Usher 综合征发病率为 3/100 000 ~ 6.2/100 000。Usher 综合征家系内的不同患者在发病时间、病变程度和临床表现等方面比较相近，不同家系之间变异很大。目前临床上将 USH 分为三型：Ⅰ 型：先天性重度感音神经性聋，前庭反应消失，青春期前发生双眼 RP；Ⅱ 型：先天性中重度感音神经性聋，前庭反应正常，青春期或之后发生双眼 RP；Ⅲ 型：进行性感音神经性聋，也称语后聋，前庭反应正常，RP 发生时间和程度表现各异[39]。该病不仅有高度的遗传异质性，而且致病基因的突变形式也多种多样。目前已发现的与该病有关的基因包括：11 个致病基因（*MYO7A*、*USH1C*、*CDH23*、*PCDH15*、*USH1G*、*CIB2*、*USH2A*、*GPR98*、*WHRN*、*CLRN1*、*PDZD7*）[40]。目前，对于 Usher 综合征仍无有效的方法阻止听力下降及视网膜退化，USH 轻型可引起听力减退、视力下降、视野受限，重者可导致聋哑、失明，严重影响患者的生活质量，故应当引起临床工作者的高度重视，避免近亲结婚及对有明确致病基因突变的家系进行产前诊断可有效地减少该病患儿的出生。

十一、Pendred 综合征

Pendred 综合征（Pendred syndrome，PS），即家族性甲状腺肿 – 先天性聋综合征，主要表现为先天性聋、甲状腺肿、碘有机化障碍。PS 是最常见的一种综合征型耳聋，在遗传性聋中占 10%，在新生儿中发病率 1/25 000，在人群中发病率 8/100 000，占先天性聋的 7.5%。Pendred 综合征患者的耳聋多表现为出生后数周或数月听力急剧下降，1 ~ 2 岁时听力障碍明显，典型的听力曲线为双耳高频重 ~ 极重度感音神经性聋，低频有残存听力，低频可表现为传导性聋。66% 的患者有前庭功能障碍。颞骨影像学检查发现大多数患者合并 Mondini 畸形和前庭水管扩大（enlarged vestibular aqueduct，EVA），其中 Mondini 畸形不是 PS 的特异性表现，而 EVA 和内淋巴囊、内淋巴管扩大是本病的特异性表现[41]。PS 呈常染色体隐性遗传，致病基因为 *PDS* 基因，又称 *SLC26A4* 基因，该基因编码 Pendrin 蛋白，为一种氯离子转运子，它存在于甲状腺、内耳的内淋巴管、内淋巴囊及 Corti 器的外沟细胞中。*SLC26A4* 基因突变谱广泛，目前报道的突变位点已超过 300 个，即使同一位点的突变也可能导致不同的临床表现。对本病的治疗以对症治疗为主，早期双耳仍有有用听力时，避免头部外伤以及气压突然改变等可以避免或延缓听力突然下降，随着病情的发展可视耳聋情况选配助听器或进行人工耳蜗手术。甲状腺功能减退者可选用甲状腺素替代治疗，对于甲状腺肿，一般不需要手术治疗，当出现压迫症状时，药物治疗仍不能缓解时可考虑手术治疗[42]。

十二、CHARGE 综合征

CHARGE 综合征为一种较为少见的综合征，临床上主要表现为：虹膜 – 视网膜缺损，先天性心脏病，后鼻孔闭锁，生长发育迟缓，生殖器发育不全以及耳发育异常及耳聋，另外还有一些其他症状，像食管闭锁、面瘫、肾功能不全或脑发育不全，以及唇裂、腭裂、内分泌失调等，患者一般生存率很低，对于该综合征的治疗目前也仅限于对症治疗。我国对于该病的报道很少，有研究表明该综合征与 *SEMA3E* 基因以及 *CHD7* 基因的突变有关 [43，44]。

十三、Jervell&Lange-Nielsen 综合征

Jervell&Lange-Nielsen 综合征（JLNS），又称为聋心综合征，是一种伴有神经性耳聋的先天性长 Q-T 间期综合征，为常染色体隐性遗传病。临床上以先天性聋哑、Q-T 间期延长、Q-T 易变、多形性室性心动过速、尖端扭转性室性心动过速以及发作性晕厥、心脏猝死等为主要临床表现的一组综合征。据报道，该病在耳聋儿童中的发病率约为 0.25%～1%，病人首次出现晕厥后 10 年内的病死率约 50%。因此，临床医师，尤其是儿科医师，对聋哑患儿应进行常规心电图检查，对早发现该病、早治疗有着重要的意义。目前的研究表明，该病的发生与 *KCNQ1* 基因及 *KCNE1* 基因的突变相关 [45]。

十四、Perrault 综合征

Perrault 综合征，即家族性卵巢早衰合并感音神经性耳聋综合征，主要表现为女性卵巢发育不全，男女均可发生的感音神经性聋，以及部分患者出现的神经系统的症状。对于该病的报道目前多见于妇产科，耳鼻喉科对其报道很少。目前的研究表明，基因 *HSD17B4*、*HARS2*、*CLPP* 以及 *LARS2* 的突变与该疾病相关 [46，47]。

另外，与 *NDP* 基因突变有关的 Norrie disease[48]、与 *GJB2* 基因突变有关的残毁性掌跖角化病（Vohwinkel 综合征）[49] 和角膜炎、鱼鳞病及耳聋综合征（keratitis，ichthyosis and deafness syndrome，KID）[50] 及与 *MYH9* 基因突变有关的 Epstein 综合征等在国内外也有不少报道 [51]。

SHI 种类繁多而且复杂，迄今为止报道合并听力下降的综合征有数百种，有些综合征仅见个别病例报道。分子生物学及遗传学的迅猛发展，加快了人们从分子水平上揭示遗传性疾病致病机制的脚步。但遗憾的是，目前仍然有许多 SHI 的致病原因不明，还有许多问题亟待解决，即使有的 SHI 病因明确，由于缺少有效的治疗手段或治疗费用昂贵，许多疾病仍无法或得不到治疗。因此，预防遗传疾病新生儿的出生和对基因突变携带者进行筛查就成了目前在人群中阻断遗传性疾病的主要手段。通过对 SHI 基因的筛查和诊断，可以为阳性家庭提供早期诊断、干预和预防。另外，由于 SHI 临床表现形式多样化，患者首诊的科室也不尽相同，故需要多学科学者的齐力协作。

（黄爱萍 袁永一）

参考文献

1. 第二次全国残疾人抽样调查办公室. 第二次全国残疾人抽样调查主要数据手册. 北京：华夏出版社，2007：1-8.

2. Kumar S, Rao K, Waardenburg syndrome：A rare genetic disorder, a report of two cases. Indian J Hum Genet, 2012, 18(2)：254-255.

3. Read AP, Newton VE. Waardenburg syndrome. J Med Genet, 1997, 34：656-665.

4. Elmaleh-Berge`s M, Baumann C, Noel-petroff N, et al, Spectrum of temporal bone abnormalities in patients with Waardenburg Syndrome and SOX10 mutations. Am J Neuroradiology, 2013, 34：1257-1263.

5. Tassabehji M, Newton VE, Read AP. Waardenburg syndrome type 2 caused by mutations in the human microphthalmia(MITF)gene. Nature Genet, 1994 8(3)：251-255.

6. Pingault V, Bondurand N, Kuhlbrodt K, et al. SOX10 mutations in patients with Waaedenburg-Hirschsprung disease. Nature Genetics, 1998, 18：171-173.

7. 杨淑芝，孙勍，刘新. 全国 20 个省份 / 直辖市部分聋哑学校 Waardenburg 综合征流行病学抽样调查结果. 中华耳科学杂志，2010, 8, No 1：26-28.

8. Gigante M, d'Altilia M, Montemurno E, et al. Branchio-Oto-Renal Syndrome(BOR) associated with focal glomerulosclerosis in a patient with a novel EYA1 splice site mutation. BMC Nephrol, 2013, 14：60.

9. Chen A, Francis M, Ni L, et al. Phenotypic manifestations of branchio-oto-renal syndrome. Am J Med Genet, 1995, 58：365-370.

10. Abdelhak S, Kalatzis V, Heilig R, et al. A human homologue of the Drosophila eyes absent gene underlies branchio-oto-renal(BOR)syndrome and identifies a novel gene family. Nat Genet, 1997, 15(2)：157-164.

11. Kumar S, Deffanbacher K, Marres HA, et al. Genome wide search and genetic localization of a second gene associated with autosomal dominant branchio-oto-renal syndrome：clinical and genetic implications, Am J Hum Genet, 2000, 66(5)：1715 -1720.

12. Ruf RG, Berkman J, Wolf MT, et al. A gene locus for branchio-otic syndrome maps to chromosome 14q21.3-q24.3.Am J Med Genet, 2003, 40(7)：515-519.

13. Forlino A, Cabral WA, Barnes AM, et al. New perspectives on osteogenesis imperfecta [J]. Nat Rev Endocrinol, 2011, 7(9)：540-557.

14. Langman CB. Improvement of Bone in Patients with Osteogenesis imperfecta Treated with Pamidronate Lessons from Biochemistry. Clinical Endocrinology & Metabolism, 2003, 88(3)：984-985.

15. 李征玥，程静，卢宇，等. Vander Hoeve 综合征家系临床表型特征及 COL1A1 基因突变分析. 中华耳科学杂志, 2012, 10, No.1: 80-84.

16. Acke FR, Dhooge IJ, Malfait F, et al. Hearing impairment in Stickler syndrome: a systematic review. Orphanet J Dis, 2012, 30(7): 84-94.

17. Rose PS, Levy PG, Liberfarm RM, et al. Stickler syndrome: clinical characteristics and diagnostic criteria [J]. Am J Med Genet Part A, 2005, 138: 199-207.

18. Snead MP, Yates JR. Clinical and molecular genetics of Stickler syndrome. J Med Genet, 1999, 36: 353-359.

19. Richards AJ, Scott JD, Snead MP. Molecular genetics of rhegmatogenous retinal detachment, Eye, 2002, 16: 388-392.

20. 李凤荣, 周崎, 李惠, 等. I 型 Stickler 综合征家系临床和基因突变研究. 中华实验眼科杂志, 2012, 30(10): 941-944.

21. Sirk-Osadsa DA, Murray MA, Scott JA, et al. Stickler syndrome without eye involvement is caused by mutations in COL11A2, the gene encoding the alpha2(Xl) chain of typeXl collagen. J Pediatr, 1998, 132: 368-371.

22. 龚树生, 陈广理, 钟刚, 等. 神经纤维瘤病 II 型（附 1 例报告）. 临床耳鼻咽喉科杂志, 2006, 20(16): 721-723.

23. Moffat DA, Irving RM. The molecular genetics of vestibular schwannoma. J Laryngology Otol, 1995, 109(5): 381-384.

24. Schulze KMM, Hageman CO, Muller HW, et al. Transduction of wild - type Merlin into human schwannoma cells decreases schwannoma cell growth and induces apoptosis. Hum Mol Genet, 2002, 11(1): 69-76.

25. Bauer M, Saldarriaga W, Wolfe SA, et al. Two extraordinarily severe cases of Treacher Collins syndrome. Am J Med Genet Part A, 2012, 3: 445-452.

26. Dixon MJ, Read AP, Donnai D, et al, The gene for Treacher Collins syndrome maps to the long arm of chromosome 5. Am J Hum Genet, 1991, 49: 17-22.

27. Dixon J, Trainor P, Dixon MJ. Treacher Collins Syndrome. Orthod Craniofac Res, 2007, 10(2): 88-95.

28. Dauwerse JG, Dixon J, Seland S, et al. Mutations in genes encoding subunits of RNA polymerases I and III cause Treacher Collins syndrome. Nat Genet, 2011, 43(1): 20-22.

29. Akre H, Overland B, Asten P, et al. Obstructive sleep apnea in Treacher Collins syndrome. Eur Arch Otorhinolaryngol, 2012, 269(1): 331-337.

30. Vander Loop F, Heidet L, Timmer ED, et al. Autosomal dominant Alport syndrome caused by a COL4A3 splice site mutation. Kidney International, 2000, 58(5): 1870-1875.

31. Heidet L, Arrondel C, Forestier L, et al. Structure of the human type IV collagen

gene COL4A3 and mutations in autosomal Alport Syndrome. J Am Soc Nehru, 2001, 12(1): 97-106.

32. 王轶，曹克强，王直中. Alport综合征的临床及听力学表现. 听力学及言语疾病杂志，2003, 11(2): 110-111.

33. Kondoh T, Tsuru A, Matsumoto T, et al. Autosomal dominant onychodystrophy and congenital sensorineural deafness. J Hum Genet, 1999, 44: 60-62.

34. White SM, Fahey M. Report of a further family with dominant deafness-onychodystrophy(DDOD)syndrome .Am J Med Genet Part A, 2011, 155: 2512-2515.

35. Yuan YY, Zhang JG, Chang Q, et al. De novo mutation in ATP6V1B2 impairs lysosome acidification and causes dominant deafness-onychodystrophy Syndrome. Cell Research, 2014: 1-4.

36. Dina Vind-Kezunovic, Pernille M Torring. A Danish family with dominant deafness-onychodystrophy syndrome. J Dermatol Case Rep, 2013, 4: 125-128.

37. Cantwell RJ. Congenital sensori-neural deafness associated with onycho-osteo dystrophy and mental retardation(D.O.O.R. syndrome). Humangenetik, 1975, 26: 261-265.

38. Qazi QH, Nangia BS. Abnormal distal phalanges and nails, deafness, mental retardation, and seizure disorder: A new familial syndrome. J Pediat, 1984, 104: 391-394.

39. 杨淑芝. 袁慧军. 杨伟炎. Usher 综合征临床与遗传学研究现状. 中华耳科学杂志，2006, 4(3): 238-240.

40. Aparisi MJ, Aller E, Fuster-García C, et al. Targeted next generation sequencing for molecular diagnosis of Usher syndrome. Orphanet J Rare Dis, 2014, 9(1): 168.

41. Ito T, Choi BY, King KA, et al. SLC26A4 genotypes and phenotypes associated with enlargement of the vestibular aqueduct. Cell Biochem, 2011, 28(3): 545-552.

42. 王轶，曹克利. Pendred 综合征. 听力学及言语疾病杂志，2003, 11(4): 313-314.

43. Lalani SR, Safiullah AM, Molinari LM. SEMA3E mutation in a patient with CHARGE syndrome. J Mcd Genet, 2004, 41(7): e94.

44. Vissers LE, van Ravenswaaij CM, Admiraal R, et al. Mutation in a new member of the chromodomain gene family cause CHARGE syndrome. Nat Genet, 2004, 36(9): 955-957.

45. Tyson J, Tranebjaerg L, Bellman S, et al. Isk and KvLQT: mutation in either of the two subunits of the slow component of the delayed rectifier potassium channel can cause Jervell and Lange-Nielsen Syndrome. Hum Mol Genet, 1997, 6(12): 2179-2185.

46. Pierce SB, Walsh T, Chisholm KM, et al. Mutation in the DBP-deficiency protein

HSD17B4 cause ovarian dysgenesis, hearing loss, and ataxia of Perrault Syndrome. Am J Hum Genet, 2010, 87(2)：282-288.

47. Pierce SB, Gersak K, Michaelson-Cohen R, et al. Mutation in LARS2, encoding mitochondrial leucyl-tRNA synthetase, lead to premature ovarian failure and hearing loss in Perrault syndrome.Am J Hum Genet, 2013, 92(4)：614-620.

48. Chen ZY, Hendriks RW, Jobling MA, et al. Isolation and characterization of a candidate gene for Norrie disease. Nat Genet, 1992, 1(3)：204-208.

49. 王占想，陈楠，安亚丽，等．一残毁性掌跖角化病家系 GJB2 基因突变研究．中华皮肤科杂志，2012, 45(5)：344-346.

50. 张玲琳，唐黎，王宏伟，等．角膜炎、鱼鳞病、耳聋综合征一例及 GJB2 基因突变研究．中华皮肤科杂志，2012, l45(8)：597.

51. De Rocco D, Zieger B, Platokouki H, et al. MYH9-related disease：Five novel mutations expanding the spectrum of causative mutations and confirming genotype/phenotype correlations, Eur J Med Genet, 2013, 56(1)：7-12.

第八节　老年性聋的遗传学

老年性聋（presbycusis）又称年龄相关性听力损失（age-related hearing loss，ARHL），是指随年龄增长而逐渐出现的双耳对称性、进行性下降的感音神经性耳聋。临床共同特点为由高频向语频逐渐发展的双侧对称性听力损失，并以听觉敏感度减弱和言语识别率下降为主要特征，大多数患者伴有持续的高调耳鸣，是一种累及外耳、中耳、内耳、中枢听觉通路以及皮质认知水平的退行性病变。据统计，在大于 65 岁的老年人中，听力障碍的发生率高达 40%[1]，但遗憾的是，关于老年性聋的发病机制、病理过程以及临床干预治疗至今尚未完全明确，目前认为除了听觉器官的自然老化外，还与生活中所遭受的环境因素（疾病、耳毒性药物、噪声、精神创伤等）有关。ARHL 的发病年龄、发展速度、听力损失程度以及对生活的影响因人而异，近年来，随着耳聋分子生物学和遗传学中的飞速发展，越来越多的学者开始关注遗传因素在老年性耳聋中所起的作用。报道称约 40%~50% 的 ARHL 与遗传因素有关[2]。如能从基因水平揭示听觉衰老的本质，寻求早期有效的干预措施及治疗方法，将对老年性耳聋具有重要意义。

一、遗传因素与老年性聋

（一）线粒体基因（mtDNA）与老年性聋

线粒体是机体的"细胞能量工厂"，其主要功能是将有机物氧化产生的能量转换为 ATP。自由基学说认为衰老是由于氧自由基的增加及线粒体 DNA（*mtDNA*）突变的积累而导致细胞损伤的过程。氧自由基及其他反应活性物质统称为反应性氧代谢物（reactive oxygen species，ROS），是各种年龄相关性疾病包括老年性聋在内的诱发因素。ROS 的增加，可导致线粒体基因组累积性缺失和突变，从而影响线粒体的氧化磷酸化（OXPHOS）功能，使 ATP 的合成减少，引起包括毛细胞在内的细胞因缺乏能量而发生退行性变性甚至坏死，这可能是 ARHL 发病机制之一[3]。自 1992 年第一个检出 *mtDNA* 突变的遗传性感音神经性聋的大家系中报道以来[4]，迄今已有不少研究表明 *mtDNA* 特定片段的累积性缺失与哺乳类动物的老年性聋有关，在鼠类表现为 *mtDNA* 4834bp 的缺失，而人类则主要是 *mtDNA* 4977bp 的缺失，该缺失发生在 *mtDNA* 的 13bp 重复序列区，从 nt8483 到 nt13459，随着年龄老化，突变的 *mtDNA* 在毛细胞内不断积聚，最终导致线粒体失能[5, 6]。2009 年，Laloi-Michelin 等[6] 研究了欧洲 89 例母系遗传性糖尿病和耳聋（maternally inherited diabetes and deafness，MIDD）伴 *mtDNA* A3243G 突变患者临床表现的严重程度与血液粒细胞线粒体 DNA 异质性之间的关系，发现 *mtDNA* 异质性水平与 MIDD 患者临床表现的严重程度相关。2013 年，Vivero 等[7] 研究亦发现 *mtDNA* A3243G 突变与糖尿病患者伴耳聋相关。耳蜗是氧代谢活跃的器官之一，耳蜗的毛细胞及血管纹上存在着大量的线粒体，因此线粒体 DNA 的缺失可能是老年性聋的一个重要因素，但并非所有的老年性聋患者都会出现 *mtDNA* 的缺失，这说明 *mtDNA* 的缺失可能仅是老年性聋众多因素中的一个方面。2011 年，Bonneux 等对 947 例比利时老年人群进行线粒体基因组 DNA 序列检测，发现线粒体基因变异与 ARHL 并无显著相关性[8]。

另外，老年性聋的发生还可能与多种抗氧化物酶的多态性有关，这其中主要包括：N-乙酰转移酶（N-acetyltransferase，NAT2）、谷胱甘肽 S 转移酶（GSTT1 和 GSTM1）、谷胱甘肽过氧化物酶（GPX1）和 Cu/Zn 超氧化剂歧化酶（SOD1）等。这些基因编码的蛋白质（如：NAT、GST）最基本的功能就是抗氧化和解毒作用，基因的多态性导致细胞对氧化应激及异物损伤更敏感，从而使得老年性聋的易感性明显提高[9-10]。随着老年化进程，听觉器官内氧自由基生成增加，抗氧化酶功能减弱，两者之间逐渐失衡，从而导致器官的衰老。

（二）常染色体基因与老年性聋

1. Ahl1 基因座—*CDH23* 基因　Ahl1 是被发现的第一个与 ARHL 有关的基因座，1997 年 Johnson[11] 等通过数量性状定位（quantitative trait loci，QTL）分析，在 C57BL/6 鼠的 10 号染色体上定位了一个与老年性聋有关的基因座位，命名为 ahl1。而其座位上的 *Cdh23* 基因最有可能是候选基因。*Cdh23* 基因，由 Di Palma[12] 等首次在鼠 10 号染色体上与听力损失有关的 waltzer（*v*）基因区域发现，waltzer（*v*）是鼠内耳毛细胞功能维持的必要成分，其上的许多基因突变都可导致听力损失和（或）眩晕。*Cdh23* 基因属于钙黏蛋白基因，编码蛋白 cadherin 23，为钙黏蛋白（cadherin）家族成员之一。钙黏蛋白家族成员在细胞黏附、分选、迁移等发育、发展过程中起重要作用[13]。*Cdh23* 基因表达在外毛细胞的静纤毛上，其突变将破坏外毛细胞静纤毛之间的连接功能、造成静纤毛束紊乱，进而毛细胞的机械 - 电传导过程发生障碍，最终造成听力受损。并且 *Cdh23* 还与其他耳聋基因相互作用进一步影响听力。另外，*CDH23* 基因的错义突变可引起人类常染色体隐性遗传非综合征型耳聋

DFNB12，其无义及移码突变引起综合征型耳聋 Usher 综合征[14]。而 DFNB12 主要表现为渐进性高频听力下降为主的中重度感音神经性聋，这也提示 *CDH23* 与老年性耳聋有一定的关联性。现已明确 *CDH23*c.753G > A 同义单核苷酸多态性（single nucleotide polymorphism，SNP）与鼠的老年性聋具有关联性[15]。

2. Ahl2 基因座　继发现 ahl1 基因座与 ARHL 有关后，2002 年，Johnson[16] 等在纯系鼠的 5 号染色体上发现了第二个与 ARHL 有关的基因座位，命名为 ahl2 基因座。他们发现 ahl2 基因座可能是造成 NOD/LtJ 鼠和 C57BL/6J 鼠早期听力损失的主要原因。但在随后的研究中，他们用三种伴有早发性 ARHL 的鼠系和 NOD/LtJ 鼠进行回系杂交，在其后代中并没有发现 ahl2 对耳聋表型有统计学意义。因此，对于 ahl2 与 ARHL 的关系有待更深入的研究。

3. Ahl3 基因座　由于鼠类的听觉系统和人的十分相似，所以学者们在探索 ARHL 的病因机制中对大量的能发生 ARHL 的纯种鼠系进行了分析研究。他们发现一些鼠系（如：C57BL/6J 和 BALB/cByJ）常表现为晚发性听力受损。2004 年，Nemoto[17] 等对一种具有 B6 鼠的遗传背景和携带源于 MSM（一种表现为终生听力正常的日本野生鼠系）部分染色体单个或双个拷贝的嵌合体小鼠进行研究，发现其 17 号染色体上一个与 ARHL 有关的新基因座位—ahl3，认为正是 ahl3 基因座抑制了 MSM 鼠发生 ARHL。与 ahl1 和 ahl2 不同的是，ahl3 为老年性聋的抗耳聋基因座位，具有防护老年性聋的作用。

4. Atoh1 基因　*Atoh1* 基因，在鼠类又称为 *Math1* 基因，位于染色体 4q22，编码蛋白 Atoh1，是"碱性螺旋 – 环 – 螺旋"（basic helix–loop–helix，bHLH）家族中的一员。bHLH 是一类重要的神经发育调节因子，对毛细胞的增殖分化至关重要[18]。*Atoh1* 基因在神经系统和耳蜗毛细胞、支持细胞的发育中都起到重要的促进作用，其可通过调控其他基因来掌控毛细胞的分化。例如，*Pou4f3*、*Barhl1* 是已被证实与毛细胞生存和维护相关的基因，但其作用发挥都是在 *Atoh1* 基因协同下完成的[19-20]。研究证明，鼠类的 *Math1* 基因在内耳中是一种毛细胞分化的正向调节因子。当 *Math1* 基因被敲除后，在小鼠的内耳，包括耳蜗及前庭器官中就无法观察到形态学上的毛细胞。Izunikawa 等[21] 将听力正常的成年豚鼠应用耳毒性药物致聋，造成两侧耳蜗毛细胞丧失，再运用转基因方法将 *Math1* 基因用腺病毒载体导入豚鼠左侧耳蜗，2 个月后发现左耳的耳蜗中毛细胞数量明显多于对侧，而且左耳所有频率的听性脑干反应阈值均低于对照耳，这也表明 *Math1* 基因在哺乳动物耳蜗毛细胞生成过程中的重要作用。Gubbels 等[22] 实验证实，*Athol* 基因转染胎鼠内耳导致功能多余的毛细胞产生。上述研究提示 *Atoh1* 是毛细胞形态和功能再生过程中必不可少的基因。

5. 钾离子通道基因　正常的听觉离不开耳蜗内环境的稳定，哺乳动物耳蜗内淋巴具有 150mmol/L 的高钾离子浓度，这种特殊离子成分的维持依赖于耳蜗内各种钾离子转运蛋白的正常，这其中就包括 KCNQ 以及 Na–K–2Cl 联合转运子 NKCC1（Na–K–2Cl co–transporter 1）。*KCNQ4* 基因，最先被 Kubisch 等[23] 在一个法国家系中鉴定为耳聋致病基因，位于人染色体 1p34，编码一种电压门控型 Kv7.4 钾离子通道蛋白，在耳蜗的外毛细胞、前庭器官以及脑干的听觉神经核上表达[24]。近来，发现其在血管平滑肌中也有很高的表达水平[25]。*KCNQ4* 基因突变引起的常染色体显性非综合征型耳聋 DFNA2，在临床上主要表现为迟发性、渐进性和早期以高频听力下降为主的感音神经性聋[26]。敲除 *Kcnq4* 基因的小鼠表现为进行性听力下降及选择性的外毛细胞衰退[27]。2004 年，Van Eyken 等[28]用候选基因关联分析的方法对 *KCNQ4* 基因与老年性聋的关系进行研究，结果显示 *KCNQ4* 基因的多个 SNP 位点与老年性聋遗传易感性相关联，并且所有的 SNPs 均位于 *KCNQ4* 基因的同一段 13kb 的区域。这些研究提示了 *KCNQ4* 基因极有可能是老年性耳聋遗传易感基因之一。

KCNQ1 是一种电导很小的电压门控钾离子通道，由位于染色体 11p15.5 的 *KCNQ1* 基因编码，在内耳主要位于血管纹边缘细胞的顶膜，在 K⁺ 循环过程中，KCNQ1 将边缘细胞内的钾离子分泌至内淋巴。NKCC1 是一种跨膜转运蛋白，在小鼠由 *Sla12a2* 基因编码，广泛分布于各种组织，在耳蜗主要表达于血管纹边缘细胞底侧膜、螺旋韧带和螺旋缘下的纤维细胞。有动物实验研究认为 Kcnq1 和 Nkcc1 随着 C57BL/6J 小鼠年龄的增加逐渐减少，且 mRNA 的表达水平亦呈现随年龄增加而呈逐渐减少的趋势，从而认为耳蜗侧壁 Kcnq1 和 Nkcc1 可能在年龄相关性听力减退的发生中起一定的作用[29]。

6. 转录因子 *GRHL2/TFCP2L3* 基因　2002 年，Peters[30]等在一个美国家系报道了位于染色体 8q22 的 *GRHL2* 基因（grainyhead like 2，又称为 transcription factor cellular promoter 2-like 3，*TFCP2L3*）的移码突变 c.1609–1610insC 导致常染色体显性遗传性听力损失 DFNA28。DFNA28 患者发病年龄差异较大，表现为各个频率同时发生的轻~中度听力下降，但到 50 岁后则发展为以高频听力下降为主的重度听力损失。*GRHL2* 编码转录因子，在上皮组织中广泛表达。在内耳，*GRHL2* 主要在蜗管的细胞中表达，对胚胎发育发挥重要作用，同时在出生后的上皮细胞功能维持方面具有重要性。2011 年，我国学者孟安明[31]以斑马鱼为动物模型，阐明了 *grhl2* 基因在内耳发育中的作用机制，其研究表明 grhl2 通过促进紧密连接蛋白 Claudin b 和表皮细胞黏着分子 Epcam 在内耳中的表达而调控内耳上皮细胞间连接的发育，从而维持内耳腔内的组分和浓度，为耳石和半规管系统的正常发育提供必需的环境，进而保证听力和平衡系统的功能。*GRHL2* 基因突变后会影响内耳的发育，并导致听力障碍和平衡系统的缺陷。近年来，越来越多的研究关注 *GHRL2* 基因与老年性聋遗传易感性的关联性，Van Lader 等通过候选基因 SNP 关联分析证实 *GRHL2* 基因与老年性聋遗传易感因素具有关联性，进一步发现多数相关联的 SNP 位于第一内含子[32]。然而，2011 年 Lin 等[33]在中国台湾省汉族人群中的研究发现 *GRHL2* 内含子 1 的 SNP 与被检测人群的 ARHL 无明显的相关性，考虑是人种地域差异所致，因此还需要更多的研究来证实 *GRHL2* 与 ARHL 的相关性。

7. 代谢型谷氨酸受体 7（metabotropic glutamate receptors 7，*mGluR7*）基因　2009 年，Friedman 等[34]对欧洲国家 ARHL 患者和健康人群各 846 例进行全基因组关联分析，最终证实了 *mGluR7* 基因（又称 *GRM7*）SNP 位点与 ARHL 存在显著关联的风险（*P*=0.0008）。2010 年，Van Laer[35]用全基因组关联分析研究了 254 例 ARHL 芬兰萨米人群，发现了一个位于 *GRM7* 基因下游区域的 SNP 与 ARHL 存在关联（*P*=0.000149）。*GRM7* 编码的蛋白产物 mGluR7 在内、外毛细胞和螺旋神经节细胞内均存在，分布在谷氨酸类神经突触的前突触部位，抑制谷氨酸的释放。谷氨酸（glutamate，Glu）作为耳蜗的传入神经递质，以 L-Glu 形式在毛细胞、听神经传入活动中起重要作用。L- 谷氨酸是哺乳动物中枢神经系统主要兴奋性氨基酸类神经递质激活剂，是耦合声音的机械点传导和内耳听神经出入神经元之间的主要神经递质。当耳蜗内毛细胞释放 Glu 过多或再摄取不充分时，可导致以传入神经树突水肿为特征的兴奋性损害，伴大幅度听力下降，严重者可因迟发性传入神经元死亡致不可逆性耳聋[36]。到目前为止，关于 mGluR 代谢在人内耳的生理作用研究还较少。

8. *EDN1* 基因 *EDN1* 基因，位于人类染色体 6p，编码内皮素 1（endothelin 1，EDN1），是一种强力的血管活性肽，由血管内皮细胞合成和释放。Edn1 广泛分布在豚鼠螺旋神经节细胞中，并可能直接影响神经冲动的传递。Uchida 等[37]曾经报道 *EDN1* 基因 p.Lys198Asn（G/T）SNP 与日本中老年的听力障碍有关联。*EDN1* 突变可以引起实验性螺旋蜗轴动脉痉挛，从而产生强大而持久的血管收缩，导致内耳缺血[38]。

9. *UCP2* 基因 *UCP2* 基因，又称解耦联蛋白 2（uncoupling protein，）基因，编码线粒体质子转运蛋白，参与调节热量控制及能量代谢。Sugiura 等[39]报道了 4942 例日本老年受试者 *UCP2* 基因 SNP 与听力损害之间的关系，发现 *UCP2* 基因 p.Ala55Val 与听力损害显著相关（$P=0.0167$）。Kitahara 等[40]认为 *UCP2* 基因可能在内耳神经元的保护方面起一定作用。

10. *FABP2* 基因 FABP2 即脂肪酸结合蛋白 2（fatty acid-binding protein2），属于胞质内蛋白，参与胞内长链脂肪酸运输和代谢。Saion-Saito 等[41]运用免疫组化染色定位的方法发现 FABPs 在成年小鼠耳蜗有表达，并且发现其在听觉功能调节方面起重要作用。Uchida 等[42]对年龄位于 40～86 岁的 1428 名日本人进行分析研究，发现 *FABP2* 基因 p.Ala54Thr 多态性与中老年人听力损失密切相关。目前，国内耳鼻咽喉领域对 *FABP2* 基因与老年性聋相关性的研究还很少。

11. *P2RX2* 基因 *P2RX2* 基因（ligand-gated ion channel，purinergic receptor 2），位于人类染色体 12q24.33，编码 P2X2 受体，是一种嘌呤能受体，为 ATP 依赖的阳离子门控通道，广泛分布于包括耳蜗在内的多种系统。*P2RX2* c.178G > T（p.V60L）突变于2002 年首次在一个中国四川耳聋家系中被认定为 DFNA41 的致病原因，该家系主要表现为双耳对称性听力损失，早期主要累及高频。此后研究人员又在其他常显耳聋家系中发现了该基因相同的突变[43, 44]。近期有学者通过动物实验发现敲除 *P2rx2* 基因的小鼠更易患年龄相关性听力损失，且以高频听力为重，从而认为 *P2RX2* 基因与老年性聋相关[44]。

二、动物模型

由于老年性聋分子机制复杂，选择合适的动物模型对于老年性聋的深入研究显得尤为重要。目前，针对老年性聋研究的动物模型主要有：①D- 半乳糖衰老模型：是目前使用较为广泛的人工老化模型，具有衰老变化明显、模型稳定、耗时短等优点；②C57/6J 小鼠：是一种具有先天性遗传缺陷的老化模型鼠，其在 10、5、17 号染色体上带有与老年性聋相关的 ahl1、ahl2、ahl3 基因座，该小鼠耳蜗毛细胞在成年的早期开始退变，随年龄的增长，毛细胞退变从耳蜗基底回快速向蜗顶扩展，到 26 月龄时，几乎整个耳蜗的外毛细胞和大部分的内毛细胞丧失[46]，是目前应用较为广泛的动物模型；③ Fischer 344（F344）小鼠：具有快速渐进性年龄相关性听力受损的特点，但相对于 C57/6J 小鼠而言，其毛细胞丧失相对少一些；④ NMF308 小鼠：来源于美国杰克逊实验室，表现为快速渐进性听力损失，也可作为年龄相关性听力损失的动物模型[47]。

三、预防与治疗

遗憾的是，针对老年性聋，目前临床上尚无有效的治疗手段。Seidman 等[48]报道应用抗氧化剂喂食老龄大鼠，可以使线粒体 DNA 大片段缺失突变率下降，并可有效延缓老龄大鼠的听力下降进程，甚至可以不同程度地改善实验动物的听力。孔维佳等[49]研究发现辅酶 Q10 及维生素 E 对大鼠内耳组织线粒体 DNA 4834bp 缺失突变具有预防作用。但目前临床上尚无报道。

对于中、重度老年性聋而言，助听器是最佳选择。但助听器效果存在个体差异，而且助听器不能从根本上解决问题。目前，对于佩戴助听器欠佳的老年性聋患者，人工耳蜗植入术是一种选择，但人工电子耳蜗替代的仅是耳蜗的功能，许多老年性聋患者听觉系统的病理改变还涉及听神经和听觉中枢，加之人工耳蜗装置及术后康复训练费用昂贵，部分老年患者全身状况较差，不能耐受全麻手术等，人工耳蜗植入在国内还没有广泛应用于老年性聋患者。

DNA 重组技术是生物医学发展的重要里程碑之一，随之而发展起来的基因治疗也是医学和药学领域的一次革命。基因治疗被认为是未来治疗难治性的遗传性疾病最有效的方法之一。但由于内耳特殊的生理解剖结构——血 - 脑屏障和血 - 迷路屏障的存在，使得到目前为止还没有一种非常理想的载体应用于内耳基因治疗。近年来，随着各种基因载体（如：纳米基因载体、复合型载体等）不断被研发，内耳基因治疗将为更多的耳聋患者带来福音。

虽然目前尚无有效的办法治愈老年性聋，但如果能减少相关诱发因素的影响，则可以有效地延缓听力损失发生的时间和严重程度，例如：健康的生活习惯，尽可能避开噪声环境，避免应用耳毒性药物，积极治疗老年性疾病等。

总之，老年性聋是由多种遗传背景和环境因素共同作用而引起的。遗传因素为内因，环境等因素为外因，内外因互相作用，互为因果，因此要明确该病的发病机制仍需要多科学不断合作和研究探索。相信随着分子生物学及遗传学的飞速发展，揭示听觉衰老的本质离我们越来越近，从本质上干预或延缓老年性聋将成为现实。

（朱庆文　黄爱萍）

参考文献

1.　Y Zhong, YJ Hu, W Peng, et al. Age-related decline of the cytochrome c oxidase subunit expression in the auditory cortex of the mimetic aging rat model associated with the common deletion. Hearing Research, 294(2012)：40-48.

2.　Zhu M, Yang T, Wei S, et al. Mutations in the gamma-actin gene(ACTG1)are associated with dominant progressive deafness(DFNA20/26). Am J Hum Genet, 2003, 73(5): 1082-1091.

3. Dai P, Yang W, Jiang S, et al. Correlation of cochlear blood supply with mitochondrial DNA common deletion in presbyacusis. Acta Otolaryngol, 2004, 124(2): 130-136.

4. Jaber L, Shohat M, Bu XD, et al. Sensorineural deafness inherited as a tissue specific mitochondrial disorder. J Med Genet, 1992, 29: 86-90.

5. Seidman MD, Khan MJ, Dolan DF, et al. Age-related differences in cochlear microcirculation and auditory brain stem response. Arch Otolaryngol Head Neck Surg, 1996, 122(11): 1221-1226.

6. Laloi-Michelin M, Meas T, Ambonville C, et al. The clinical variability of maternally inherited diabetes and deafness is associated with the degree of heteroplasmy in blood leukocytes. Clin Endocrinol Metab, 2009, 94(8): 3025-3030.

7. Vivero RJ, Ouyang X, Kim YG, et al. Audiologic and genetic features of the A3243G mtDNA mutation. Genet Test Mol Biomarkers, 2013, 17(5): 383-389.

8. Bonneux S, Fransen E, Van Eyken E, et al. Inherited mitochondrial variants are not a major cause of age-related hearing impairment in the European population. Mitochondrion, 2011, 11(5): 729-734.

9. Bared A, Ouyang X, Angeli S, et al. Antioxidant enzymes, presbycusis, and ethnic variability. Otolaryngol Head Neck Surg, 2010, 143(2): 263-268.

10. 骆华杰，杨涛，吴皓. 老年性聋遗传因素研究进展. 中华耳鼻咽喉头颈外科杂志，2013, 48(1): 78-81.

11. Johnson KB, Eraway LC, Cok SA, et al. A major gene affecting age-related hearing loss in C57BL/6J mice. Hear Res, 1997, 114(1-2): 83-92.

12. Di Palma F, Holme RH, Bryda EC, et al. Mutations in Cdh23, encoding a new type of cadherin, cause stereocilia disorganization in waltzer, the mouse model for Usher syndrome type 1D. Nature Genetics, 2001, 27: 103-107.

13. Tepass U, Truong K, Godt D, et al. Cadherins in embryonic and neural morphogenesis. Nat Res Mol Cell Biol, 2000, 1: 91.

14. Bork JM, Peters LM, Riazuddin S, et al. Usher syndrome 1D and nonsyndromic autosomal recessive deafness DFNB12 are caused by allelic mutations of the novel cadherin-like gene CDH23. Am J Hum Genet, 2001, 68(1): 26-37.

15. Davis RR, Kozel P, Erway LC. Genetic influences in individual susceptibility to noise: a review. Noise Health, 2003, 5: 19.

16. Johnson KR, Zheng QY. Ahl2, a second locus affecting age-related hearing loss in mice. Genomics, 2002, 80(5): 461-464.

17. Nemoto M, Morita Y, Mishima Y, et al. Ahl3, a third locus on mouse chromosome 17 affecting age-related hearing loss. Biochem Biophys Res Commun, 2004, 324(4): 1283-1288.

18. Rose MF, Ahmad KA, Thaller C, et al. Excitatory neurons of the proprioceptive, interoceptive, and arousal hindbrain networks share a developmental requirement for Math1. Proc Natl Acad Sci USA, 2009, 106(52): 22462-22467.

19. Golub JS, Tong L, Ngyuen TB, et al. Hair cell replacement in adult mouse etricles after targeted ablation of hair cells with diphtheria toxin. J Neurosci, 2012, 32(43): 15093-15105.

20. Chellappa R, Li SG, Pauley S, et al. Barhl1 regulatory sequences required for cell-specific gene expression and autoregulation in the inner ear and central nervous system. Mol Cell Biol, 2008, 28(6): 1905-1914.

21. Izumikawa M, Minoda R, Kawamto K, et al. Auditory hair cell replacement and hearing improvement by Atoh1 genetherapy in deaf mammals. Nature Med, 2005, 11(3): 271-276.

22. Gubbels SP, Woessner DW, Mitechell JC, et al. Functional auditory hair cells produced in the mammalian cochlea by in utero gene transfer. Nature, 2008, 455(7212): 537-541.

23. Kubisch C, Schroeder BC, Friedrich T, et al. KCNQ4, a novel potassium channel expressed in sensory outer hair cells, is mutated in dominant deafness [J]. Cell, 1996, 96: 437-446.

24. Su TR, Chen CH, Huang SJ, et al. Functional study of the effect of phosphatase inhibitors on KCNQ4 channels expressed in Xenopus oocytes. Acta Pharmacologica Sinica, 2009, 30: 1 220.

25. Zhong XZ, Harhun M, Olesen SP, et al. Participation of KCNQ(Kv7)potassium channels in myogenic control of cerebral arterial diameter[J]. J Physiol, 2010, 588: 3277-3293.

26. Coucke PJ, Van Hauwe P, Kelley PM, et al. Mutations In the KCNQ4 gene are responsible for autosomal dominant deafness in four DFNA2 families. Hum Mol Genet, 1999, 8(7): 1321-1328.

27. Kharkovets T, Dedek K, Maier H, et al. Mice with altered KCNQ4 K1 channels implicate sensory outer hair cells in human progressive deafness. EMBO J, 2006, 25(3): 642-652.

28. Van Eyken E, Van Laer L, Fransen E, et al. KCNQ4: a gene for age-related hearing impairment? Hum Mutat, 2006, 27(10): 1007-1016.

29. 李建玲, 褚汉启, 周良强, 等. C57BL/6J 小鼠耳蜗钾离子转运蛋白 KCNQ1 和

NKCC1 的年龄相关性表达及其与听力的关系. 中华耳鼻咽喉头颈外科杂志，2011，46(2)：139-143.

30. Peters LM, Anderson DW, Griffith AJ, et al. Mutation of a transcription factor, TFCP2L3, causes progressive autosomal dominant hearing loss, DFNA28. Hum Mol Genet, 2002, 11(23)：2877-2885.

31. Han Y, Mu Y, Li X, et al. Grhl2 deficiency impairs otic development and hearing ability in a zebrafish model of the progressive dominant hearing loss DFNA28. Human Molecular Genetics, 2011, 20(16)：3213-3226.

32. Van Laer L, Van Eyken E, Fransen E, et al. The grainyhead like 2 gene(GRHL2), alias TFCP2L3, is associated with age-related hearing impairment. Hum Molecular Genet, 2008, 17(2)：159-169.

33. Lin YH, Wu CC, Hsu CJ, et al. The grainyhead-like 2 gene(GRHL2)single nucleotide polymorphism is not associated with age-related hearing impairment in Han Chinese. Laryngoscope, 2011, 121(6)：1303-1307.

34. Friedman RA, Van Laer L, Huentelman MJ, et al. GRM7 variants confer susceptibility to age-related hearing impairment. Hum Mol Genet, 2009, 18(4)：785-796.

35. Van Laer L, Huyghe JR, Hannula S, et al. A genome-wide association study for age-related hearing impairment in the Saami. Eur J Hum Genet, 2010, 18(6)：685-693.

36. Pujol R, Puel JL. Excitotoxicity, synaptic repair, and functional recovery in the mammalian cochlea：a review of recent findings. Ann N Y Acad Sci, 1999, 884：249-254.

37. Uchida Y, Sugiura S, Nakashima T, et al. Endothelin-1 gene polymorphism and hearing impairment in elderly Japanese. Laryngoscope, 2009, 119(5)：938-943.

38. Scherer EQ, Arnold W, Wangemann P. Pharmacological reversal of endothelin-1 mediated constriction of the spiral modiolar artery：a potential new treatment for sudden sensorineural hearing loss. BMC Ear Nose Throat Disorder, 2005, 5：10.

39. Sugiura s, Uchida Y, Nakashima T, et al. The association between gene polymorphisms in uncoupling proteins and hearing impairment in Japanese elderly. Acta Otolaryngol, 2010, 130(4)：487-492.

40. Kitahara T, Horii A, Kizawa K, et al. Changes in mitochondrial uncoupling protein expression in the rat vestibular nerve after labyrinthectomy. Neurosci Res, 2007, 59(3)：237-242.

41. Saion-Saito S, Suzuki R, Tokuda N, et al. Localization of fatty acid binding proteins(FABPs)in the cochlea of mice. Ann Anat, 2010, 192(4)：210-214.

42. Uchida Y, Sugiura S, Nakashima T, et al. The Ala54Thr polymorphism in the

fatty acid-binding protein2(FABP2)gene is associated with hearing impairment: a preliminary report. Auris Nasus Larynx, 2010, 37(4): 496-499.

43. Blanton SH, Liang CY, Cai MW, et al. A novel locus for autosomal domiant non-syndromic deafness(DFNA41)maps to chromosome 12q24-qter. J Med Genet, 2002, 39(8): 567-570.

44. Denise Yan, Yan Zhu, Tom Walsh, et al. Mutation of the ATP-gated P2X$_2$ receptor leads to progressive hearing loss and increased susceptibility to noise. Proc Natl Acad Acad Sci, 2013, 110(18): 7494-7499.

45. Idrizbegovic E, Bogdanovic N, Willott JF, et al. Age-related increases in calcium-binding protein immunoreactivity in the cochlear nucleus of hearing impaired C57BL/6J mice. Neurobiol Aging, 2004, 25(8): 1085-1093.

46. 张少强，李胜利，闫利英，等.年龄相关性听力损失小鼠耳蜗毛细胞的凋亡机制.听力学及言语疾病杂志, 2010, 18(1): 43-47.

47. Seidman MD, Khan MJ, Bai U, et al. Biologic activity of mitochondrial metabolites on aging and age-related hearing loss. Am J Octol, 2000, 21: 161-167.

48. 孔维佳，韩月臣，王莹，等.维生素 E 和辅酶 Q10 对大鼠内耳组织线粒体 DNA 4834bp 缺失突变的预防作用.中华耳鼻咽喉杂志, 2004, 39: 707-711.

第九节 内耳畸形的遗传学

先天性内耳畸形是胚胎发育期间由于基因突变、缺失或其他变异等遗传因素，或者母亲妊娠期间病毒、细菌、螺旋体等感染，或者药物（氨基糖苷类、反应停）、理化因素（X射线、化学制剂）等非遗传因素导致的内耳发育停止或变异。临床电测听检查提示患耳为不同程度的感音神经性耳聋。先天性内耳畸形是儿童神经性耳聋的主要病因[1]，目前，有 1/2000（0.05%）～1/1000（0.1%）的儿童出生时为极重度耳聋；同时，1/2 以上的儿童期耳聋为遗传性聋，发病率为 1/1000～1/800[2]。

一、内耳发育与畸形

（一）膜迷路发育

内耳发生于胚胎第 4～8 周，8～16 周发育，16～24 周完成骨化[3]。内耳膜迷路起源于原始外胚层，是耳部发育最早的部分。胚胎第 3 周，胚胎头部菱脑两侧体表外胚层增厚形成耳基板，是听泡的始基。胚胎第 4 周，耳基板逐渐向中胚层凹陷，形成听窝，内陷继续发展，约在胚胎 4 周半时，开口完全闭合，与外胚层脱离形成听泡。听泡延长，约胚胎第 5 周，其上端形成一管状小室，并进一步发育成内淋巴囊和内淋巴管，其下端大部分成为椭圆囊球囊室，椭圆囊球囊室腹侧发育成球囊，背侧成椭圆囊。椭圆囊、球囊、内淋巴管于胚胎11周发育完全。胚胎第5周听泡的背侧椭圆囊部出现三个乳头状隆起，隆起的中心逐渐吸收，到第9周时变成三个半规管。胚胎第5～6周听泡球囊部腹侧形成盲管状隆起，发育成蜗管。12周时蜗管基本发育完全。8周时中胚层组织穿行包绕正在分化的听泡，成为软骨性耳囊。继而蜗管两旁的软骨逐渐吸收，形成鼓阶、前庭阶、蜗孔。于16～24周，软骨包囊逐渐完成骨化。胚胎发育不同时期对应的畸形情况见图3-9-1。

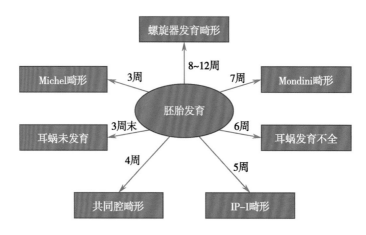

图 3-9-1 胚胎发育不同时期对应的畸形情况

（二）感觉器官发育

人类的内耳有6个主要感受器：Corti器负责听觉，其他的5个（3个壶腹嵴、椭圆囊斑和球囊斑）负责前庭功能。

1. Corti器　Corti器从耳蜗管后壁发育而来。随着耳蜗管长度的增加，其横切面的形状由圆形变成椭圆形，最终成为三角形。耳蜗管后壁发育成Corti器，前壁形成部分前庭膜，外侧壁形成血管纹。妊娠第7周左右耳蜗管底部的Corti器开始分化，而此时耳蜗顶部还是假复层上皮，没有开始分化。到妊娠第25周Corti器分化完成。

2. 壶腹嵴　壶腹嵴的感觉上皮增高成嵴样的叠层结构，毛细胞和支持细胞在其中发育。感觉上皮周围的细胞有分泌功能，它产生了胶状的壶腹嵴帽，感觉毛细胞的静纤毛位于壶腹嵴帽中。在妊娠第8周壶腹嵴明显升高形成峰样结构，22周这些感觉结构发育成熟。

3. 囊斑　囊斑也经历了类似壶腹嵴的发育过程，但是它的感觉上皮平铺，其上覆盖耳石膜，耳石膜内含有石灰质沉淀物（耳石）。囊斑可能在妊娠第14～16周完成分化。

（三）平衡听觉神经节的发育

基于对动物的研究，科学家们认为平衡听觉神经节起源于听上皮，其中的神经胶质细胞来源于神经嵴。形态学研究表明，听泡前腹外侧部的细胞从上皮分离，移行离开听泡，经过增殖后又聚集在一起形成神经节。与听泡的发育相平行，当膜迷路被分成背侧前庭和腹侧耳蜗部时，平衡听觉神经节也形成上、下两个部分。神经节的上部连接了外周神经和上、外侧壶腹嵴以及椭圆囊斑。下部是前庭部，分布于球囊斑和后壶腹嵴以及 Corti 器。

（四）骨迷路的发育

妊娠第 8 周，在听泡发育的同时其周围的间充质细胞分化成一个软骨耳囊。随着膜迷路的扩张，在听上皮周围出现了许多空泡，它们是细胞程序性死亡的结果。这些空泡很快融合粘连形成外淋巴间隙，其内充满外淋巴液。在耳蜗，外淋巴间隙发育成 2 部分：鼓阶和前庭阶，鼓阶在前庭阶之前形成。

直到膜迷路达到成人大小时，软骨耳囊才开始骨化形成骨迷路。骨化开始于 15 周左右，于 21 周左右结束，共有 14 个骨化中心。第一个骨化中心位于耳蜗底部，骨化速度远远超过半规管。在内耳前庭，膜迷路持续生长至妊娠第 21 周。胚胎第 23 周，所有骨化中心融合形成完整的骨性包膜（骨迷路）。

（五）耳蜗发育畸形

耳蜗畸形多为药物、病毒感染、遗传等因素引起胚胎早期发育障碍所致[4]。胚胎不同时期发育障碍将导致不同程度的耳蜗畸形。胚胎 3 周，耳基板发育障碍，可导致内耳完全不发育，形成 Michel 型内耳畸形。胚胎 4～5 周发育障碍可导致"共腔"畸形，此阶段听泡已经形成，但仍未分化为耳蜗、前庭及半规管的原基器官，充满液体的"共腔"取代了耳蜗、前庭。胚胎 5 周蜗管原基发育障碍可以导致耳蜗不发育，为一充满液体的空腔。胚胎第 6 周，蜗管发育障碍，常导致耳蜗发育不全，耳蜗可以辨认，但只有 1 圈或少于 1 圈。Mondini 畸形是由于胚胎 7 周发育障碍所致，耳蜗基底圈正常，顶圈和第二圈融合并且骨螺旋板、鼓阶、前庭阶缺如，内淋巴管 / 囊、前庭导水管、半规管常伴随畸形。胚胎 5～8 周，内耳发育障碍在前庭水管缩窄前出现，可导致前庭水管扩大。8～12 周为螺旋器发育的关键时期，此期胚胎发育障碍，常导致螺旋器及神经节细胞发育畸形。

二、内耳畸形的分类与影像学特征

内耳畸形可发生在骨迷路和膜迷路的任何部分，膜迷路畸形发生在细胞水平，迷路形态一般无异常改变，影像学方法不能显示，骨迷路畸形因其有特殊的形态学表现可被高分辨率 CT 诊断[5]（图 3-9-2）。CT 因其较普及的临床应用以及可清晰显示精细的骨质结构而成为内耳检查的首选影像学方法。内耳畸形的分类诊断尚未统一，目前广泛应用的是 Sennaroglu 分类法[6-8]，结合解放军总医院聋病分子诊断中心耳聋患者的影像资料[9]，建议分型如下：

（一）耳蜗畸形

1. Michel 畸形（Michel deformity）　耳蜗和前庭结构完全缺失。

2. 初级听泡（Rudimentary otocyst）　听囊的不完全发育，仅毫米大小，没有内耳道与之相通。

3. 耳蜗未发育（Cochlear aplasia） 耳蜗完全缺失，前庭结构可见。

4. 共同腔畸形（Common cavity） 耳蜗与前庭融合呈一囊腔，内耳道开放至共同腔中央。

5. 耳蜗发育不全（Cochlear hypoplasia，CH） 耳蜗大小比正常要小，根据蜗管内间隔和耳蜗蜗轴发育程度不同，主要分成四类：

（1）CH-Ⅰ型：泡状耳蜗，耳蜗像个小泡与内耳道相通，蜗轴与蜗管内间隔不能分辨。

（2）CH-Ⅱ型：囊性发育不全耳蜗，底转见蜗轴，蜗轴上 1/2 段缺陷，蜗管内间隔部分缺如。

（3）CH-Ⅲ型：耳蜗一转半，均存在较短的蜗轴和蜗管内间隔。

（4）CH-Ⅳ型：耳蜗底转与正常耳蜗底转大小相似，存在蜗轴及蜗管内间隔，耳蜗顶圈呈小囊状，蜗轴发育不全。

6. 耳蜗不完全分隔（incomplete partition，IP） 耳蜗大小与正常耳蜗相似，根据蜗管内间隔和耳蜗蜗轴发育程度不同，主要分成三型：

（1）IP-Ⅰ型：囊性耳蜗前庭，耳蜗呈囊状，缺乏蜗管内间隔及蜗轴，伴有大的囊状前庭。

（2）IP-Ⅱ型：Mondini 畸形，耳蜗底转正常，耳蜗中间周与顶周融合成一囊状顶，伴有前庭水管扩大。

（3）IP-Ⅲ型：X- 连锁耳聋，耳蜗存在间隔但没有耳蜗蜗轴，内耳道底膨大与耳蜗底转相通。

（二）前庭畸形

包括：Michel 畸形、共同腔畸形、前庭缺失、前庭发育不全、前庭扩大。其中前庭宽度 > 3.2mm，认为是前庭扩大。

（三）半规管畸形

包括：半规管缺失、半规管发育不全、半规管扩大。

半规管缺失：前半规管、外半规管、后半规管中的一个或多个结构缺失。

半规管发育不全：外半规管：中央骨岛宽度 < 3.6mm。

前半规管：管腔宽度 < 1.2mm。

后半规管：管腔宽度 < 1.2mm。

（四）内耳道畸形

包括：内耳道缺失、内耳道狭窄、内耳道扩大。其中内耳道宽度 < 4mm 为内耳道狭窄；内耳道宽度 > 6mm 为内耳道扩大。

（五）前庭导水管、耳蜗导水管畸形

包括：前庭/耳蜗导水管扩大。

前庭导水管扩大：总脚与外口之间中点处宽度 > 1.5mm 或外口宽度 > 2.0mm。

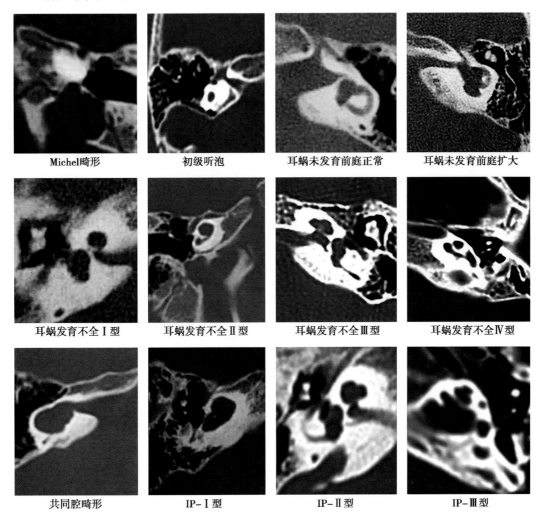

| Michel畸形 | 初级听泡 | 耳蜗未发育前庭正常 | 耳蜗未发育前庭扩大 |

| 耳蜗发育不全Ⅰ型 | 耳蜗发育不全Ⅱ型 | 耳蜗发育不全Ⅲ型 | 耳蜗发育不全Ⅳ型 |

| 共同腔畸形 | IP-Ⅰ型 | IP-Ⅱ型 | IP-Ⅲ型 |

图3-9-2 各种内耳畸形特征性 CT 表现

三、内耳畸形相关基因

（一）明确报道与内耳畸形相关的基因

1. *SLC26A4* 基因与前庭水管扩大（第二章第三节）和 Pendred 综合征（本章第六节）。

2. *POU3F4* 基因与 IP-Ⅲ *POU3F4* 基因：位于 Xq21.1 区域，仅有一个外显子，外显子区域全长 1491bp，开放阅读框架全长 1083bp，编码 361 个氨基酸。*POU3F4* 基因是一种转录因子，属于 POU 结构域家族成员之一，该家族基因均含有一个由高度保守的看家区域（含 60 个氨基酸同源结构域）和 POU 特异区（含 76～78 个氨基酸）组成的 POU 区域。*POU3F4* 基因特异性结构域能够增强同源结构域与 DNA 结合的能力，调节下游靶基因[10]。

目前多篇文献报道了 IP- Ⅲ 家系的 *POU3F4* 基因突变。HGMD（人类基因突变数据库）2016 年 9 月数据显示，有 80 个致病突变报道[11]。

3. *SOX10* 基因与 Waardenburg 综合征　*SOX10* 基因：性别决定区盒基因（sex determining region Y（SRY）–box 10），位于染色体 22q13.1，编码的蛋白含有 466 个氨基酸，神经嵴细胞迁徙、分化中关键的转录因子，由高活性组分结构域（high mobility group，HMG）、Group E 结构域和 C 端转录激活域（TA）构成，其中 HMG 域的主要功能是直接或间接结合 *KROX-20*、*PAX3*、*PAX6*、*HOXA3* 等靶基因的上游启动子顺式作用元件来调控靶基因表达[12]。*SOX10* 基因是导致 Waardenburg 综合征（WS）2 型的主要致病基因。Elmaleh–Bergès 等[13]对携带有 *SOX10* 突变的 15 例 WS 患者进行了影像学研究，发现 4 例携带 *SOX10* 基因突变的 WS2 患者存在双侧内耳异常，颞骨影像学检查以半规管的缺如和发育不全、前庭导水管扩大以及耳蜗畸形较常见。

4. *EYA1* 基因、*SIX1* 基因与鳃 – 耳 – 肾综合征（branchio–oto–renal syndrome，BOR）（OMIM：113650/ 610896）　*EYA1* 基因：果蝇缺眼基因（drosophila eyes absent gene）同源基因，*SIX1* 基因：同源盒基因（sine oculis homeobox homolog 1），均是转录调控因子。在内耳中，*SIX1* 与 *EYA1* 交互形成转录激活 EYA/SIX 复合物，调节感应神经细胞的增殖、存活以及内耳发育过程中的分化诱导[14]。Dantas 等[15]报道了一个伴有外、中、内耳畸形、颈部瘘管但无肾功能异常的巴西鳃耳肾综合征大家庭中存在 *EYA1* 基因突变，通过寡核苷酸阵列 CGH 检测到 *EYA1* 基因外显子 4 ~ 10 区域 71.8kb 的重复序列。Song 等[16]报道的 7 个不相关的韩国鳃 – 耳 – 肾综合征家系中，有 5 个家系为 *EYA1* 基因突变导致，这些家系均存在不同程度的耳蜗发育不良、前庭导水管扩大和面神经移位。Ito 等[17]以 *SIX1* 基因突变的鳃耳肾综合征的患者为研究对象，发现 *SIX1* 的 p.Y129C 突变可能导致鳃耳肾综合征中前庭导水管扩大的发生。

（二）与小鼠内耳发育相关基因

听基板至听泡再发育成成熟内耳的过程是一个极其复杂的过程，包括外胚层上皮的引导，听囊的初步形成和改建、感觉上皮、非感觉上皮及神经元细胞的分化等过程，最终形成精细的迷路。其间多种基因的时间、空间表达精细、准确地控制调节着这一过程。这些基因通过编码转录因子、生长因子、分泌因子或受体蛋白等重要的生物分子，以不同的机制对内耳发育起重要作用[18-29]。近年来，根据对小鼠内耳发育的分子生物学研究，学者们从内耳发育的不同阶段阐述了目前较为公认的调节小鼠内耳发育的分子生物学机制。

1. 转录因子基因　耳基板在胚胎期的第 8.8 天（E8.5）发育，由小鼠后脑神经板的一侧发育而使得外胚层增厚，引起除了黑色素细胞和 Schwann 细胞以外所有内耳结构和细胞类型的变化。转录因子基因的表达被认为是在这个关键阶段促进了内耳发育模式的特异化。这一早期阶段的重要基因包括 *Pax2*、*Hmx3*、*Hoxal*、*RAR* 和 *NeuroD1* 等（表 3-9-1）。

表 3-9-1 对内耳发育有影响的转录因子

基因符号	基因全称或类型	相关的表型形状
Pax2	Paired-box gene2	耳蜗及螺旋神经节发育不全
Six1	Homebox gene	耳蜗前庭发育障碍
Eyal	Eye absent	听囊期内耳发育停滞
Dlx	Distal-less	前后半规管或壶腹嵴发育障碍
Hmx2-3	Homebox-containing genes 2-3	前庭内耳感觉上皮发育障碍
GARA3	Zinc-finger transcription	内耳严重畸形
RA	Retinoic acid	听囊严重发育障碍
Otx1-2	Orthodenticle homolog 1-2	前庭耳蜗畸形
IGF-1	Insulin-like growth factor-1	听囊发育障碍
Tbx1	T-box containing transcription	听囊畸形、感觉上皮发育障碍
BETA2/NeuroD1	basic helix-loophelix transcription factor	耳蜗及前庭神经节细胞数目减少

（1）Pax2 基因：破坏小鼠中的 Pax 基因可导致耳蜗发育不全、螺旋神经节细胞缺失，而前庭器官不受影响。

（2）Hmx3 基因：Hmx3 在内耳以及第 2 鳃弓中表达。敲除 Hmx3 可以导致前庭发育不全。Hmx3 有可能在椭圆囊、球囊的分离和半规管发育方面发挥作用。

（3）Rar 基因：由 α、β 和 γ 亚型组成，在小鼠胚胎内耳中表达，对听泡的发育很重要，Rar 基因结合所有的反式视黄酸，它是维生素 A 主要的生物活性代谢产物，作为配体，可以先启动、后绑定靶基因的视黄酸反应元件。

视黄酸信号通路中涉及的其他基因也至关重要，如小鼠基因 Hoxal 被公认是 Rar 下游靶基因的同源异型体。RAR-α 和 RAR-γ 基因突变导致严重的前庭和耳蜗畸形，这与 Hoxal 基因突变小鼠的缺陷相似。Hoxal 基因突变导致内耳的畸变，前庭和耳蜗成分显示出各种缺陷。虽然 Rar 蛋白广泛表达于小鼠的内耳，但除非两个或更多的受体缺席，否则并不会出现表型缺陷。这一事实表明，其受体具有多种亚型。

此外，Rar-β 基因已在小鼠胚胎的内耳中被发现。此外，当暴露在体外视黄酸中时，胚胎支持细胞显示早熟迹象、并可分化出毛细胞。因此，视黄酸或类似的生长因子可能最终在毛细胞再生过程中发挥作用。

（4）Six1 基因：Six 是同源异形框基因家族中的一员，编码的蛋白质即 Six 蛋白，可分为 Six1-2、Six3-6、Six 4-5 三个亚类的蛋白质，共有 6 个成员。Sixl 蛋白作为转录因子，通过 Pax-Six-Eya-Dach 网络、RA-BMP4 信号途径和细胞周期凋亡途径等多种机制调控耳的发育、分化。在小鼠模型中，E8.5 听囊泡腹侧核开始表达 Six1 蛋白，E9.5 在听泡中部和腹侧有表达，而听泡背侧和顶囊无表达。E12.5 在听神经、前庭神经节出现表达，E15.5 时壶腹嵴、椭圆囊中可见表达，表达遍及支持细胞、毛细胞。在 Six1 敲除小鼠模型中可出现严重的中耳、外耳、内耳、听神经畸形。

（5）*BETA2/NeuroD1* 基因：又称基本的螺旋 – 环螺旋转录因子（basic helix–loophelix transcription factor，简称 bHLH TF），在哺乳动物中枢神经系统发育过程中在多种细胞表达。其缺陷会导致小鼠的耳蜗及前庭神经节细胞数目减少，出现耳聋和平衡失调表型。此外，突变体还会导致蜗管分化和排列、感觉上皮缺陷、耳蜗背核细胞等的缺陷。

（6）*Math1* 基因：*Math1* 基因敲除导致毛细胞不能发育。

（7）POU 结构域基因（POU–domain genes）：在 POU 结构域调节性基因 *Brn-3* 家族的三名成员中，至少有 2 个在听觉和前庭感觉神经元发育过程中发挥了关键作用。Brn-3.0（或 Brn-3a）和 Brn-3.2（或 Brn-3b）蛋白在一些螺旋神经节和 Scarpa 神经节细胞中表达。Brn-3.1（ 或 Brn-3c）是听觉和前庭毛细胞发育必不可少的蛋白，可能在 Math1 下游发挥功能。*Brn-3.1* 基因敲除的小鼠表现耳聋和平衡功能受损症状，这是由于缺乏感觉毛细胞。*Brn-3.1* 基因敲除影响毛细胞前体的正常迁移，在小鼠胚胎的 18 天以后出现细胞凋亡。*Pou4f3* 和 *Pou3f4* 基因是人类胚胎中的同源基因，其突变会导致迟发性非综合征型感音神经性进行性听力损失。在小鼠，*Pou3f4* 在胚胎内耳上皮周围的间充质表达，诱导其突变可引起多种内耳畸形，包括耳蜗发育不全、薄耳蜗骨囊（颞骨岩部）、内耳道扩张、镫骨畸形等；缺失 *Pou3f4* 基因的小鼠还表现出耳蜗骨壁特有的纤维囊异常、内淋巴电位明显降低和极重度聋，这表明损失 POU3F4 破坏耳蜗流体平衡。

（8）*Sox10* 基因：*Sox10* 基因敲除小鼠模型中耳蜗变短是由于前体感觉祖细胞的表达减少导致，Mao 等利用 *Sox10* 缺失小鼠模型来评估内耳神经支配中神经嵴来源的 Schwann 细胞缺陷的作用，发现 Schwann 细胞能够为螺旋神经节神经元的迁移提供终止信号，其通过螺旋神经节的传导促进耳蜗 Corti 器的正确定位。

2. 内耳发育的生长因子　生长因子影响内耳神经元的发展和存活。神经生长因子（NGF）、脑源性生长因子（BDGF）、神经营养素 3（NT-3）、碱性成纤维细胞生长因子（bFGF）和转化生长因子 –β（转儿生长因子 –β）都被证明与早期和晚期耳蜗及前庭神经发育相关。

前庭和耳蜗生长因子都能够产生信使 RNA 编码的神经营养因子，特别是 BDNF 和 NT-3。耳蜗及前庭神经突起对于 BDNF 和 NT-3 反义寡核苷酸延长在体外是起抑制作用，但是当 NGF、BDNF 或 NT-3 添加到媒介中时，它发挥增强神经生长因子的作用。此外，Bdnp 基因、*NT-3* 基因以及两种基因同时抑制的小鼠已经被繁殖出来。*Bdnf* 基因敲除的小鼠丧失了大部分前庭以及Ⅱ型耳蜗神经节细胞和外毛细胞的传入神经。*NT-3* 基因敲除小鼠丧失了Ⅰ型耳蜗神经节细胞以及内毛细胞的传入神经元的神经节细胞。*Bdnf* 和 *NT-3* 基因敲除的小鼠的前庭和耳蜗神经节细胞缺乏。这些神经营养因子对内耳神经元存活的重要性表明，它们有可能发挥保护这些细胞、防止其退化的作用。

（1）*Jagged/Delta* 基因：是内外毛细胞诱导分化和成熟的关键。耳蜗中的毛细胞周期诱导分化和成熟似乎取决于 *Notch1* 及其配体 *Jagged1/2* 和 *Delta* 基因的表达，*Jagged1* 和

Notch 的突变体耳蜗结构异常。Notch–Delta 信号功能通过侧抑制在决定毛细胞命运中起关键作用。早在柯蒂器刚刚形成雏形的阶段，*Delta* 和 *Jagged* 基因表达似乎导致内毛细胞分化侧抑制，使毗邻细胞发育成支持细胞，同时也可能引发外毛细胞的发育。在后来的发育过程中，*Jagged* 基因似乎抑制内、外毛细胞的分化。

（2）*Fgf3* 基因：虽然成纤维细胞生长因子 3（fibroblast growth factor3，Fgf3）在大脑和耳组织中广泛分布，它发挥在内耳形态发生过程中的作用可能涉及内淋巴管和内淋巴囊。*Fgf3* 基因敲除小鼠同时显示出内淋巴管和内淋巴囊的畸形以及其他一些畸变。

（3）*Neurogenin1* 基因：该基因敲除的小鼠呈现出听觉和前庭神经节神经元的异常发育。

（4）*Shh* 基因：根据对小鼠的研究，间质 – 上皮相互作用似乎在内耳的发育中发挥了重要作用，*Shh* 是 sonic hedgehog 的简称。这个基因的蛋白质产物是脊索早期发育过程中分泌的产物，它对腹侧耳衍生物非常重要，如蜗管及耳蜗前庭神经节。*Shh* 基因与 *Pax2* 基因和 *BMPs* 基因在听囊发育过程中存在交互影响，可能会引起骨髓凝结，形成骨性耳囊。*Shh* 基因敲除导致听软骨囊骨化程度不良，偶尔会表现为半规管缺失。

螺旋环螺旋转录因子，如 Neurogenin1 被认为与平衡听觉神经节的形成有关。缺少 Neurogenin1 的小鼠，不能形成位听神经节。一些生长因子，如成纤维生长因子 3，也对小鼠前庭神经节的形成有重要作用。一旦这些神经节的神经元达到了它们的最终位置，并结束了增殖，它们就会表达高亲和性的神经营养受体，并依赖于膜迷路感受器分泌的神经营养因子。被靶向基因敲除了编码脑源性神经生长因子或 Neurotrophin3 或它们各种受体的基因的小鼠，有神经元和相应靶器官神经分布缺失。然而神经节神经元的靶器官对它们却没有这种依赖性。缺少神经分布的感觉毛细胞，其分化并不受影响，至少到出生时都是如此。在过去的几年里，人们对于耳的发育异常及导致其发生的分子机制的认识有了长足的进步。需要指出的是，由于许多基因异常引起的听力障碍都表现为先天性耳聋，所以有理由认为基因突变可能是破坏了内耳正常的胚胎发育从而导致先天性听力障碍，也由此推知基因缺陷与耳的异常发育有关。通过研究人类疾病的临床表现（综合征或非综合征型听力障碍）、利用动物模型研究听觉病理机制，我们对人耳发育的理解和认识会有更显著的提高。

（孙宝春　蒋　刘）

参考文献

1. Jackler RK, Luxford WM, House WF. Congenital Malformations of the Inner Ear: a Classification Based on Embryogenesis. Laryngoscope, 1987, 97(1): 2-14.

2. Schuknecht HF. Pathology of the Ear, 2nd ed. Philadelphia: Lea and Febiger, 1993: 180-181.

3. Swartz JD, Hmasbegrer HR. Imaging of the Temporal Bone[M], 3dr edn. Thieme Medieal Publishers, 1998: 240-317.

4. Kadom N, Sze RW. Radiological reasoning: congenital sensorineural hearing loss. AJR Am J Roentgenol, 2010, 194(3 Suppl): 1-4.

5. Cross NC, Stephens SDG, Francis M, et al. Computed tomography evaluation of the inner ear as a diagnostic, counseling and management strategy in patients with congenital sensorineural hearing impairment. Clin Otolaryngol, 1999, 24: 235–238.

6. Sennaroglu L, Saatci I. A New Classification for Cochleovestibular Malformations [J]. Laryngoscope, 2002, 112(12): 2230-2241.

7. Sennaroglu, L. Cochlear implantation in inner ear malformations-a review article. Cochlear Implants Int, 2010, 11(1): 4-41.

8. Sennaroglu L. Histopathology of inner ear malformations: Do we have enough evidence to explain pathophysiology? Cochlear Implants Int, 2016, 17(1): 3-20.

9. 孙宝春，戴朴，周成勇. 2747 例感音神经性聋内耳畸形分类的研究. 临床耳鼻咽喉头颈外科杂志，2015, 29(1): 45-47.

10. Mathis JM, Simmons DM, He X, et al. Brain 4: a novel mammalian POU domain transcription factor exhibiting restricted brain-specific expression. EMBO J, 1992, 11: 2551-2561.

11. The Human Gene Mutation Database.(www.hgmd.org)(09/09/2014).

12. Wissmüller S, Kosian T, Wolf M, et al. The high-mobility-group domain of Sox proteins interacts with DNA-binding domains of many transcription factors. Nucleic Acids Res, 2006, 34(6): 1735-1744.

13. Elmaleh-Bergès M, Baumann C, Noël-Pétroff N, et al. Spectrum of temporal bone abnormalities in patients with Waardenburg syndrome and SOX10 mutations. AJNR Am J Neuroradiol, 2013, 34: 1257-1263.

14. Wong EY, Ahmed M, Xu PX. EYA1-SIX1 complex in neurosensory cell fate induction in the mammalian inner ear. Hear Res, 2013, 297: 13-19.

15. Dantas VG1, Freitas EL, Della-Rosa VA, et al .Novel partial duplication of EYA1 causes branchio otic syndrome in a large Brazilian family. Int J Audiol, 2015, 54(9): 593-598. doi: 10.3109/14992027.2015.1030511. Epub 2015 Apr 30.

16. Song MH, Kwon TJ, Kim HR, et al . Mutational analysis of EYA1, SIX1 and SIX5 genes and strategies for management of hearing loss in patients with BOR/BO syndrome. PLoS One, 2013, 8(6): e67236.

17. Ito T, Noguchi Y, Yashima T, et al . SIX1 mutation associated with enlargement of the vestibular aqueduct in a patient with branchio-oto syndrome. Laryngoscope, 2006, 116(5): 796-799.

18. McKay IJ, Lewis J, Lumsden A. The role of FGF-3 in early inner ear development: an analysis in normal and Kreisler mutant mice. Dev Biol, 1996, 174: 370-378.

19. Hardys T, Brown T, Brandt SR, et al. Nkx5-1 controls semicircular canal formation in the mouse inner ear. Development, 1998, 125: 33-39.

20. Torres M, Gomez-Pardo E, Gruss P. Pax2 contributes to inner ear patterning and optic nerve trajectory. Development, 1996, 122: 3381-3391.

21. Kara C, Kılıç M, Uçaktürk A, et al. Congenital goitrous hypothyroidism, deafness and iodide organification defect in four siblings: pendred or pseudo-pendred syndrome? J Clin Res Pediatr Endocrinol, 2010, 2(2): 81-84.

22. Martin P, Swanson GJ. Descriptive and experimental analysis of the epithelial remodelings that control semicircular canal formation in the developing mouse ear. Dev Biol, 1993, 159: 549-558.

23. Rinkwitz-Brandt SA, Bober E. Regionalized expression of Nkx5-1, Nkx5-2, Pax2 and sek genes during mouse inner ear development. Hearing Research, 1996, 99: 129-138.

24. Ernfors P, Van De Water T, Loring J. Complementary roles of BDNF and NT-3 in vestibular and auditory development. Neuron, 1995, 14: 1153-1164.

25. Braun T, Rudnicki MA, Arnold H. Targeted inactivation of the muscle regulatory gene myf-5 results in abnormal rib development and perinatal death. Cell, 1992, 71: 369-382.

26. Mansour SL, Goddard JM, Capecchi MR. Mice homozygous for a targeted disruption of the proto-oncogene int-2 have developmental defects in the tail and inner ear. Development, 1993, 117: 13-328.

27. Steven Raft, Thomas M Coate, Matthew W. Kelley Pou3f4-Mediated Regulation of Ephrin-B2 Controls Temporal Bone Development in the Mouse. PLoS One, 2014, 9(10): e109043.

28. Pingault V, Girard M, Bondurand N, et al. SOX10 mutations in chronic intestinal pseudo-obstruction suggest a complex physiopathological mechanism. Hum Genet, 2002, 111(2): 198-206.

29. Mao YY, Reiprich S, Wegner M, et al. Targeted deletion of Sox10 by Wnt1-cre defects neuronal migration and projection in the mouse inner ear. PLoS ONE, 2014, 9(4): e94580.

第十节　先天性小耳畸形的遗传学

先天性小耳畸形（Microtia，MIM600674）可以为轻度的耳廓结构畸形，也可为严重的外耳缺失（Anotia），许多患者还同时伴有中耳内耳畸形、下颌骨和面部软组织发育不良等。多耳畸形（Polyotia）则可以看作镜像耳廓的复制，代表了完全不同的耳廓表型。小耳畸形可以是一个单独的出生缺陷，也可作为某个综合征的临床表现之一。根据世界上不同种族文献报道，每 10 000 个新生儿的小耳畸形患病率的波动范围是 0.83 ~ 17.4[1, 2]。中国出生缺陷监测系统中报告该病的患病率为 5.18/10 000。小耳畸形男性多见，右侧居多，多为单侧畸形 [3-5]。小耳畸形的发病率在亚洲日本为 64.7%[6]，韩国为 67.3%[7]，中国大约为 69.7% ~ 72.75%[8]。导致这些差异的原因目前还不清楚，研究对象的地区、种族及统计分析的差异可能导致这些差别，另外，文化也可能是导致这些差别的原因之一。

一、外耳的发生

耳由外耳、中耳和内耳组成，三者发生来源不同。外耳主要由头颈部外胚层来源的第一鳃沟及周围发生的 6 个耳结节融合形成；中耳主要由内胚层来源的第一咽囊发育形成；内耳主要由头部外胚层形成的听泡演变而来。第一鳃弓和第二鳃弓的外侧部分形成耳廓。胚胎第 21 天后，在第一鳃弓后缘和第二鳃弓前缘各形成 3 个小丘样结节状隆起。经典理论第 1 结节发育成耳屏、第 2 结节形成耳轮脚，第 3 结节形成耳轮上部，第 4 结节形成耳垂，第 5 结节形成对耳屏，第 6 结节形成耳轮下部及对耳屏。在胚胎 4 ~ 5 周时，第一鳃沟和第一咽囊向相对的方向发育，形成外耳道。最新的研究表明，仅耳屏、耳垂的前部及其附近的组织是第一鳃弓的一个结节演化而来，耳廓的其他部分是第二鳃弓的 5 个结节衍化而来，而外耳道则来自第一鳃弓。在胚胎第 6 周，耳廓初具固有外形。如胎儿第 3 个月之前发生的第二鳃弓发育障碍，可引起耳廓缺如或畸形，此时中耳发育也尚未完成，故常常伴有严重听骨畸形。若在胎儿发育第 6 个月发生发育障碍，此时听骨与耳廓发育基本完成，但外耳道发育尚未完成，故可出现外耳道狭窄或闭锁。内耳最早发生于胚胎的第 3 周，至 18 周时基本已与成人相近，因发育较早且组织来源不同，外、中耳畸形很少合并内耳畸形。临床上第一鳃弓发育不全还可出现小颌畸形。了解外耳的胚胎发育有助于理解小耳畸形的发生及病理特点。

二、小耳畸形相关的遗传学研究

关于小耳畸形的发生一直都是该领域研究的热点，研究显示小耳畸形的发生可能受环境和基因的共同影响。一方面可能与怀孕早期的异常事件如病毒感染、药物、精神刺激，或是父母亲年龄、经历过辐射、环境污染、种族起源、母亲的教育程度、居住环境等有关。另一方面约有 2.9% ~ 33.8% 的小耳畸形患者有遗传背景 [3]。但还没有有力的证据能够说明哪一种因素能够起主导作用。目前的数据显示综合征型及家族性小耳畸形可能与孟德尔遗传有关，散发病例更可能与多因素或多基因相关。

1. 神经嵴细胞迁徙理论与小耳畸形　近年来，神经嵴细胞（neural crest cells，NCC）发育异常导致相关综合征型小耳畸形的共同通路及相关基因作用网络在耳发育中的作用逐渐引起了人们重视。NCC 是脊椎动物胚胎发育过程中出现的一个暂时性、多潜能细胞群，起源于背神经管的隆起——神经嵴（neural crest，NC）。NCC可分成脑神经嵴细胞（cranial neural crest cell，CNCC）、心神经嵴细胞（cardiac neural crest cells）、迷走神经嵴细胞（vagal neural crest cells）以及体神经嵴细胞（trunk neural crest cells）4个主要的轴向细胞群，每一部分都沿特定路径迁移并分化成特定的细胞。其中，CNCC在耳部发育中起重要作用，可以进一步分化为前脑（forebrain）、中脑（midbrain）、后脑（hindbrain），其中，后脑的CNCC进一步分区形成数个菱脑原节（rhombomere），这一结构在颅颌面部的发育中起重要作用。菱脑原节不仅为CNCC形成数支彼此分隔的迁移流提供了解剖基础，而且可防止颅颌面部神经、骨等结构发育发生位置错乱。来源于中脑区后份及后脑（共分r1~r8八个节段）前份（r1、r2）的CNCC向腹侧迁移，参与形成第一鳃弓，来自r3、r4的CNCC参与第二鳃弓的形成。各种遗传和环境因素都可能影响CNCC的迁移过程，耳廓起源于胚胎第一鳃弓（下颌弓）和第二鳃弓（舌骨弓），只有携带耳廓各部分发育信息的CNCC细胞在正确的时间到达正确的区域，才能形成正常的耳廓。一旦CNCC的迁移路径、时间或区域等出现干扰，则会形成耳廓畸形。

2. 小耳畸形相关基因调控网络

（1）HOXA2基因相关调节网络：目前以HOXA2为中心影响神经嵴、外耳发育的相关细胞因子和转录调节越来越受到人们的重视。HOX基因属于同源盒基因。在人类和鼠中，至今发现39个HOX基因，其中有10个已证实与人类遗传疾病相关（HOXA1、HOXA2、HOXA11、HOXA13、HOXB1、HOXB13、HOXC13、HOXD4、HOXD10和HOXD13）。HOX基因都含有183bp的高度保守的同源序列，编码的蛋白质含有大约61个氨基酸的同源结构域。大量的动物研究表明HOX基因与小耳畸形的发生密切相关。Hoxa1失活的小鼠表现为外耳发育不全和中、内耳畸形；Hoxa1/Hoxb1复合小鼠突变体则表现为无耳畸形。Hoxb6和Hoxa7基因缺陷的小鼠不仅表现为小耳畸形，还伴有开放眼裂畸形和腭裂[9]。2005年，Tischfield在常染色体隐性遗传小耳畸形伴感音神经性耳聋和心脏缺陷的一个土耳其和四个沙特阿拉伯家系中发现了HOXA1无义突变[10]。Hoxa2敲除小鼠的通常表现为外耳缺如，同时伴有腭裂和舌根裂。Hoxa2基因编码同源框转录因子，表达在第二鳃弓的NCC上，是Hox基因家族中唯一在第二菱脑原节上表达的基因[11]，在促进第二腮弓正常发育方面起主要作用，可以抑制第一鳃弓结构的形成。Hoxa2缺乏会导致第一鳃弓结构的重复，过表达则会导致第二鳃弓的重复[12]，2013年Minoux等通过该基因的研究发现Hoxa2缺乏的大鼠出现了外耳道及中耳的锤砧骨的重复，这些结构按照以往认识应位于第一鳃沟，因而得出了一个非常令人激动的推论，即外耳道及中耳的锤砧骨不是来源于第一鳃沟，而是来源于第一鳃弓组织。

HOX基因与人类相关的报道主要集中在HOXA2基因突变上。2008年，Alasti在常染色体隐性遗传小耳畸形伴腭裂的一个伊朗家庭中发现了HOXA2的错义突变（c.556C＞A；p.Q186K）[13]；2013年，Kerry等在常染色体显性非综合征小耳畸形家系中发现了该基因的突变，认为单倍体剂量不足是该基因导致小耳畸形的原因。研究发现耳前耳赘常常出现在Townes-Brocks综合征和Branchio-oto-renal综合征中，但是不出现在CHARGE或者

Treacher Collins 综合征表型上，考虑与相关基因表达及变异相关。Minoux 报道这些小的附属赘生物多表达 *HOXA2* 的下游基因，如 *BMP4*、*BMP5* 和 *TWSG1* 等，这些基因不表达在第二鳃弓，但是在耳廓软骨的增生和分化上有重要作用。推论 *HOXA2* 的异位活性理论及与其他基因间的调控关系可以解释一些综合征和散发耳畸形病例的表型形成。人类婆罗双树样基因（*SALL*）与果蝇婆罗双树基因 *Splat* 为同源基因。*SALL1* 突变与常染色体显性遗传病综合征 Townes–Brocks 有关，主要表现为泌尿生殖道、肛门、上肢和心脏畸形。果蝇的研究证实 *Splat* 基因是 *HOX* 成员的靶向目标，同时也参与不同同源框基因的表达调节。在小鼠四肢发育中 *Sall1* 的表达受 *Hoxa13* 和 *Hoxd13* 调控，在胚胎干细胞中 *SALL1* 则对 *HOX* 基因（*HOXD13*）和 *GSC*（*Goosecoid*）有抑制作用。在哺乳动物体内 *SALL1* 基因也存在相似的调节关系。根据目前研究结果 Branchio–oto–renal 综合征与 *SIX1*、*SIX5* 和 *EYA1* 突变相关。*SALL1* 是 *EYA/SIX* 复合体的下游调控靶基因。*SIX1* 直接结合 *SALL1* 的启动子并以剂量依赖性的方式诱导 *SALL1* 表达。*SIX1* 和 *EYA1* 或 *SIX5* 和 *EYA1* 也可以形成转录复合物直接调节 *SALL1*。*SIX1*、*SIX5* 和 *EYA1* 突变会导致 *SALL1* 表达的下降，导致异位耳廓的出现。*GSC* 是同源异型框基因，表达在第一和第二鳃弓，*Gsc* 缺失的大鼠表现为小耳廓及外耳道缺失，有研究表明 *HOXA2* 有诱导和维持 *GSC* 表达于第二鳃弓的作用。以上基因调控的相互影响，形成正、负反馈回路，一方面可调节 *HOXA2* 系统的表达，另一方面也会影响整个鳃弓调节网络的表达。刘亚兰等对多种基因和细胞因子共同参与神经嵴细胞不同阶段迁移的调控进行了文献回顾，发现以 *PAX3*、*SOX10* 为中心的与神经嵴发展相关的基因（如 *MITF*、*HOX*、*EGR2*、*EYA1*、*SALL1* 和 *SIX1* 等）相互之间存在一定联系，与小耳畸形表型相关综合征的发生相关。本文通过文献回顾初步总结了以 *HOX* 为中心、可能与小耳畸形发生相关的基因调节网络（图 3-10-1）。

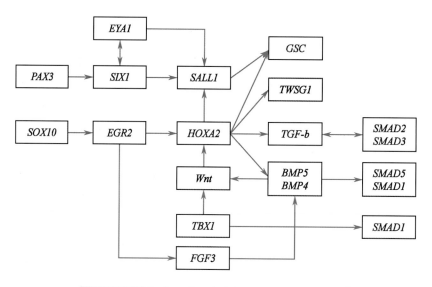

图 3-10-1 与小耳畸形发生相关的基因调节网络

（2）FGF 信号通路：成纤维细胞生长因子（fibroblast growth factors，FGFs）是由多个生物学结构相似的多肽生长因子组成的家族，主要通过受体酪氨酸激酶（RTKs）介导的信号通路参与调控细胞增殖、迁移、分化、凋亡等过程。在斑马鱼胚胎发育过程中，*fgf3* 表达高峰出现在胚胎发育早期，表达部位以头、尾及咽弓部为主，其表达与胚胎脑、眼、耳、咽弓及尾部器官的发育调控有关。*FGF3* 及 *FGFR2* 基因的突变，可导致在胚胎时期软骨细胞分化及迁移的障碍，大量研究证实 *FGF3* 突变与内耳的发育相关。*FGF3* 是伴有小耳畸形表型的 LAMM 综合征目前已知的唯一致病基因，研究证实 LAMM 综合征与 *FGF3* 的隐性突变共分离。*Fgf8* 和 *Fgf10* 突变的小鼠则表现为小型外耳。在小鼠的研究中 *Fgf3* 的 mRNA 主要发现在后脑菱脑的 5、6 节邻近咽囊耳囊。在狗的发育中 *fgf3* 主要表达在小脑、视网膜、牙齿和内耳。有研究证实人类 *FGF3* 信号通路对人类耳廓的影响主要表现在耳廓的上半部分，而这一区域主要是由第一咽弓的背侧派生而来。最近的研究证实 *FGF10*、*FGFR2* 和 *FGFR3* 的杂合突变确实可对人类耳廓和牙齿的发育造成影响。但是 *Fgf3* 敲除小鼠模型却没有发现耳廓和牙齿的异常，说明 *FGF3* 信号在介导人类内耳的早期发育中的作用完全不同。

目前，对细胞内 *FGF-FGFR* 系统下游其他信号的传递作用所知甚少。研究证实来自咽上皮 *FGF3* 信号可以指导 CNCCs 进入鳃弓后转化为外胚间充质，但不是唯一信号。另外，属于 *Wnt*、*BMP* 和 *Hedgehog* 家族等分泌性信号分子存在 FGF3 信号分泌性拮抗剂，通过信号和拮抗剂的双调节作用精而巧妙地控制各自的信号系统。另外，在鸡胚的研究中发现，早在鸡胚原条形成之前已出现 *fgf3* 表达，并与 *bmp* 共同调控早期外胚层细胞的诱导分化，持续的 FGF 信号将下调 *BMP* 表达水平，促使外胚层细胞向神经细胞分化，反之则向表皮细胞转化。

（3）BMP 信号通路：骨形态发生蛋白（bone morphogenetic protein，BMP）属于 *TGF-b* 超家族，在调控迁入特定位置 CNCCs 成骨分化中发挥重要作用。BMP5 失活可以导致小鼠小耳异常[14, 15]，BMP4 的失活也可部分影响耳廓的发育。在对第二鳃弓细胞进行染色体免疫共沉淀和平行测序显示 *HOXA2* 能够和 *BMP4*、*BMP5* 的非编码区结合，*BMP4*、*BMP5* 是 *HOXA2* 的直接靶向目标，*HOXA2* 在维持 *BMP4*、*BMP5* 在耳廓生长发育中的水平维持和空间分配具有重要作用[16]。另外，在上下颌骨形态发生中，BMP 信号通过与 FGF 分子相互拮抗，发挥局部和阶段依赖性调控效应。

（4）Wnt 信号通路：*Wnt* 基因家族成员与 NCC 的形成和发育相关，Wnt 信号途径可参与哺乳动物内耳发育过程，在内耳细胞的分化方面作用突出。Wnt 可以分别诱导 *HOXA2* 和 *HOXD9* 在中脑的脑神经细胞表达，抑制 *HOXA2* 的表达。维 A 酸及 Wnt 信号分子也可作为环境调控因素参与 *HOXA2* 基因表达[17]。有研究证实 *Wnt5a* 基因可在外耳间充质中表达，且 *Wnt5a* 敲除的小鼠表现为小型的外耳[18]。

3. 小耳畸形与 MicroRNA 表达调控　MicroRNAs（miRNAs）是在真核生物中发现的一类内源性的具有调控功能的非编码 RNA，其大小长约 20～25 个核苷酸，具有高度的保守性、时序性和组织特异性，参与各种各样的调节途径，包括发育、病毒防御、造血过程、器官形成、细胞增殖和凋亡、脂肪代谢等等。每个 miRNA 可以有多个靶基因，而几个 miRNAs 也可以调节同一个基因。这种复杂的调节网络既可以通过一个 miRNA 来调控多个基因的表达，也可以通过几个 miRNAs 的组合来精细调控某个基因的表达。2012 年，张天宇团队在国际上首次报道了小耳畸形 MicroRNA 表达的相关研究，发现与正常对照相比在小耳畸形耳廓软骨中有 11 个 miRNAs 的表达发生改变，6 个 miRNA 表达上调，5 个表达下调。其中 miR-451 和 miR-486-5p 显著上调，miR-200c 显著下调几个互补的靶信使 RNA（mRNA）。预测结果显示：相比于对照组，miR-451 和 miR-200c 靶基因 OSR1 表达显著上调，miR-200c 的靶基因 TRPS1 明显下调，提示 MicroRNA 的表达变化可能与外耳的发育畸形相关 [19]。

Rowe 等 [20] 在进行 Pact 基因敲除的动物实验时观测到，$Pact^{-/-}$ 的小鼠具有显著的外耳畸形、外耳道闭锁、传导性听力障碍和中耳畸形，但耳蜗未发现明显畸形，$Pact^{+/-}$ 小鼠的耳畸形较 $Pact^{-/-}$ 的表型程度轻。PACT 基因编码的 PACT 蛋白是一个35kD 的双链 RNA 结合蛋白，最早作为 PKR（IFN 诱导的 dsRNA 依赖的蛋白激酶）的激活蛋白被发现。主要有两种功能：一是作为双链 RNA 结合蛋白（double stranded RNA，dsRNA）；二是激活蛋白激酶 PKR。研究发现 $Pkr^{-/-}$ 的小鼠出现了严重的免疫障碍无法存活，但无外、中耳畸形，因此 Pact 可能不是通过 PKR 的方式发挥作用的，可能与 dsRNA 的功能有关。dsRNA 有介导基因沉默的作用。后续研究发现，PACT 在 miRNAs 介导的基因沉默过程中也扮演重要角色，它通过和 Trbp、Dicer 以及 Ago2 的作用，参与 siRNA 及 miRNA 的加工成熟以及之后的 RNAi 基因打靶过程。随着 miRNA 调控基因表达的研究的逐步深入，将帮助我们理解高等真核生物的基因组的复杂性和复杂的基因表达调控网络。

4. 小耳畸形与染色体异常　绝大多数小耳畸形患者的染色体核型是正常的，少数可出现染色体畸变：如三倍体 18、21、22，三倍体 13 和 18 的嵌合体 [21]，以及染色体 4p、5p、18p、18q 和 22q.2 的缺失等。染色体 6p24 区域的转位也可能与口面裂和双侧小耳畸形有关 [22]。还有关于嵌合体 46，X，der（Y）t（Y;1）（q12;q21）/46，XY 出现小耳畸形合并有脊柱异常、少指、关节挛缩、中枢神经系统畸形、脐膨出、膈疝、心脏缺陷和泌尿生殖系统畸形的报道。Huang 等在一例半面畸形伴发小耳畸形外耳道闭锁、无眼、巨口、唇腭裂畸形患者 1q31.1 上发现了新生的 1 个 1.38Mb 的片段重复，在这段序列区域中包含 PLA2G4A 和 CLORF99 两个基因，但目前还没有证据说明这两个基因为该病的责任基因 [23]。2008年，研究人员在常染色体显性遗传先天性小耳畸形合并眼缺损和鼻泪管闭锁的家系的染色体 4p16 拷贝数变异区中发现了与五个串联拷贝，首次提出扩增的拷贝数变异与孟德尔遗传疾病相关。近期中国学者利用全基因组连锁分析的方法在一个五代孤立性双侧小耳畸形家系中染色体 4p15.32‐4p16.2 区域一个 10Mb 片段发现了可疑变异，在这个区域中与发育相关的基因包括 EVC、EVC2、SLC2A9、NKX3-2 和 HMX1，但尚未得到最终的结论 [24]。根据 Schinzel[25] 的观察小耳畸形可能与每一条染色体都有关联，小耳畸形相关的染色体变化如果局限于一个或少数染色体畸变可疑为单基因缺失，与染色体失常 / 畸变有关的畸形多由器官发育时某一关键步骤的缺失引起。

5. 动物模型证实与小耳畸形相关的基因 见表 3-10-1。

表 3-10-1 与小耳畸形相关的动物及人类基因

基因名称	小鼠耳表型	人类耳表型
BMP5	小耳廓 / 外耳道正常	尚无报告
CHUK（IKKA）	无耳	尚无报告（MIM：613630 无耳畸形 IKKA 突变）
CYP26B1	小耳廓	尚无报告
DLX5/DLX6	外耳缺失 / 中耳畸形	尚无报告
EDN1	很小外耳 / 外耳道闭锁 / 无中耳	尚无报告
ED	小耳廓	尚无报告
EYA1	无耳	EYA1：30% 伴外耳畸形
FGF8	小耳廓 / 中耳畸形	尚无报告
FGF10	小耳廓	尚无报告
FREM2	无耳	尚无报告
GSC	轻微小耳廓 / 外耳道缺失 / 内耳畸形	尚无报告
HFM locus	小耳廓 / 无耳 / 外耳道缺失 / 中耳畸形	人类相关基因尚未鉴定
HOXA1	小耳廓 / 中耳内耳畸形	耳畸形（病例少）
HOXA1/HOXB	无耳	尚无报告
HOXA2	无耳	小耳畸形Ⅰ型Ⅱ型
HOX2.2	小耳廓	尚无报告（人类：HOXB6）
IRF6	无耳	尚无报告
PAX8	无耳 / 小耳廓 / 外耳道狭窄或闭锁 / 中耳内耳畸形	尚无报告
PRRX1/PRRX2	小耳廓 / 中耳内耳畸形	尚无报告（人类：PMX1）
PRKRA	小耳廓 / 中耳畸形	尚无报告
RAR	小耳廓 / 无耳	尚无报告
SALL1	无耳相关畸形	小耳畸形Ⅰ型Ⅱ型 / 耳前耳赘
SIX1/SIX4	无耳	尚无报告
TBX1	小耳廓 / 无耳 / 中耳内耳畸形	小耳畸形（不常见）
TCFAP2A	无耳	尚无报告
TCOF1	杯状耳 / 中耳畸形	小耳畸形和耳道闭锁
Wnt5a	小耳廓	尚无报告

三、综合征型小耳畸形及相关基因

目前，国内外已经报道的小耳畸形相关综合征大约有 20 余种，其中常见的有 Treacher Collins 综合征、Branchio-oto-Renal 综合征、Goldenhar 综合征、Nager 综合征及 Miller 综合征等。相关研究已鉴定的小耳畸形相关综合征的致病基因大约有 20 余个（表 3-10-2）。

表 3-10-2　与小耳畸形相关的人类综合征基因

综合征	小耳畸形（%）	基因定位
Bixler（Hypertelorism-microtia-clefting）	100	—
Bosley‐Salih‐Alorainy	33	HOXA1
Branchiooculofacial（BOF）	20	TFAP2A
Branchiootic（BO）	80～90	EYA1，SIX1
Branchiootorenal（BOR）	30～60	EYA1，SIX5
CHARGE		CHD7，SEMA3E
Congenital deafness，inner ear agenesis，microtia，microdontia（LAMM）	100	FGF3
Craniofacial microsomia（CFM）	65	—
Fraser		FRAS1，FREM2
Kabuki	80	MLL2
Klippel-Feil		GDF6
Lacrimoauriculodentodigital	20	FGF2，FGFR3，FGFR10
Mandibulofacial dysostosis	100	HOXD
Meier-Gorlin（Ear-patella-short stature）	100	CDT1，CDC6，ORC1，ORC4，ORC6
Microtia，hearing impairment，cleft palate	100	HOXA2
Miller	100	DHODH
Nager	80	—
Oculo-auricular	100	HMX1
Pallister Hall		GLI3
Townes-Brocks	20	SALL1
Treacher Collins	60～80	TCOF1
Wildervanck（Cervicooculoacoustic）	Reported	—

1. Treacher Collins 综合征（OMIM 154500） Treacher Collins 综合征（Treacher Collins syndrome，TCS），又称为 Franceschetti 综合征、Franceschetti–Zwahlen–Klein 综合征、下颌面骨发育不全症等。其临床典型症状包括颧骨和下颌发育不良、小耳畸形、外耳道闭锁、睑裂外下垂、唇裂等，形成特征性的鱼面样面容。在新生儿中发生率约为 1/50 000[1]。1846 年，Thomson 首先报道了本病。1889 年，Berrys 曾经报道两例（母女）典型的眼睑畸形，并提到遗传因素在本病中的作用。1900 年，Treacher Collins 首先描述了本综合征最主要的特点：颧骨和下眼睑的缺损。1949 年，Franceschetti、Zwahlen 和 Klein 详细描述了整个综合征的全部特征，提出本病为一独立的畸形，并定名为下颌面骨发育不全（mandibulofacial dysostosis，MFD）。

国内外学者针对 Treacher Collins 综合征进行了较为深入的遗传学研究。TCS 多为常染色体显性遗传，但也有文章报道为常染色体隐性遗传，现有报道认为该病为单基因遗传病。一般认为本病为常染色体显性遗传，外显不全，表现度变异大，由于修饰基因或某种环境因子作用，该基因未能表达，因而出现了隔代传递，致病基因的外显率有时高达 80%～90%，而低者仅为 10%～20%，所以在不完全外显率存在的情况下就会看到不规则显性遗传，有学者认为本病的遗传方式应属常染色体显性遗传中的一个亚型，即"常染色体不规则显性遗传"。目前已成功将致病基因定位于 TCOF1 基因。TCOF1 基因由 26 个外显子编码，大小在 49～561bp 之间。TCOF1 基因编码的蛋白质产物是一个低复杂性的由 1411 个氨基酸组成的蛋白质，名为"Treacle"，分子量大约为 14 000，富含丝氨酸 / 丙氨酸，只有 1 个 N 端和 C 端，包含 3 个结构域和 1 个大的中央重复域，而此中央重复域能够被酪氨酸激酶Ⅱ高度磷酸化。突变的 TCOF1 基因可能导致转录读取时提前终止，产生功能不全的 Treacle，导致单倍剂量不足而发病。

2. Goldenhar 综合征（OMIM 164210） Goldenhar 综合征（Goldenhar syndrome，GS）又称眼 - 耳 - 脊柱发育不良（oculo–auriculo–vertebral spectrum，OAVS）、半面短小综合征（hemifacial microsomia，HFM）、Facio–auriculo–vertebral（FAV）综合征等，是一组以眼、耳及脊柱发育异常为主的综合征。1952，Goldenhar 首次报道了 3 例合并有眼球皮样囊肿、耳前皮赘、单侧下颌骨发育不良和脊柱畸形的病例，命名为 Goldenhar 综合征。半个多世纪以来，伴随轻重不同相关临床表现的发现，也出现了不同的命名方式，随着对该疾病认识的深入，人们逐渐发现以上不同的命名方法指的其实是同一类畸形，Gorlin 等人建议用 OAVS 来描述此序列症状。Tasse 等认为 OAVS 的最低诊断标准为耳廓发育不良或附耳伴同侧下颌骨发育不良。

OVAS 的病因不明，多为散发病例，但也有不少家系，遗传方式尚存争议。1985 年，Lammer 等学者发现胚胎发育时脑神经嵴与鳃弓间充质间的联系被破坏可能导致 Goldenhar 综合征的发生。1995 年，Sutphen 等认为 MSX 基因可能是 Goldenhar 综合征发病的易感基因，而且 1994 年 Satokata 等和 1997 年 Forest–Potts 等学者经动物实验发现 MSX 基因的突变产生了耳颌畸形的表型。2004 年，Josifova DJ 调查发现染色体不平衡易位 t（5;8）（p15.31;p23.1）与 Goldenhar 综合征的发病有关。Kelberman 等收集了两个 OVAS 家系和 120 例散发病人。

并对家系 A 进行了全基因组扫描和基因连锁分析，数据表明该家系发病与 14q32 上大约 10.7cM 区域高度相关，在此区域内 *GSC* 基因（Goosecoid Gene 138890）被认为是最有可能的候选基因。随后他对这两个家系及 120 个散发病人进行了 *GSC* 基因外显子的突变检测，没有发现突变。Fatemeh 等对一个伊朗 5 代小耳畸形家系研究发现，该家系的临床表现为常染色体隐性遗传的双侧耳廓畸形、听力损失及部分腭裂，虽然各成员发病程度不同，但经过基因组广泛连锁分析，确定 *HOXA2* 基因突变为该家系的致病基因。此外，Hawkins 等报道了一例 GS 病例 14q22.3 臂间倒位；Derbent 等发现一例 GS 病例 22q11.2 有微缺失，此患者除了颌面部症状外，还有心血管系统和脊柱的畸形。

3. Nager 综合征（OMIM 154400） Nager 综合征也称为内侧肢端、面骨发育异常或 Treacher Collins 综合征伴肢端异常。主要表现为肢体内侧畸形（桡骨和拇指发育不良或缺失、拇指三指节畸形和桡尺骨骨性连接）和面部畸形（颧骨发育不良、斜眼睑裂隙、下眼睑缺损及严重的小下颌）。其大多数病例为散发型，大部分家系支持常染色体显性遗传，较少家系支持常染色体隐性遗传。

Nager 综合征罕见且病因尚不明确。Zoti 等在 1 例 Nager 综合征婴儿观察到有明显的 X：9 平衡易位：46，X，t（X，9）（p22.1;q32），第一次提出本病的基因位于 9 号染色体。Waggoner 等报道了 1 例 Nager 综合征患者染色体 1q 缺失：（[46，XY，de1（1）（q12q2l.1）] 或 [46，XY，del（1）q12q2l.3]），但此患者还具有主动脉狭窄、右肺支气管狭窄，因此作者认为染色体 1q 区可能包含编码颌面、正常肢体和（或）动脉、支气管发育的基因。Dreyer 等鉴定了 1 个新的位于染色体 9q32 锌指蛋白基因，推测其可能编码包括人类胎儿软骨组织等多种组织都表达的转录因子，命名为 *ZFP37*（OMIM 602951），并提出 *ZFP37* 可能为 Nager 综合征候选基因。

4. Miller 综合征（OMIM 263750） Miller 综合征也称为外侧肢体和面骨发育异常综合征（postaxial acrofacial dysostosis）。主要表现为并指畸形、第五指（趾）缺如甚至第四和第三指（趾）缺如；尺骨发育不良进而导致前臂短小；颧骨发育不良、小下颌、腭裂但少有唇裂、杯状耳畸形及下睑外翻。

2009 年 11 月 13 日，*Nature Genetics* 杂志在线发表了 *DHODH* 基因为 Miller 综合征致病基因的文章，这也是首次利用外显子组测序技术成功发现一种未知病因的单基因遗传疾病的致病基因的报道。研究人员选择了来自三个独立家系的四名 Miller 综合征患者，进行外显子组测序，通过与公共 SNP 数据库和 8 个来自 HapMap 的个体外显子组数据相比较，4 个患者都同时含有 2 个先前未知的变异，这 2 个变异同时位于一个候选基因 *DHODH* 上，该基因编码一个嘧啶从头合成途径中的关键酶蛋白。进一步在其他 3 个 Miller 综合征的家系中进行验证，发现患者的 *DHODH* 基因上同样存在这个突变，从而证实了 *DHODH* 基因为 Miller 综合征的致病基因[26]。

5. Meier-Gorlin 综合征（Meier-Gorlin syndrome，MGS）（OMIM 247200） 又称耳 - 髌骨 - 矮小综合征 [ear，patella，short stature syndrome（MIM 224690）]，是一种常染色体隐性原始侏儒症综合征。表现为双侧小耳畸形、缺如或发育不良的髌骨软化症以及宫内和出生后的发育迟缓。这种病往往伴有小头畸形，但智力通常是正常的。

1959 年，Meier 发现了第一例患者[27]；1975 年，Gorlin 发现了相似表型的第二例患者[28]；迄今为止，全世界有报道的 Meier-Gorlin 综合征共有 53 例，其病因一直不清。2011 年，Bicknell 在 204 个原始侏儒症（microcephalic primordial dwarfism）患者中发现了复制前复合物（pre-replication complex；pre-RC）成员基因 ORC1 突变。因为两种疾病间有重叠表型，该团队继而在 33 个 MGS 个体中发现了来自 3 个家庭的 4 个个体存在 ORC1 突变[29]。进而陆续在 MGS 患者中发现了 5 个复制前复合物 ORC1、ORC4、ORC6、CDT1 和 CDC6 基因突变[30]。2012 年，Bongers 和 de Munnik 联合了 9 个国家的 29 个医疗机构对 35 个 MGS 患者进行了相关的复制前复合物基因筛查，在所有的患者中均发现了致病突变。其中 10 个患者发现 ORC1 基因突变（29%），7 个患者发现 ORC4 基因突变（20%），7 个患者发现 ORC6 基因突变（20%），10 个患者发现 CDT1 基因突变（29%），1 个患者发现 CDC6 基因突变（3%）[31]。相较于其他 pre-RC 基因突变的患病个体，ORC1 基因突变患者临床表现更为严重。目前研究认为 MGS 致病原因为 Pre-RC 相关基因突变及相关调节通路异常所致。

Pre-RC 对于细胞周期和生长极为重要。主要包括起始部位识别复合体 ORC（origin recognition complex）、CDC6（cell division cycle 6）、CDC10 依赖性转录因子（ode10 dependent transcript，CDT1）微小染色体维持蛋白（mini chromosome maintenance proteins，MCM）4 种蛋白，也被称为复制准许因子（replication licensing factor，RLF）。Pre-RCP 是 DNA 复制的"执照蛋白"，准许 DNA 复制的起始，并且确保 DNA 不再重复复制。

6. Branchio-oto-renal（BOR）综合征（OMIM 113650，610896）　这是一种常染色体显性遗传性疾病，临床主要表现为鳃裂囊肿、外耳畸形、听力减退、肾和尿路畸形等。通过连锁分析，学者们首先将 BOR 易感基因定位于染色体 8q13.3，随后的研究发现该综合征与 EYA1 基因突变有关，EYA1 基因由 16 个外显子组成，编码 559 个氨基酸，到目前为止，已有近 30 种 EYA1 基因突变被发现，其中大部分突变集中于外显子 8 与 16 之间的基因羧基端。也有学者通过连锁分析将 BOR 易感基因定位于染色体 14q23.1，并发现 SIX1、SIX5 基因的突变也与 BOR 综合征的发病有关，有研究表明 SIX1、SIX5 基因的突变影响了 SIX 蛋白与 EYA1 蛋白的联系，导致 BOR。

7. DiGeorge 综合征（OMIM 188400）　DiGeorge 综合征即 22q11.2 缺失综合征（del22q11 OMIM #192430）（velo-cardio-facial syndrome），是一种细胞免疫缺陷病，因胸腺和甲状腺发育不全或缺如，故又称先天性胸腺发育不全。DiGeorge 综合征包括多种临床表现，如胸腺发育不全、低钙血症、先天性心脏病和面部畸形、耳廓畸形、听力障碍。由于 22q11 微缺失或 t（11；22）易位引起咽囊和头侧神经节异常的胚胎发生，从而导致 DiGeorge 综合征。22 号染色体短臂缺失区域包含 30 多个基因，包含 UFD1L 和 TBX1，已经证实该基因是 DiGeorge 综合征的最重要的候选基因。

T-box 基因家族是近几年发现的在胚胎发育中起多方面重要调节作用的一类转录因子超家族。在脊椎动物中就存在 20 余个成员。一些 T-box 基因的突变和缺失，可以引起发育异常。*TBX1* 是新发现的 T 盒成员。*TBX1* 位于人类染色体的 22q11.2 和小鼠的 16 号染色体，*TBX1* 在进化上具有高度保守性，物种间具有高度的同源性。*TBX1* 基因编码蛋白的 DNA 结合区域，全长约 180 个氨基酸，在细胞核内，与 DNA 双螺旋的大沟或小沟上一段全长 24 个碱基的富含 T 的保守序列，即 T 盒结合，形成二聚体，对其下游基因的表达起着调控作用。人类的 *TBX1* 包含 A 和 B 两个亚单位，A 亚单位由 1462 个核苷酸组成，包含 9 个外显子，B 亚单位由 1539 个核苷酸组成，包含 10 个外显子。对鼠的研究表明，*Tbx1* 单拷贝的缺失常伴有第 4 咽弓动脉双侧或单侧发育不良，纯合子缺失突变会严重地阻断咽弓动脉系统的发育，均会导致小鼠的外、中耳发育缺陷以及内耳感音器官的发育不良。*Tbx1* 基因缺失，小鼠胚胎期死亡率明显增加，只有小部分能存活至出生。在小鼠胚胎中 *Tbx1* 过表达也同样会导致一系列发育异常。如异位锁骨下动脉、法乐四联症、肺动脉闭锁等。因此，*Tbx1* 在胚胎的鳃弓形态发育上起着重要作用。说明该基因以一种量依赖的方式调节正常咽弓动脉的发育，量的变化将对胚胎发育产生重要的影响。这是在 de122q11 区段发现的第 1 个以量依赖的方式发挥功能的基因。

8. LAMM Syndrome（OMIM 610706） 即内耳发育不全、小耳、小牙综合征（labyrinthine aplasia，microtia，and microdontia syndrome，LAMM），是一种少见的常染色体隐性耳聋综合征。1991 年由 Hersh 首次报告，2007 年 Tekin 发现该综合征与 *FGF* 基因隐性突变共分离。*FGF3* 是伴有小耳畸形表型的 LAMM 综合征目前已知的唯一致病基因。部分患者存在中耳及鼻翼畸形，相似的鼻部畸形也发现存在于 22q11.2 缺失综合征中。*FGF3* 杂合突变不会导致 LAMM 综合征的发生，推测 *FGF3* 的缺失而不是单倍体剂量不足是致病的主要原因。

四、结语

多少年来，针对先天性小耳畸形致病原因的遗传学的研究从未停止，研究者们试图从分子、细胞和动物整体多个水平探讨小耳畸形患者的病因。从胚胎发育的基因表达和细胞间信号调控、动物模型及人类基因的研究，每个线索都蕴藏着重要的功能提示，目前虽然揭示了部分可能的基因区域和潜在的相关基因，但小耳畸形病因学研究仍是该领域研究的难点。随着发育生物学和遗传学的深入发展，高通量测序手段的出现和生物信息学不断进步，将有助于我们在一个复杂的基因网络中全面认识基因功能与表型之间的联系，为小耳畸形的致病机制提供科学的理论依据。

（苏　钰）

参考文献

1. Suutarla S, Rautio J, Ritvanen A, et al. Microtia in Finland：comparison of characteristics in different populations. Int J Pediatr Otorhinolaryngol, 2007, 71(8)：1211-1217.

2. Luquetti DV, LH Carrie , Hing AV, et al. Microtia：epidemiology and genetics. Am

J Med Genet A, 2012, 158A(1): 124-139.

3. Mastroiacovo P, Corchia C, Botto LD, et al. Epidemiology and genetics of microtia-anotia: a registry based study on over one million births. J Med Genet, 1995, 32(6): 453-457.

4. Shaw GM, Carmichael SL, Kaidarova Z, et al. Epidemiologic characteristics of anotia and microtia in California, 1989-1997. Birth Defects Res A Clin Mol Teratol, 2004, 70(7): 472-475.

5. Klockars T, Rautio J. Embryology and epidemiology of microtia. Facial Plast Surg, 2009, 25(3): 145-148.

6. Okajima H, Takeichi Y, Umeda K, et al. Clinical analysis of 592 patients with microtia. Acta Otolaryngol Suppl, 1996, 525: 18-24.

7. Lee KT, Yang EJ, Lim SY, et al. Association of congenital microtia with environmental risk factors in South Korea. Int J Pediatr Otorhinolaryngol, 2012, 76(3): 357-361.

8. Wu J, Zhang R, Zhang Q, et al. Epidemiological analysis of microtia: a retrospective study in 345 patients in China. Int J Pediatr Otorhinolaryngol, 2010, 74(3): 275-278.

9. Kaur S, Gurparkash S, Stock Jeffrey L et al. Dominant mutation of the murine Hox-2.2 gene results in developmental abnormalities. J Exp Zool, 1992, 264(3): 323-336.

10. Tischfield MA, et al. Homozygous HOXA1 mutations disrupt human brainstem, inner ear, cardiovascular and cognitive development. Nat Genet, 2005, 37(10): 1035-1037.

11. Gavalas A, et al. Hoxa1 and Hoxb1 synergize in patterning the hindbrain, cranial nerves and second pharyngeal arch. Development, 1998, 125(6): 1123-1136.

12. Grammatopoulos GA, et al. Homeotic transformation of branchial arch identity after Hoxa2 overexpression. Development, 2000, 127(24): 5355-5365.

13. Alasti F, et al. A mutation in HOXA2 is responsible for autosomal-recessive microtia in an Iranian family. Am J Hum Genet, 2008, 82(4): 982-991.

14. King JA, et al. BMP5 and the molecular, skeletal, and soft-tissue alterations in short ear mice. Dev Biol, 1994, 166(1): 112-122.

15. Kingsley DM, et al. The mouse short ear skeletal morphogenesis locus is associated with defects in a bone morphogenetic member of the TGF beta superfamily. Cell, 1992, 71(3): 399-410.

16. Minoux M, et al. Mouse Hoxa2 mutations provide a model for microtia and auricle duplication. Development, 2013, 140(21): 4386-4397.

17. Tumpel S, et al. A regulatory module embedded in the coding region of Hoxa2

controls expression in rhombomere 2. Proc Natl Acad Sci U S A, 2008, 105(51): 20077-20082.

18. Yamaguchi TP, et al. A Wnt5a pathway underlies outgrowth of multiple structures in the vertebrate embryo. Development, 1999, 126(6): 1211-1223.

19. Li C, et al. MicroRNA expression profiling and target genes study in congenital microtia. Int J Pediatr Otorhinolaryngol, 2013, 77(4): 483-487.

20. Rowe TM. et al. A role of the double-stranded RNA-binding protein PACT in mouse ear development and hearing. Proc Natl Acad Sci U S A, 2006, 103(15): 5823-5828.

21. Forrester MB, RD Merz. Trisomies 13 and 18: prenatal diagnosis and epidemiologic studies in Hawaii, 1986-1997. Genet Test, 1999, 3(4): 335-340.

22. Davies AF, et al. Further evidence for the involvement of human chromosome 6p24 in the aetiology of orofacial clefting. J Med Genet, 1998, 35(10): 857-861.

23. Huang XS, et al. A de novo 1.38 Mb duplication of 1q31.1 in a boy with hemifacial microsomia, anophthalmia, anotia, macrostomia, and cleft lip and palate. Int J Pediatr Otorhinolaryngol, 2013, 77(4): 560-564.

24. Li X, et al. Genome-wide linkage study suggests a susceptibility locus for isolated bilateral microtia on 4p15.32-4p16.2. PLoS One, 2014, 9(7): e101152.

25. Schinzel A. Catalogue of unbalanced chromosome aberrations in man. Berlin: Walter de Gruyter, 2001.

26. Ng SB, et al. Exome sequencing identifies the cause of a mendelian disorder. Nat Genet, 2010, 42(1): 30-35.

27. Meier Z, Poschiavo, M Rothschild. Case of arthrogryposis multiplex congenita with mandibulofacial dysostosis(Franceschetti syndrome). Helv Paediatr Acta, 1959, 14(2): 213-216.

28. Gorlin RJ, et al. Malformation syndromes. A selected miscellany. Birth Defects Orig Artic Ser, 1975, 11(2): 39-50.

29. Bicknell LS, et al. Mutations in ORC1, encoding the largest subunit of the origin recognition complex, cause microcephalic primordial dwarfism resembling Meier-Gorlin syndrome. Nat Genet, 2011, 43(4): 350-355.

30. Bicknell LS, et al. Mutations in the pre-replication complex cause Meier-Gorlin syndrome. Nat Genet, 2011, 43(4): 356-359.

31. de Munnik SA, et al. Meier-Gorlin syndrome genotype-phenotype studies: 35 individuals with pre-replication complex gene mutations and 10 without molecular diagnosis. Eur J Hum Genet, 2012, 20(6): 598-606.

第十一节 听神经病的遗传学

一、听神经病相关基因研究

听神经病（auditory neuropathy，AN），近年来也被称为听神经病谱系障碍（auditory neuropathy spectrum disorder，ANSD），是一种以言语理解能力受损为主要表现的听功能障碍性疾病。临床主要表现：以言语辨别能力下降为主的听力损失；听力损失可为轻度、中度到重度不等的感音神经性耳聋；言语识别率差、与纯音听阈下降不成比例；耳声发射多正常或轻度改变；听性脑干反应严重异常；镫骨肌声反射消失或阈值升高；影像系统排除听神经占位。其原因可能是内毛细胞和听神经突触和（或）听神经本身功能不良，影响了快速变化声信号的处理能力，以致声音信号不能同步地从内耳传输到大脑。但由于外毛细胞本身功能正常，声音可通过外耳、中耳正常地进入内耳，因此纯音听阈和言语觉察阈可在正常范围。

早期研究多关注自身免疫性疾病、感染、中毒、营养代谢障碍等非遗传性因素，包括内耳自身免疫病、新生儿缺氧和机械通气、新生儿高胆红素血症等疾病对听神经功能的影响。近年来，随着分子遗传学、细胞生物学、分子生物学、生物信息学等学科的发展，对ANSD相关的遗传学研究逐渐深入。目前估计40%的听神经病发病有遗传因素参与[1]，分子生物学功能缺陷、蛋白功能异常是 ANSD 的最大致病因素。因此，听神经病的分子致病机制分类方式主要有两种：一类根据病损部位分类，将听神经病分为听神经病变型（突触后型）、听突触病变型（突触及突触前型）与非特异型三大类，认为三类在人工耳蜗植入术后有不同预后，目前仍在分子水平对这类分类进行探索，具体分类情况见表 3-11-1；

表 3-11-1 根据病损部位分类及相关可能作用机制

基因功能		基因名称	基因突变可能的作用机制	功能报道参考文献
突触前及突触	突触递质转运功能调控	OTOF	Otoferlin 蛋白是含有钙离子结合区域跨膜蛋白，作为钙离子感应器，在内毛细胞带型突触膜融合、胞吐过程发挥作用。基因敲除后突触形态无异常，胞吐作用减退	Roux I 2006[2]
		SLC17A8	调控囊泡谷氨酸转运体 3（VGLUT3），影响突触囊泡内谷氨酸的摄取及释放，影响一级神经元动作电位产生，最终调节毛细胞突触信号传递	Ruel J. 2008[3]
		SLC19A2	作为高亲和力的硫胺素转运体，该基因突变影响硫胺素转运，影响体内相应酶代谢，导致选择性的内毛细胞损失	LIBERMAN 2006[4]
	突触形态	DIAPH3	参与 OHC 纤毛整体形态及数量维持，特别是最外层	Cynthia J. Schoen 2010[5]

续表

基因功能		基因名称	基因突变可能的作用机制	功能报道 参考文献
突触后	听神经传导	PJVK	Pejvakin 蛋白表达于耳蜗 Corti 器、螺旋神经节细胞以及前三级听觉传入通路（耳蜗核、上橄榄复合体、下丘）上，主要存在于神经元胞体，而在神经束中无表达，影响动作电位的传导及细胞内物质交换	Delmaghani 2006[6]
		MPZ	听神经髓鞘结构形成和维持	Starr A 2003[7]
非特异性	线粒体功能相关	OPA1	编码产物定位于线粒体嵴内膜，是一种 GTP 酶，病变导致相应蛋白质结构功能异常，影响线粒体内膜融合，线粒体 DNA 及形态稳定性，导致早期末端树突变性和晚期神经脱髓鞘、轴索损失	Amati-Bonneau P 2008[8]
		AIFM1	编码蛋白 AIF 又称凋亡诱导因子，这是一种定位于线粒体内膜间隙的黄素蛋白，影响线粒体凋亡	Susin 1997[9]
		TIMM8A	编码产物参与组成线粒体转运蛋白复合体，其缺失影响线粒体膜蛋白转入功能	Carla M. Koehler 1999[10]
		12rRNA	12SrRNA 参与线粒体蛋白的合成，突变可能改变线粒体蛋白三级或四级结构，影响其合成，从而引起与线粒体功能障碍相关的听力障碍	Thyagarajan 2000[11]

一类根据遗传方式分类，分为综合征型和非综合征型，目前认为听神经病多数为非综合征型，既往报道的与非综合征型听神经病相关的基因有 OTOF、PJVK、DIAPH3、12S rRNA、GJB2 、SLC19A2 和 SLC17A8，其听力表型及可能作用部位见表 3–11–2；既往报道的与综合征型听神经病相关的基因有 PMP22、MPZ、NF-L、NDRG1、GJB1、GJB3、OPA1、TMEM126A、FXN、WFS1、TIMM8A、FXN、MTND4，其听力表型及全身其他部位症状见表 3–11–3。

表 3–11–2　非综合征型听神经病

基因名称	染色体位点	遗传方式	听力表型	作用部位
OTOF/DFNB9[12、13]	2p23–p22	AR	先天极重度耳聋	突触
PJVK/DFNB59[6]	2q31.1–q31.3	AR	先天极重度耳聋	突触后神经通路
DIAPH3/AUNA1[14]	13q21–q24	AD	中度重度耳聋	突触
GJB2[15、16]	13q11–12	AR	中度重度耳聋	突触或突触后
12S rRNA[11]	mtDNA		中度耳聋	线粒体功能相关
SLC17A8[3]	12q21–24.5	AD	进行性高频下降	突触前
SLC19A2[17]	1q21–q23	AR	进行性听力下降	突触前

表 3-11-3 综合征型听神经病

综合征名称	基因名称	染色体位点	遗传	听力表型	其他症状
CMT 1A	PMP22[18]	17p11.2–p12	AD	中~重度耳聋	神经退行性变
CMT 1B	MPZ[19]	1q22	AD	中~重度耳聋	神经退行性变
CMT 2E	NF-L[20]	8p21	AD	正常	听神经瘤
CMT 4D	NDRG1[21]	8q24.3	AR	中~重度耳聋	神经退行性变
CMT	GJB3[22]	1p34	AD	中度耳聋	周围神经病
CMT 1X	GJB1[23]	Xp13	X-连锁	中度耳聋	神经退行性变
ADOA	OPA1[24]	3q28–q29	AD	中度耳聋	视神经病
AROA	TMEM126A[25]	11q14.1–11q22.3	AR	轻度耳聋	视神经病
Friedreich's ataxia	FXN[26]	9q13	AR	轻度耳聋	共济失调；轴索病变；视神经病变；心肌病
AUNX1	AIFIM1[27]	Xq23–q27.3	X-连锁	中~重度耳聋	感觉性轴索神经病
DDON	TIMM8A[28]	Xq22.1	X-连锁	渐进性听力下降	肌张力失常，视神经病变，痴呆
Wolfram	WFS1[29]	4p16.1	AR	渐进性听力下降	视神经萎缩，糖尿病，痴呆
LHON	MTND4[30]	11778mtDNA		中–重度耳聋	视神经病变
Refsum's Disease[31]	未知				视网膜色素变性，脱髓鞘性多发性神经病和共济失调

注：CMT：Charcot - Marie - Tooth Disease；HSLM–Lom：Sensory–Motor Neuropathy–Lom；LHON：Leber's Hereditary Optic Neuropathy；ADOA：Autosomal Dominant Optic Atrophy；AROA：Autosomal Recessive Optic Atrophy；MTS：Mohr - Tranebjaerg Syndrome

AR：常染色体隐性遗传；AD：常染色体显性遗传

已知的非综合征型 ANSD 相关基因中，*OTOF*、*PJVK* 等基因表现为常染色体隐性遗传（AR），*AUNA1* 基因为常染色体显性遗传（AD），*AIFIM1* 基因表现为 X 连锁遗传，*12SrRNA* 基因表现为线粒体遗传。本篇主要针对以下四类遗传方式的相关基因进行讨论：

（一）常染色体隐性遗传：*OTOF* 基因和 *PJVK* 基因

1. *OTOF* 基因　又称为 *DFNB9* 基因，位于 2p23 的 DFNB9 基因座内，是第一个明确与非综合征型 ANSD 相关的致病基因。1999 年，Yasunage[32] 在一个黎巴嫩非综合征型遗传性耳聋家系中，首次发现了 *OTOF* 基因。此后，在 4 个黎巴嫩家系、1 个古巴家系、2 个西班牙家系和 8 个西班牙散发非综合征性感音神经耳聋病例中，发现了 *OTOF* 基因的外显子 22 中存在突变。2003 年，Kelly 等选取 4 个非综合征型隐性遗传性 ANSD 家系中的 9 名 ANSD 患者进行连锁分析，鉴定出 *OTOF* 是这 4 个家系的致病基因，并认为 Yasunaga 等没有对最初报道的 DFNB9 患者进行外毛细胞功能的评估，不能排除 ANSD，据此将 *OTOF* 确定为第一个与 ANSD 相关的致病基因。

OTOF 基因的 DNA 序列全长 101 496bp，共有 4 种长短不同的转录变异体。其中最长的亚型包含 48 个外显子。绝大多数已知的 *OTOF* 突变为无义突变、截短突变或移码突变，分布于 *OTOF* 基因 48 个外显子中的 9 个热点外显子（OT9，OT15，OT22，OT25，OT26，OT37，OT39，OT44，OT48）及其附近。

OTOF 双等位基因突变者通常表现为双侧重度语前聋。*OTOF* 突变谱在不同地区和种族的人群中有所差异。p.Q829X 为西班牙裔非综合征型耳聋相关的热点突变，而中国台湾省和日本地区多为 p.E1700Q 和 p.R1939Q 突变。2009 年，Romanos J[33] 和 Choi BY[34] 的研究小组分别在巴西和巴基斯坦患者中发现了 6 种和 10 种新的突变类型，进一步证实了 *OTOF* 基因突变广泛存在于非综合征型耳聋患者中。2013 年，Bae SH[35] 等在韩国患者中发现新突变 p.Y1064X，但未明确韩国地区的热点突变。目前，国际上共发现该基因近 80 种突变，与听神经病相关的突变有 56 种。

近期有研究发现 *OTOF* 突变与温度敏感性听力损失相关。Varga[36] 等和 Romanos[37] 等分别在一个家系中和一个散发病例中定位了与温度敏感性听力损失相关的 p.Ile515Thr 杂合突变及 p.Gly614Glu 和 p.Arg1080Pro 复合杂合突变。Marlin 等在一个患者 3 人的温度敏感性 ANSD 家系中，检测出位于外显子 44 区域的新纯合突变 p.Glu1804del。王大勇[39] 等在 1 个确诊为温度敏感性 ANSD 的患者 *OTOF* 基因 DNA 序列上，发现了位于第 25 个外显子的 c.82769delAG 缺失突变，导致翻译提前终止，组成蛋白质的氨基酸链长度大幅缩短。

OTOF 编码的 Otoferlin 蛋白含有 6 个钙离子结合区域（C2 区域），Yasunaga 通过小鼠耳蜗免疫荧光染色观察 Otoferlin 在发育过程中表达于毛细胞及传入神经突触的形成部位，在成熟的耳蜗中则局限于内毛细胞突触小泡和突触前膜上，Otoferlin 蛋白包裹 Ca^{2+}、与 syntaxin1 和 SNAP25 构成复合体。Roux[2] 等观察到，Otoferlin 蛋白成年小鼠耳蜗内毛细胞（IHC）内表达，且主要表达在 IHC 基底外侧部，是带状突触中的一种钙离子感受器，基因突变可导致内毛细胞活动区囊泡的胞吐作用被抑制，神经递质释放减少，进而引起神经冲动的减少；此外，神经递质可能对突触后神经纤维有营养作用，如营养作用减弱可导致突触后膜产生退行性病变，也许可以解释 ANSD 患者渐进性听力损失的特点。2012 年，Saaid 通过构建了 *Otoferlin* 基因敲除小鼠模型，验证了去极化后，$Otof^{-/-}$ 小鼠内毛细胞中快速释放突触小泡的胞吐现象消失，仅见周边缓慢的胞吐现象，推测 Otoferlin 蛋白是内毛细胞带型突触小泡膜融合的主要 Ca^{2+} 传感器，在胞吐过程中发挥重要作用，可替代失去的突触前小泡的钙结合蛋白 I。

OTOF 基因是目前研究最为广泛的 ANSD 相关基因，但仍有诸多问题如不同地区和种族的人群 *OTOF* 基因突变特点、Otoferlin 蛋白的其他生理功能、*OTOF* 基因突变对其他器官和系统的影响等，有待进一步探索。

2. *PJVK* 基因 又称为 *DFNB59* 基因，是已知的除 *OTOF* 基因之外的另一个与非综合征型隐性遗传性 ANSD 相关的致病基因。2006 年，Delmaghani[6] 等报道了来自伊朗的 4 个常染色体隐性遗传性 ANSD 家系，在 1 个家系中发现了 *PJVK* 基因 c.161C > T 错义突变，3 个家系中检测到该基因的 c.547C > T 错义突变。此后，学者们分别在伊朗、摩洛哥、土耳其及荷兰等患者中发现了该基因的 12 种突变。

PJVK 基因位于染色体 2q31.1~q31.3 区域，DNA 序列全长 9800bp，含有 7 个外显子。*PJVK* 基因编码的 Pejvakin 蛋白与 DFNA5 蛋白同源，是 DFNA5-gasdermin-MLZE 蛋白家族中的一员，由 352 个氨基酸组成，重要的两个功能单位为核定位信号基序和可以与 DNA 相互作用的锌指结构，分别位于第 249 ~ 258 位氨基酸及第 305 ~ 331 位氨基酸区域。核定位信号基序介导组蛋白等胞内功能蛋白在内源性的核定位信号帮助下，穿越核孔复合物进入细胞核，这一基序上的突变可阻止核定位蛋白由胞质进入胞核，进而影响蛋白质的表达以及细胞的增殖、分化等；锌指结构由多个半胱氨酸和（或）组氨酸组成，通过与目的基因的 DNA 或 RNA 结合，或结构间相互作用来维持蛋白结构稳定并调控基因表达。多数致病突变导致 Pejvakin 蛋白氨基酸链的截短，致使核定位信号基序和（或）锌指结构的丢失。在人和小鼠中，*PJVK* 2 个错义突变（c.161C > T、c.547C > T）可导致 ANSD。另有关于 *PJVK* 突变导致重到极重度耳聋，但不伴 ANSD 的家系报道，推测可能是由于错义突变对外毛细胞功能无损伤，而截短突变损伤了外毛细胞功能[40]。

PJVK 基因编码的 Pejvakin 蛋白，由 352 个氨基酸组成。通过 *PJVK* 突变致 ANSD 的小鼠模型的研究发现[40]，Pejvakin 表达于耳蜗 Corti 器、螺旋神经节细胞以及前三级听觉传入通路（耳蜗核、上橄榄复合体、下丘）上，这是与 *OTOF* 基因的不同之处。Pejvakin 蛋白主要存在于神经元胞体，而在神经束中无表达，在不同时期小鼠的表达存在差异：出生 1 天和出生 4 天的小鼠中，在发育着的内、外毛细胞 Pejvakin 蛋白有微量表达，但差异不明显；在出生 12 天的小鼠，可在外毛细胞的表皮板中发现有 Pejvakin 蛋白的较强表达，而在内毛细胞中仅有微弱而短暂的表达。结合相关 ANSD 的临床听力学特征，推测 *PJVK* 基因突变所致 ANSD 的病变主要影响动作电位的传导及细胞内物质交换，而内毛细胞的功能不受影响。

（二）常染色体显性遗传：*DIAPH3* 基因

又名 *AUNA1* 基因、*DRF3* 基因，是第一个发现 ANSD 相关的常染色体显性遗传基因，最初见于 Kim[41] 等于 2004 年报道的一个欧洲常染色体显性遗传的 ANSD 大家系，4 代 47 人均为非综合征型 ANSD，通过连锁分析将该家系精确定位于 13q14 ~ 21 上，并将该位点命名为 AUNA1，该家系命名为 AUNA1 家系。Starr[14] 等对该家系临床听力表型进行进一步研究，分析该家系感音神经性耳聋进程及主要临床症状即言语识别率下降，推断听神经可能病变部位，提出 Ⅱ 型听神经病概念，认为该家系病变早期位于听神经远端，即螺旋神经节树突棘末端及与内毛细胞之间传入神经突触，导致言语识别率下降；后期影响螺旋神经节细胞轴突功能，导致重度感音神经性耳聋。Schoen[42] 等通过对 AUNA1 家系的 AUNA1 基因

座内 *DIAPH3* 基因测序分析，发现了位于 *DIAPH3* 基因 5'UTR 区高度保守的 GC 框的 c.172 G > A 的突变，通过一系列实验证实其为家系的致病突变，证实 *DIAPH3* 基因 5'UTR 区对转录调控具有重要作用。2013 年，Bae SH[43] 等检测到一个韩国患者存在 p.K1017R（c.3050 A > G）突变，但未能证实是否为致病基因。在我国 ANSD 或其他耳聋患者中尚未检测出该基因的突变。

DIAPH3 基因位于 13q21.2，DNA 序列全长 498 403bp，含有 29 个外显子。可因剪接位点的不同，产生多种转录变异体，其中 isoform a 最长，常作为 *DIAPH3* 基因 cDNA 的标准序列。*DIAPH3* 基因编码的蛋白 Diaphanous homolog 3（DIAPH3），是 Diaphanous 相关蛋白家族的三个亚型之一，是一种多结构域的蛋白，包括 GTPase 结合结构域、一个 FH3 结构域、一个 FH2 结构域和一个 C 端 diaphanous 自调节结构域[44]。认为其序列在进化上高度保守。目前发现的 *DIAPH* 家族的三个亚型中，*DIAPH1*（5q31.3）与 *DIAPH3* 有 51.3% 同源性，与常染色体显性遗传性非综合征型感音神经性耳聋相关，*DIAPH2* 与 *DIAPH3* 有 57.3% 同源性，与 X- 连锁卵巢功能早衰相关。

DIAPH3 基因在内耳的表达部位和模式尚不明确。动物研究发现，Diaphanous 蛋白是突触生长的重要调控因子，同时存在于神经肌肉接头处的突触前成分和突触后成分，可通过调控神经肌肉接头处突触前膜的肌动蛋白和微管细胞骨架，最终影响神经肌肉接头处的突触的生长，这种生理功能可能是 *DIAPH3* 基因的致聋机制之一。由于听神经传入纤维 95% 的螺旋神经树突棘在内毛细胞底部与内毛细胞构成传入神经突触，仅 5% 分布于外毛细胞，在病变早期，*DIAPH3* 基因的过表达影响突触后成分即螺旋神经节树突棘的功能，对其支配的内毛细胞影响较大，导致中度听力损失和 ABR 缺失或异常，而表现外毛细胞功能的 DPOAE 和 CM 存在；病变晚期，由于影响了 Diaphanous 蛋白的调控作用，逐渐累及突触前成分，最终影响到内、外毛细胞的功能，表现为极重度听力损失，此时 ABR、DPOAE 和 CM 均引不出来[45]。

（三）X- 染色体连锁遗传：*AIFM1* 基因

曾命名为 *AUNX1* 基因，又称 *AIF*、*PDCD8*、*COXPD6* 等，由王秋菊[46] 等于 2001 在我国山东采集的一个 5 代相传 X- 连锁隐性遗传大家系（AUNX1 家系）中发现、定位并申请命名。家系中所有患者均为男性，听力学特征（迟发型听力下降，纯音测听多表现为上升型曲线，听性脑干反应不能引出，耳声发射正常，言语分辨率下降与纯音听阈不成比例；颞骨 CT 无内耳畸形），因多数患者在听力下降后逐渐出现周围神经病变。2015 年，纵亮[27] 对上述家系进行基因检测及连锁分析，发现了 10 个该基因的新生突变。

AIFM1 基因于 1999 年由 Susin[9] 等首次克隆并命名，定位于人类染色体 Xq25-q26 区域。基因全长 36.471kb，包含 16 个外显子，编码全长 613 个氨基酸的蛋白质。迄今为止共发现 5 种剪接变体（AIF、AIFexB、AIFsh、AIFsh2 和 AIFsh3）。该基因的编码蛋白 AIF 又称凋亡诱导因子（apoptosis inducing factor 1），这是一种定位于线粒体内膜间隙的黄素蛋白，包括两个黄素腺嘌呤二核苷酸（FAD）结构域、一个烟酰胺腺嘌呤二核苷酸（NADH）- 结合区

和一个具有凋亡前活性的 C- 末端结构域。作为一种具有氧化还原酶活性的黄素蛋白，AIF 最早是作为含半胱氨酸的天冬氨酸蛋白水解酶 - 非依赖性凋亡效应分子被发现的，其在凋亡损伤时由线粒体转运至细胞核，诱导细胞程序性死亡。而近期研究发现，AIF 所包含的 NADH- 氧化结构域具有调节线粒体氧化呼吸链复合物的作用，在线粒体中具有重要的生理功能。已有报道，*AIFM1* 基因突变引起 AIF 蛋白功能异常，与线粒体肌脑病（COXPD6）、胚胎期巨脑室和腓骨肌萎缩症（Cowchock 综合征）等多种疾病表型相关。

（四）线粒体遗传：*12S rRNA* 基因

由于耳蜗尤其血管纹对能量不足很敏感，听力损失常与线粒体疾病相关。线粒体 DNA（mtDNA）突变导致的缺陷与 ANSD 相关，*12S rRNA* 参与线粒体蛋白合成，突变患者表现出 ANSD 特征。1997 年，Deltenre[47] 等首次报道了线粒体 DNA 突变引起的 ANSD。2000 年，Thyagarajan[48] 等在一例伴有耳聋和神经病变的帕金森患者的线粒体 DNA 中检测到 T1095C 突变。他们推测，*12S rRNA* 可能参与线粒体蛋白的合成，T1095C 突变会破坏 *12S rRNA* 上高度保守的 P 位点的 A-U 碱基对，改变 *12S rRNA* 的三级或四级结构，影响线粒体蛋白的合成，从而引起与线粒体功能障碍相关的听力障碍，表现为 ANSD，表明 *12S rRNA* T1095C 突变与 ANSD 可能相关。2005 年，王秋菊[49] 等在对 1 例散发 ANSD 患者的研究中，也检测到线粒体 *12S rRNA* T1095C 突变。然而因为缺少相关功能研究，其致病性仍需要进一步验证。

二、听觉植入在听神经病中应用及效果评估

随着对 ANSD 的认识不断加深和各种诊疗手段的进步，根据既往文献报道，以往被诊断为感音神经性耳聋的患者中，ANSD 在重度和极重度听力损失患者中的患病率可达 10%。目前人工耳蜗植入手术在感音神经性耳聋的治疗效果得到肯定，但是否适用于 ANSD 患者尚无定论。如基于对 ANSD 病变部位和致病机制等病因学的推测，我们有理由认为人工耳蜗植入的效果是有限的。早期一些学者的研究也支持这样的推论。关于 ANSD 患者植入人工耳蜗的报道最早见于 1999 年。Miyamoto[50] 和 Rance[51] 等的研究都认为人工耳蜗植入仅能获得轻微的听觉功能改善甚至完全没有效果；Mason JC[52] 等回顾性分析了 6 例 ANSD 患者人工耳蜗植入后的效果，认为耳蜗植入不仅效果有限，还可能损害外毛细胞，据此建议在诊断为 ANSD 后先试戴助听器，无效时再考虑人工耳蜗植入手术。遗憾的是，尽管偶有报道使用助听器的效果与人工耳蜗植入相当，大多数 ANSD 患者使用助听器通常无法获得满意的言语识别能力的提升。这可能是由于传统助听器本身是为外毛细胞导致的听觉障碍而设计的，而内毛细胞损伤时，残存的外毛细胞缺乏有效的调控，此时需要助听设备具有真正的声音播散功能。因此，人工耳蜗植入的干预方式仍然不断被尝试，并逐渐得到肯定。2000 年，Trautwein[53] 等报道了 1 例术前 ABR 极度异常的 ANSD 患者，在植入人工耳蜗后言语识别能力获得了提高；2001 年，Shallop[54] 等回顾 5 例 ANSD 患者人工耳蜗植入的经验，术后随访 1 年以上，均无任何并发症，声音觉察、言语识别和交流能力显著提

高，NRT、EABR 及 OAE 测试结果满意。继续随访至术后 2 年时，仍然与对照组几乎无差别。之后，国外众多学者也相继证实人工耳蜗植入确实可以帮助 ANSD 提高听觉言语能力，与普通 SNHL 患者植入后的效果无显著差别。近年来，有多位学者对听神经病患者人工耳蜗植入效果进行系统分析，2011 年 Roush[55] 分析了 18 篇听神经病患者听力学处理文献，其中有 15 篇听神经病患者行人工耳蜗植入术，所有患者术后纯音听阈均提高，表现出听觉的性能改进，然而作者认为术后评估缺乏语言、学习、社交、情绪发展与心理教育等方面，仍需要进一步研究以解决这些功能。2013 年，Humphriss[56] 总结 27 篇文献发现听神经病患者人工耳蜗植入后言语识别能力与非听神经病组人工耳蜗植入患者相比较没有统计学差异，然而作者认为这些文献的报道在研究质量的评估方面存在偏差和干扰。2015 年，Fernandes[57] 在系统分析 22 篇文献中，认为在语言感知和儿童发育的听力技巧方面，听神经病人工耳蜗植入患儿与非听神经病人工耳蜗植入患儿比较能力相似。2015 年，Harrison[58] 分析文献并结合其所在医疗机构听神经病患儿人工耳蜗植入的经验，认为听神经病人工耳蜗植入效果与植入年龄相关，早期植入患儿在言语发育上优于晚期植入患儿，建议最迟人工耳蜗植入时间不要超过 5 岁。我国也有学者尝试将 ANSD 患者纳入人工耳蜗植入手术的干预对象，然而缺乏对照性研究。2015 年，闫艳[59] 比较听神经病和非听神经病语前聋患者人工耳蜗植入后效果，两组在术后发声情况得分及对声音的自发性觉察能力得分没有统计学差异，然而对声音的理解能力得分及术后言语康复效果评估具有统计学差异，ANSD 组语前聋患者对声音的理解能力得分及言语康复效果均低于对照组语前聋患者得分。

因此在确定对 ANSD 患者行人工耳蜗植入时仍应该采取谨慎的态度。由于有其他影响因素存在，此类患者的术后疗效可能有较大差异。以往研究认为可参考以下几个方面预测植入后的效果：① 术前 MRI 发现内耳道病变，可能预示效果差，尤其是有蜗神经缺失时[60]。② 基因突变类型可作为参考，但其与术后疗效的关系还不确定。通常认为 OTOF 突变引起突触前病变导致的 ANSD 术后效果较好，推测是人工耳蜗提供的直接电刺激绕过了病变部位，而轴突损伤导致突触后病变和涉及听神经全程的病变（如遗传性共济失调症和耳聋 - 肌张力不全症 - 视神经元病）引起的 ANSD 效果较差[61]。但也有研究发现携带有 OPA1 基因的患者术后的言语识别和 ABR 均有恢复，推测伴有 OPA1 突变的耳聋是由于听神经末梢脱髓鞘部分的功能损伤，人工耳蜗的电刺激可激活听神经近端的有髓鞘的神经纤维而恢复听力[62]。③ 正常的 EABR[63]，稳定的 ECAP[64] 通常预示术后效果较好。

综上，遗传学研究显示了 ANSD 相关的基因突变类型与听觉系统的病理改变和临床表型的相关性，也使我们认识到基因和分子水平的研究对于合理诊疗的指导意义。ANSD 的感音神经性耳聋可能涉及多个部位，包括内毛细胞与其树突、螺旋神经节细胞、蜗神经甚至更靠近中枢的部位的突触连接异常，因此对 ANSD 的干预是困难的，人工耳蜗能否激活听觉系统的关键部位是考虑的主要问题。明确 ANSD 的潜在致病突变的意义不仅在于诊断，还在于康复，目前认为听突触病变型 [如突触（OTOF）及突触前型（DIAPH3）] 及线粒体功能相关性病变（OPA1）患者预期的植入效果更好。此外，预测人工耳蜗植入效果时还应参考电生理学的相关参数。

随着基因诊断、细胞生物学等相关技术的不断进步，ANSD病理机制的研究也将更加完善，为临床ANSD的分子诊断、新生儿筛查及预后的评估进一步提供理论指导。

（蒋 刘　蔡超婵　韩东一）

参考文献

1. Manchaiah VK, Zhao F, Danesh AA, et al. The genetic basis of auditory neuropathy spectrum disorder(ANSD)[J]. Int J PediatrOtorhinolaryngol, 2011, 75: 151.

2. Roux I, Safieddine S, Nouvian R, et al. Otoferlin, defective in a human deafness form, is essential for exocytosis at the auditory ribbon synapse[J]. Cell, 2006, 127(2): 277-289.Roux I, Safieddine S, Nouvian R Otoferlin, defective in a human deafness form, is essential for exocytosis at the auditory ribbon synapse

3. Ruel J, Emery S, Nouvian R, et al. Impairment of SLC17A8 encoding vesicular glutamate transporter-3, VGLUT3, underlies nonsyndromic deafness DFNA25 and inner hair cell dysfunction in null mice. Am J Hum Genet, 2008, 83(2): 278-292.

4. MC Liberman, E Tartaglini, JC Fleming, et al. Deletion of SLC19A2, the High Affinity Thiamine Transporter, Causes Selective Inner Hair Cell Loss and an Auditory Neuropathy Phenotype. JARO, 2006, 7: 211–217.

5. Cynthia J Schoen, Sarah B Emery, Marc C. Thorne, et al. Increased activity of Diaphanous homolog 3(DIAPH3)/diaphanous causes hearing defects in humans with auditory neuropathy and in Drosophila. PNAS, 2010, 107(30): 13396–13401.

6. S. Delmaghani FJ, Del Castillo, V Michel, et al. Mutation in the gene encoding pejvakin, a newly identified protein of the afferent auditory pathway, causes DFNB59 auditory neuropathy. Nat Genet, 2006, 38(7): 770–778.

7. A Starr, KJ Michalewski, FG Zeng, et al. Pathology and physiology of auditory neuropathy with a novel mutation in the MPZ gene(Tyr145-Ser). Brain, 2003, 126: 1604–1619.

8. Amati-Bonneau P, Valentino ML, Reynier P, et al. OPA1 mutations induce mitochondrial DNA instability and optic atrophy 'plus' phenotypes. Brain, 2008, 131(Pt 2): 338-351.

9. Susin SA, Zamzami N, Castedo M, et al. The central executioner of apoptosis: multiple connections between protease activation and mitochondria in Fas/APO-1/CD95- and ceramide-induced apoptosis. J Exp Med, 1997, 186(1): 25-37.

10. Carla M Koehler, Danielle Leuenberger, Sabeeha Merchant, et al. Human deafness dystonia syndrome is a mitochondrial disease. Cell Biology, 1999, 96: 2141–2146.

11. Thyagarajan D, Bressman S, Bruno C, et al. A novel mitochondrial 12SrRNA point mutation in parkinsonism, deafness, and neuropathy. Annals of neurology, 2000,

48(5): 730-736.

12. Rodríguez-Ballesteros M, del Castillo FJ, Martín Y, et al. Auditory neuropathy in patients carrying mutations in the otoferlin gene(OTOF). Hum Mutat, 2003, 22: 451-456.

13. Varga R, Kelley PM, Keats BJ, et al. Non-syndromic recessive auditory neuropathy is the result of mutations in the otoferlin(OTOF)gene. J Med Genet, 2003, 40: 45-50.

14. Starr A, Isaacson B, Michalewski HJ, et al. A dominantly inherited progressive deafness affecting distal auditory nerve and hair cells. J Assoc Res Otolaryngol, 2004, 5: 411-426.

15. X Cheng, L Li, S Brashears, et al. Connexin 26 variants and auditory neuropathy/dys-synchrony among children in schools for the deaf. Am J Med Genet, 2005, 139(1): 13–18.

16. R Santarelli, E Cama, P Scimemi, et al. Audiological and electrocochleography findings in hearing-impaired children with connexin 26 mutations and otoscoustic emissions. Eur Arch Otorhinolaryngol, 2008, 265: 43–51.

17. Lagarde WH, Underwood LE, Moats-Staats BM, et al. Novel mutation in the SLC19A2 gene in an African-American female with thiamine-responsive megaloblastic anemia syndrome. Am J Med Genet A, 2004, 125A(3): 299-305.

18. Kovach MJ, Campbell KCM, Herman K, et al. Anticipation in a unique family with Charcot-Marie-Tooth syndrome and deafness: delineation of the clinical features and review of the literature. Am J Med Genet, 2002, 108: 295-303.

19. Starr A, Michalewski HJ, Zeng F, et al. Pathology and physiology of auditory neuropathy with a novel mutation in the MPZ gene(Tyr145->Ser). Brain, 2003, 126: 1604-1619.

20. Butinar D, Starr A, Zidar J, et al.Auditory nerve is affected in one of two different point mutations of the neurofilament light gene. Clin Neurophysiol, 2008, 119: 367-375.

21. Butinar D, Zidar J, Leonardis L, et al. Hereditary auditory, vestibular, motor, and sensory neuropathy in a Slovenian Roma(Gypsy)kindred. Ann Neurol, 1999, 46: 36-44.

22. López-Bigas N, Olivé M, Rabionet R, et al. Connexin 31(GJB3)is expressed in the peripheral and auditory nerves and causes neuropathy and hearing impairment. Hum Mol Genet, 2001, 10: 947-952.

23. Bähr M, Andres F, Timmerman V, et al. Central visual, acoustic, and motor pathway involvement in a Charcot-Marie-Tooth family with an Asn205Ser mutation in the connexin 32 gene. J Neurol Neurosurg Psychiatr, 1999, 66: 202-206.

24. Amati-Bonneau P, Guichet A, Olichon A, et al.OPA1 R445H mutation in optic

atrophy associated with sensorineural deafness. Ann Neurol, 2005, 58: 958-963.

25. Meyer E, Michaelides M, Tee LJ, et al. Nonsense mutation in TMEM126A causing autosomal recessive optic atrophy and auditory neuropathy. Mol Vis, 2010, 16: 650-664.

26. Rance G, Fava R, Baldock H, et al. Speech perception ability in individuals with Friedreich ataxia. Brain, 2008, 131: 2002-2012.

27. Zong L, Guan J, Ealy M, et al. Mutations in apoptosis-inducing factor cause X-linked recessive auditory neuropathy spectrum disorder. J Med Genet, 2015, 52: 523–531.

28. Bahmad F, Merchant SN, Nadol JB, et al. Otopathology in Mohr-Tranebjaerg syndrome. Laryngoscope, 2007, 117: 1202-1208.

29. Genís D, Dávalos A, Molins A, et al. Wolfram syndrome: a neuropathological study. Acta Neuropathol, 1997, 93: 426-429.

30. Ceranić B, Luxon LM. Progressive auditory neuropathy in patients with Leber's hereditary optic neuropathy. J Neurol Neurosurg Psychiatr, 2004, 75: 626-630.

31. DE Bamiou, PR Spraggs, FB Gibberd, et al. Hearing loss in adult Refsum's disease. Clin. Otolaryngol. 28(3)(2003)227–230.

32. Migliosi V, Modamio-Hoybjor S, Moreno-Pelayo MA, et al.Q829X, a novel mutation in the gene encoding otoferlin(OTOF), is frequently found in Spanish patients with prelingual non-syndromic hearing loss.J Med Genet, 2002, 39(7): 502-506.

33. Romanos J, Kimura L, Favero ML, et al. Novel OTOF mutations in Brazilian patients with auditory neuropathy. J Hum Genet, 2009, 54: 382–385.

34. Choi BY, Ahmed ZM, Riazuddin S, et al. Identities and frequencies of mutations of the otoferlin gene(OTOF)causing DFNB9 deafness in Pakistan. Clin Genet, 2009, 75: 237–243.

35. Bae SH, Baek JI, Lee JD, et al. Genetic analysis of auditory neuropathy spectrum disorder in the Korean population[J]. Gene, 2013, 522(1): 65-69.

36. R Varga, MR Avenarius, PM Kelley, et al. OTOF mutations revealed by genetic analysis of hearing loss families including a potential temperature sensitive auditory neuropathy allele. J Med Genet, 2006, 43: 576-581.

37. J Romanos, L Kimura, ML Favero, et al. Novel OTOF mutations in Brazilian patients with auditory neuropathy. J Hum Genet, 2009, 54: 382-385.

38. Marlin S, Feldmann D, Nguyen Y, et al. Temperature-sensitive auditory neuropathy associated with an otoferlin mutation: Deafening fever![J]. Biochemical and biophysical research communications, 2010, 394(3): 737-742.

39. 王大勇，王秋菊，兰兰，等. 76 例听神经病患者 OTOF 基因突变分析 [J]. 听力学及言语疾病杂志，2007, 15(6): 432-437.

40. Collin RWJ, Kalay E, Oostrik J, et al. Involvement of DFNB59 mutations in autosomal recessive nonsyndromic hearing impairment[J]. Human mutation, 2007, 28(7): 718-723.

41. Kim TB, Isaacson B, Sivakumaran TA, et al. A gene responsible for autosomal dominant auditory neuropathy(AUNA1)maps to 13q14-21[J]. J Med Genet, 2004, 41: 872.

42. Schoen CJ, Emery SB, Thorne MC, et al. Increased activity of Diaphanous homolog 3(DIAPH3)/diaphanous causes hearing defects in humans with auditory neuropathy and in Drosophila[J]. Proceedings of the National Academy of Sciences, 2010, 107(30): 13396-13401.

43. Bae SH, Baek JI, Lee JD, et al. Genetic analysis of auditory neuropathy spectrum disorder in the Korean population[J]. Gene, 2013, 522(1): 65-69.

44. 张娇, 王秋菊. DIAPH3 基因与听神经病谱系障碍 [J]. 听力学及言语疾病杂志, 2013(5).

45. Hotulainen P, Llano O, Smirnov S, et al. Defining mechanisms of actin polymerization and depolymerization during dendritic spine morphogenesis[J]. The Journal of cell biology, 2009, 185(2): 323-339.

46. Wang QJ, Li QZ, Rao SQ, et al.AUNX1, a novel locus responsible for X linked recessive auditory and peripheral neuropathy, maps to Xq23-27.3. J Med Genet, 2006, 43: 33.

47. Thyagarajan D, Bressman S, Bruno C, et al. A novel mitochondrial 12SrRNA point mutation in parkinsonism, deafness, and neuropathy[J]. Annals of neurology, 2000, 48(5): 730-736.

48. P Deltenre, AL Mansbach, C Bozet, et al. Auditory neuropathy: a report on three cases with early onset and major neonatal illnesses. Electromyogr Clin Neurophysiol, 1997, 104: 17-22.

49. Wang QJ, Li QZ, Zhao H, et al.Clinical and molecular characterization of a Chinese patient with auditory neuropathy associated with mitochondrial 12S rRNA T1095C mutation.Am J Med Genet A, 2005, 133A(1): 27-30.

50. Miyamoto RT, Kirk KI, Renshaw J, et al. Cochlear implantation in auditory neuropathy. Laryngoscope, 1999, 109: 181-185.

51. Rance G, Barker EJ. Speech perception in children with auditory neuropathy/dyssynchrony managed with either hearing AIDS or cochlear implants. Otol Neurotol, 2008, 29: 179-182.

52. Mason JC, De Michele A, Stevens C, et al. Cochlear implantation in patients with auditory neuropathy of varied etiologies. Laryngoscope, 2003, 113: 45-49.

53. Trautwein PG, Sininger YS, Nelson R, et al. Cochlear implantation of auditory neuropathy. Am Acad Audiel, 2000, 11: 309-315.

54. Shallop JK, Jin SH, Driacoll CL, et al. Characteristics of electrically evoked potentials in patients with auditory neuropathy/auditory dys-synchrony. Int J Audiol, 2004, 43(Suppl 1): 22-27.

55. Patricia Roush, Tobi Frymark, Rebecca Venediktov, et al. Audiologic Management of Auditory Neuropathy Spectrum Disorder in Children: A Systematic Review of the Literature. Am J Audiol, 2011, 20(2): 159-170.

56. Rachel Humphriss, Amanda Hall, Jennefer MaddocksDoes, et al. Does cochlear implantation improve speech recognition in children with auditory neuropathy spectrum disorder? A systematic review. Int J Audiol, 2013, 52: 442–454.

57. Nayara Freitas Fernandes, Marina Morettin, Elisabete Honda Yamaguti, et al. Performance of hearing skills in children with auditory neuropathy spectrum disorder using cochlear implant: a systematic review. Braz J Otorhinolaryngol, 2015, 81(1): 85-96.

58. Robert V Harrison, Karen A Gordon, Blake C Papsin, et al. Auditory neuropathy spectrum disorder(ANSD) and cochlear implantation. Otorhinolaryngol, 2015, 79(12): 1980-1987.

59. 闫艳，赵辉. 听神经病患者人工耳蜗植入后听觉言语康复效果分析. 中华耳科学杂志，2015, 13(2): 246-248.

60. Teagle HFB, Roush PA, Woodard JS, et al. Cochlear implantation in children with auditory neuropathy spectrum disorder. Ear and hearing, 2010, 31(3): 325-335.

61. Santarelli R. Information from cochlear potentials and genetic mutations helps localize the lesion site in auditory neuropathy. Genome Med, 2010, 2(12): 91.

62. Huang T, Santarelli R, Starr A. Mutation of OPA1 gene causes deafness by affecting function of auditory nerve terminals. Brain research, 2009, 1300: 97-104.

63. Gibson WPR, Sanli H. Auditory neuropathy: an update. Ear and hearing, 2007, 28(2): 102-106.

64. Kim JR, Kim LS, Jeong SW, et al. Recovery function of electrically evoked compound action potential in implanted children with auditory neuropathy: preliminary results. Actaoto-laryngologica, 2011, 131(8): 796-801.

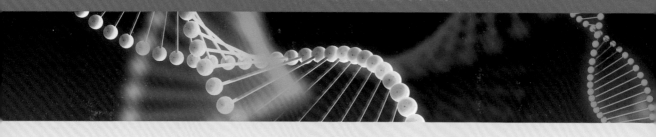

第四章　临床耳聋基因诊断

第一节　基因诊断概况与基因诊断技术

一、基因诊断概况

基因诊断又称 DNA 诊断或分子诊断，是通过分子生物学和分子遗传学的技术，直接检测出分子结构水平和表达水平是否异常，从而对疾病作出诊断。

1977 年第一代 DNA 测序技术（Sanger 法）发展至今已近四十年，目前测序技术取得了相当大的发展，从第一代到第二代乃至第三代，测序读长从长到短，再从短到长。虽然就当前形势看第二代短读长测序技术在全球测序市场上仍然占有着绝对的优势位置，但第三和第四代测序技术也在近两年快速发展。测序技术的每一次变革，都对基因组研究、疾病医疗研究、药物研发、育种等领域产生巨大的推动作用。

第一代 DNA 测序技术用的是 1975 年由 Sanger 和 Coulson 开创的链终止法或者是 1976～1977 年由 Maxam 和 Gilbert 发明的化学法（链降解）。1977 年，Sanger 测定了第一个基因序列（噬菌体 X174）全长 5375 个碱基。自此，人类获得了窥探生命遗传差异本质的能力，并以此为开端步入基因组学时代。研究人员在 Sanger 法的多年实践之中不断对其进行改进。2001 年，完成的首个人类基因组图谱就是以改进的 Sanger 测序法为基础的。Sanger 法核心原理是：由于链终止双脱氧核苷三磷酸（ddNTP）的 2′ 和 3′ 都不含羟基，其在 DNA 的合成过程中不能形成磷酸二酯键，因此可以用来中断 DNA 合成反应，在 4 个 DNA 合成反应体系中分别加入一定比例带有放射性核素标记的 ddNTP（分为：ddATP、ddCTP、ddGTP 和 ddTTP），通过凝胶电泳和放射自显影后可以根据电泳带的位置确定待测分子的 DNA 序列。值得注意的是，在测序技术起步发展的这一时期中，除了 Sanger 法之外还出现了一些其他的测序技术，如焦磷酸测序法、连接酶法等。其中，焦磷酸测序法是 Roche 公司 454 测序技术的基础，而连接酶测序法是 ABI 公司 SOLiD 技术的基础，但它们的共同核心手段都是利用了 Sanger 测序中可中断 DNA 合成反应的 ddNTP。

总的说来，第一代测序技术的主要特点是测序读长可达 1000bp，准确性高达 99.999%，但其成本高，通量低。因而第一代测序技术并不是最理想的测序方法。经过不断的技术开发和改进，以 Roche 公司的 454 技术、Illumina 公司的 Solexa、Hiseq 技术和 ABI 公司的 SOLiD 技术为标记的第二代测序技术诞生了。第二代测序技术大大降低了测序成本的同时，还大幅提高了测序速度，并且保持了高准确性，以前完成一个人类基因组的测序需要 3 年时间，而使用二代测序技术则仅需要 1 周。在序列读长方面二代测序比一代测序要短很多。

测序技术在近年又有新的里程碑。PacBio 公司的 SMRT 和 Oxford Nanopore Technologies 纳米孔单分子测序技术，被称为第三代测序技术[1]。与前两代相比，它们最大的特点就是单分子测序，测序过程无需进行 PCR 扩增。纳米孔测序和其他第三代测序技术有望解决目前测序平台的不足。纳米孔测序的主要特点是：读长很长，大约在几十 kb，甚至 100kb；错误率目前介于 1%~4%，属于随机错误，而不是聚集在读取的两端；数据可实时读取；通量很高，人类基因组有望在一天内完成；起始 DNA 在测序过程中不被破坏；样品制备简单又便宜。理论上，该技术能直接测序 RNA。

纳米孔单分子测序还有另一大特点，它能够直接读取出甲基化的胞嘧啶，而不必像传统方法那样对基因组进行 bisulfite 处理。这对于在基因组水平直接研究表观遗传相关现象有极大的帮助。并且该方法的测序准确性可达 99.8%，而且一旦发现测序错误也能较容易地进行纠正。

目前还有一种基于半导体芯片的新一代测序技术——Ion Torrent6。该技术使用了一种布满小孔的高密度半导体芯片，一个小孔就是一个测序反应池[2]。当 DNA 聚合酶把核苷酸聚合到延伸中的 DNA 链上时，会释放出一个氢离子，反应池中的 PH 发生改变，位于池下的离子感受器感受到 H^+ 离子信号，H^+ 离子信号再直接转化为数字信号，从而读出 DNA 序列。这一技术的发明人同时也是 454 测序技术的发明人之一——Jonathan Rothberg，该技术的文库和样本制备跟 454 技术很像，甚至可以说就是 454 的翻版，只是测序过程中不是通过检测焦磷酸荧光显色，而是通过检测 H^+ 信号的变化来获得序列碱基信息。Ion Torrent 相比于其他测序技术来说，不需要昂贵的物理成像等设备，因此，成本相对来说会低，体积更小，同时操作也要更为简单，速度更快，除了 2 天文库制备时间，整个上机测序可在 2~3.5 小时内完成，不过整个芯片的通量并不高，目前是 10G 左右，但非常适合小基因组和外显子组测序。

测序成本、读长和通量是评估测序技术先进与否的三个重要指标。第一代和第二代测序技术除了通量和成本上的差异之外，其测序核心原理（除 Solid 是边连接边测序之外）都是基于边合成边测序的思想。第二代测序技术的优点是成本较一代大大下降，通量大大提升，但缺点是所引入 PCR 过程会在一定程度上增加测序的错误率，并且具有系统偏向性，同时读长也比较短。第三代测序技术是为了解决第二代所存在的缺点而开发的，它的根本特点是单分子测序，不需要任何 PCR 过程，能有效避免因 PCR 偏向性而导致的系统错误，同时提高读长，并保持了二代技术的高通量、低成本的优点。

（辛　凤）

参考文献

1.　Manrao EA, Derrington IM, Laszlo AH, et al. Reading DNA at single-nucleotide resolution with a mutant MspA nanopore and phi29 DNA polymerase. Nat

Biotechnol., 2012 Mar 25;, 30(4): 349-353.

2. Zakaib GD. Chip chips away at the cost of a genome. Nature., 2011 Jul 20;, 475(7356): 278.

二、耳聋基因诊断技术

遗传性耳聋具有较强的基因异质性。目前已发现的非综合征型耳聋基因数目在 60 种以上（参见 The Hereditary Hearing Loss Homepage 网站，http://hereditaryhearingloss.org），此外还有数百种合并其他临床症状的综合征型耳聋基因被报道。这些耳聋基因的发现为遗传性耳聋的基因诊断提供了明确的检测目标。理论上讲，通过针对这些耳聋基因的突变筛查和检测，多数遗传性耳聋患者或家系可发现与其对应的致聋基因及突变，进而为他们的后续干预、治疗和预防提供重要的指引或参考。

针对不同的诊断目标人群及诊断目的，耳聋基因诊断从技术层面可分为 DNA 序列测定和热点突变检测两大类型，下面章节中将对这两类耳聋基因诊断技术加以简要介绍。

（一）基于 DNA 序列测定的耳聋基因诊断技术

和人类遗传性耳聋相关的基因突变主要发生在耳聋基因编码蛋白质的外显子编码区及内含子剪切位点，是目前阶段耳聋基因诊断的主要检测区域。这些区域通过 DNA 测序可获得准确、完整的脱氧核苷酸碱基排列序列，通过和正常序列的比对可进而在受检者中发现可能存在的基因突变。基于目的基因片段 PCR 扩增和 Sanger 测序的 DNA 序列测定法一直为国际上主流的耳聋基因诊断技术，在遗传性耳聋临床检测和咨询中得到了较为广泛的应用。而近年来所出现的 DNA 靶向捕获（targeted capture）及高通量测序（high throughput sequencing）技术则使针对绝大多数已知耳聋基因一次性进行全序列突变检测成为可能，代表着耳聋基因诊断的未来技术发展方向。

1. 耳聋基因 PCR 扩增片段的 Sanger 测序　DNA 聚合酶链式反应（PCR）可有效放大扩增特定的 DNA 片段，是进行耳聋基因目的片段序列测定时最常用的一种目标序列富集方式。根据后续 Sanger 测序的需要，耳聋基因诊断过程中 PCR 扩增片段在多数情况被限定在一百到几千碱基（bp）范围之内，覆盖一个或几个目的基因的外显子及两端内含子剪切位点，在目的基因外显子很大的情况下也可由几个 PCR 扩增片段交叉覆盖一个外显子的序列测定区域。

常规 PCR 扩增体系需要以下反应成分：DNA 模板、引物、四种脱氧核苷酸三磷酸（dNTP）混合物、DNA 聚合酶、扩增反应缓冲液。在耳聋基因诊断中，DNA 模板通常为基因组 DNA，可从受检者的外周血、唾液、羊水细胞等样本中提取。PCR 扩增引物一般为 20bp 左右，分别被设计为与目标 DNA 扩增片段的正向（sense）与反向（antisense）序列的 3′ 端互补，是控制扩增片段特异性的关键环节。PCR 扩增由变性 – 退火 – 延伸三个基本反应步骤构成（图 4-1-1）：第一步为模板 DNA 的变性，模板 DNA 经加热至 94℃左右一定时间后双链 DNA 解离为单链，以便其与引物结合；第二步为模板 DNA 与引物的退火，单链模板 DNA 经温度降至 55℃左右后与引物经互补配对后而结合；第三步为引物的延伸，在72℃左右 DNA 聚合酶的作用下以 dNTP 为原料合成一条新的与模板 DNA 链互补的复制链。重复以上三个步骤可不断获得更多的新链 DNA，而且这种新链 DNA 又可成为下次循环扩增反应的模板。理论上目的基因片段可随多次循环而得到几何倍数增长，通常在 30 多次循环后可扩增至几百万倍，从而满足后续的 DNA 测序需要。目前 PCR 扩增反应可通过 PCR 仪自动实现变性 – 退火 – 延伸三种反应温度间的循环，被广泛应用于科研、教学、医学检验等实验室和机构。

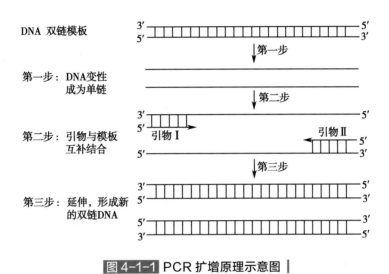

图 4-1-1 PCR 扩增原理示意图

Sanger 测序法在 20 世纪 70 年代末由英国生物化学家 Frederick Sanger 发明，主要基于双脱氧终止原理，利用 DNA 聚合酶来延伸结合在待定序列模板上的引物，直到掺入一种链终止双脱氧核苷三磷酸（ddNTP）为止。每一次序列测定由四个反应构成，每个反应含有所有四种 dNTP 和限量的一种不同的 ddNTP。由于 ddNTP 缺乏延伸所需要的 3–OH 基团，使延长的寡聚核苷酸 DNA 在四个反应中可分别在 G、A、T、C 处终止。而通过对 dNTP 和 ddNTP 相对浓度调整，可使每个反应得到一组具有共同测序起始点而终止在不同的核苷酸位置上的链终止产物，经过高分辨率电泳分析后可读出 DNA 上的核苷酸顺序。

20 世纪 90 年代中期，DNA 自动测序仪得到重大改进，采用集束化的毛细管电泳技术代替传统的凝胶电泳，通过单引物 PCR 测序反应生成相差 1 个碱基、3′末端为 4 种不同荧光染料的单链 DNA 混合物。具有不同毛细管电泳迁移率的单链 DNA 可依次通过毛细管读数窗接受激光激发和对荧光分子的逐个检测与成像，并通过分析软件自动将不同荧光转变为 DNA 序列，从而达到 DNA 测序的目的。分析结果能以荧光吸收峰图或碱基排列顺序等多种形式输出（图 4-1-2），使 DNA 测序的人力与耗时大大缩短。

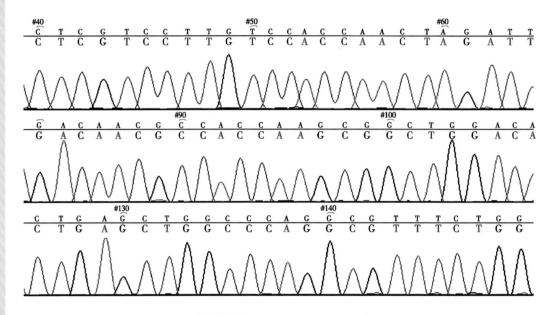

图 4-1-2 DNA 自动测序结果

PCR 扩增及 Sanger 测序可在较低的成本条件下有效、准确地对特定的耳聋基因进行序列测定，在耳聋基因诊断中得到了较为广泛的应用，并经常在使用其他方法进行耳聋基因诊断时作为检测结果验证的金标准方法。然而耳聋基因数目众多，且很多基因突变所导致的耳聋在临床表型上难以相互区别，实际基因诊断过程中如何选择被检测基因是一个颇具挑战性的难题。目前针对多数非综合征型耳聋患者（约占遗传性耳聋的 70%）的基因诊断策略是优先进行 *GJB2*、*SLC26A4* 和线粒体 *MT-RNR1* 等常见耳聋基因的筛查与检测。这三个常见非综合征型耳聋致病基因的突变总共可导致约 1/3 的非综合征型耳聋[1]，是目前耳聋基因诊断的主要目的基因。此外，部分综合征型耳聋可根据并发临床症状确定或缩小基因诊断的目的基因范围，如针对较为常见的一种综合征型耳聋——瓦登伯格综合征（Warrdenburg syndrome，WS），可根据其临床分型集中进行 *PAX3*（WS1，WS3）、*MITF* 和 *SOX10*（WS2）等基因的突变检测[2]。

2. 耳聋基因序列的靶向捕获结合高通量测序　近年来，随着高通量测序技术的发展，一种基于靶向捕获和高通量测序的耳聋基因新诊断技术已被成功开发，可针对绝大多数已知耳聋基因一次性进行全序列突变检测。这种高通量测序的方法与耳聋遗传异质性强的特点相适应，可以较好地解决相对罕见的耳聋基因的分子诊断问题。

高通量测序技术又被称为"下一代"测序技术（next-generation sequencing），根据其发展历史、测序原理和具体技术上的差别，高通量测序又可分为 454 焦磷酸测序（454 pyrosequencing）、Illumina（Solexa）sequencing、ABI SOLiD sequencing、离子半导体测序（Ion Torrent semiconductor sequencing）等不同类别和测序平台。不同高通量测序技术在目前仍处在不断发展和优化的过程中，其共同点是能同时对几十万~几百万条 DNA 分子进行序列测定，且其操作和数据判读高度自动化，程序化，可在短时间内产生极高通量的 DNA

序列数据，和常规的 Sanger 测序比可显著降低单个基因测序的时间与成本。

由于绝大多数的基因突变发生在基因的外显子编码区及其剪切位点，相对整个基因组测序而言，全外显子组测序（whole exome sequencing），即针对全基因组外显子区域 DNA 进行捕获和富集后的高通量测序，是一种更为高效的基因诊断策略。伴随着高通量测序技术的发展，以高通量测序为目的的目标 DNA 区域捕获与富集技术在近年来同样得到了较为迅猛的发展，目前所普遍采用的捕获富集策略包括 PCR 法、杂交捕获法、液相捕获法等。近年来这种目标 DNA 捕获结合高通量测序（targeted next-generation sequencing）的方法被进一步应用于已知耳聋基因的高通量测序，可同时对几十甚至上百个非综合征型及综合征型耳聋基因同时进行外显子区域序列测定。该方法相对 PCR 扩增片段的 Sanger 测序而言测序通量和效率得到极大的提升；而相对全外显子测序而言又具有成本更低，测序深度（sequencing depth，高通量测序的重要评价指标，测序带来的错误率或假阳性结果会随着测序深度的提升而下降）更深等优点，代表着未来耳聋基因诊断的技术发展方向。

耳聋基因诊断中 DNA 测序结果的解读　DNA 测序是耳聋基因诊断中最为常见和重要的一类技术。据相关研究结果推算，我国非综合征耳聋患者中约 1/3 可通过常见耳聋基因全序列检测明确分子病因及致聋突变，另有约 1/6 可通过二代测序等手段在已知的罕见耳聋基因中明确病因及突变，而近半数患者经过以上耳聋基因检测后仍病因不明[3]。理论上讲，这些未发现致聋基因突变的患者的听力障碍有可能为一些环境因素所导致，如巨细胞病毒感染、头部创伤、耳毒性药物使用等，这种情况下患者或其亲属后代中的耳聋发生率一般而言并不会特别的增加。但另一方面，这些患者的耳聋也可能为目前所未知的一些遗传因素（包括未知耳聋基因突变或已知耳聋基因的非编码区突变及大片段 DNA 缺失或改变等）所导致，部分情况下经过已知耳聋基因突变排查后的患者或亲属后代中仍会有遗传性耳聋的重复出现。这里特别值得关注的是，在一定比例的疑似隐性遗传性耳聋的病例中会发现常见耳聋基因 GJB2（约 6%）或 SLC26A4（约占大前庭水管综合征耳聋病例的 9%）的单杂合突变[3-5]，该比例显著高于 GJB2 或 SLC26A4 基因单杂合突变在正常人群中的携带率（分别为 2.2%~3%[6, 7] 和 1.5%~2.5% 左右）[6, 8]，预示着这两个基因可能存在一些为目前基因诊断技术所无法发现的潜在突变，或受一些其他的遗传因素的影响。在遗传性耳聋基因诊断与预防的实际工作中，相关人员应对这些情况予以充分考虑，并向受检者做好咨询与解释。

此外，人类不同个体中存在着大量的与疾病无关的基因多态性变化。在运用 DNA 测序进行耳聋基因诊断的过程中，有时会发现部分相对罕见、既往较少被报道的基因编码区序列的改变。如何鉴别和确定这些基因序列变异的致病性是耳聋基因诊断中一个较为困扰的难点，而这个问题在高通量测序的大数据结果解读中显得尤为突出。实际工作中，对于耳聋基因罕见变异的致病性推测主要参考其在正常听力人群中的携带率、所改变氨基酸的类型（如疏水或亲水性、正负电荷性等）变化及其在蛋白质序列中的进化保守性等信息，并可借助 Mutation Taster、PROVEAN、SIFT 等在线软件工具来进行生物信息学综合评估；对于具有耳聋家族史的病人可根据其家族内其他成员的突变与表型共分离情况来加以核对；

对于具有特殊听力表型或其他特征性临床症状的病人（如伴随眩晕、前庭功能障碍或各种综合征型耳聋等）还可根据既往报道的该基因其他突变的基因型 – 表型关联来加以综合判断。目前人们对耳聋基因突变、尤其是罕见突变的认识尚处于不完全阶段，相关工作者应该认识到，多数情况下上述这些辅助预测方法只能提供一定程度上的参考性或排除性信息，更明确的突变致病性判定往往需要未来更大范围和深度的基因筛查与临床大数据的积累及基因突变的功能学研究。

（二）基于热点突变检测的耳聋基因诊断技术

1. 耳聋基因热点突变检测技术简介　针对遗传性耳聋高危人群（包括耳聋人群及其家属）的一级预防及产前诊断多采用 DNA 测序的方法，具有诊断目的基因序列覆盖完全、突变检测假阴性率低等优点。然而遗传性耳聋中约 80% 为隐性遗传模式，很多无耳聋家族史、自身听力正常的隐性耳聋基因突变携带者无法被上述高危人群筛查模式所检出，而这些人群间同一耳聋基因的突变携带者相互婚育是遗传性耳聋发生的另一常见来源。针对这种情况，近年来针对非高危人群中常见耳聋基因突变位点的普遍筛查在我国部分城市已得到实施，目前所涵盖的突变位点主要集中于常见耳聋基因 *GJB2*、*SLC26A4* 和 *MT-RNR1* 在中国人群中的一些高发突变位点，如 *GJB2* 基因的 c.235delC 突变、*SLC26A4* 基因的 c.919–2A > G 突变、*MT-RNR1* 基因的 m.1555A > G 突变等。

和 DNA 测序技术相比，基于热点突变检测的耳聋基因诊断技术成本较低，操作过程更为简单，自动化程度较高，结果判读也更为明确，因此更加适合针对一般性人群的耳聋基因普遍筛查。目前耳聋基因诊断中较为常见的热点突变检测技术有以下几种：

（1）寡聚核糖核酸芯片杂交检测法：该方法主要包括多重 PCR 扩增、芯片杂交和结果扫描三个步骤，首先利用等位基因特性 PCR（allele-specific PCR）等技术选择性扩增带有特定的耳聋基因热点突变或野生型的 DNA 片段，在 PCR 过程中对产物进行生物素和荧光标记，并利用微米磁珠等技术生成、纯化单链 DNA。随后将单链 DNA 与固定在通用芯片上的一系列带有耳聋基因热点突变或野生型的寡聚核糖核酸探针按照碱基配对的原理相杂交，并通过荧光扫描和计算机软件处理获得检测结果。整个过程可在 6 小时左右完成多个位点、多份样品的检测。目前该项技术已被分别开发成涵盖 9 个和 15 个耳聋基因热点突变的检测试剂盒。

（2）飞行时间质谱法：飞行时间质谱法（time of flight mass spectrometry，TOF–MS）分析的基本原理是将检测样本离子化，经加速后进入无场漂移管并以恒定速度飞向离子接收器。离子质量越大，到达接收器所用时间越长，因此不同质量的离子可按飞行时间不同而加以检出。运用该方法进行耳聋基因热点突变检测时，首先会对包含所检测突变位置的 DNA 片段进行 PCR 扩增，然后加入多对特异性引物进行单碱基延伸，再将单碱基延伸产物纯化后进行飞行时间质谱分析，根据不同引物扩增产物的质荷比不同判断有无碱基突变。目前该方法已被开发成涵盖 20 个耳聋基因热点突变的检测试剂盒并可根据需要灵活增减目的检测突变的数量。

（3）高分辨熔解曲线法：高分辨率熔解曲线（high-resolution melting，HRM）是一种基于 DNA 熔解温度不同而形成不同形态熔解曲线的突变分析技术，其检测原理基于双链 DNA 的热稳定性受其长度和碱基组成的影响，DNA 序列突变会导致升温过程中双链 DNA 解链行为的改变。该方法首先对包含所检测突变位置的 DNA 片段进行 PCR 扩增，并加入只能嵌入并结合到双链 DNA 上的荧光染料，随后通过实时监测双链 DNA 在升温熔解过程中荧光信号值的变化以生成不同形状的熔解曲线，进而通过分析软件将具有不同形状熔解曲线的样本按基因型归类。高分辨熔解曲线法的一个优点是在获得 PCR 产物后无需后处理，可实现闭管操作，操作较为简便并减少样本污染的风险。

（4）Taqman 探针法：该方法针对所检测突变位点分别设计 PCR 引物和与模板特异性结合的寡核苷酸 TaqMan 探针，进行实时荧光 PCR 扩增。探针的 5′- 端和 3′- 端分别标记一个报告荧光基团和一个淬灭荧光基团。当探针完整时报告基团所发射的荧光能量被淬灭基团吸收；而当反应中存在带有目的检测基因型的 PCR 产物时，Taqman 探针与模板特异性退火并产生适合于 Taq 酶 3′-5′ 核酸外切酶活性的底物，从而将探针 5′- 端连接的荧光分子从探针上切割下来，此时报告基团因远离淬灭基团而发出可被检测的荧光。Taqman 探针法和上面介绍的高分辨熔解曲线法一样具有操作简便、检测成本较低的优点，但每次反应只能针对一种突变的检测，通常被应用于少数耳聋基因热点突变的大样本量检测。

（5）SNaPshot 法：该方法是基于荧光标记单碱基延伸原理的分型技术，反应体系包括测序酶、四种荧光标记 ddNTP、紧临所检测突变位点 5′ 端的不同长度延伸引物和 PCR 产物模板。反应中引物延伸一个碱基即终止，经测序仪检测后可根据峰的移动位置确定该延伸产物对应的突变位点，再根据该单个碱基的测序结果得知该样本在此位点的基因型。该检测方法中的 PCR 产物模板可通过多重 PCR 反应体系来获得，通常被用于 10 ~ 30 个位点的中等通量基因突变检测。

2. 耳聋基因热点突变检测的适宜目标人群　随着我国遗传性耳聋基因诊断及预防工作的不断深入推广，近年来一些专门针对遗传性耳聋基因突变检测的技术平台和试剂盒产品已被开发，其中有很大比例为各种耳聋基因热点突变检测。这些热点突变检测平台和产品一般具有高灵敏度和准确性、操作简便、成本较低等优点，是耳聋基因诊断的良好的技术补充。但从应用角度而言，不同的检测技术平台具有不同的基因或突变检测范围和特定的适宜目标人群，耳聋基因诊断人员应对相关技术手段具有充分的了解，并在实际工作中基于不同的情况和需求予以针对性使用。多数情况下，对于耳聋患者或具有耳聋家族史的遗传性耳聋高危人群，尤其是有婚育指导或产前诊断需求的受检者，其基因诊断一般宜以耳聋基因的 Sanger 测序或高通量测序为主，以在提供遗传咨询或产前诊断前获取尽量完整的致聋基因突变携带情况，降低受检者的后代因未检测突变位点而致聋的几率。另一方面，普遍人群的耳聋基因突变筛查主要以发现耳聋基因热点突变携带者为目的，定点突变检测技术因其相对低廉的筛查成本和较为简易和自动化的操作判读而更为适宜，但一般推荐在阳性突变检出后通过 Sanger 测序加以验证。此外，当处于婚育年龄的正常听力受检者一方发现隐性耳聋基因杂合突变时，其配偶应针对该隐性耳聋基因进行全序列检测。

（杨　涛）

参考文献

1. Yang T, Wei X, Chai Y, et al. Genetic etiology study of the non-syndromic deafness in Chinese Hans by targeted next-generation sequencing. Orphanet J Rare Dis, 2013, 8: 85.

2. Chen H, Jiang L, Xie Z, et al. Novel mutations of PAX3, MITF, and SOX10 genes in Chinese patients with type Ⅰ or type Ⅱ Waardenburg syndrome. Biochem Biophys Res Commun, 2010, 397: 70-74.

3. Chai Y, Huang Z, Tao Z, et al. Molecular etiology of hearing impairment associated with nonsyndromic enlarged vestibular aqueduct in East China. Am J Med Genet A, 2013, 161: 2226-2233.

4. Dai P, Yu F, Han B, et al. GJB2 mutation spectrum in 2, 063 Chinese patients with nonsyndromic hearing impairment. J Transl Med, 2009, 7: 26.

5. Wang QJ, Zhao YL, Rao SQ, et al. A distinct spectrum of SLC26A4 mutations in patients with enlarged vestibular aqueduct in China. Clin Genet, 2007, 72: 245-254.

6. Yin A, Liu C, Zhang Y, et al. The carrier rate and mutation spectrum of genes associated with hearing loss in South China hearing female population of childbearing age. BMC Med Genet, 2013, 14: 57.

7. P Dai, F Yu, B Han, et al. GJB2 mutation spectrum in 2063 Chinese patients with nonsyndromic hearing impairment. J Transl Med, 2009, 7: 26(1-12).

8. Yuan Y, Guo W, Tang J, et al.Molecular Epidemiology and Functional Assessment of Novel Allelic Variants of SLC26A4 in Non-Syndromic Hearing Loss Patients with Enlarged Vestibular Aqueduct in China. PLoS One, 2012, 7(11): e49984.

第二节　耳聋基因诊断流程

遗传性耳聋的诊断是一项复杂的工作，涉及耳鼻咽喉头颈外科、儿科、妇产科甚至医学遗传学等多学科的密切配合，不仅需要高水平的临床医师的临床诊断，还需要遗传学专业人士的合作以及先进的诊断仪器和辅助实验检测。诊断流程中，除了常规诊断的病史采集、体格检查、辅助检查，还需要采集先证者及家系成员的血样、提取 DNA、进行家系分析及遗传学检测，同时还要满足患者的知情权和医学伦理的要求。

一、基因诊断策略

基因诊断是继形态学、生物化学和免疫学诊断之后的第四代诊断技术，它的诞生与发展得益于分子生物学理论和技术的迅速发展。随着分子生物学技术的发展，越来越多的基因诊断技术被应用于耳聋的基因诊断。在遗传性耳聋基因诊断时，会面临遗传性耳聋的遗传异质性、相关耳聋基因众多、大量的耳聋基因还有待进一步鉴定、已鉴定的耳聋基因大小和结构存在巨大差异等问题，目前还没有一种完美的技术能一次性解决上述难题，所以有必要在现有的各种技术条件下采用不同的策略来进行遗传性耳聋基因诊断。

目前遗传性聋的基因诊断一般可分为直接诊断和间接诊断两种策略。直接诊断是直接进行目标基因的序列分析，鉴定是否存在致病突变。它的目的是明确受检者的特定基因是否存在缺陷。它需要明确某一基因是某种疾病的疾病基因，且已知致病突变，获取患者（或先证者）外周血标本或其他组织标本（包括石蜡切片），通过检测明确是否存在基因的致病性突变。这是目前最具临床实用性的遗传性聋的基因诊断策略。突变分析的最常用方法是 PCR- 直接测序法，基因芯片及目前广泛开展的全基因组二代测序也属于这一类，多用于已经克隆的耳聋基因检测。

间接诊断指连锁分析，即染色体单体型分析，是基于紧密连锁的基因或遗传标记通常一起传给子代，因而考察相邻 DNA 是否传递给了子代，可以间接地判断致病基因是否传递给子代。它的目的是明确受检者是否存在从亲代遗传的致病基因。它需要明确疾病基因的精确定位信息以及与该疾病基因有紧密连锁关系的遗传标记，其标本为患者（或先证者）及家系内成员的外周血标本或其他组织标本（包括石蜡切片），遗传异质性对其影响较大，DNA 重组对其也有一定的影响。连锁分析多使用基因组中广泛存在的各种 DNA 多态性位点，特别是基因突变部位或紧邻的多态性位点作为标记。RFLP、SSCP、AnT 等技术均可用于连锁分析。该种方法多用在致病基因不明，需进行遗传性聋新的致病基因的定位与鉴定。

以中南大学湘雅医院耳鼻咽喉头颈外科和医学遗传学国家重点实验室开展的遗传性耳聋基因诊断流程为例，耳聋门诊的基因诊断及咨询流程如图 4-2-1，联合间接诊断和直接诊断的遗传性耳聋分子诊断策略如图 4-2-2，遗传性耳聋的部分基因型表型谱所制定的选择待检基因的策略如图 4-2-3。

由于遗传性聋具有很高的遗传异质性，而且还有很多遗传性聋的致病基因尚未被鉴定，因此目前所能进行的遗传性聋的基因诊断大多局限于已知的致病基因，其应用还有一定的局限性。但是，随着遗传性聋基因定位与克隆的不断进展，遗传性聋的基因诊断技术将不断完善，并最终广泛应用于临床。

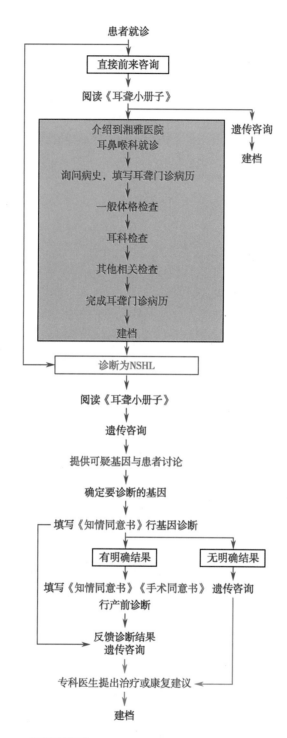

图 4-2-1 耳聋门诊基因诊断及咨询流程

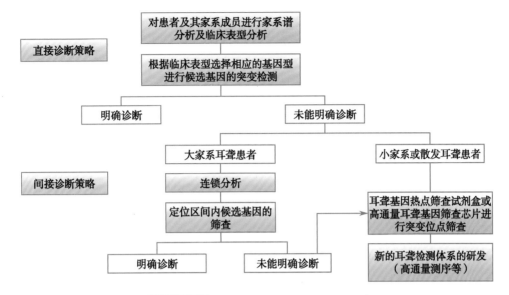

图 4-2-2 遗传性耳聋分子诊断策略图

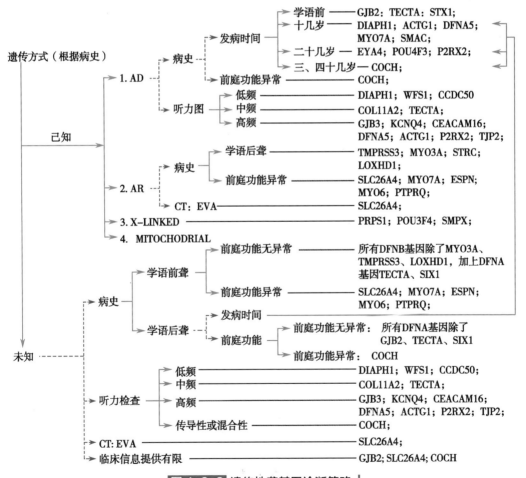

图 4-2-3 遗传性聋基因诊断策略

二、产前诊断策略及流程

产前诊断（prenatal diagnosis）是出生前对有遗传病风险的胎儿在宫内进行遗传学诊断。以羊膜穿刺术和绒毛取样等技术，对羊水、羊水细胞和绒毛进行遗传学和生化检查分析，对胎儿的染色体和基因进行分析诊断，是预防遗传病患儿出生的有效手段。传统的产前基因诊断主要依赖于以探针为基础的 DNA 印迹杂交及 RFLP，以诊断缺失型突变及个别的点突变，但由于其操作的复杂性及仪器设备的限制，耗时长，准确性不高，且需放射性核素标记，因而大大地限制了其应用。自从 20 世纪 80 年代末 PCR 技术开始应用于产前基因诊断以来，随着该技术的发展，愈来愈受到人们的重视和欢迎。就目前来看，它已成为遗传病产前基因诊断的最常用技术。以此技术为基础的各种突变基因检测方法已成为遗传病基因诊断的主要手段。

从技术层面上，产前诊断分为有创性产前诊断和无创性产前诊断。常用的有创性产前诊断包括羊膜穿刺、绒毛取样、脐带穿刺术、脐周血取样、胎儿组织活检、植入前遗传诊断等；无创性产前诊断包括母体外周血胎儿细胞检测、经宫颈脱落的胎儿滋养细胞检测等。按适用的阶段分类，植入前遗传诊断适用于体外受精的胚胎在植入之前。这些产前诊断方法各有优缺点，其中，羊膜穿刺以其诊断的精确性和对胎儿孕妇的低风险性奠定了它在现代产前诊断中的基本地位，是目前比较成熟和公认的产前诊断技术。

遗传性聋的产前诊断目前多用于已通过基因诊断确诊的遗传性聋家系成员。当其妊娠时通过上述途经提取胎儿 DNA，然后再根据遗传性聋的基因诊断方法对其作出产前诊断，根据产前诊断的结果可以进行早期干预，避免新的遗传性聋患儿的出生。遗传性耳聋的产前诊断咨询及策略流程可参考以下流程（图 4-2-4）：

（冯　永）

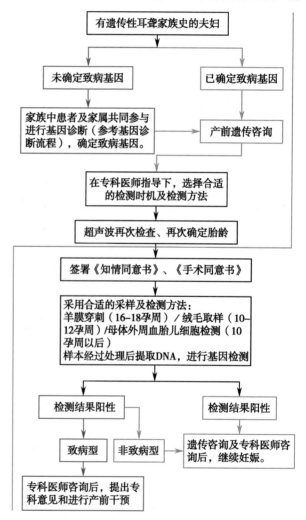

图 4-2-4　遗传性耳聋的产前诊断咨询及策略流程

第三节　常染色体隐性遗传性耳聋分子诊断要点

符合孟德尔遗传规律的单基因遗传病，病种多、在特定家系中发病率高、对群体的影响小。常见遗传学的诊断方法包括：① 染色体水平的诊断：采用细胞遗传学技术进行染色体核型分析，比如荧光原位杂交法；② 基因水平的诊断：包括限制性片段长度多态性的酶切分析、基因型和单体型的连锁和关联分析、基因的序列分析；③ 蛋白质水平的诊断：采用分子生物学技术分析异常表达的蛋白质或代谢产物，如蛋白质芯片等；④ 疾病动物模型的辅助诊断：建立相应的转基因疾病动物模型，辅助诊断或判定人类疾病的致病基因。

所有遗传性疾病都与某种或多种基因的突变有关，对这类疾病进行分子诊断有直接诊断策略和间接诊断策略。直接策略就是通过各种分子生物学技术直接检测导致遗传性疾病的各种基因突变，如基因的缺失、插入、倍增或者是点突变等遗传缺陷。因此直接诊断的前提是被测基因已经克隆，其核酸序列和结构已被阐明。直接诊断策略主要涉及以下几个方面：① 点突变的诊断：点突变即 DNA 分子中的一个碱基被另一个碱基所替换，其后果取决于替换的性质和位置。对基因背景清楚或部分清楚的点突变，可以采取直接检测基因点突变的方法如等位基因特异性寡核苷酸杂交、等位基因特异性扩增、聚合酶链式反应连接的限制性片段长度多态性分析、连接酶链反应、基因芯片技术进行诊断；对于一些基因背景未知的点突变，可以采用单链构象多态性、变性梯度凝胶电泳、异源双链分析、DNA 序列测定、蛋白截短测试等方法。② 拷贝数变异的检测：是指 DNA 片段大小从 1kb 到几个 Mb 范围内的拷贝数变异（CNVs）现象，包括简单的 DNA 结构变化（如单一片段的扩增、缺失、插入）和复杂的染色体扩增、缺失或插入；其检测方法主要有实时荧光定量 PCR 技术、多重连接探针扩增技术和比较基因组杂交技术、染色体微阵列分析技术和高通量测序技术。

耳聋多为单基因病，是影响人类健康和造成人类残疾的常见原因，欧美的统计表明每 1000 个新生儿中会有一名重度听力丧失患儿，其中 1/2 以上属遗传性耳聋患儿，在中国的新生儿中有类似的听力丧失比例。另外在大量的迟发性听力下降患者中，亦有许多患者由自身的基因缺陷致病，或由于基因缺陷和多态性造成对致聋环境因素易感性增加而致病，故此，遗传性耳聋的分子病因学研究非常重要。迄今已发现超过 130 个耳聋基因，在分子水平明确耳聋病因已成为现实。研究表明，60% 重度耳聋源于遗传因素，而非综合征型耳聋占绝大部分，遗传性非综合征型耳聋中 80% 的病例为常染色体隐性遗传（DFNB），多表现为语前或先天性聋。

尽管发现的耳聋基因非常之多，而且发现更多的耳聋基因的趋势是必然的，但研究结果显示在中国人群中，除 GJB2、SLC26A4 基因的热点突变在正常和耳聋人群均有高携带比例外，尚未发现其他频率较高的致聋突变或富集突变的耳聋基因。由于 GJB2 基因、

SLC26A4 基因突变在遗传性耳聋发病中的重要作用和针对这些基因及其突变检测的可操作性，近两年遗传性耳聋的分子诊断已在国内广泛开展，形成了耳鼻咽喉头颈外科的一个全新领域。因此，耳聋常染色体隐性遗传的分子病因诊断成为重点。

（一）*GJB2* 基因和 *SLC26A4* 基因

GJB2 基因 1993 年被克隆，定位于 13q11-12，DNA 全长 4804bp，编码区为 678bp。1997 年，*GJB2* 基因突变被确认与遗传性耳聋密切相关，包括常染色体显性遗传性聋（Non-sydromic dominant heredity deafness，DFNA3）和常染色体隐性遗传性聋（Non-sydromic autosomal recessive deafness，DFNB1）。由于第一个被发现导致常染色体隐性遗传性耳聋的位点位于 *GJB2* 基因上，因此该基因被命名为 DFNB1。*GJB2* 基因编码的 Cx26 属于缝隙连接蛋白家族，与相邻细胞的缝隙连接蛋白组成一个完整的缝隙连接通道，这些通道在信息传导和物质交换中起重要作用，是完成电解质、第二信使和代谢产物的细胞间转换的重要通道。当毛细胞受到外界刺激后，钾离子经内耳毛细胞循环回流进入耳蜗内淋巴液，缝隙连接蛋白通道在此过程中具有调控作用，Cx26 在人类的耳蜗毛细胞中高表达，因此 *GJB2* 基因突变与耳聋密切相关。大部分 *GJB2* 基因编码区的突变移码突变，产生无功能的蛋白质，影响了缝隙连接蛋白的结构，从而影响通道的正常开闭。而细胞外的离子浓度是毛细胞能量转换的基础，由于连接通道的异常，使钾离子回流进入内淋巴液的循环受到影响，浓度发生改变，导致 Corti 器的钾中毒，从而引起感音神经性聋[1]。由于 *GJB2* 基因的编码序列仅存在于一个外显子，因此很容易通过 PCR 反应进行分析。

GJB2 基因的突变热点存在种族差异，至 2003 年 6 月 11 日，已发现 *GJB2* 基因有 110 种突变方式。欧美地区高加索人中，儿童语前聋中有 20% 是由 *GJB2* 基因的突变所致，占常染色体隐性遗传性聋的 40%。目前已检出的 *GJB2* 基因中的不同的致病突变中最多见为 c.235delC 和 c.35delG 突变，其中地中海国家和美国遗传性非综合征耳聋患者中最常见的为 c.35delG，犹太人中最常见突变为 c.167delT 突变，而在非洲的一个乡村 p.R143W 突变最为常见，东亚国家以 c.235delC 突变最常见[2-4]。在中国人，首位耳聋责任基因为 *GJB2*，儿童语前聋的 26%~33% 为 *GJB2* 基因突变所致，约占常染色体隐性遗传性聋的 21.52%，其中 c.235delC、c.299-300delAT、c.176-191del16 三个突变率最高[5]。

中国另一重要耳聋责任基因 *SLC26A4* 与临床发病率最高的内耳畸形 - 大前庭水管和 Pendred 综合征（Pendred syndrome，前庭水管扩大或伴内耳畸形、神经性聋和甲状腺肿）密切相关。大前庭水管综合征（enlarged vestibular aqueduct syndrome，EVAS）是近 30 年发现的一种能够根据影像学诊断感音神经性耳聋，随着颞骨 CT 和 MRI 在中国的逐渐普及，此病的发现日趋频繁。此综合征的特点是双侧感音神经性耳聋，CT 或 MRI 提示前庭水管或内淋巴囊扩大，一部分患者出生时可能听力正常，听力下降程度在不同的个体具有较大的差别，从听力完全正常至中重度听力损失，因坠床、儿童玩耍或体育活动中的轻度碰撞或感冒可以造成明显的听力下降，亦存在无明显诱因而发生听力下降的情况。该基因含 21 个外显子，开放阅读框架 2343bp，编码 780 个氨基酸的蛋白质 Pendrin。Pendrin 主要由疏水性氨基酸组成，属于离子转运体家族，研究表明其功能主要与碘/氯离子转运有关[6]。在95%～97%中国人大前庭水管患者中可以发现至少一个 *SLC26A4*（*PDS*）基因突变，并且大多数患者可以发现纯合或复合杂合突变，显示中国人大前庭水管综合征是肯定的遗传性疾病，其发病原因是 *SLC26A4* 基因突变。中国人大前庭水管综合征患者中 *SLC26A4* 基因突变发现率较欧美人群大前庭水管综合征患者中 *SLC26A4* 基因突变发现率明显高，后者仅为20%～40%，而且相当一部分只能发现单一杂合突变；这反映出各人种间的耳聋致病机制和流行病学存在着较大的差异[7-10]。

（二）临床常规诊断前相关检查

1. 体格检查　临床体检中其他器官和部位的异常发现可能与综合征型耳聋相关，综合征型耳聋的表现型多种多样，因此，正确的诊断依赖于对先证者及其家族成员详细的体格检查。重点检查耳部、智力、发育状况、眼部和其他系统的异常或先天性畸形，内容主要包括：鳃裂囊肿或瘘管；耳前裂；宽眼距；异色虹膜；额白发；色素异常；深度近视；色素性视网膜病变；甲状腺肿；颅面畸形等。

常染色体隐性遗传判定：在致病基因的纯合或复合杂合状态时才发病，系谱特点为：①患者的双亲都无病，但均为携带者；②患者同胞中有1/4发病，男女机会均等；③患者子女一般不发病，但是携带者；④近亲婚配子女发病风险增高。

2. 听力学检查　客观听力学检查：客观的决定听觉系统的功能，可以在任何年龄段完成。主要包括：听性脑干反应（auditory brainstem response，ABR）、40Hz听觉相关电位、多频稳态听性脑干反应（auditory steady-state response ASSR）（可估计对 ABR 没有反应的儿童听力）、耳蜗电图（electrocochleogram，ECochG）、诱发性耳声发射（evoked oto-acoustic emission，EOAEs）（主要反映耳蜗外毛细胞的活动度，通常在好于40～50dB 的听力耳出现）以及声导抗（可以评估中耳及周围听觉系统状况）。

主观听力学检查主要包括：行为测听（行为观察测听和视觉强化测听，前者被用在半岁前的新生儿，依赖于测试者的技巧，容易出错，后者被用于0.5～2.5岁之间的孩子，结果比较可靠，但是依赖于孩子的成熟和测试者的技巧）、条件游戏测听（用于2.5～5岁之间的孩子）、纯音测听、言语测听等。

3. 影像学检查　包括颞骨 CT 或头部 MRI 检查。根据影像学检查排除大前庭水管综合征，内耳或内听道畸形以及中枢神经系统疾病。

4. 签署知情同意书　在进行临床资料采集的同时，让受检者或其合法监护人签署常见耳聋基因诊断知情同意书（见附录2）。知情同意书的内容包括：

（1）知情内容：①告知受检者此项检测的目的、内容和意义；②检测的局限性；③检测样本的获取、潜在伤害和以后的用途；④检测结果的准确性；⑤检测结果的效力；⑥保密条款；⑦告知受检者其具有的权利。

（2）同意内容：获得受检者在无任何外界干扰下对此检测的书面同意。

（三）临床诊断

1. *GJB2* 基因突变的检测方法　由于 *GJB2* 基因在遗传性非综合征感音神经性聋的致聋病因中所占比例较大，且基因短小（一个编码蛋白的外显子，编码 226 个氨基酸），*GJB2* 全基因筛查是国内外聋病分子检测的最基本项目。目前，有不少检测基因突变的方法，*GJB2* 基因突变的检测方法已处于完善状态。筛查方法多种多样，包括：

（1）限制性片段长度多态性分析：用特定的限制性内切酶水解 PCR 扩增产物，分析酶解后产物的分子大小，对判断产生致病基因者进行 DNA 测序。

（2）限制酶切指纹 – 单链构象多态性分析：限制性核酸内切酶切割 PCR 扩增产物，琼脂糖凝胶电泳检测酶切产物，对异常构象带序列进行 DNA 测序，测序结果进行多态性改变和基因突变统计。

（3）聚合酶链反应 – 单链构象多态性分析、变性梯度凝胶电泳法、变性高效液相色谱分析（对大批量 PCR 扩增产物进行筛查，其在检测大量致病基因的不同序列方面显示出高度的敏感性，适合做快速的基因筛查）及直接测序（直接测序是将 PCR 扩增产物纯化、变性后，在 PCR 测序仪上进行测序，为寻找突变的金标准）等。由于 *GJB2* 基因的突变及多态较多，因此筛查后必须再对符合条件的扩增产物进行 DNA 测序。

GJB2 在我国聋人群体中的突变检出率高达 21.52%，c.235delC、c.299–300delAT、176–191del16 三个突变率最高，占所有 GJB2 致病突变位点频率的 80.11%。在中国，*GJB2* c.235delC 突变约占所有 *GJB2* 病理性突变的 75% 以上，是中国人群中绝对的热点突变，90% 的 *GJB2* 基因相关性耳聋患者携带至少一个 *GJB2* c.235delC 等位基因。因此，对于条件有限的实验室，可采用限制性片段长度多态性分析方法，仅对 c.235delC 突变进行检测，可能发现 90% 以上 *GJB2* 相关遗传性耳聋。

2. *SLC26A4* 基因突变的检测方法　*SLC26A4* 在聋人群体中突变携带率为 21.65%，而 88.98% 大前庭水管综合征患者可以检测出 *SLC26A4* 双等位基因突变。该基因同样具有极高的等位基因遗传异质性，累计发现 206 种致病突变。其中，c.919–2A > G 和 c.2168A > G 为携带频率最高的 *SLC26A4* 基因热点突变（46.97%、9.78%）。解放军总医院聋病分子诊断中心进行的全国性聋病分子病因调查结果显示大前庭水管综合征在中国各地区聋哑人群中高发，平均发病率达到 15%，某些地区的发病率高达 25% 以上，另外北方聋哑人群中 *SLC26A4* c.919–2A > G 突变率高于南方同类人群。中国人大前庭水管综合征中 *SLC26A4* 高突变率、双基因突变的高检出率、存在明显突变热点的现象对于在中国进行此病的基因诊断、分子流行病学调查以及通过产前基因诊断进行生育指导和干预均具有重要的意义。

SLC26A4 基因具有 21 个外显子，对编码区 20 个外显子进行全序列筛查工作量大。解放军总医院聋病分子诊断中心来自门诊的 98 例前庭水管扩大病人 *SLC26A4* 基因检测结果表明：90 例检测到 *SLC26A4* 突变，其中至少 1 个突变在外显子 7+8、19、10 上的占 94.44%（85/90）；至少 1 个突变在外显子 7+8、19、10、17、15 上的占 96.67%（87/90）；在赤峰地区特教学校重度～极重度感音神经性耳聋患者中进行 *SLC26A4* 全序列筛查共发现 20 例前

庭水管扩大和（或）其他内耳畸形患者，其中至少 1 个突变在外显子 7+8、19、10 上的占 90%（18/20），至少 1 个突变在外显子 7+8、19、10、17、15 上的占 90%（18/20）。由此推测，筛查 *SLC26A4* 基因外显子 7+8、19、10，对发现单杂合突变的个体进行该基因全序列分析，可以找到 90%～94.44% 的携带该基因突变的前庭水管扩大和（或）内耳畸形患者，携带 *SLC26A4* 突变的前庭水管扩大患者中仅 5.56%～10% 突变发生在其他外显子区域。进一步扩大筛查范围到外显子 17、15，可以找到约 90%～96.67% 携带该基因突变的前庭水管扩大和（或）内耳畸形患者。赵亚丽[15] 对 95 例前庭水管扩大患者进行 *SLC26A4* 测序，发现 93 例携带 *SLC26A4* 突变，而其中 98.92%（92/93）的患者至少一个突变出现在外显子 7+8、10、19、15 和 17 上，这一数据进一步支持了将外显子 7+8、19、10、17、15 确定为热点突变区域进行首批筛查的可行性和必要性。

总之，在重度～极重度耳聋人群筛查 *SLC26A4* 第一热点突变区域外显子 7+8、19、10 将大大缩小筛查的工作量，提高效率，节省人力、物力，有条件的情况下将第二热点突变区域外显子 17 和 15 列为筛查项目将进一步提高 *SLC26A4* 基因突变检出率。*SLC26A4* 基因热点突变明确：在中国 c.919–2A > G 是第一热点突变；c.2168A > G 是第二热点突变；c.1229C > T、c.1975G > C、c.1174A > T 分别列第三、四、五位热点突变。

突变等位基因频率按外显子排名由高到低为：外显子 7+8，外显子 10，外显子 19，外显子 17，外显子 15。外显子 7+8、19、10、17、15 上突变等位基因占所有突变等位基因的 90.61%。

3. 耳聋基因诊断芯片　分子诊断是遗传性耳聋确诊的唯一手段。目前，一代测序（Sanger 法）仍然是基因诊断的金标准，但当进行多基因、多样本分析时，除价格昂贵且耗费人力，还存在通量不高、耗时较长的弊端；而且基因较大时，DNA 标本量消耗大。以上诸点使一代测序不适合大规模筛查。而基因芯片的出现和发展使得简便、高效的耳聋基因突变检测成为可能。

由于 *GJB2* 和 *SLC26A4* 基因突变谱复杂，如针对其全部突变位点构建临床检测芯片，技术难度大且性价比低；但如果中国耳聋群体中存在高发的致病性突变热点，则针对系列热点突变所研发的基因芯片能够显著提高检测及诊断效率，并大幅节约成本。基于大规模流行病学和临床数据，解放军总医院和博奥生物有限公司共同研发的耳聋基因诊断芯片包括了 4 个基因 9 个位点：*GJB2* 基因 c.235delC、c.299delAT、c.176del16 和 c.35delG（4 个位点涵盖了 *GJB2* 已知致聋突变的 80.48%），*SLC26A4* 基因 c.919–2A > G 和 c.2168A > G（两个突变位点涵盖了 *SLC26A4* 已知致聋突变的 56.75%），此外还包括 *GJB3* 基因 c.538C > T，以及 *mtDNA 12SrRNA* A1555G 和 C1494T 突变。理论上，9 个位点的阳性检出率达 47.28%，确诊率 29.71%。

4. 二代测序　对于常规耳聋基因诊断和查体未提示有阳性信息，但受检者有明确的家族史，提示其为遗传性耳聋的可能性比较大，致聋基因可能为目前无法查出的少见基因或未知基因，可进行全外显子组或全基因组测序，这类人群是我们寻找新的耳聋相关基因的关键。

（四）结果分析

常染色体隐性遗传疾病的特点是，在致病基因的纯合或复合杂合状态时才发病，因此发现位于两条染色体的两个突变才能明确诊断。若仅发现一个致病突变，提示受检者可能为遗传性耳聋，据推测受检者的父母至少有一人是这一突变的携带者，另一人可能带有其他未知或罕见的致聋突变（此类人群是我们寻找编码区以外位点的突变或研究双基因突变机制的很好的人群），或此受检者恰为这个基因突变的携带者，而由其他原因致聋。但对于 SLC26A4 基因单杂合突变的耳聋患者，首先建议其行颞骨 CT 检查。如颞骨 CT 未证实有 EVAS 的情况，则提示受检者为 SLC26A4 耳聋基因突变携带者。如颞骨 CT 证实有 EVAS 及相关耳蜗畸形，则从理论上提示 SLC26A4 基因还存在另一突变位点，应行 SLC26A4 基因全序列筛查以确定该突变位点。有一小部分 EVAS 患者（＜10%）可能找不到第二个突变，但仍然强烈提示在另一个等位基因上存在常规方法无法检测到的 SLC26A4 致病突变。

在临床中，除对耳聋的先证者进行检测外，通常建议对其核心家系成员也同时进行检测，最常见的情况是儿童先证者与其父母亲，或成人先证者与其配偶及子女同时进行检测。尽管在一定程度上增加了检测成本，但是这样做的好处有以下几点：

1. 有助于了解致聋突变的遗传模式和发生机制 在发现一个已知致聋突变后，通过比较核心家系成员的检测结果，可以判断其是来自亲代，抑或是一个新生突变，从而了解其发生的机制；并且可以初步判断该突变是否表现为显性遗传模式。

2. 有助于确定诊断

（1）如果发现一个从未报道过的突变，通过比较核心家系成员的检测结果，可以初步判定该突变是测序仪或人为报错，还是确实存在。

（2）如果发现两个致聋突变，可以判断其是在不同的同源染色体上，还是在同一条同源染色体上，如果是前者即可确定诊断，但如果是后者，对于 EVAS 患者还需进一步检测，以查找另外一条等位基因突变。

3. 减少主客观出错的几率 在检测过程中，可能会出现各种主客观的误差而导致结果报错。常见的客观误差包括：①测序仪不稳定导致序图的杂峰过多甚至凭空出现一个单杂峰，导致结果误判；②因 PCR 扩增效率不高导致 DHPLC 峰图中突变峰形不明显而被漏诊；③基因芯片中因非特异扩增或非特异性杂交，使野生型或纯合性突变被误读为杂合突变等等。常见主观误差包括：①在提取样本 DNA、进行 PCR 反应和测序时，标错或读错编号；②因医师的经验不足，在判读各种检测原始结果时出现误诊或漏诊。

对一个家系成员的耳聋基因结果进行比对，可以最大程度地及时发现以上出错情况，从而避免误诊。

常染色体隐性遗传性耳聋临床病例

【临床病例摘要】

患儿，女，1岁，于出生后双耳听力筛查未通过，6个月时经系统听力学检查诊断为双耳极重度感音神经性耳聋。双耳无流脓。生长和智力发育均正常。全身查体：皮肤、毛

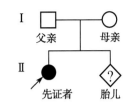

图 4-3-1 该患儿家系图

发、眼睛色泽正常，双侧鼓膜完整、标志清楚。颞骨水平位 CT 未见内耳畸形。患儿以往无耳毒性药物用药史及头部外伤史，父母听力正常，且直系三代亲属中无耳聋患者。已行单耳人工耳蜗植入术，母亲已怀孕 4 周，为能生育一个听力健康的孩子，特来就诊以期查明孩子耳聋的原因。家系图见图 4-3-1。

【病例特点及遗传方式】

患儿的耳聋为双侧、先天性，程度重，不伴流脓，无耳聋性药物用药史及外伤史，查体未见明显异常，可初步排除中耳炎、外伤、药物性聋等环境因素致聋。患者未伴有其他器官（如皮肤、毛发、骨骼等）及系统性疾病，父母等直系三代亲属中无耳聋患者，听力学检查提示双侧极重度感音神经性耳聋，可初步排除综合征型耳聋、常染色体显性及性连锁遗传性耳聋。因而，常染色体隐性遗传非综合征型耳聋的可能性最大。由于计划生育和优生优育国策的实施，在中国常染色体隐性遗传非综合征型耳聋的遗传模式常常表现为散发。

【分子诊断与遗传咨询】

对疑为常染色体隐性非综合征型耳聋，特别是散发耳聋的患者，因其表型单一、相关耳聋基因众多、难于一一检测；同时因缺乏家系线索，无法用连锁分析等传统方法定位并检出致病突变，因此需要制定科学合理的检测策略。尽管非综合征型耳聋相关基因众多，但相当一部分仅由为数不多的几个基因突变引起，其中 *GJB2*、*SLC26A4* 是最常见两个已知耳聋基因。可先通过影像学检查明确是否为 *SLC26A4* 突变导致的大前庭水管综合征，如排除，则用基因筛查芯片或测序法进行 *GJB2* 分子检测；如仍未查明病因，可考虑行包括更多相关基因的外显子捕获或外显子组测序等方法进行基因及其突变筛查。对该家系，由于患儿颞骨 CT 未见异常，故排除 *SLC26A4* 相关大前庭水管综合征耳聋。采用 Sanger 测序法对所有家系成员进行 *GJB2* 基因直接测序，查明患儿携带 *GJB2* c.235delC 纯合突变，其父母亲均为该致病突变携带者，从而明确其分子诊断。

类似家庭的遗传咨询按常染色体隐性遗传方式进行。先证者父母为 *GJB2* 突变携带者，虽携带有基因突变，但不发病。根据常隐遗传模式，其父母再生育风险为 25%，生育风险高。先证者后代 100% 携带突变，如配偶同为 *GJB2* 基因相关性耳聋，后代耳聋风险可达 100%，生育风险极高。故婚育前，其配偶应行 *GJB2* 基因检测。由于本病耳聋发病早、症状重，且生育风险高达 25%，本例家庭再生育前应行产前诊断。

（黄莎莎）

参考文献

1. Bruzzone R, White TW, Paul DL. Connections with connexins: the molecular basis of direct intercellular signaling. Eur J Biochem, 1996, 238(1): 1-27.

2. Gabriel H, Kupsch P, Sudendey J, et al. Mutations in the connexin26/GJB2 gene

are the most common event in non-syndromic hearing loss among the German population. Hum Mutat, 2001, 17: 521–522.

3. Morell RJ, Kim HJ, Hood LJ, et al. Mutations in the connexin 26 gene(GJB2)among Ashkenazi Jews with nonsyndromic recessive deafness. N Engl J Med, 1998, 339(21): 1500-1505.

4. Ohtsuka A, Yuge I, Kimura S, et al. GJB2 deafness gene shows a specific spectrum of mutations in Japan, including a frequent founder mutation. Hum Genet, 2003, 112(4): 329-333.

5. Dai P, Yu F, Han B, et al. GJB2 mutation spectrum in 2, 063 Chinese patients with nonsyndromic hearing impairment. J Transl Med, 2009, 7: 26.

6. Hone SW, Smith RJ. Genetic screening for hearing loss. Clin Otolaryngol Allied Sci, 2003, 28(4): 285-290.

7. Pourova R, Janousek P, Jurovcik M, et al. Spectrum and frequency of SLC26A4 mutations among Czech patients with early hearing loss with and without Enlarged Vestibular Aqueduct(EVA). Ann Hum Genet, 2010, 74(4): 299-307.

8. Bogazzi F, Russo D, Raggi F, et al. Mutations in the SLC26A4(pendrin)gene in patients with sensorineural deafness and enlarged vestibular aqueduct. J Endocrinol Invest, 2004, 27(5): 430-435.

9. Wang QJ, Zhao YL, Rao SQ, et al. Newborn hearing concurrent gene screening can improve care for hearing loss: A study on 14, 913 Chinese newborns. Int J Pediatr Otorhinolaryngol, 2011, 75(4): 535-542.

10. Reyes S, Wang G, Ouyang X, et al. Mutation analysis of SLC26A4 in mainland Chinese patients with enlarged vestibular aqueduct. Otolaryngol Head Neck Surg, 2009, 141(4): 502-508.

第四节　常染色体显性遗传性耳聋分子诊断要点

常染色体显性遗传性聋的特点是两个等位基因的任何一个突变，即致病突变在杂合状态下即可引起疾病。在表型上，显性遗传性耳聋多表现为进展性语后聋。详见本书第三章第四节。

常染色体显性遗传性耳聋临床病例

【临床病例摘要】

一名 25 岁男性因"双耳渐进性听力下降 13 年"来门诊就诊。初步病史采集如下：

患者 12 岁双耳开始出现渐进性听力下降，无眩晕耳鸣等不适，无流脓、流水等症状。

生长和智力发育均正常，语言模糊。查体：皮肤、毛发、眼睛色泽正常，双侧鼓膜完整、标志清楚。纯音测听显示双侧中～重度感音神经性耳聋。颞骨CT未见明显异常。无耳毒性药物用药史，有耳聋家族史。

【病例特点及遗传方式】

患者唯一症状为双侧中～重度感音神经性耳聋，并呈现迟发性渐进性下降，据此可排除中耳炎、外伤及综合征型耳聋。详细询问家族史，家族中有耳聋基因均为迟发性听力下降，从系谱图（图4-4-1）看该家系符合显性遗传方式谱系特点。

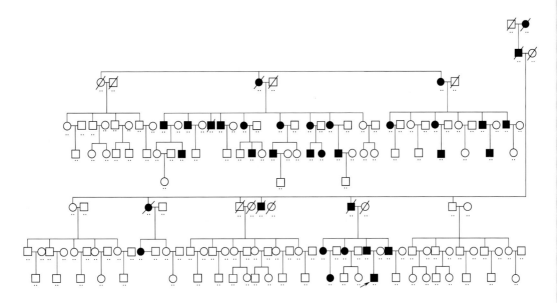

图4-4-1 常染色体显性遗传性耳聋家系系谱图

【分子诊断与遗传咨询】

明确的遗传病理学特征是进行遗传检测的基础，能指导临床医师选择合适的遗传检测技术，从而制定高效而经济的检测流程。引起常染色体显性非综合征型耳聋的基因众多，对该先证者，采用了82个已知耳聋基因外显子二代测序的方法，检测到先证者TMC1基因携带c.1714G＞A（p.D572N）突变，该突变为已报道致病突变。随后采用Sanger测序法对其他家系成员进行TMC1基因直接测序，经过分离分析验证此突变为该家系的致病突变，先证者的突变来自其父亲，从而明确其分子诊断。

TMC1基因定位于9号染色体，全长314 551bp，24个外显子，编码760个氨基酸的跨膜耳蜗表达蛋白，其可引起常染色体隐性遗传和显性遗传性耳聋。人类TMC1基因相关的常染色体显性遗传性耳聋主要表现为渐进性听力下降，一般从11～12岁开始发病。TMC1基因相关的常染色体显性遗传性耳聋与渐进性听力下降密切相关。对于类似家系可以采用已知耳聋基因外显子测序的方法进行相关基因筛查。

针对类似家庭，按常染色体显性遗传模式进行遗传咨询。先证者父亲为TMC1突变患者，携带基因突变并表现出耳聋症状，其遗传给后代的风险为50%，再生育风险极高，须行产前诊断。先证者遗传给后代的风险同样也为50%，再生育时可借助产前诊断预防聋儿出生。一般而言，对耳聋表现为双侧先天性重度及极重度耳聋者，因严重影响言语功能发育，社会功能严重受损，父母亲通常会选择行产前诊断。但如果发病年龄晚、听力损失轻，特别是耳聋发生在言语能力形成之后者，由于考虑到突变携带者比例较高（50%），产前诊断会对母亲造成潜在伤害，且目前有助听器、人工耳蜗等听觉装置可供选择，以及伦理学相关问题，因此是否进行产前诊断应与父母亲进行充分沟通和交流。目前，胚胎植入前诊断（PGD）技术已逐步成熟，其可避免因怀上遗传性聋胎儿而对孕妇造成心理和生理上的伤害，是产前诊断的必然趋势。

（王国建）

第五节　线粒体遗传性耳聋分子诊断要点

线粒体在细胞生命活动过程中承担着重要的功能，除提供细胞所需要的直接能源之外，线粒体还直接参与多种细胞生命活动，是真核细胞内一种极其重要和独特的细胞器。人类线粒体基因组具有独特的结构和功能特征，为单一的环状DNA分子，共包含16 569bp碱基，编码13个蛋白质，22个tRNA和2个rRNA，近年来，与mtDNA突变相关的研究日新月异。mtDNA突变之所以能引起人们的广泛关注，是因为：①mtDNA突变已经成为人类遗传性疾病的重要病因；②mtDNA突变（主要是序列多态性）可以为人类起源、进化和迁徙规律的研究，以及法医学鉴定提供可靠的遗传学证据；③体细胞mtDNA突变有可能在衰老和肿瘤中发挥关键作用。

线粒体突变是导致耳聋的重要原因。迄今为止，国内外已报道的与聋病相关的mtDNA突变位点共22个（表4-5-1），分布于线粒体全基因组编码的11个基因中（http://www.mitomap.org），包括综合征型耳聋及非综合征型耳聋。无论在遗传规律、致病机制和致聋临床表型方面，聋病相关mtDNA突变均不同于基因组DNA，主要体现在以下方面：①母系遗传：人类线粒体及mtDNA属于母系遗传，因为在受精的过程中，只有精子的核DNA可以进入到卵母细胞，少量可以进入卵母细胞的父源性的mtDNA也很快被降解。mtDNA的母系遗传特性决定了mtDNA突变随母系传递，但后代是否发病与突变mtDNA的数量、组织分布状况、拷贝数以及核背景等因素有关。②异质性：mtDNA存在状态有均质性（homoplasy）和异质性（heteroplasy）两种。线粒体基因较核基因易于突变，线粒体基因突变在细胞、组织和器官水平均存在异质性。在异质性细胞中，突变型与野生型mtDNA的比例以及该种组织对线粒体ATP供应的依赖程度决定了其是否发病；线粒体DNA的异质性在生物学、医学、法医、生物技术等领域有重要的应用。③阈值效应（threshold effect）：当突变的mtDNA积累到一定百分比时，含突变的细胞、组织或器官的功能才会改变从而致病，即线粒体基因突变的阈值效应。

表 4-5-1 耳聋相关线粒体 DNA 突变位点

突变位点	线粒体基因	疾病	突变类型
827	12S rRNA	感音神经性耳聋	A-G
961	12S rRNA	感音神经性耳聋	T-C/delT+C（n）ins/insC
1005	12S rRNA	感音神经性耳聋	T-C
1095	12S rRNA	感音神经性耳聋	T-C
1116	12S rRNA	感音神经性耳聋	A-G
1494	12S rRNA	感音神经性耳聋	C-T
1555	12S rRNA	感音神经性耳聋	A-G
3243	tRNA Leu（UUR）	耳聋和糖尿病	A-G
4336	tRNA Gln	耳聋、帕金森病和偏头疼	T-C
7443	CO1	感音神经性耳聋	A-G
7445	CO1	感音神经性耳聋	A-C/A-G
7444	CO1	感音神经性耳聋/Lerbe 遗传性神经病	G-A
7510	tRNA Ser（UCN）	感音神经性耳聋	T-C
7511	tRNA Ser（UCN）	感音神经性耳聋	T-C
7472	tRNA Ser（UCN）	耳聋和小脑共济失调	InsC
8108	CO2	感音神经性耳聋	A-G
8296	tRNA Lys	耳聋、糖尿病和心肌病	A-G
8332	tRNA Lys	张力障碍、脑卒中发作、感音神经性耳聋和癫痫	A-G
12183	tRNA His	耳聋和视网膜色素变性	G-A
12258	tRNA Ser（AGY）	耳聋和糖尿病	C-A
14340	ND6	感音神经性耳聋	C-T
14709	tRNA Glu	耳聋、精神障碍和小脑共济失调	G-A

12S rRNA A1555G 和 C1494T 突变是从生物化学角度证实与药物性耳聋关系密切的突变，*12S rRNA* A1555G 突变也是中国人群中非综合征型耳聋中常见的致病突变，是氨基糖苷类抗生素诱导药物性耳聋发生的重要遗传基础。

药物性耳聋的诊疗经过通常包括以下环节：

1. 详细询问先证者的症状学特征及遗传家族史，重点询问氨基糖苷类药物用药史及与耳聋发生的关系。

2. 对疑诊患者进行听力学检测、颞骨 CT 及线粒体基因组测序（主要是 *12S rRNA* 基因的检测）。

3. 向患者解释检测结果、遗传咨询。

4. 对遗传诊断明确的家系中母系成员进行用药指导，避免其使用氨基糖苷类抗生素及其他耳毒性药物。

5. 根据患者病情制订治疗方案，包括助听器的验配或人工耳蜗植入术等。

线粒体遗传性耳聋临床病例

【临床病例摘要】

一名7岁男童，因"感冒后应用氨基糖苷类抗生素药物后双耳听力下降2年"来耳鼻咽喉头颈外科门诊就诊。初步病史采集如下：患儿男，7岁，2年前因上呼吸道感染应用氨基糖苷类抗生素异帕米星治疗，用药后出现耳聋和高调耳鸣。患儿家族中有多名耳聋患者。查体：双耳廓正常，双耳外耳道清洁，双耳鼓膜完整，标志清楚。纯音测听示：双耳对称性高频听力下降；双耳声导抗"A"型，双耳声反射可引出。

【病例特点及遗传方式】

患者因感冒后应用氨基糖苷类抗生素药物后出现双耳听力下降，伴有高调耳鸣，病程进展快；查体未见耳廓及外耳道异常，中耳压力及声反射阈值正常，家族中有多名耳聋患者（图4-5-1），具有明确的家族史，根据系谱分析符合线粒体母系遗传。

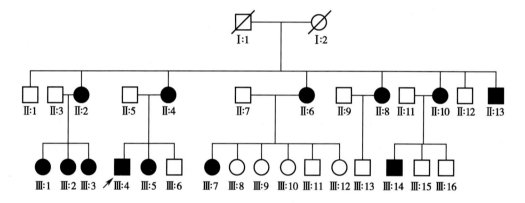

图4-5-1 线粒体 *12S rRNA* A1555G 突变相关药物性耳聋家系图

【分子诊断与遗传建议】

根据病史及系谱分析，该例患者符合线粒体母系遗传特征，应进行线粒体突变分析，尤其是中国耳聋人群最常见的 *12S rRNA* A1555G 和 C1494T 位点的检测。若以上位点未存在突变，可进行线粒体全序列测序分析。

此类耳聋是可以预防的。中国耳聋人群中 4.4% 的聋人携带有线粒体 DNA A1555G 或 C1494T 突变，这些个体多数在接触氨基糖苷类抗生素后发生耳聋。筛查或检测过程中，每发现一个线粒体 DNA A1555G 或 C1494T 突变患者，可发现平均 10 个听力正常携带同样突变的母系成员。通过对未发病母系成员进行随访和用药指导可以有效预防药物性耳聋发生。

（朱玉华）

第六节　性连锁遗传性耳聋分子诊断要点

（一）性连锁遗传病特点

性连锁遗传病，也称伴性遗传病，由性染色体上的致病基因所致，包括 X 连锁遗传病和 Y 连锁遗传病。根据致病基因的特点，X 连锁遗传病又分为 X 连锁显性遗传病和 X 连锁隐性遗传病。由性染色体上的致病基因决定的性状在群体分布上存在着明显的性别差异。目前为止，在性染色体上也发现了与耳聋相关的基因突变，既有 X 连锁显性遗传，又有 X 连锁隐性遗传，也有 Y 连锁遗传。

1. X 连锁显性遗传病　X 连锁显性遗传病分为致死性和非致死性 X 连锁遗传病。一般前者的再发风险取决于该病致病基因的突变率，故在遗传预防方面可不考虑。后者的生存时间较长，有生育能力，这类疾病的遗传特点是：①无论男女，只要存在致病基因突变就会发病；②女性有 2 条 X 染色体，其中任何一条 X 染色体上存在致病基因突变都会发病，而男性只有 1 条 X 染色体，所以女性发病率约为男性的 2 倍，但一般男性患者病情较重，而女性由于 X 染色体的随机失活，多为杂合子或病情较轻；③患者的双亲中通常必有一方患同样的疾病；④可连续几代遗传，但患者正常子女不会有致病基因突变再传给后代。⑤男性患者与正常女性婚育，女儿全为患者，儿子均正常；⑥女性患者与正常男性婚育，子女全是患者（母亲为纯合体时）或子女的患病风险各为同性别的 50%（母亲为杂合体时）。其遗传口诀为"父患女必患，子患母必患"[1]。

2. X 连锁隐性遗传病　X 连锁隐性遗传病由位于 X 染色体上的隐性致病基因引起，女性的 2 条 X 染色体上必须有致病的等位基因才会发病。但男性因为只有 1 条 X 染色体，Y 染色体很小，没有同 X 染色体相对应的等位基因，因此男性只要 X 染色体上存在隐性致病基因突变就会发病。这类疾病的遗传特点是：①男性患者远多于女性，一些罕见的 X 连锁隐性遗传病常仅见于男性。原因是 2 条带有隐性致病基因的染色体相遇概率甚低。②男性患者与正常女性婚育，一般不会再生育患有此病的子女，但女儿都是致病基因携带者；男性患者若与女性致病基因携带者婚育，子女半数可能发病，且表型正常的女儿均为携带者；女性患者与正常男性婚育，儿子均为患者，女儿为致病基因携带者；女性致病基因携带者与正常男性婚育，儿子将有半数受累，女儿不发病，但半数为致病基因携带者。③男性患者父母的表型若正常，则母亲必为隐性致病基因携带者，或母体生殖细胞中出现新的突变；女性患者的父亲一定患病。④可隔代遗传。其遗传口诀为"母患子必患，女患父必患"[1]。

3. Y 连锁遗传病　Y 连锁遗传病致病基因位于 Y 染色体上，X 染色体上没有与之对应的基因，所以这些基因只能随 Y 染色体在上下代男性之间进行传递。这类疾病的遗传特点是：①只发生在男性。②家族中所有男性都会发病。③由于 Y 染色体只有 1 个，其上的致病基因没有等位基因，故这类遗传病没有显性和隐性之分，所有 Y 染色体上有致病基因突变的男性都会发病，因此被称为"全男性遗传"。其遗传口诀是"父传子，子传孙，子子孙孙无穷尽"[1]。

（二）X 连锁遗传性耳聋分子诊断要点

与常染色体比较，X 连锁遗传性耳聋比较少见，但对发现耳聋基因却有很大的帮助。截至目前，在 X 染色体上已确定的引起非综合征型耳聋的基因有 4 个，分别是 *POU3F4*[2]、*COL4A6*[3]、*PRPS1*[4] 和 *SMPX*[5]，其中 *PRPS1* 基因也可以引起综合征型耳聋，而 X 连锁非综合征型耳聋中 40% 是由 *POU3F4* 基因引起的。另外，还有两个位于 X 染色体上的基因能引起综合征型耳聋，分别是 *COL4A5*[6] 和 *NDP*[7]。

人类 *POU3F4* 基因位于 Xq21.1 区域，仅有一个外显子，外显子区域全长 1491bp，开放阅读框架全长 1086bp，编码 361 个氨基酸。*POU3F4* 基因是一种转录因子，属于 POU 结构域家族成员之一，该家族基因均含有一个 POU 区域。在 POU 区域由一个高度保守的看家区域（含 60 个氨基酸）和一个 POU 特异区（含 76～78 个氨基酸）组成。POU 家族基因对于器官形成、细胞分化发挥着极其重要的作用，*POU3F4* 基因与内耳的发育关系密切。*POU3F4* 基因突变会引起 X 连锁隐性遗传性耳聋，其临床特征主要体现在听力学、颞骨影像学及镫骨手术的发现三个方面。听力学特点：① 听力损失类型可以为传导性聋，也可以表现为感音神经性聋；② 听力损失程度可以从轻度到极重度；③ 听力损失的发病年龄可以表现为先天性的，也可以表现为学语后进展性发病；④ 纯音测听图可以表现为上升型，也可以表现为下降型；⑤ 同一家系成员听力损失可能存在差异。颞骨影像学特点：① 内听道异常扩大，成球形；② 内听道底部可以与耳蜗或前庭有异常交通；③ 耳蜗畸形（扩大或形态异常）；④ 后半规管脚扩大。镫骨手术中表现：镫骨足板固定，若行中耳手术探查镫骨容易导致外淋巴液从前庭窗涌出，发生"镫井喷"现象，使听力进一步恶化[8]。

COL4A6 基因位于 Xq22.3 区域，含有 45 个外显子，开放阅读框架全长 5073bp，编码 1690 个氨基酸。*COL4A6* 基因编码Ⅳ型胶原的 α6 链，与 *COL4A5* 编码的两条 α5 链形成异二聚体。Ⅳ型胶原是肾脏基底膜中主要的细胞外基质蛋白。Ⅳ型胶原 α 链的突变与 Alport 综合征有关，*COL4A6* 与 *COL4A5* 同时突变能够引起 Alport 综合征。然而，最近报道 *COL4A6* 基因 c.1771G > A（p.Gly591Ser）突变能够引起 X 连锁隐性非综合征耳聋[9]。男性患者携带该突变能够导致先天性的重度～极重度感音神经性聋，而女性携带者表现出正常或轻度～中度的感音神经性聋，且女性发病年龄一般为 20～40 岁。在男性患者中，颞骨 CT 提示双侧耳蜗畸形，耳蜗和内听道不完全分离，而女性则正常。

PRPS1 基因位于 Xq22～24 区域，含有 7 个外显子，开放阅读框架全长 957bp，编码 318 个氨基酸。*PRPS1* 基因编码磷酸核糖焦磷酸合成酶（PRS-I），它催化 5- 磷酸核糖和 ATP 的反应，生成 AMP（腺嘌呤核糖核苷酸）和 PRPP（5- 磷酸核糖 -1- 焦磷酸），它对于嘌呤、嘧啶和合成吡啶核苷酸的生成和重新利用过程是必不可少的。*PRPS1* 基因突变可引起酶活性的升高或下降，都可引起 X 连锁综合征型或非综合征型遗传性感音神经性聋，耳聋的发病时间可不同。*PRPS1* 突变使酶活性升高导致综合征型感音神经性聋，耳聋伴有高尿酸血症、痛风，有些还伴有肌张力下降，共济失调。*PRPS1* 突变使酶活性下降可导致 CMTX5 综合征、Arts 综合征和非综合征型耳聋[10]。

SMPX 基因位于 Xp22.1 区域，含有 5 个外显子，开放阅读框架全长 267bp，编码 88 个

氨基酸。*SMPX* 基因编码小肌肉蛋白，这种蛋白在骨骼肌和心肌中起了重要作用。而最近研究指出，*SMPX* 基因的截短突变，c.109G > T（p.Glu37X）和 c.175G > T（p.Gly59X）能够引起非综合征型耳聋[11]。携带突变的男性个体发病年龄一般为 3 ~ 7 岁，且都是从高频开始下降，进而发展到全频的听力下降。女性携带者则在十几岁 ~ 二十几岁间开始发病，发病 10 ~ 15 年后发展成为重度感音神经性聋。所有患者中耳、颞骨的影像学资料显示正常。目前，该蛋白在听力过程中所起到的具体作用尚不清楚。但是，据推断，该蛋白对耳蜗听毛细胞突触部分的发育十分重要。听毛细胞突触部分结构精细，能够对声波做出反应，并负责将声音转化为电信号，然后将其传递至大脑听觉中枢。

COL4A5 基因位于 Xq22.3 区域，含有 51 个外显子，开放阅读框架全长 5076bp，编码 1691 个氨基酸。*COL4A5* 基因编码Ⅳ型胶原的 α5 链，突变能够引起 Alport 综合征，又称眼 - 耳 - 肾综合征，为遗传性肾炎中最常见一种。Alport 综合征以血尿、蛋白尿、渐进性高血压、肾功能不全、神经性耳聋及晶体、色素膜、视网膜病变为临床特征。Alport 综合征主要有 3 种遗传方式，而 *COL4A5* 基因突变为 X 连锁显性遗传，约占 85%，且突变类型多种多样，包括：大片段重组，全部基因的缺失，小的缺失、插入，单个碱基突变所致的错义突变、无义突变以及剪切位点突变等。X 连锁显性遗传型 Alport 综合征有一个亚型与 *COL4A5* 和 *COL4A6* 基因突变有关。Alport 综合征患者听力障碍表现为后天性的感音神经性聋，发生于耳蜗部位。耳聋为进行性，两侧不完全对称，初为高频听力下降，渐及全频，甚至影响日常的对话交流。

NDP 基因位于 Xp11.4 区域，含有 3 个外显子，开放阅读框架全长 402bp，编码 133 个氨基酸。*NDP* 基因编码的分泌蛋白称为 Norrin，与黏蛋白表现序列同源性，有高度保守的 cystine-knot 序列，在许多生长因子中存在，如转化生长因子、人绒毛膜促性腺激素、神经生长因子、血小板源性生长因子。*NDP* 基因突变能够引起 Norrie 病，是一种 X- 连锁隐性遗传病。其临床表现为：从出生 ~ 3 个月出现视网膜的"假性神经胶质瘤"，晶状体后出现灰黄色的逐渐增大的纤维血管状的团块物质；从 3 个月至 8 ~ 10 岁逐渐出现白内障、虹膜粘连、虹膜萎缩、角膜混浊、带状角膜病、眼内压丧失、眼球缩小；在儿童早期出现进行性的感音神经性听力损失。

下面以一个 *POU3F4* 基因突变患者为例讨论 X 连锁遗传性耳聋的分子诊断要点[12]。

性连锁遗传性耳聋临床病例

【临床病例摘要】

一名 9 岁男孩因先天性双耳重度 ~ 极重度感音神经性耳聋来解放军总医院耳鼻咽喉头颈外科就诊拟行人工耳蜗植入。初步病史采集如下：该患者出生后对声音反应差。家族史调查发现该患者家族中仅有该患者耳聋，其父母听力均正常，有一姐姐听力正常。纯音测听结果显示该患者双侧气导仅在 125Hz 80dB HL 时引出反应，其余各频率在 100dB HL 均未引出。颞骨 CT 显示双侧耳蜗分隔不全、前庭发育不良、内听道底膨大、耳蜗和内听道底无骨性分隔，双侧前庭导水管未见扩大（图 4-6-1）。

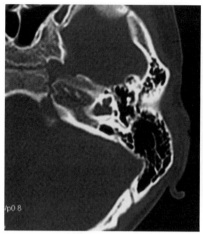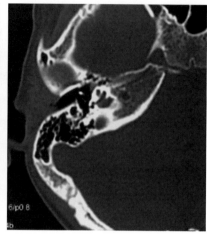

图 4-6-1 携带 *POU3F4* 基因突变男性患者颞骨 CT

【病例特点及遗传方式】

患儿男性，先天性耳聋，无耳聋家族史，颞骨 CT 特点明确：双侧耳蜗分隔不全、前庭发育不良、内耳道底膨大、耳蜗和内耳道底无骨性分隔，耳聋为非综合征型。该家系符合隐性遗传谱系特点。

【分子诊断与遗传咨询】

根据表型推测该患者耳聋可能与 *POU3F4* 基因突变有关，遗传方式为 X 连锁隐性遗传。进一步对 *POU3F4* 基因 PCR 产物直接测序发现，患者 *POU3F4* 基因第 530 位氨基酸由 C 突变成了 A。该突变使蛋白第 177 位的丝氨酸突变成了终止密码子，合成截短的蛋白产物，影响了蛋白功能。经过家系验证，患者母亲为该突变携带者，父亲及姐姐基因型正常。符合 X 连锁隐性遗传特点。患者母亲如再生育，下一代儿子将 50% 患病，女儿 50% 为携带者；患者将来如与表型及基因型均正常的女性结婚，后代女儿 100% 为该突变携带者，儿子正常；如患者与该突变携带者女性结婚，儿子 50% 患病，女儿 50% 患病，50% 为携带者。

（三）Y 连锁遗传耳聋分子诊断要点

和 X 连锁比较，Y 连锁遗传耳聋显得更少。截止目前，仅在一个中国耳聋大家系中发现其遗传模式为 Y 连锁遗传性耳聋[13]。该家系的表型特征为直系男性发病、非综合征的、学语后的、高频听力首先受累的、双侧对称的、稳定的或者是渐进的、中度到重度感音神经性耳聋。最近，研究人员对该家系进行深入的研究，发现该家系患者 Y 染色体存在复杂的重排，包括复制了 Y 染色体上几个非连续的片段及插入 1 号染色体上大约 160kb 的 DNA 片段[14]。从而在分子水平上明确了 Y 连锁遗传耳聋的分子病因。

（黄邦清）

参考文献

1. 裴开颜. 性连锁遗传. 国际生殖健康 / 计划生育杂志，2007, 29(4): 309-311.

2. de Kok YJ, van der Maarel SM, Bitner-Glindzicz M, et al. Association between

X-linked mixed deafness and mutations in the POU domain gene POU3F4. Science, 1995, 267(5198)：685-688.

3.　Rost S, Bach E, Neuner C, et al. Novel form of X-linked nonsyndromic hearing loss with cochlear malformation caused by a mutation in the type IV collagen gene COL4A6. Eur J Hum Genet, 2014, 22(2)：208-215.

4.　Liu X, Han D, Li J, et al. Loss-of-function mutations in the PRPS1 gene cause a type of nonsyndromic X-linked sensorineural deafness, DFN2. Am J Hum Genet, 2010, 86(1)：65-71.

5.　Huebner AK, Gandia M, Frommolt P, et al. Nonsense mutations in SMPX, encoding a protein responsive to physical force, result in X-chromosomal hearing loss. Am J Hum Genet, 2011, 88(5)：621-627.

6.　Barker DF, Hostikka SL, Zhou J, et al. Identification of mutations in the COL4A5 collagen gene in Alport syndrome. Science, 1990, 248(4960)：1224-1227.

7.　Berger W, Meindl A, van de Pol TJ, et al. Isolation of a candidate gene for Norrie disease by positional cloning. Nat Genet, 1992, 1(3)：199-203.

8.　韩明鲲，王秋菊，韩东一. *POU3F4* 基因与 X 连锁的遗传性聋. 国际耳鼻咽喉头颈外科杂志，2008, 32(3)：153-155.

9.　Rost S, Bach E, Neuner C, et al. Novel form of X-linked nonsyndromic hearing loss with cochlear malformation caused by a mutation in the type IV collagen gene COL4A6. Eur J Hum Genet, 2014, 22(2)：208-215

10.　李建忠，袁慧军，韩东一. PRPS 1 基因突变与遗传性耳聋. 中华耳科学杂志，2010, 8(1)：57-62.

11.　Huebner AK, Gandia M, Frommolt P, et al. Nonsense mutations in SMPX, encoding a protein responsive to physical force, result in X-chromosomal hearing loss. Am J Hum Genet, 2011, 88(5)：621-627.

12.　黄邦清，曾佳玲，苏钰，等. 一个 X 连锁隐性遗传耳聋基因 POU3F4 的新突变. 中华耳科学杂志, 2014, 12(1)：57-60.

13.　王秋菊，杨伟炎，韩东一，等. Y- 连锁遗传性耳聋：中国一大家系的听力学表型特征. 中华耳科学杂志，2004, 2(2)：81-87.

14.　Qiuju Wang, Yali Xue, Yujun Zhang, et al. Genetic Basis of Y-Linked Hearing Impairment. The American Journal of Human Genetics, 2013, 92(2)：301-306.

第七节　常见耳聋综合征分子诊断要点

一、Alport 综合征

Alport 综合征（Alport syndrome）又名眼 – 耳 – 肾综合征或遗传性血尿肾病耳聋综合征，

是以进行性血尿、肾功能不全为主，伴有耳聋和（或）眼病变的一种遗传性疾病。Guthrie于 1902 年最早描述了一个反复血尿的遗传性肾炎的家系。1927 年，Alport 首次进行详细描述，认为耳聋与肾炎相伴并非巧合，而是一种临床综合征。1956 年，Sohar 报道本病还可出现眼病变。1961 年，Williamson 将本病正式命名为 Alport 综合征。1974 年，Spear 提出了电镜下肾小球基底膜（GBM）特异性改变的基因突变假说。直到 1988 年，Atkin 等 [4] 在 X 染色体长臂上 Xq22 位发现基因 COL4A5，并在 Alport 综合征患者身上得到了证实。Alport 综合征并不罕见，人群大约 1∶5000，在家族性肾炎中约占 50%，在欧洲肾脏替代治疗患者中占 0.6%；Alport 综合征患者 85% 为遗传而来，15% 患者为新生突变所致 [3]。

（一）分子致病机制及遗传学特征

Alport 综合征系单基因遗传病，由基底膜Ⅳ型胶原 α 链编码基因发生突变而导致的一种基底膜病；由于Ⅳ型胶原 α 链广泛表达在肾脏、眼和耳等器官的基底膜上，因此Ⅳ型胶原 α 链编码基因发生突变导致这些器官的基底膜改变而致病，临床表现为综合征。Ⅳ型胶原 α 链共六种，其中 α1、α2 链为胚胎型，α3~6 链为成熟型。Ⅳ型胶原 α3~6 链基因突变导致成熟型 α 链生成异常，胚胎型 α 链（1~2）胶原蛋白沉积基底膜，破坏了Ⅳ型胶原分子的形成，从而改变了基底膜的结构，导致如肾小球、晶状体前囊膜、视网膜及耳蜗等器官功能异常。耳蜗内广泛的基底膜结构的分子组成特殊复杂，Ⅳ型胶原 α3~6 链在耳蜗 Corti 器基底膜、螺旋韧带以及血管纹的基底膜表达。虽然Ⅳ型胶原 α 链编码基因突变导致基底膜结构异常已被确认为 Alport 综合征的病因，但耳聋确切的发病机制仍不清楚。在肾小球，基底膜局限性变薄和变厚最终导致基底膜断裂是发生血尿、蛋白尿的根本原因。在耳蜗，螺旋板基底膜完整性丧失可能影响盖膜的黏附，基底膜和螺旋韧带的连接受损可能影响耳蜗内机械能的传递 [14]。

编码Ⅳ型胶原 α5、α6 链的基因 COL4A5、COL4A6 与 X 染色体连锁遗传 Alport 综合征（X-linked Alport syndrome）的发生密切相关，而常染色体遗传 Alport 综合征（autosomal recessive inheritance Alport syndrome; autosomal dominant inheritance Alport syndrome）则与位于 2 号染色体上编码Ⅳ型胶原 α3、α4 链的基因 COL4A3、COL4A4 有关。Alport 综合征遗传方式 80% 以上为 X 连锁显性遗传，15% 为常染色体隐性遗传，常染色体显性遗传和其他约为 5%[15]。表 4-7-1 显示 Alport 综合征相关基因及其遗传方式。

表 4-7-1　Alport 综合征相关基因及其遗传方式

遗传特征	染色体上的基因位点	相关基因
X 连锁显性遗传	Xq22.3	COL4A5、COL4A6
常染色体隐性遗传	2q36-q37	COL4A3、COL4A4
常染色体显性遗传	2q36-q37	COL4A3、COL4A4

（二）Alport 综合征 X 连锁显性遗传相关基因

X 连锁 Alport 综合征（OMIM：301050）的致病基因 COL4A5、COL4A6 位于 Xq22.3，

分别编码Ⅳ型胶原的α5、α6链。1990年，Barker等[6]克隆了COL4A5基因，COL4A5基因共有51个外显子，编码由1685个氨基酸组成的Ⅳ型胶原α5链[α5（Ⅳ）链]。COL4A5基因突变已在数百个X连锁Alport综合征家系得到证实。COL4A5基因突变位点和突变方式多样，突变位于基因全长，无明确的突变热点。至今已有300多个COL4A5基因的突变位点被发现，其突变形式多样，包括点突变、缺失及插入突变等，导致错义突变、拼接突变、移码突变或截短突变[12]。COL4A6基因突变发现不多，COL4A6基因突变都伴有COL4A5基因片段缺失。伴COL4A5的5'端2个外显子缺失时临床表现Alport综合征伴平滑肌瘤病。伴更长的COL4A5缺失时表现Alport综合征伴先天性白内障，不伴平滑肌瘤病，迄今未见单独COL4A6基因变异者。在内耳，α5（Ⅳ）链与α3（Ⅳ）、α4（Ⅳ）以及α6（Ⅳ）链分别形成α3α4α5和α5α5α6两种Ⅳ型胶原分子表达在耳蜗基底膜[2]。

有研究结果表明[16]：α5（Ⅳ）链的表达多样，可能是由X染色体等位基因处于不同的静止状态有关，从而认为这是女性X连锁Alport综合征患者病情严重程度不一的原因。但也有人认为X连锁Alport综合征男性与女性基底膜的Ⅳ型胶原组成不同而导致男女性别临床表现的不同，男性α5链染色阴性，由于α5链的结构异常，不能形成正常的α3、α4、α5三螺旋结构并易于降解，故α3、α4链在基底膜中的染色也是阴性的，而X连锁Alport综合征女性基底膜染色是间断阳性的。Alport综合征患者在基因上有同样的突变，而其临床表现却大不相同，说明等位基因表达状态、其他基因或环境影响着疾病的发生发展。

（三）Alport综合征常染色体隐性遗传（AR）相关基因

常染色体隐性遗传Alport综合征（OMIM：203780）通常表现肾功能异常和感音神经性耳聋，未发现有眼病变。其致病基因为位于2q36-37上的COL4A3、COL4A4，分别编码Ⅳ型胶原α3、α4链。1987年，Butkowski[7]确定了由1642个氨基酸组成的Ⅳ型胶原α3链，其编码基因COL4A3含有52个外显子。Ⅳ型胶原α4链由1652个氨基酸组成，其编码基因COL4A4含有48个外显子。COL4A3、COL4A4基因突变导致Ⅳ型胶原变异，这些突变均为小的突变，包括缺失突变、插入突变、剪接位点突变、错义突变、无义突变等导致Ⅳ型胶原α链的甘氨酸取代或蛋白截短等。

（四）Alport综合征常染色体显性遗传（AD）相关基因（OMIM：104200）

极罕见，迄今只有30余个常染色体显性遗传Alport综合征家系报道。COL4A3、COL4A4基因的个别突变可表现为显性遗传，导致常染色体显性遗传Alport综合征。

Ⅳ型胶原分子具有三股螺旋结构，由3条α链相互缠绕而成。参与构成该分子的α链共有6种，分别为α1～α6链，这些链的组合共可以形成3种不同的三螺旋结构，即α1α1α2、α3α4α5、α5α5α6。胶原分子继续聚合呈网状的Ⅳ型胶原，并进一步与层粘连蛋白、巢蛋白、蛋白多糖等物质结合，共同组成基底膜。Ⅳ型胶原为基底膜组织中仅有的一种胶原，为构成全身各种基底膜的重要组成部分，其合成异常可引起相应组织基底膜结构和功能的异常。

Ⅳ型胶原分子各α链在肾组织、内耳组织和皮肤中的侧重表达不同。在耳蜗组织中，α3、α4、α5、α6链均有表达，由于α5链是两种Ⅳ型胶原蛋白分子的组成成分，因此α5链在耳蜗功能中更为重要。而在皮肤组织中无α3、α4链表达，α5α5α6三螺旋分子在表皮基底膜呈线状表达。因此通过检测皮肤组织α5（Ⅳ）链的表达有助于Alport综合征的诊断以及遗传分型，若皮肤基底膜无α5（Ⅳ）链的表达或间断表达α5（Ⅳ）链，可以确诊为X连锁Alport综合征。因此皮肤α5（Ⅳ）型胶原间接免疫荧光检测对于诊断Alport综合征及确定遗传型具有重要临床价值。另外，X连锁Alport综合征患者皮肤组织α5（Ⅳ）链的表达有可能间接反映耳蜗中α5（Ⅳ）链的表达情况，从而可能反映患者的听力预后。

Ⅳ型胶原每条α链都包括富含Gly-X-Y（X、Y表示任一氨基酸）三联结构的长约1400个氨基酸残基的胶原区，这些胶原区在一些位置被短的非胶原片段所间隔。甘氨酸是唯一足够小的能够进入胶原蛋白三螺旋分子中心的氨基酸，胶原区Gly-X-Y三联结构中的甘氨酸是必需的。研究表明：位于α5（Ⅳ）链同一结构域的两个不同位置的甘氨酸被不同的氨基酸替代，α5（Ⅳ）链的二级结构可能存在显著差异，患者的临床表型不同。二级结构的改变程度与相应临床表型的严重性相一致。

组成Ⅳ型胶原的α1～α6链分别由6个不同基因参与编码；编码基因在三条不同的染色体上以头对头的形式存在。COL4A1、COL4A2相邻位于13号染色体上，分别编码α1、α2链；COL4A3、COL4A4相邻位于2号染色体上，分别编码α3、α4链；COL4A5、COL4A6相邻位于X染色体上，分别编码α5、α6链。Alport综合征患者的COL4A5、COL4A3、COL4A4基因发生突变，致使Ⅳ型胶原α5、α3、α4链合成异常，从而影响三股螺旋结构的合成而导致Ⅳ型胶原结构异常。

对Alport综合征基因型与表型关系研究显示[13]：COL4A3-5基因突变的类型可能会影响临床听力损害症状的有无和轻重，研究发现男性患者错义突变比移码突变、截短突变以及缺失突变更少发生听力下降，基因突变发生部位靠近基因5′端的患者更易出现眼部及耳部症状。COL4A5基因大段缺失患者病情严重，发生慢性肾衰竭年龄小，耳聋、眼病出现也早。对移植肾排斥很快，再移植时排斥率也很高。女性患者也有类似的结论，不过发生率较男性低。因此，缺失、重排、无义和移码突变等导致Ⅳ型胶原蛋白结构或功能明显异常的突变也称作为Alport综合征的严重突变。Alport综合征患者终末期肾病的发生也与突变类型有关，COL4A5基因错义突变的患者终末期肾病发病年龄平均在37岁，拼接点突变发病年龄平均在28岁，而蛋白截短突变的发病年龄平均在25岁[8]。另外，突变点位置与发病年龄也有关系，越靠近基因5′端的突变发病年龄越小。

（五）临床特征

Alport综合征系单基因遗传病，具有遗传异质性，有三种遗传方式：

X连锁显性遗传（XD）：最为常见，约占80%，是Alport综合征最主要的遗传方式，家族中女患者多于男患者，下一代患病的几率为50%，但男性比女性发病早，男性的病情往往比女性严重，可因肾衰竭而死亡。极少数女患者病情进展与男性相近。

常染色体隐性遗传（AR）：较少见，在常染色体隐性遗传家系中，男女患病几率相等，而且病情严重程度相同。杂合子表现镜下血尿，纯合子5～15岁时发生慢性肾衰。常染色体隐性遗传Alport综合征通常表现肾功能异常和感音神经性耳聋，未发现有眼病变。

常染色体显性遗传（AD）：极罕见，迄今只有30余个家系报道。病情轻重与性别无关，肉眼血尿罕见；通常成年后发生镜下血尿、蛋白尿、高血压时才获诊断。中年时才发生慢性肾功能不全。此种遗传方式主要表现遗传性肾炎，耳聋非常少见，未见眼病变报道。

另有15%无家族史。

1. 肾脏损害　进行性肾脏损害是本病最主要特点和首发症状；主要临床表现为血尿、蛋白尿，其中以血尿最常见，且大部分为肾小球性血尿。大多数男性患者比女性肾损害发生早且严重。男患者5岁前全部出现血尿，继而全部出现蛋白尿。20岁前肾功能恶化，进入慢性肾衰终末期的平均年龄为21岁，甚至有9岁前出现肾衰竭者。30岁以后极少有肾功能正常者。男患者开始出现高血压的平均年龄为15岁。女患者除个别与男患者发病时间、程度相近外，绝大多数女患者症状不典型或症状轻，9岁时76%出现血尿（肉眼血尿36%，镜下血尿40%），20岁前全部出现镜下血尿，中年时高血压发生率约为1/3，肾功能不全发生率为15%。女性患者出现肾衰晚或甚至终生不出现症状、不出现肾衰。

不论遗传方式是哪种，血尿、蛋白尿的出现表示肾脏进行性损害。

2. 听力损害　Alport综合征患者听力损害为后天性迟发进展性，出生时听力一般正常，通常为双侧对称性感音神经性聋，也有单侧耳聋者；X连锁Alport综合征听力损害发生率大约在50%～67%。病变早期听力轻度下降，患儿不易察觉，需做听力测试才能发现；儿童及青少年时期呈现耳蜗进展性损害的特点，听力进行性下降，但中年以后听力损害基本稳定；即使听力损害较严重的患者也有残余听力。听力损害男性明显重于女性。而常染色体隐性遗传Alport综合征听力损害较X连锁Alport综合征明显严重，甚至可出现极重度听力损害或全聋。国外文献报道[5]听力下降以高频损害为主，呈下降型曲线，还可有上升型（低频下降）和槽型听力曲线；在中国人群[1]较大样本Alport综合征的临床听力学特点分析中发现听力曲线以槽型为主，特别是早期，畸变产物耳声发射（DPOAE）可表现出槽型特点。Alport综合征患者听力随访中也首先表现出中频听力下降，后进展为平坦型曲线或高频明显下降，提示平坦型和下降型听力损害可能是槽型听力的进展阶段。提示Alport综合征听觉病变损害早期在耳蜗的中转区域，以后随着病情进展，耳蜗病损扩展到高频区。病变早期听力轻度下降，加之患者发病年龄较小，故主观难以察觉，需做听力检查才能发现。听力损害程度与肾损害程度有一定的相关性，故可以听力损害程度粗略评估肾脏损害程度。听力损害的密切随访是判断肾病进展预后的重要相关因素，在青少年（头二十年）有听力损害的男患者肾病预后更差。

对于有血尿的患者，听力损害也是最有用的体征之一；在没有肾活检或肾衰家族史的患者，中频或中高频感音神经性聋意味着Alport综合征的诊断。

Alport综合征患者听力损害部位位于耳蜗，为语后性感音神经性聋，呈现双侧对称性和进展性，耳声发射检查较纯音测听敏感，可早期发现耳蜗功能的损害。Alport综合征是否伴随听力损失症状，以及发生听力损失年龄亦可能与Ⅳ型胶原α链的编码基因的异常突变有关。

3. 眼病变　Alport综合征的眼部异常表现，概率在11%～92%之间。其表现可以是多种多样，其中有三个特征性的表现，称为Alport综合征眼部三联症：前圆锥形晶状体；黄斑区周围斑点；视网膜中周部融合的斑点。

Alport综合征眼部的异常表现通常在儿童中少见，一般在肾移植后变得明显。文献报道眼部异常最年轻患者是13岁，因此12岁以下行常规检查无明显临床意义。

与Alport综合征有关的其他器官病变有：①食管、气管支气管、生殖器的平滑肌瘤病；②巨大血小板减少性紫癜；③甲状腺功能减退；④多发性神经炎，大脑功能障碍，进行性神经性腓肠肌萎缩；⑤高氨基酸血症，高氨基酸尿症。

（六）诊断

Alport综合征尚无统一的诊断标准。1988年，Flinter[10]提出Alport综合征四条诊断标准即：①血尿和（或）慢性肾衰竭家族史阳性；②肾活检电镜下肾小球基底膜典型表现；③典型的眼部病变：前锥形晶体，黄斑微粒；④高频感音神经性耳聋。4条中符合3条可以诊断。1996年，Gregory等[11]提出包括*COL4A3*、*COL4A4*、*COL4A5*基因检测的10条诊断标准：①肾炎家族史或先证者的一级亲属或女方的男性亲属中有不明原因的血尿；②持续性血尿，无其他遗传性肾脏病的证据，如薄基膜肾病、多囊肾或IgA肾病；③双侧2000～8000Hz范围的感音神经性耳聋，耳聋为进行性，婴儿早期没有但大多于30岁前出现；④*COL4An*（n=3、4或5）基因突变；⑤免疫荧光学检查显示肾小球和（或）皮肤基底膜完全或部分不表达Alport抗原簇；⑥肾小球基膜（GBM）超微结构显示广泛异常，尤其是增厚、变薄和分裂；⑦眼部病变，包括前圆锥型晶状体、后囊下白内障、后多型性萎缩和视网膜斑点；⑧先证者或至少两名家庭成员逐渐进展至终末期肾脏病；⑨巨血小板减少症，或白细胞包涵体；⑩食管和（或）女性生殖道的弥漫性平滑肌瘤。直系家庭成员符合上述标准中的四条，可诊断Alport综合征家系；诊断Alport综合征家系中家庭成员是否受累，若该个体符合相应遗传型，并符合上述标准2～10中的一条，可作拟诊，符合两条便可确诊。对于无家族史的个体的诊断，至少应符合上述指标中的四条。

遗传方式的判定依据：除根据家族史或家族中已有患者证实遗传方式外，还可根据皮肤基膜Ⅳ型胶原蛋白α5链和（或）肾小球基膜α3-α5（Ⅳ）链染色判断，染色阴性或间断阳性为异常，可诊断为X连锁遗传型Alport综合征；皮肤基膜α5（Ⅳ）链染色正常，肾小球基膜α3～α5（Ⅳ）链染色阴性，肾小囊基膜α5（Ⅳ）阳性，可诊断为常染色体隐性遗传型Alport综合征。经*COL4A3-6*基因突变分析，亦可诊断X连锁或常染色体遗传方式。

Alport综合征的基因诊断：由于存在*COL4A5-6*基因内含子突变致病的可能，在进行基因一代或二代测序筛查致病突变时可以结合皮肤Ⅳ型胶原α5～6链mRNA的检测来确诊。

综合以上意见，Alport综合征诊断时须详细询问家族史并做必要的肾脏、听力、眼科检查，以防漏诊。通过*COL4A3*、*COL4A4*、*COL4A5*、*COL4A6*基因检查为X连锁和常染色体隐性遗传的 Alport 综合征基因诊断提供了直接证据。检测Ⅳ型胶原 α 链表达及 *COL4A3-6* 基因突变已成为如今诊断 Alport 综合征最重要的手段。*COL4A3-6* 基因诊断已用于检测致病基因携带者，对遗传咨询具有指导意义。在产前诊断中已有初步应用，对优生优育起到了积极作用。

（七）治疗

目前尚无有效治疗方法，只能对症处理。避免感染劳累，对仅有尿异常的无症状者，无需特殊处理；当肾损害类似慢性肾炎则按一般肾炎治疗，有继发尿路感染应积极抗感染；血管紧张转换酶抑制剂和环孢素对改善患者尿蛋白和延缓肾脏病变的进展有一定的作用；当进展至终末期肾衰竭时可以进行肾移植；理论上基因治疗可能更有效，但还未成为现实。眼部病变多在青春期后出现，前锥形晶状体和前囊膜下白内障使视力下降无法用镜片矫正时，可以进行超声乳化晶状体摘除联合人工晶状体植入，术后视力多恢复良好。感音神经性耳聋交流困难时可佩戴助听器。观察眼部和耳科等肾外表现有利于指导判定预后和随诊患者病情变化。

（八）治疗展望

目前 Alport 综合征成为施行基因治疗研究的热点。因为：①Alport 综合征：主要为肾损害，耳眼病变出现少且不致命。基因治疗可直接指向肾。②肾有自己独立的循环系统，容易成为基因转移的靶器官。③Ⅳ型胶原转化缓慢，半衰期在 1 年以上。基因治疗是指在分子水平纠正疾病的基因缺陷，恢复或重建细胞和组织功能，达到治疗疾病的目的。故对 Alport 综合征施行体细胞基因治疗无论从理论上还是实践上都是可行的。将一个正常 *COL4An* 基因转入肾小球细胞使其产生正常的Ⅳ型胶原可以纠正或至少短期纠正异常的 GBM Ⅳ型胶原。目前有关 Alport 综合征动物模型的基因治疗研究已取得了一定的成果，但仍存在一系列问题，如基因转染效率、靶基因导入方法、体内生存时间、载体安全性及靶基因导入后的调控等问题都有待改善。

（九）预后

目前尚无 Alport 综合征自愈的报道。男性患者多在 40 岁以前因为肾衰而死亡。女性患者病情稳定，比男性预后好。近来欧洲透析与移植委员会的数据显示 15～29 岁开始肾脏替代治疗的患者中，Alport 综合征患者比原发性肾脏病患者生存期长[9]。

Alport 综合征临床病例

【临床病例摘要】

一名 12 岁男孩因"血尿、蛋白尿 8 年余，听力下降半年"于门诊就诊。初步病史采集如下：

先证者为中度耳聋患者，4 岁时无明显诱因出现血尿、蛋白尿，就诊于我院肾内科，以"慢性肾炎综合征"收入院。

先证者母亲表现为轻度血尿，听力及视力正常；父亲身体健康，均正常；先证者兄妹 3 人，姐姐轻度血尿，无听力及视力异常；妹妹均正常；其舅舅死于肾功能不全（尿毒症期）（图 4-7-1）。家族无高血压、糖尿病、恶性肿瘤发病情况，无其他家族性遗传病。

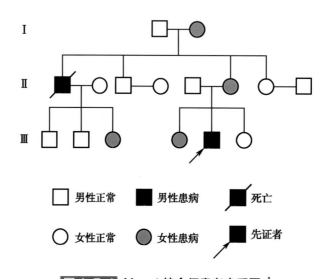

图 4-7-1 Alport 综合征患者家系图

从系谱图看该家系符合 X 连锁显性遗传方式谱系特点

入院后给予减少尿蛋白、保护肾功等支持治疗，B 超引导下穿刺活检病理电镜示：肾小球基底膜致密层薄厚不均，并有分层、断裂；行前臂内侧皮肤穿刺活检术，皮肤基底膜 α5（Ⅳ）链染色阴性；并进行 *COL4A5* 基因检测，结果 *COL4A5* c.2689-2690 insA，发生移码突变，导致蛋白截短。纯音测听：双侧中度对称性感音神经性聋，槽型听力下降曲线；声导抗：双耳 A 型曲线；DPOAE：中、高频幅值降低，个别频率未引出。生长及智力发育均正常。

【病例特点及遗传方式】

该患者表现为血尿、蛋白尿，伴学龄期出现迟发进展性听力下降。辅助检查：B 超引导下穿刺活检病理电镜示：肾小球基底膜致密层薄厚不均，并有分层、断裂；行前臂内侧皮肤穿刺活检术，皮肤基底膜 α5（Ⅳ）链染色阴性；纯音测听：双侧对称性中度感音神经性聋，槽型听力下降曲线（图 4-7-2）；声导抗：正常，双耳 A 型曲线；DPOAE：中、高频幅值降低，个别频率未引出。应用目标基因捕获二代测序技术对 *COL4A3-6* 基因突变进行检测，结果确定 *COL4A5* c.2689-2690 insA，发生移码突变，导致蛋白截短。结合其家族史，提示 X 连锁 Alport 综合征。该患者分子诊断明确，可按 X 连锁遗传特点进行遗传咨询。具体可参见本章第六节。

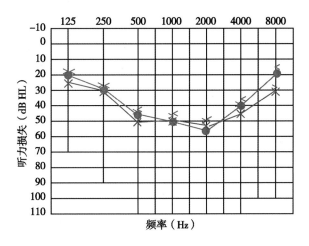

图 4-7-2 Alport 综合征患者纯音测听结果

（刘玉和）

参考文献

1. 陈丽，薛俊芳，张焱琴，等. 92 例国人 Alport 综合征的临床听力学特点分析. 中华耳鼻咽喉头颈外科杂志，2014, 49(11)：902-907.

2. 罗岩，胡六梅，李维业. Alport 综合征的临床表现. 国际眼科杂志，2008, 8(3)：618-621.

3. Atkin CL, Gregory MC, Border WA. Alport syndrome. Diseases of kidney, 1988, 2：617.

4. Atkin CL, Hasstedt SJ, Menlove L, et al. Mapping of Alport syndrome to the long arm of the X chromosome. Am J Hum Genet, 1988, 42：249.

5. Alves FR, Ribeiro Fde A. Clinical data and hearing of individuals with Alport syndrome. Brazilian journal of otorhinolaryngology, 2008, 74：807.

6. Barker DF, Hostikka SL, Zhou J, et al. Identification of mutations in the COL4A5 collagen gene in Alport syndrome. Science, 1990, 248：1224.

7. Butkowski RJ, Langeveld JP, Wieslander J, et al. Localization of the Goodpasture epitope to a novel chain of basement membrane collagen. J Biol Chem, 1987, 262：7874.

8. Bekheirnia MR, Reed B, Gregory MC. et al. Genotype-Phenotype Correlation in X-Linked Alport Syndrome. J Am Soc Nephrol, 21：876.

9. Flinter F. Alport's syndrome. J Med Genet, 1997, 34：326.

10. Flinter FA, Cameron JS, Chantler C, et al. Genetics of classic Alport's syndrome. Lancet, 1988, 2：1005.

11. Gregory MC, Terreros DA, Barker DF, et al. Alport syndrome--clinical phenotypes,

incidence, and pathology. Contrib Nephrol, 1996, 117: 1.

12. Kruegel J, Rubel D, Gross O. Alport syndrome--insights from basic and clinical research. Nat Rev Nephrol, 2013, 9: 170.

13. Longo I, Scala E, Mari F, et al. Autosomal recessive Alport syndrome: an in-depth clinical and molecular analysis of five families. Nephrol Dial Transplant, 2006, 21: 665.

14. Merchant SN, Burgess BJ, Adams JC, et al. Temporal bone histopathology in alport syndrome. Laryngoscope, 2004, 114: 1609.

15. Pirson Y. Making the diagnosis of Alport's syndrome. Kidney Int, 1999, 56: 760.

16. Zehnder AF, Adams JC, Santi PA, et al. Distribution of type IV collagen in the cochlea in Alport syndrome. Arch Otolaryngol Head Neck Surg, 2005, 131: 1007.

二、Waardenburg 综合征

Waardenburg 综合征（Waardenburg syndrome，WS），又称听力–色素综合征，是一种较常见的综合征型遗传性聋。临床表现为皮肤、毛发、眼睛以及耳蜗血管纹等处黑色素细胞缺如而产生的一组表型特征，以感音神经性聋、皮肤低色素白化病、白额发或早白发、虹膜异色为主要临床症状。其主要遗传方式为常染色体显性遗传伴不完全外显。群发病率为 1/42 000，占先天性耳聋的 2%~5%，聋哑人群中其发病率为 0.9%~2.8%[1, 2]。

WS 表型的不完全外显和致病基因的多样性导致其具有高度的临床和遗传异质性。WS 依据不同的伴随症状将其分为 4 型（WS1、WS2、WS3、WS4），各型中最常见的为 WS1 和 WS2。WS1 型（OMIM：193500）的诊断主要依据 1992 年 Farrer 和 1995 年 Liu 等[1, 3]制定、由 Waardenburg 协会推荐的标准，而其他三型均在 WS1 的基础上作出的分型诊断。WS1 患者必须同时满足 2 个主要诊断标准或 1 个主要诊断标准加 2 个次要诊断标准。主要诊断标准包括：① 先天性感音神经性耳聋；② 虹膜色素分布异常；③ 头发低色素改变，表现为额白发；④ 内眦异位（W≥1.95）；⑤ 一级亲属患病。次要诊断标准包括：① 皮肤低色素沉着（先天性白斑病）；② 一字眉或眉中部潮红；③ 高宽鼻根；④ 鼻翼发育不良；⑤ 早白发（30 岁之前头发发白）。WS2 型（OMIM：193510，608890，611584）诊断：无内眦异位，其他临床表现同 WS1，具备 2 个主要诊断标准才可诊断。WS3 型（OMIM：148820）诊断：合并肢体肌肉痉挛及指关节挛缩，其他临床表现同 WS1。WS4 型（OMIM：277580，613265，613266）诊断：合并 Hirschsprung 病，常伴胃肠道畸形（如小结肠、新生儿肠梗阻、先天性巨结肠等）。WS 指数用以客观评估患者是否具有内眦异位（≥1.95），其计算公式为 W=X+Y+（a/b），其中 X=（2a−0.2119c−3.909）/c，Y=（2a−0.2749b−3.909）/b，a、b、c 距离测量见图 4-7-3 所示。

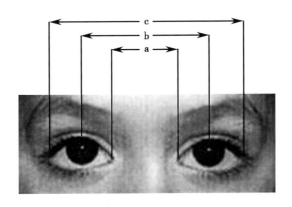

图 4-7-3 眼距测量方法

a. 内眦距离；b. 瞳孔距离；c. 外眦距离

神经嵴细胞是脊椎动物胚胎发育过程中出现的一个暂时性、多潜能细胞群，起源于背神经管的隆起——神经嵴。神经嵴细胞形成后向外周迁移，分化为色素细胞等。神经嵴发育不全理论是目前已有的解释 WS 所具有的临床表型的不同假说中最被认可的一种理论。WS 以黑素细胞分化缺陷致发育异常导致的色素分布异常和耳聋为主要特征，黑素细胞由神经嵴分化而来，因此 WS 是由于神经嵴细胞的发育异常导致的一组临床综合征。神经嵴细胞通过增殖、迁徙、生存、分化等过程逐渐演变为黑素前体细胞——成黑素细胞后到达真皮、表皮、内耳血管纹和眼睛的脉络膜，并逐渐分化为黑素细胞。黑素细胞最主要的功能是产生黑色素以确保毛发和皮肤的色素沉着。与 WS 相关的 6 个基因编码的转录因子（*MITF*、*PAX3*、*SOX10* 和 *SNAI2*）和信号分子（*ENDRB* 和 *EDN3*）均参与这一过程，在神经嵴的发育中发挥重要的调控作用，这 6 个基因分别位于 2、3、8、13、20、22 号染色体[4]。

不同的致病基因与不同的 WS 亚型相关联。*PAX3* 基因突变可导致 WS1 和 WS3，研究发现 90% 以上的 WS1 可检测到 *PAX3* 基因突变，目前发现 110 多种人类 *PAX3* 基因突变，大部分发生在 2~6 号外显子。*MITF*、*SNAI2* 和 *SOX10* 基因突变导致可 WS2，约 15%~20% 的 WS2 患者中可检测到 *MITF* 基因突变。*SOX10*、*EDN3* 和 *EDNRB* 基因突变可造成 WS4。*PAX3* 基因全长 3170bp，其中开放阅读编码序列为 1518bp，共 10 个外显子；*SNAI2* 基因全长 2096bp，其中放阅读编码序列为 807bp，共 3 个外显子；*SOX10* 基因全长 2862bp，其中开放阅读编码序列为 1401bp，共 5 个外显子，前 2 个外显子不编码。国外已有的 WS 突变数据库报道 WS 有近 280 个基因突变位点[5]（截至 2014 年 6 月）。而国内相关研究表明中国人群 WS 主要致病基因为 *PAX3*、*MITF* 和 *SOX10*，*SNAI2*、*EDN3* 和 *EDNRB* 基因突变报道较少。

上述 WS 相关基因的突变会造成神经嵴发育异常，进而导致黑素细胞发育不良，引起黑色素合成减少，表现出皮肤、毛发、虹膜低色素等临床症状。血管纹是耳蜗结构之一，在内淋巴生成过程中起重要作用，动物模型研究显示黑素细胞发育不良会引起血管纹中黑素细胞源性的中间细胞缺乏进而造成柯蒂器退化变性，最终导致感音神经性耳聋。此外，由于颅面骨、肠壁神经节以及四肢骨骼肌肉等均为神经嵴源性衍生物，因此神经嵴的发育异常必然会导致这些组织和器官的发育异常，从而产生 WS 的一系列伴随症状。

Waardenburg 综合征临床病例

【临床病例摘要】

一名 6 岁男童因"听力异常"就诊。初步病史采集如下：

患儿足月顺产，出生时听力筛查未通过，生长和智力发育均正常。查体：面部、躯干和四肢大量褐色雀斑，毛发色泽未见异常，双侧鼓膜完整标志清楚。双侧虹膜异色，呈亮蓝色。内眦异位（内眦 4.1cm，瞳距 8.5cm，外眦 5.5cm）（图 4-7-4）。四肢肌肉正常，骨骼发育正常。多频稳态听性脑干反应（ASSR）显示双侧极重度感音神经性耳聋（图 4-7-4）。颞骨 CT 未见明显异常。

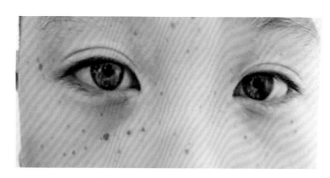
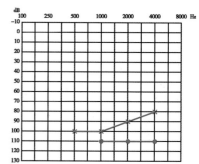

图 4-7-4 先证者面部、眼睛，听力检查

【病例特点及遗传方式】

疾病诊断：患儿先天性感音神经性耳聋，面部、躯干和四肢大量褐色雀斑，虹膜异色呈亮蓝色，内眦异位（W=2.597 ≥ 1.95），从系谱图看该家系符合显性遗传方式谱系特点（图 4-7-5），符合 WS1 诊断标准。

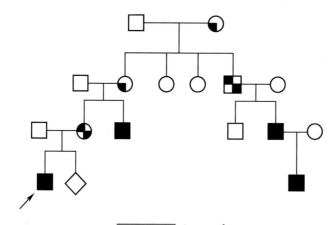

图 4-7-5 家系图

◐耳聋；◑内眦异位；◔虹膜异色；◕皮肤色素沉着

【分子诊断与遗传咨询】

WS1 主要与 *PAX3* 基因密切相关，对该家系先证者首先采用 Sanger 测序法进行 *PAX3* 基因的检测，发现在 5 号外显子存在错义突变 c.784C>T，此突变使终止密码子提前出现 p.262*（该突变为已报道致病突变），并在此家系其他发病成员得到验证，可以明确其分子诊断。先证者母亲为 WS1 型患者，携带基因突变，其遗传给后代的风险为 50%，再生育风险极高，须行产前诊断。

（黄莎莎）

参考文献

1. Farrer LA, Grundfat KM, Amos J, et al. Waardenburg syndrome(WS)type I is caused by defects at multiple lici, one of which in near ALPP on chromose 2: first report of the WS consortium. Am Hum Genet, 1992, 50(5): 902-913.

2. Nayak CS, Isaacson G. Worldwide distribution of Waardenburg syndrome. Ann Otol Rhinol Laryngol, 2003, 112(9 Pt 1): 817-820.

3. Liu XZ, Newton VE, Read AP. Warrdenburg syndrome type II : phenotypic finding and diagnostic criteria. Am J Med Genet, 1995, 55(1): 95-100.

4. Tassabehji M, Newt on VE, Liu XZ, et al. The mutational spectrum in Warrdenburg syndrome. Hum Mol Genet, 1995, 4(11): 2131-2137.

5. http: //grenada.lumc.nl/LOVD2/WS/

三、Van der Hoeve 综合征

Van der Hoeve 综合征又称脆骨 – 蓝巩膜 – 耳聋综合征，1831 年由 Hengschell 最早发现，因 Van Der Hoeve 于 1917 年作了详细描述而得名，属于成骨不全（osteogenesis imperfecta，OI）的一种类型。主要有三大临床表现：成骨不全、蓝色巩膜、传导性耳聋[1]。OI 是一种遗传性全身结缔组织疾病。成骨不全主要表现为常染色体显性遗传，少数病人也可表现为常染色体隐性遗传。临床表现多种多样，包括：不同程度的骨脆性增加，反复发作的骨折，脊柱侧弯，骨畸形，传导性耳聋，蓝巩膜，牙齿畸形等。遗传学研究表明，成骨不全属于单基因遗传病。群体发病率约为 1/15 000，在中国人群发病率约为 0.04%[2]。

1979 年，Sillence 等将 OI 分为四种类型[1]：

I 型又称 Van der Hoeve 综合征，该型严重程度最轻，可以有轻度的畸形或无畸形，临床特征为蓝巩膜、轻度骨质脆弱、听力减退。I 型有以下临床特点：①患者的身材正常或接近正常，全身多发性骨折。女性绝经期后或男性超过 60 岁，骨折的几率将会增加。随着骨痂的形成，骨折会迅速愈合，不会造成畸形。②蓝色巩膜。③牙齿发育正常。④约有 50% 左右 OI– I 型家系患者在 20 岁左右时会出现双耳听力下降，耳聋性质为传导性或混合性聋，听力下降呈进行性，60 岁左右可进一步出现耳鸣、眩晕等伴随症状。⑤有些病例还

会出现皮肤易擦伤、脊柱后凸或侧弯、疝气等。患者出生时的影像学表现多为正常，但随着年龄的增长，椎体会逐渐发展为经典的"鳕鱼征"。

Ⅱ型是最严重的一种类型，表现为严重的多发肋骨、长骨骨折，巩膜颜色正常，该型为胚胎致死型，多数婴儿在宫内即死亡，或出生后不久因肋骨骨折出现呼吸衰竭死亡；Ⅲ型表现为重度畸形，严重脊柱侧弯、灰色巩膜（成年后可恢复为正常）、牙质形成不全、可有或无听力下降；Ⅳ型畸形较Ⅲ型轻，表现为重度的脊柱侧弯，灰或白色巩膜。

另外，Sillence 还提出 OI 与 I 型胶原蛋白基因（*COL1A1*、*COL1A2*）突变有关。根据研究表明，90% 以上的 OI 患者具有 I 型胶原蛋白基因（*COL1A1* 和 *COL1A2* 基因）的突变，其中以 *COL1A1* 基因改变为主[1]。胶原是细胞外最重要的纤维蛋白，它构成细胞外基质骨架，可以承担外力的冲击并且作为骨骼、韧带、牙齿等结缔组织中矿物质沉积的基本支架。胶原在各种动物中都存在，脊椎动物中肌腱、软骨和骨中的胶原非常丰富，几乎占了蛋白总量的 1/2。I 型胶原蛋白主要分布于人体的肌腱、韧带、骨、牙、巩膜、角膜、胎儿皮肤以及其他间隙组织。I 型胶原蛋白由 2 个 α1 链和 1 个 α2 链构成，三条链相互缠绕构成了一个像绳索一样的致密结构。α1 链和 α2 链分别由 *COL1A1* 及 *COL1A2* 基因构成。*COL1A1* 基因定位于 17q21.3-q22，全长 18kb，包含 51 个外显子；*COL1A2* 基因定位于 7q21.3-q22.1，全长 38kb，包含 52 个外显子。三条链首先形成一个前体分子，称为"前胶原"，在细胞外前胶原肽酶的作用下前胶原去除 N 端和 C 端的球形结构肽段，形成原胶原。原胶原上每条链都是由 338 个反复重复的 Gly-X-Y 序列组成（Gly 为甘氨酸，X、Y 代表甘氨酸以外的其他氨基酸，以脯氨酸、羟脯氨酸为主）。所以说，Gly-X-Y 单位是 I 型胶原蛋白空间构象的基础，而甘氨酸又是 Gly-X-Y 单位最重要的部分。*COL1A1* 及 *COL1A2* 基因突变，尤其是甘氨酸改变可以影响整个胶原蛋白的空间构象，使其不能形成有效的螺旋结构，导致 I 型胶原产物缺失，最终发生 OI。根据 *COL1A1* 基因突变数据库（http : //www.leacuk/genetics/collagen/collal.hmtl），OI 主要突变方式有四种：错义突变，剪接突变，DNA 缺失、插入导致的移码突变，单核苷酸多态性。在错义突变导致的氨基酸替换中，甘氨酸被替换最常见。不同位置的甘氨酸被替换，可导致不同严重程度的临床表型，严重者可有胚胎致死。移码突变导致的 OI 临床表型通常相对较轻。这是因为这类突变只会造成无效的等位 *COL1A1* 基因，无效的等位基因产物是不能正常折叠的胶原前体，在细胞内被过度修饰并累积，最终被降解，不产生异常的胶原分子，使结构正常的 I 型胶原蛋白产生减少。

Van der Hoeve 综合征患者，血化验检查可表现为血清钙增高，而血清磷正常，约有 30% 病例血清碱性磷酸酶活力增高，尿中氨基酸排出增加。X 线片示受累骨骼骨皮质变薄、哈佛管变粗、骨质广泛疏松。此综合征无特殊疗法，对症处理，如传导性耳聋可行鼓室探查、听骨连重建手术改善听力。本病外显率很高，家族内应禁止近亲结婚，可通过产前诊断或胚胎植入前诊断进行预防。

Van der Hoeve 综合征临床病例

【临床病例摘要】

先证者，女性，41 岁，出生时双侧巩膜呈蓝色（图 4-7-6），对声音反应良好，听力正常。6 年前出现双耳进行性听力下降，反复多次骨折（四肢）（图 4-7-7），既往无耳毒性药物应用史及噪声接触史。先证者有一子，双侧巩膜呈蓝色，听力正常，多次骨质病史。先证者父母正常。

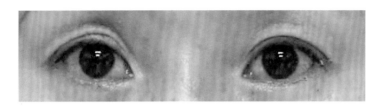

图 4-7-6 先证者眼睛：巩膜呈蓝色

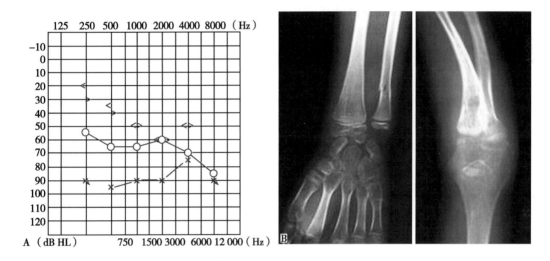

图 4-7-7 先证者资料

A. 纯音测听结果　　B. 四肢骨骼 X 线结果

【疾病诊断】

先证者表现迟发性渐进性听力下降，为混合性耳聋，双侧巩膜呈蓝色，多次骨质病史，符合 Van der Hoeve 综合征诊断标准。

【分子诊断与遗传建议】

Van der Hoeve 综合征主要与 *COL1A1* 基因密切相关，对该家系先证者首先采用 Sanger 测序法进行基因的检测，发现在 20 号外显子存在错义突变 c.1342A>T，此突变使终止密码子提前出现 p.K448*，并在先证者之子得到验证，可以明确其分子诊断。先证者及儿子均为 Van der Hoeve 综合征患者，携带基因突变，其遗传给后代的风险为 50%，再生育风险极高，须行产前诊断预防。先证者之子目前虽然听力正常，但应密切注意听力变化。

（黄莎莎）

参考文献

1. Sillence DO, Senn A, Danks DM. Genetic heterogeneity in osteogenesis imperfecta. J Med Genet, 1979, 16: 101-116.
2. Craig BL. Improvement of Bone in Patients with Osteogenesis Imperfecta Treated with Pamidronate Lessons from Biochemistry. Clinical Endocrinology & Metabolism, 2003, 88(3): 984-985.

四、Usher 综合征

Usher 综合征又称遗传性耳聋 – 视网膜色素变性综合征，以先天性感音神经性耳聋、渐进性视网膜色素变性（多为儿童期末至青春期发病）而致的视野缩小、视力障碍为主要表现的一种遗传性疾病。1858 年，Von Graefe 首先观察到先天性耳聋与渐进性视网膜色素变性两者之间的关联。1914 年，Charles Usher 首次提出该病与遗传因素有关。1972 年，Holland 等将该病正式命名为 Usher 综合征。Usher 综合征在正常人群发病率为（3~6）/100 000。在美国，约 1/2 的先天性耳聋眼盲患者由此综合征引起。在我国，Usher 综合征临床上也较常见，但具体的发病率尚无统计。

（一）分子致病机制及遗传学特征

视网膜的光感受器和内耳毛细胞都是具有纤毛结构的神经细胞，基因突变引起上述纤毛结构的异常，可引起视觉和听觉的损害，导致 Usher 综合征的发生。

Usher 综合征为常染色体隐性遗传单基因病，具有高度的遗传异质性。截至 2014 年 8 月，共报道了 15 个基因位点与 Usher 综合征相关，11 个相关基因被克隆（表 4-7-2）（http://hereditaryhearingloss.org/）。

表 4-7-2　Usher 综合征致病基因座及基因

分型	染色体定位	基因	编码蛋白	OMIM
USH1B	11q13.5	MYO7A	Myosin Ⅶ A	276903
USH1C	11p15.1	USH1C	Harmoni	276904
USH1D	10q22.1	CDH23	Cadherin 23	601067
USH1E	21q21	未知	未知	602097
USH1F	10q21–22	PCDH15	PCDH15	602083
USH1G	17q24–25	SANS	SANS	606943
USH1J	15q23-q25.1	CIB2	CIB2	614869
USH2A	1q41	USH2A	Usherin	276901
USH2B	3p23–24.2	未知	未知	276905
USH2C	5q14.3–q21.3	VLGR1	VLGR1b	605472
USH2D	9q32	WHRN	Whirlin	611383
USH3	3q21–q25	CLRN1	Clarin–1	276903
	0q24.31	DZD7	PDZD7	606397

1. Usher 综合征 I 型相关基因

（1）*MYO7A*：*MYO7A* 基因是发现的首个 Usher 综合征基因，1995 年 Weil 分离并鉴定此基因与 Usher 综合征相关。据统计，至少有 1/2 的 USH1 病例由 *MYO7A* 基因的突变引起。它含有 49 个外显子，编码由 2215 个氨基酸组成的非传统肌球蛋白 Myosin Ⅶa。Myosin Ⅶa 蛋白包含一个高度保守的头端，5 个钙调蛋白的结合位点及一个短的螺旋式卷曲的尾部。该蛋白在人类胎儿主要表达于耳蜗和前庭感觉神经上皮的毛细胞和视网膜色素上皮细胞。在内耳，Myosin Ⅶa 与 Harmonin 及 CDH23 结合形成多聚体参与纤毛束的形成。在视杆细胞和视锥细胞内，Myosin Ⅶa 主要分布在连接纤毛，参与视蛋白通过纤毛的转运过程。*MYO7A* 基因的突变可导致 USH1B 和 DFNB2。

（2）*USH1C*：*USH1C* 基因由 28 个外显子构成，编码 Harmonin 蛋白。其重要的结构域为 PDZ。在内耳，Harmonin 与 Myosin Ⅶa 和 CDH23 结合形成多聚体参与毛细胞静纤毛束的形成。在视网膜，Harmonin 蛋白主要在光感受器细胞层表达，其亚型分布于光感受器细胞不同的亚细胞结构，可能参与光感受器细胞外节肌动蛋白细胞骨架相关的蛋白质网络或复合体的装配过程。*USH1C* 基因的突变可导致 USH1C 和 DFNB18。Ebermann 等研究发现，*USH1C* 基因突变在魁北克居住的加拿大籍法国人中较为常见。

（3）*CDH23*：*CDH23* 基因共有 69 个外显子，编码蛋白为 Cadherin 23（CDH23）。在内耳，Cadherin 23 蛋白是耳蜗毛细胞静纤毛的重要成分，参与静纤毛束的形成。在视网膜，Cadherin 23 蛋白在内节、连接纤毛、基底复合体和光感受器细胞的突触中表达。*CDH23* 基因的突变可导致 USH1D 和非 DFNB12。

（4）*PCDH15*：*PCDH15* 基因共有 33 个外显子，编码蛋白为 PCDH15。PCDH15 蛋白属于钙黏蛋白家族，主要表达在内耳毛细胞和视网膜色素上皮细胞。在成熟的内耳毛细胞，PCDH15 蛋白是尖端连接的主要成分，控制机械传导通道的开放。PCDH15 蛋白在视网膜的光感受器细胞层、外丛状层和节细胞层表达。在视锥细胞和视杆细胞中，PCDH15 蛋白主要集中在突触、外界膜细胞之间。PCDH15 和 Harmonin 蛋白在外节平行分布，有明显的相互作用，提示 Harmonin 蛋白能协调 PCDH15 蛋白在外节的功能。*PCDH15* 基因突变可导致 USH1F 和 DFNB23。2003 年，Ben-Yosef 等研究发现 *PCDH15* 基因突变在北欧犹太教徒中较为常见。

（5）*SANS*：*SANS* 基因共有 3 个外显子，编码蛋白 SANS。SANS 蛋白是一种支架蛋白，包含了 N 末端的 3 个锚蛋白结构域（ANK1-3）、中央结构域、SAM 结构域及 C 末端的 PBM 结构域。中央结构域是其重要的功能结构，参与了蛋白二聚体的形成以及与 Myosin Ⅶa 蛋白的结合。SAM 结构域介导了与 Harmonin 蛋白的结合。SANS 蛋白主要表达在内耳和视网膜。在内耳，SANS 表达在毛细胞和部分支持细胞。在毛细胞的分化过程中，SANS 定位在盖膜下的毛细胞尖端，但不在静纤毛内表达，同时在毛细胞的突触中也可以检测到该蛋白的表达，与 Harmonin 及其他 USH 蛋白表达位置相似。在视网膜，SANS 表达在感光细胞而并非视网膜色素上皮，表达 SANS 的细胞亚区域均含有微管结构，说明 SANS 蛋白和微管细胞骨架的形成有关。*SANS* 基因突变可导致 USH1G。

（6）*CIB2*：*CIB2* 基因共有 7 个外显子，编码蛋白 CIB2。CIB2 蛋白是钙 - 整合素结合蛋白，包含了 4 个 EF-hand 结构域。在成年大鼠内耳支持细胞和毛细胞中沿着静纤毛的长轴表达，CIB2 可与 Myosin Ⅶa 和 Whirlin 形成多聚体发挥相互作用，大鼠 *CIB2* 敲低后可引起钙通道失活。CIB2 蛋白在果蝇的感光细胞和视网膜色素上皮层表达，对于获得强烈、稳定的视觉刺激是必需的。*CIB2* 基因突变可导致 USH1J 和 DFNB48。

2. Usher 综合征 Ⅱ 型相关基因

（1）*USH2A*：*USH2A* 基因共有 72 个外显子，编码 Usherin 蛋白，在人类胎儿的耳蜗、脑、眼、肾脏组织中表达。Usherin 蛋白包含 3 个重要的结构域，分别是：Ⅳ 型层黏连蛋白结构域、层粘连蛋白表皮生长因子样结构域和 Ⅲ 型纤维连接蛋白结构域。它们均是基底膜组织、细胞外间质及黏附分子家族的重要组成成分之一。研究表明，*USH2A* 基因是 USH2 的主要致病基因，约 63% ~ 74% 的 USH2 病例是由 *USH2A* 基因突变引起的。Dreyer 等研究发现，c.2299delG 是 *USH2A* 最常见的致病突变。

（2）*VLGR1*：2004 年，Weston 克隆了 *VLGR1* 基因，并确定其与 USH2 相关。*VLGR1* 基因共有 26 个外显子，其编码的 VLGR1b 是细胞表面受体。该蛋白包含了一个 β 钙交换结构域（CalX-β），与钙和其他阳离子结合，介导了钙依赖的细胞间黏附作用。在内耳，VLGR1b 表达在突触区域和毛细胞的静纤毛，推断其可能作为细胞外的钙结合平台控制静纤毛的机械传导通道开放。在视网膜，VLGR1b 蛋白主要位于突触末端和光感受细胞连接纤毛，在突触，VLGR1b 蛋白发挥类似钙黏蛋白的作用，黏附突触膜，特别是参与细胞黏附介导的 G 蛋白信号传递，在突触发生时期调节突触细胞基质的形成。*VLGR1* 基因突变可导致 USH2C。

（3）*WHRN*：*WHRN* 基因共有 12 个外显子，编码 Whirlin 蛋白。Whirlin 蛋白主要在毛细胞静纤毛和视网膜光感受器细胞表达。Whirlin 蛋白与 USH2A 蛋白和 VLGR1b 蛋白之间的相互作用对于正常听觉和视网膜功能完整性的维持尤其重要。*WHRN* 基因突变可导致 USH2D 和非综合征型耳聋 DFNB31。

3. Usher 综合征 Ⅲ 型相关基因

（1）*CLRN1*：*CLRN1* 基因有 3 个外显子，编码跨膜蛋白 Clarin。Clarin 蛋白在嗅上皮、视觉和听觉系统的感觉上皮表达。*CLRN1* 基因突变可导致 USH3。虽然 USH3 在 Usher 综合征中的比例不高，但在芬兰的 USH 患者中比例却高达 42%。

（2）*PDZD7*：*PDZD7* 基因有 18 个外显子，编码包含 PDZ 结构域蛋白 PDZD7。PDZD7 蛋白表达在感光细胞的连接纤毛区域和内耳毛细胞的顶端区域。PDZD7 蛋白作为 USH 蛋白质网络中的一环发挥作用。*PDZD7* 基因突变可导致 USH3。

4. USH 蛋白质网络　目前，越来越多的研究证明 USH 蛋白可相互作用，组成一个 USH 蛋白质网络，由 Harmonin 和 SANS 蛋白协调。此外，Harmonin 蛋白还能与细胞骨架连接，特别是肌动蛋白细胞骨架结构。USH 网络中相互作用的任何一个蛋白发生缺失或功能障碍，均可造成网络的功能紊乱，从而导致内耳和视网膜感觉上皮变性，产生听觉和视觉受损的临床表现。USH 蛋白质网络在分子水平对基因产物的整合能够解释 USH 临床亚型的相似性。

（二）临床特征

根据听力损失程度、视力或视野受损的发病时间及程度，Usher综合征分为3型（1994），其中以Ⅰ型和Ⅱ型在临床上最为常见，各占40%～45%左右；Ⅲ型少见，占5%～15%。

Usher综合征Ⅰ型（USH1）：表现为先天性重度～极重度耳聋，青春期前发生视网膜色素变性，并伴有前庭功能障碍。由于听力损失重，致语言发育迟缓，甚至聋哑。视觉损害多出现在10岁前，呈进行性，最终可发展为全盲。

Usher综合征Ⅱ型（USH2）：表现为中～重度耳聋，以高频听力损失为主。青春期或之后发生视网膜色素变性，不伴有前庭功能障碍。因患者有部分听力，有语言学习的机会，语言发育多正常。听力损失多为非进行性，即使有进行性下降，其进展程度也非常缓慢，平均每年不超过1dB HL。

Usher综合征Ⅲ型（USH3）：表现为语后聋，随着年龄的增加听力损失进行性加重，视网膜色素变性及前庭功能障碍发生的时间和程度表现各异。

前庭反应不同为区分Ⅰ、Ⅱ型最可靠的标准。视网膜色素变性患者常以夜盲为首发症状，暗适应迟缓，暗光下或夜间行走困难。病情加重时出现视野受限，典型病例表现为管状视野。早期视力一般正常，视野严重缩小后还可保持相当好的中心视力，随着病情进一步发展视力呈进行性减退，最终中心视力受损直至全盲。少数患者还可出现嗅觉减退或丧失、智力低下、脑电图异常和精神分裂症等。

（三）诊断

1. 临床诊断　对疑诊患者进行听力学检查、前庭功能检查、视力、视野检查、眼底检查、视网膜点图检查，综合分析，确定Usher综合征的临床诊断。前庭功能是区分Ⅰ、Ⅱ型Usher综合征最可靠的标准，而视网膜色素变性在分型上是有交叉的。Ⅰ型一般发病较早（10岁以前），多为聋哑，视力视野损害进展快。Ⅱ型发病较晚（20～30岁），为语后聋，视力视野损害进展缓慢。由视网膜色素变性引起的视觉损害在10岁前常不明显，检眼镜检查难以发现，但视网膜电图可以发现2～4岁儿童感光系统功能的微小异常。典型的视网膜色素变性检眼镜检查可见视野缩小、视盘色淡、视网膜动静脉变细，尤以动脉明显，骨细胞样色素沉着于视网膜。

2. 分子诊断　Usher综合征是常染色体隐性遗传单基因病，基因检测是确诊Usher综合征的重要手段。Usher综合征的分子诊断要点：①确定Usher综合征分型；②在确定分型的基础上进行已知Usher综合征相关基因筛查（一代、二代测序）；③如已知基因筛查结果为阴性，且患者家系庞大，可进行连锁分析、全外显子组测序/全基因组测序确定致病新基因。

（四）防治

Usher综合征引起的耳聋目前尚无有效预防方法。听力下降主要依靠佩戴助听器，重度～极重度耳聋或助听器佩戴听力补偿效果不好的患者可考虑行人工耳蜗植入术。建议Ⅰ型Usher综合征患者在3岁前进行人工耳蜗植入术，以避免严重聋哑盲联合残疾。维生素A可能延缓色素性视网膜炎的发展，但有肝脏毒性，18岁以下慎用。

产前诊断是唯一有效的预防途径，明确的基因诊断是进行准确产前诊断的前提。对于已明确分子病因的 Usher 综合征家庭，按照常染色体隐性遗传方式进行遗传咨询。

Usher 综合征临床病例

【临床病例摘要】

一名 53 岁老年男性因"出生后聋哑、视力逐渐下降 40 年"于门诊就诊。初步病史采集如下：

先证者为聋哑患者，出生时即发现听力下降，12～16 岁开始出现视力下降，暗光和夜路行走困难，视力逐渐下降，40 岁后基本为全盲。未行任何治疗。先证者父亲、母亲听力及视力正常。先证者兄弟姐妹共 5 人，其中 4 名患有先天性重度～极重度耳聋及视网膜色素变性，1 名正常。纯音测听：双侧重度～极重度感音神经性耳聋。声导抗：双耳 B 型曲线。听性脑干反应阈值：双耳 100dB 未引出。DPOAE 未引出。Romberg 试验阳性。冷热试验示双侧水平半规管功能减退。颞骨 CT 检查未见异常。双眼视网膜电图波形未引出。眼底检查：视神经乳头苍白萎缩，视网膜色素变性，色素沉着，视网膜血管基本消失（图 4-7-8）。生长和智力发育均正常。

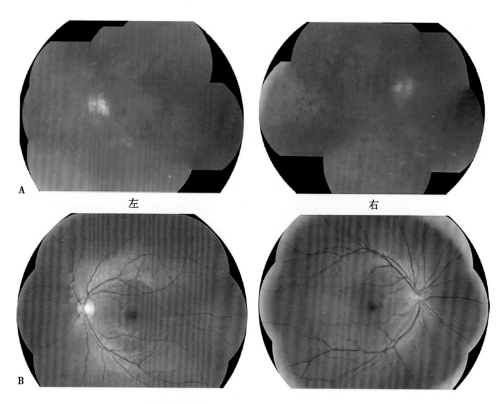

| 左 | 右 |

图 4-7-8 患者及正常人眼底图比较

A. 患者　B. 正常人

【病例特点及遗传方式】

该家庭患者临床表现为先天重度耳聋，伴青春期出现视力减退。辅助检查：纯音测听显示双侧重度~极重度感音神经性耳聋，前庭功能减退，眼底检查示视网膜色素变性，视网膜电图未引出，提示Ⅰ型 Usher 综合征可能性大。

Usher 综合征是一种常染色体隐性遗传病。该家庭共有 4 例兄弟姐妹患者，1 例正常，先证者父母亲听力及视力正常。符合常染色体隐性遗传模式。先证者父母亲、兄弟姐妹及子女均可能为致病突变携带者，需要详细询问三代亲属的患病情况，绘制系谱图。

从系谱图（图 4-7-9）看该家系符合常染色体隐性遗传方式谱系特点。

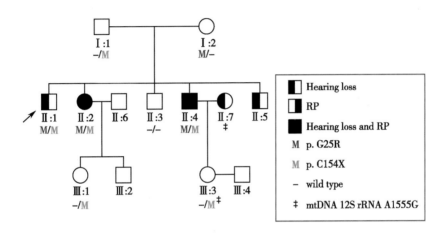

图 4-7-9 该患者家系图

目前已克隆的 Usher 综合征相关基因共 11 个。由于 Usher 综合征遗传异质性明显，相关基因均很大，且无突变热点，传统一代测序基因筛查的工作量很大，限制了它的临床应用。近年来，随着二代测序技术的发展，应用目标基因捕获、测序进行 Usher 综合征的分子诊断已经逐步开展。对该家系的患者进行包含已知 Usher 基因的所有耳聋基因二代测序，确定 *MYO7A* 基因复合杂合突变：c.73G＞A 和 c.462C＞A 为致病突变。遗传咨询参见本章第三节。

（高　雪）

五、Pendred 综合征

Pendred 综合征（OMIM：274600）最早由英国全科医师 Pendred 于 1896 年报道，又称耳聋 - 甲状腺肿综合征，是一种以家族性耳聋、甲状腺肿、碘有机化障碍为特征的常染色体隐性遗传性疾病。其耳聋常伴有内耳发育异常，最常见的为前庭水管扩大。Pendred 综合征的甲状腺肿可以不伴有甲状腺功能异常，并且常在青春期发病。国外研究报道，本病发病率从 1：153 000 至 7.5~10：100 000 不等，可能导致大约 10% 遗传性聋，是引起耳聋综合征的主要原因之一。在新生儿中，Pendred 发病率 1/25 000，占先天性聋的 7.5%，在人群中发病率 8/100 000。Pendred 综合征在中国的发病率可能并不低，部分 Pendred 综合征病人因就诊时甲状腺表型尚未显现或医师经验不足而出现漏诊。临床上对于感音神经性耳聋、颞骨影像学检查提示前庭水管扩大、合并甲状腺肿的病人应高度怀疑此病，对于前庭水管扩大的幼儿或青少年患者也应随访甲状腺情况。该病的确诊有赖于听力学检查、颞骨 CT 和（或）内耳 MRI 及过氯酸盐排泌试验。

Pendred 综合征主要由 PDS 基因缺陷导致。PDS（Pendred syndrome，PDS）基因，又称为 SLC26A4 基因，是离子转运体 26A 家族（solute carrier family 26A，SLC26A）成员，编码离子转运相关蛋白 Pendrin。已报道的 SLC26A4 基因突变多达 300 种，还可能有更多的突变被陆续报道。

（一）表型特征及临床诊断要点

Pendred 综合征患者听力表型为感音神经性耳聋，从中度到重度，听力下降程度不等，最终表现为重度耳聋；颞骨 CT 或 MRI 显示前庭水管扩大；青春期开始出现甲状腺肿，甲状腺功能多正常；过氯酸盐排泌试验阳性；遗传模式为常染色体隐性。

双侧感音神经性聋是 Pendred 综合征耳聋的特点，同时伴有前庭水管扩大。出生时听力可正常，也可能已有损害，但总的趋势是渐进性下降。典型听力曲线为双耳高频重度感音神经性聋，低频有残余听力，且低频呈传导性聋。

甲状腺肿也是 Pendred 综合征的一个重要特征，约 73%～83% 的 Pendred 综合征患者有甲状腺肿。甲状腺肿主要由甲状腺内碘部分有机化障碍影响甲状腺激素的合成而导致。本病典型的甲状腺肿多在耳聋之后发现，但也有甲状腺肿出生时就存在的报道。初期甲状腺肿常表现为弥漫性，逐渐发展成多发结节性甲状腺肿。儿童常为弥漫性肿大，在成人大多数有明显的结节但无震颤及血管杂音。一般 20～30 岁时甲状腺肿最显著，甲状腺肿的大小与听力障碍程度无关。B 超下甲状腺弥漫性肿大伴有结节的征象对本病的诊断也有较高的指导意义。56% 的 Pendred 综合征患者甲状腺功能正常，通常血 T_3、T_4、TSH 正常，但 TSH 常在正常水平的高限。

袁永一等曾对 1745 例大前庭水管患者进行研究，10 岁以下占 59.9%。这组患者中 4 例诊断为 Pendred 综合征，均为女性，发现甲状腺肿的年龄均在 10 岁以上。该研究结果与 Fraser 等的研究结果一致：10 岁以后甲状腺肿明显，女性病人较男性病人更容易发病。这也提示，Pendred 综合征在我国耳聋人群中所占比例可能不止 4.66/10 000（4/8575）。部分 Pendred 综合征病人可能因就诊时甲状腺表型尚未显现或医师经验不足而出现漏诊。因 Pendred 综合征甲状腺肿多发生在青春期后（10～20 岁），对于临床就诊的低龄 EVA 患者应常规检查甲状腺并告知其随访。

国外有学者认为，应对所有 EVA 患者应行过氯酸盐释放试验检查，但因该检查的放射性问题，国内绝大多数 EVA 患者或其监护人拒绝之，国内目前仅对出现甲状腺肿的 EVA 患者进行该项检查。过氯酸盐释放试验是诊断 Pendred 的标准之一，但过氯酸盐释放试验特异性不强，一些情况，如甲状腺素合成酶的先天性缺陷、慢性淋巴细胞性甲状腺炎、服用抗甲状腺药物及甲状腺内无机碘过多时，甲状腺内碘的有机化受阻，过氯酸盐释放试验也呈阳性。此外，过氯酸盐释放试验对诊断 Pendred 综合征也非 100% 敏感，Reardon 等报道该试验约有 2.9% 的假阴性率。

　　Pendred 综合征需要与假性 Pendred（可有神经性聋、甲状腺肿但不表现为以前庭水管扩大为主的内耳畸形，也无 SLC26A4 基因突变）、先天性甲状腺功能减退（可伴有听力下降，主要为中耳渗液所致，还可表现为智能落后、生长发育缓慢等，本病 SLC26A4 基因突变检测阴性，一般给予甲状腺激素后症状能明显缓解）。需与甲状腺激素抵抗综合征（thyroid hormone resistance syndrome，SRTH，可有神经性聋、甲状腺肿等症状，一般无内耳畸形）相鉴别。

Pendred 综合征临床病例

【临床病例摘要】

　　患者女性 14 岁，主因"听力减退 11 年、加重半年，颈前肿大 3 个月"就诊。患者 3 岁头外伤后出现听力减退，后听力减退逐步加重，7 岁时就诊诊断为"感音神经性耳聋"，开始佩戴助听器，半年前发现最大功率助听效果仍欠佳，3 个月前无意中发现颈前部肿大（图 4-7-10），不伴颈前疼痛、心慌、食欲增加、脾气急躁等，为进一步诊治来诊。否认耳毒性药物接触史、否认耳聋及其他遗传性疾病家族史（家系图见图 4-7-11）。听力学检查提示重度感音神经性耳聋；颞骨 CT 显示双侧前庭水管扩大（图 4-7-12）；甲状腺超声显示甲状腺弥漫性肿大伴多发结节性病变，结节为囊性或囊实性，密度不均；甲状腺功能（包括血清甲状腺素、血清三碘甲腺原氨酸、血清游离 T_3、血清游离 T_4、血清促甲状腺素 TSH）化验显示正常。

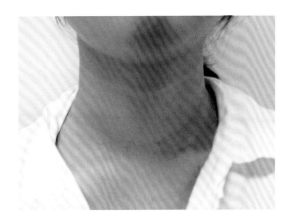

图 4-7-10 患者甲状腺肿外观

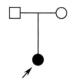

图 4-7-11 该患者家系图

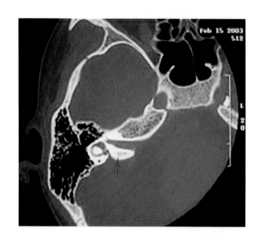

图 4-7-12 患者颞骨 CT 表现

箭头示前庭水管扩大

【病例特点及遗传方式】

先证者耳聋发生有诱因且呈进展性，最终发展成重度感音神经性耳聋；存在内耳畸形——前庭水管扩大；合并甲状腺肿大但不伴甲状腺功能异常；甲状腺肿表型于青春期出现。该家系除先证者外没有类似表型患者，初步考虑遗传方式为常染色体隐性，先证者父母亲可能为携带者。SLC26A4 基因检测证实患者携带 IVS7-2A＞G 纯合突变。

（二）分子诊断

目前 Pendred 综合征的分子诊断主要围绕 SLC26A4 基因测序及拷贝数变异分析展开。Pendred 综合征遵循常染色体隐性遗传规律，明确分子诊断需要在 SLC26A4 基因上检测到双等位基因突变，即纯合突变或复合杂合突变。已有研究报道在部分携带 SLC26A4 基因单等位基因突变的大前庭水管患者中检测到该基因的拷贝数变异，因此在 Pendred 综合征的分子诊断中也不能忽视拷贝数变异的检测。对于检测到的性质不明的基因变异首先要明确是否与表型共分离，其次要通过分子流行病学研究明确其在同种族正常人群中的携带状况，再者要对突变进行物种保守性甚至功能学研究，以明确变异是否为致病突变。

在诊断明确的 Pendred 综合征家庭，可以通过胚胎植入前诊断或产前诊断避免患者再次出生来达到预防。对于已经出生的患者，要严格防止头部外伤，不参加剧烈的体育活动，尽量防治感冒，不要用力擤鼻或咳嗽，勿用耳毒性药物，远离噪声，以延缓听力下降的发生。一旦出现听力减退，及时按突发性耳聋进行治疗也能在一定程度上延缓听力在短期内急速下降。

Pendred 综合征的遗传咨询遵循常染色体隐性遗传咨询的要点。先证者如与同是 *SLC26A4* 耳聋者（即前庭水管扩大或 Pendred 综合征患者）婚配，生育患病后代的几率为 100%，如果其配偶携带有一个 *SLC26A4* 的致聋突变，则他们的后代将有 50% 的几率为 Pendred 综合征患者；若先证者父母经 *SLC26A4* 基因检测已确定为 *SLC26A4* 基因突变的携带者，该父母再生育 Pendred 综合征患儿的风险为 25%，可通过产前诊断判断胎儿的遗传状态；先证者的同胞有 50% 的几率携带致病突变；家族内其他成员生育前亦应进行 *SLC26A4* 基因检测，以早期发现危险因素并采取预防及干预措施；携带 *SLC26A4* 基因突变的听力正常个体婚配或生育前进行基因检测和遗传咨询，可以通过优生手段避免生育 Pendred 患儿的风险。

（袁永一）

六、DDOD 综合征

DDOD 综合征又称外胚层发育不良耳聋 – 甲发育不全综合征（OMIM：124480）。外胚层是胚胎时期的三个胚层之一，主司中枢神经、周围神经、汗腺、毛发、指甲、釉质等的发育。外胚层发育不良（ectodermal dysplasia，ED）自 1792 年报道至今，已有 200 多种不同的病理损害。遗传性耳聋外胚层畸形综合征的概念最早由 Reed 等在 1967 年提出 [6]。先天性耳聋伴甲发育不全综合征（deafness and onychodystrophy syndrome，DOD）按遗传方式通常可分为两个特殊群体：常染色体隐性遗传的 DOORS 综合征（deafness - onychodystrophy - osteodystrophy–mental retardation and seizures syndrome）和常染色体显性遗传的 DDOD 综合征（dominant deafness and onychodystrophy syndrome）。DOORS 综合征主要表现为先天性感音神经性聋、甲发育不全或缺失、拇指三节指骨以及不同程度的智力发育缓慢、癫痫、哑症等。此外，大多数 DOOR 综合征病人尿及血浆中 α– 酮戊二酸浓度增高。而 DDOD 综合征具有较轻的以上症状，即表现为先天性耳聋，甲发育不全，通常不涉及智力发育迟缓，无尿及血浆 α– 酮戊二酸的改变，圆锥形发育不全的牙齿也是 DDOD 综合征特点之一。智力发育障碍是 DOORS 和 DDOD 综合征鉴别的重要特征。2013 年，Philippe Campeau 等在 *Lancet Neurology* 上发表文章，首次报道 DOORS 综合征的致病基因 *TBC1D24*，该研究在 26 个 DOORS 综合征中发现 9 个家系携带 *TBC1D24* 基因突变。

迄今为止，已有 10 个 DDOD 综合征家系。1961 年，Feinmesser 和 Zelig 报道了第一个耳聋 – 甲发育不全综合征家系，该家系父母有血亲关系，子代姐妹两人患病，其遗传模式表现为常染色体隐性 [11]。但 James 等 [12]（2007 年）认为 Feinmesser 和 Zelig 报道的家系受累患者没有智力发育迟缓，尽管遗传模式表现为隐性，依然不能归为 DOOR 综合征，而应归为 DDOD 综合征。1962 年，Robinson 等 [13] 报道了一个三代 17 人的家系，该家系中 5 名患者表现为耳聋–甲发育不全，不伴智力发育障碍。先证者为一15岁的女性，先天性耳聋，指甲有裂缝且营养不良，牙齿呈锥形并伴间断缺失，右足第一第二趾为并趾，第三第四趾为并趾。先证者的一名兄弟、一名姐妹和其母亲表现为相似的牙齿、指甲缺陷和感音神经性耳聋，该家系遗传模式为显性。1969年，Goodman等[14]报道了一对表型为感音神经性耳聋和甲发育不全的母子。母亲的右手拇指有三节指骨，左手拇指第三节指骨与第二指骨融合。1972年，Moghadam和Statten描述了一拇指三节指骨且第三指骨发育不全、指甲发育不全伴有耳聋的菲律宾家系，该家系中母子有相同的表型。1999年，Kondoh等[16]报道了又一DDOD综合征家系。该家系先证者为一女婴，表现为先天性耳聋、甲发育不全或甲缺失，其母亲1岁时诊断为感音神经性耳聋，锥形牙齿，趾甲缺如伴指甲发育不全。先证者的外祖父也有相似的症状。2011年，White SM和Fahev M报道了另一个三代三人受累的DDOD综合征家系。White SM等对该家系进行SNP微阵列分析，未发现基因组拷贝数异常。2013年，Vind-Kezunovic D等报道了一个三代遗传的丹麦DDOD家系，该家系表现为先天性耳聋、甲发育不全、指短和牙齿发育晚（发育后牙齿正常），比较基因组分析未找到拷贝数变异。

2014年，袁永一等首次在国际上鉴定了DDOD综合征的致病基因。所研究的三个中国DDOD家系分别来自吉林和山西，久居当地，确无血亲关系。吉林家系（家系1）先证者，女性，2岁11个月；山西家系（家系2）先证者，男性，4岁1个月；另一山西家系（家系3）先证者，女性，27岁。家系1和家系2的先证者具有高度一致的表型：先天性极重度感音神经性耳聋、双足趾甲缺如，双手拇指及小指指甲缺如，双手食指、中指、无名指指甲发育不全（指甲软化、中央凹陷），双手小指第三指骨未发育。家系3先证者全部指甲、趾甲缺如，指骨发育正常，该患者已正常生育，下一代未表现出耳聋–甲发育不全表型。三名先证者智力发育正常，曾分别于2岁、4岁和18岁时在解放军总医院行人工耳蜗植入术，术后随访1~9年，语训情况良好。三个家系均否认耳聋家族史、指甲发育异常史、近亲结婚史、致聋致畸药物应用史、母亲孕期及分娩期异常史等。

袁永一等通过对DDOD综合征家系1和家系2的全部6名成员进行全外显子组测序，按显性遗传和隐性遗传模式分别进行生物信息学分析，发现了显性遗传DDOD综合征致病基因ATP6V1B2。两家系先证者均携带ATP6V1B2基因新生突变c.1516C > T（p.R506X），该突变导致ATP6V1B2基因编码的V型H⁺-ATPase的终止密码子提前出现。随后，对家系3的所有成员进行了ATP6V1B2基因测序，发现这一家系中患者同样携带ATP6V1B2基因c.1516C > T（p.R506X）突变，而家系中其他成员ATP6V1B2基因全序列测定均未见异常。ATP6V1B2基因c.1516C > T（p.R506X）新生突变与不同家系来源的无任何遗传学关系的三名先证者表型共分离的现象提示ATP6V1B2基因缺陷是DDOD综合征的致病原因。ATP6V1B2基因编码囊泡型质子泵蛋白（囊泡型H⁺-ATPase，V-ATPase），是一个特殊的多亚基质子泵，水解ATP逆浓度梯度转运氢离子。它广泛分布于原核和真核生物中，对细胞内的多种重要生物过程如蛋白质的排序、发酵菌的活化、受体调节的内吞作用是必不可少的。ATP6V1B2基因的亚细胞定位主要在溶酶体、高尔基复合体、内涵体、嗜铬颗粒、被膜小泡及细胞膜。为了探讨 *ATP6V1B2* 在耳蜗中的功能，研究人员利用特异性修饰 *Atp6v1b2* 基因 pre-mRNA 剪切的 Morpholino 制备了一种耳蜗特异性 *Atp6v1b2* 敲低小鼠模型。在小鼠出生后三天，将 *Atp6v1b2* Morpholino 显微注射到耳蜗底部，4 周后测听显示小鼠表现为重度感音神经性耳聋，Western blot 分析表明，注射 7 天后，螺旋神经节神经元中的 Atp6v1b2 水平明显下降，而注射 21 天后，螺旋器中的 Atp6v1b2 水平显著下降。随后，通过体外细胞模型评估了 *ATP6V1B2* c.1516 C>T（p.Arg506X）突变的致病性，发现其是一种单倍剂量不足（haploinsufficient）突变，可导致溶酶体的异常酸化。这些发现为 DDOD 的遗传学诊断以及未来的治疗干预提供了分子基础。

（一）临床诊断

先天性耳聋、指/趾甲发育不良是 DDOD 综合征共同的特征，部分病人还表现出小指部分指骨缺失、拇指三节指骨、指短、末端指/趾泡状肿胀、牙齿发育不良（牙齿发育晚、锥形牙齿、少牙畸形）等。患者内耳发育正常，智力无明显异常。该病为显性遗传，*ATP6V1B2* 基因突变是其致病原因。

DDOD 综合征临床病例

【临床病例摘要】

先证者，女性，28 岁，聋哑患者。出生后家长即发现其听力差，纯音测听显示：双耳极重度感音神经性耳聋。颞骨 CT 检查正常。智力发育正常，牙齿发育正常。自幼双手拇指及小指指甲缺如、指端呈泡状肿胀，双手食指、中指及无名指指甲发育不良（指甲软化、中央凹陷），双手小指指骨缺失 1 节，双足趾甲缺如（图 4-7-13）。否认耳聋家族史、近亲结婚史、致聋致畸药物应用史，母亲孕期及分娩期无异常情况发生。先证者于 16 岁时在解放军总医院行人工耳蜗植入术，电极植入顺利，术后随访耳蜗工作状态良好，但患者不习惯佩戴体外机，言语康复效果不佳。其父亲，母亲及弟弟听力正常，四肢指（趾）甲正常，其中弟弟右手中指畸形，左手中指缺失，但无指甲发育不良、神经性耳聋的表现（图 4-7-14）。

【病例特点及遗传方式】

先证者先天性耳聋，甲发育不良，小指指骨缺失一节，智力正常。其表型符合 DDOD 综合征。该家系除先证者外没有类似耳聋表型患者，遗传方式符合显性遗传新生突变。*ATP6V1B2* 基因检测证实患者携带 c.1516 C>T（p.Arg506X）杂合突变，其他家系成员 *ATP6V1B2* 基因未检出突变。先证者胞弟手发育畸形原因不清，不除外母孕期环境因素致畸。

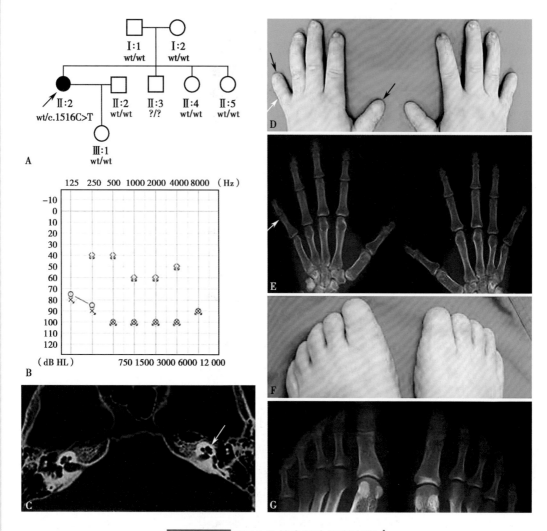

图 4-7-13 DDOD 综合征先证者表型

A. 家系图　B.听力图示重度耳聋　C. CT 示内耳发育正常　D. 双手拇指及小指指甲缺如、指端呈泡状肿胀，双手食指、中指及无名指指甲发育不良（指甲软化、中央凹陷）　E.手 X 线片示双手小指指骨两节，缺失 1 节　F. 双足趾甲全部缺如　G.足 X 线片示趾骨无明显异常

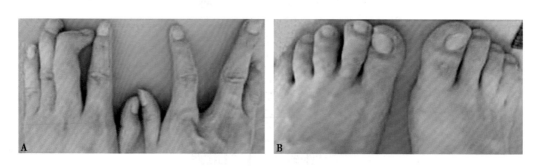

图 4-7-14 先证者胞弟手足表现

A.手发育畸形（左手中指畸形，右手中指缺失，但无指甲发育不良）　B.足未见异常

（二）分子诊断

DDOD 综合征是较为罕见的常染色体显性遗传病，基因检测是确诊 DDOD 综合征的重要手段。分子诊断要点：首先进行 *ATP6V1B2* 基因测序，如 *ATP6V1B2* 基因筛查结果为阴性，且患者家系足够大，可进行连锁分析或全外显子组测序确定可能的新致病基因。

DDOD 综合征的遗传咨询遵循常染色体显性遗传咨询的要点。对双亲正常但有常染色体显性遗传病的患儿做遗传咨询是困难的。如此病为完全外显，它的出现通常归因于基因新生突变，复发风险很低，但不等于零风险。需要注意的是，常染色体显性遗传病有不完全外显的个别病例不能总是归于新突变，这一类情形有相当的复发风险，可在无症状双亲以后的妊娠中发现。患者与正常人婚配生育患病后代的风险是 50%。两名患者婚配生育患病后代的风险则为 75%。对于 DDOD 患者可以通过胚胎植入前诊断或产前诊断预防患病后代的出生。

（袁永一）

参考文献

1.　Campeau PM, Kasperaviciute D, Lu JT, et al.The genetic basis of DOORS syndrome：an exome-sequencing study.Lancet Neurol, 2014, 13(1)：44-58.

2.　Vind-Kezunovic D, Torring. A. Danish family with dominant deafness-onychodystrophy syndrome. Journal of dermatological case reports, 2013, 7：125-128.

3.　Robinson GC, Miller JR, Bensimon JR. Familial ectodermal dysplasia with sensorineural deafness and other anomalies. Pediatrics, 1962, 30：797-802.

4.　Kondoh T, Tsuru A, Matsumoto T, et al. Autosomal dominant onychodystrophy and congenital sensorineural deafness. J Hum Genet, 1999, 44：60-62.

5.　White SM, Fahey M. Report of a further family with dominant deafness-onychodystrophy(DDOD)syndrome. Am J Med Genet A, 2011, 155A：2512-2515.

6.　Moghadam H, Statten P. Hereditary sensorineural hearing loss associated with onychodystrophy and digital malformations. Can Med Assoc J, 1972, 107：310-312.

7.　Goodman RM, Lockareff S, Gwinup G. Hereditary congenital deafness with onychodystrophy. Arch Otolaryngol, 1969, 90：474-477.

8.　Feinmesser M, Zelig S. Congenital deafness associated with onychodystrophy. Arch Otolaryngol , 1961, 74：507-508.

9.　Yuan Y, Zhang J, Chang Q, et al. De novo mutation in ATP6V1B2 impairs lysosome acidification and causes dominant deafness-onychodystrophy syndrome. Cell research, 2014, 10.1038/cr.2014.77.

七、Treacher Collins 综合征

Treacher Collins 综合征（Treacher Collins syndrome，TCS，OMIM：154500）是一种影响面部发育的遗传性疾病，由 Treacher Collins 于 1900 年第一次将本病描述为颧骨 – 下眼睑缺损综合征，也称为下颌面骨发育不全（mandibulofacial dysostosis，MFD）；Franceschetti 等人于 1949 年总结多例患者并系统描述了该综合征，因此也称为 Franceschetti 综合征、Franceschetti–Zwahlen–Klein 综合征。

TCS 是由第一、二鳃弓发育不全引起颅面部复合裂隙畸形，典型临床症状为特征性的鱼面样面容，表现为颧骨和下颌骨发育不良、小耳畸形、外耳道闭锁、睑裂外下垂、唇裂或巨口等。多数 TCS 病例为常染色体显性遗传，致病基因为 TCOF1（78%~93%）和 POLR1C 或 POLR1D（8%），这些病例中超过 60% 的患者无家族史 [1]，可能由新生突变引起 [2]；此外，约 1%TCS 病例为常染色体隐性遗传，致病基因为 POLR1C[1-4]。目前尚未明确基因突变的位置、类型和 TCS 畸形程度有相关性。TCS 缺乏大样本量流行病学调查，目前多数学者推测 TCS 发病率为 1/50 000[5, 6]，也有学者认为发病率为 1/25 000~1/50 000[7] 或 1/10 000~1/50 000[2]。

（一）表型特征

TCS 患者临床症状、畸形程度表现不一，某些患者畸形程度较轻、表现不典型容易被漏诊或误诊为非综合征型耳聋，某些患者则颌面部严重畸形，影响面神经功能或引起呼吸道形态功能障碍。TCS 患者临床症状为先天双侧受累，既有骨结构异常，也存在软组织畸形。常见的特征为：①颌面骨畸形：颧弓发育不全或缺失、下颌骨发育不全、上颌骨狭小和过度前突，腭弓高拱；②耳部畸形：小耳畸形、外耳道狭窄或闭锁、听骨链及中耳腔畸形导致传导性耳聋；③眼部异常：外眦下移，睑裂短而下斜、下眼睑缺损，可伴有斜视、屈光不正；④牙齿发育不良、咬合不正；⑤发迹过低。较少见的特征为：腭裂、鼻部畸形、喂食困难、呼吸困难、后鼻孔狭窄或闭锁、巨口。小头畸形、四肢畸形、脊柱畸形罕见，智力多正常[1-3]。Vincent[2] 对大样本的 TCS 患者临床特征分析后提出 TCS 畸形程度评分系统，认为以下特征每项 2 分：传导性听力下降、气管插管或气管切开、鼻胃管／胃造口、后鼻孔狭窄／闭锁，以下特征每项 1 分：小耳畸形、外耳道闭锁、眼睑下斜、颧骨发育不全、下颌骨发育不全、下眼睑缺损、腭裂、发迹过低和面部不对称，总分为 17 分，≤8 分为轻度畸形，≥9 分为重度畸形。

（二）临床诊断

TCS 的临床诊断主要包括颜面部畸形临床评估、听力学检查、影像学检查，对于颅面部畸形的患者，要考虑到 TCS 可能。

1. 临床评估 临床评估要对颜面、眼、耳鼻咽喉、口腔及身体其他部位进行全面详细体格检查，详尽询问家族史等。

2. 听力学检查 TCS 患者中约 55% 伴双耳传导性耳聋，听力图多表现为平坦型或斜坡型曲线，病理基础为听骨链缺失或发育不全、听小骨粘连等。

3. 影像学检查 颅面部 X 线检查可示颧骨颧弓发育不良或缺失，上颌骨小而前突，下颌骨发育不全，体部及升支短小，角前切迹加深。乳突小而密度高，鼻骨宽阔前突，额鼻角平坦[7]。颞骨 CT 可观察到双外耳道闭锁，鼓室发育小，听小骨发育不全或未发育，前庭、耳蜗、内听道多正常。三维重建可逼真显示 TCS 颅面骨组织的解剖学改变，揭示眼眶、眶周组织、翼突内侧板、翼突外侧板、颧骨、颧弓、上下颌骨及中、内耳发育情况，适用于耳科、口腔颌面外科、整形外科对 TCS 畸形作出判断[8]。超声检查有助于宫内胎儿初步诊断，TCS 胎儿可表现为羊水过多，胎儿无吞咽活动，头围、双侧顶顶径发育差。

TCS 的诊断依据典型的临床特征，表现不典型的患者需与其他综合征相鉴别，例如 Miller 综合征、Goldenhar 综合征、Pirre Robin 综合征等，后三者伴有肢骨畸形、脊柱畸形、鸟状面容等畸形[9]。明确诊断主要依据相关致病基因的检测。对于高发人群或已明确突变的 TCS 家系可行产前诊断，在孕 10～12 周绒毛取样或 15～18 周羊膜穿刺进行基因检测明确诊断。

（三）分子致病机制及遗传学特征

1. *TCOF1* 基因

（1）*TCOF1* 基因特征和热点突变：1983 年，Balestrazzi[10] 对一名有 TCS 临床特征的女性患者检测，将本病致病基因定位于 5 号染色体。20 世纪 90 年代，Dixon[11] 通过连锁分析和荧光原位杂交技术，将 *TCS* 基因定位到 5q32-q33.1。TCS 协作组于 1996 年应用重组 cDNA 克隆技术和 cDNA 末端快速扩增法，得到了 *TCOF1* 基因的完整编码序列[12]。人 *TCOF1* 基因总长 4233bp，目前发现 *TCOF1* 基因的突变位点有 200 多个，其中热点突变区域多位于第 7、10、12、15、16、23 外显子，多数突变为移码突变，其次是无义突变和剪切突变，错义突变较少见[13]。Wise 等发现第 7～16 外显子结构相似，有许多重复序列，其中除外第 11 外显子，每个重复序列的相似区域均有酪氨酸激酶 II 磷酸化位点[14]。次保守的外显子 3、6、17、20、21 编码的氨基酸亦有许多酪氨酸激酶 II 磷酸化位点[15]。

（2）*TCOF1* 基因编码 Treacle 蛋白：Treacle 蛋白由 1489 个氨基酸组成，有 3 个功能结构域：N′ 末端结构域、C′ 末端结构域和中心结构域。中心结构域富含特征性重复结构域的蛋白激酶 C 和酪蛋白激酶 II 磷酸化位点，推测磷酸化在 *TCOF1* 基因编码蛋白发挥正常功能中起着重要作用。Treacle 蛋白的 N′ 端结构域参与细胞核的输出过程，也可能在细胞的增殖和染色体的分离过程中起重要作用。C′ 末端结构域参与核糖体 DNA 启动子的识别、核糖体 DNA 上游结合因子的结合以及细胞核的定位过程[16, 17]。

Treacle 蛋白在颅面部的发育过程中起重要作用，主要是影响颅面部神经嵴细胞的发育。动物实验发现 *TCOF1* 的突变导致神经嵴细胞和神经上皮细胞的核糖体的生物合成受阻，从而使得神经嵴细胞迁移到颅面部的数量减少，进而影响第一二腮弓的发育导致畸形的产生[18]。其次，有研究发现 treacle 蛋白参与核糖体 RNA 的前体加工过程，TCS 患者 Treacle

蛋白单倍体不足抑制该功能导致 28S 亚基的缺失从而使得成熟核糖体的合成减少，继而影响神经嵴细胞的增殖和适时分化[19]。Dixon 等[20] 在 *Tcof1* 突变的小鼠中也发现神经外胚层和神经嵴细胞内的成熟核糖体减少。

（3）*TCOF1* 基因型与表型之间的关系：自 Treacher Collins 于 1900 年报告 TCS 以来，国内外文献多将 *TCOF1* 导致的 TCS 归为常染色体显性遗传，但是该病的致病基因外显率不全、表现度差异很大，外显率高者达 80%～90%，而低者仅为 10%～20%，所以在不完全外显率存在的情况下就会看到不规则显性遗传。这些可能是由于存在修饰基因或其他调控因素，导致某些病例该基因未能表达而成顿挫型，从而在家族中可表现为隔代遗传。此外，目前没有发现该病致病基因突变类型与临床表型之间的相关性，且即使携带同一种突变的不同个体之间临床症状的严重程度亦不相同，同样提示遗传背景在临床表型中发挥重要作用。

2. *POLR1D* 和 *POLR1C* 基因　Dauwerse[4] 等对 1 例 TCS 患者行 *TCOF1* 基因检测未发现致病突变，对其进行全基因组扫描并在其他上百例无 *TCOF1* 基因突变的 TCS 患者及正常人群中进行验证筛查，证实 *POLR1D* 和 *POLR1C* 基因也是 *TCS* 的致病基因。在 *POLR1D* 基因上发现了多个无义突变和错义突变，而在 *POLR1C* 基因上发现了 3 个常染色体隐性遗传方式的复合杂合突变。*POLR1D* 和 *POLR1C* 基因分别位于 *13q12.2* 和 *6q21.1*，均编码 RNA 聚合酶 I 和 III 的 a 亚单位，两个基因有密切相关性。但具体机制是否是 *POLR1D* 和 *POLR1C* 基因突变导致了 RNA 聚合酶功能下降致使第一、二腮弓细胞凋亡而产生颅面骨发育畸形尚待进一步研究。不过据文献报道，其他引起 RNA 聚合酶 I 和 III 功能降低的基因突变均可导致 rRNA 和 tRNA 的生成较少，而造成骨髓细胞的功能障碍，如 Diamond–Blackfan 贫血的患者中，部分患者表现有颅面部发育不全的特征[4]。

（四）治疗

TCS 患者畸形程度不等，应根据个体化治疗原则，分期手术，先行骨骼支架重建，再行软组织修复，早期进行听力干预。由多学科包括医学遗传学、耳鼻咽喉头颈外科、听力学、言语康复学、整形科、眼科、口腔正畸科和心理科等多学科共同参与治疗。文献报道 TCS 患者最在意耳廓、面部轮廓、眼睛、下巴和牙齿的畸形，矫正这些畸形对解决患者心理问题、提高社会能力有很大帮助[5]。

仅就听力减退的患者而言，出生后数天即可进行听力学评估，耳畸形患儿可在 1 岁前佩戴软带 BAHA 以满足语言发育，4 岁后可行 BAHA 钛钉植入，亦可选择外耳道成型 + 人工听骨、振动声桥或骨桥植入。但对于有外观整形需求的患者，须为后期耳廓外耳道整形手术保留好条件。关于耳廓再造的手术年龄尚存在争议，相关文献报道在 12 岁左右（10～15 岁）效果最好，但从心理需求上看越早越好，所以为兼顾患者的心理需要和生理发育，最早 6 岁手术"[21]。目前效果相对较好的方法是皮肤扩张、自体肋软骨支架植入二期耳廓再造，在第三期再造耳廓修整时同期完成听力重建手术[22]。面部轮廓畸形矫正包括软组织和骨畸形的矫正，考虑到生长发育使得矫正后的效果难以预料，通常建议在生长发育停止后（16 岁后）进行面部畸形的矫正[22-24]。

Treacher Collins 综合征临床病例

【临床病例摘要】

先证者，女性，33 岁，因"自幼听力差怀孕18周要求明确胎儿是否耳聋"于门诊就诊。查体可见双侧眼睑下斜，下颌骨偏斜，左右不对称，咬合不正，牙列不齐；双耳廓形态正常，外耳道通畅，音叉试验：Rinne 试验双耳阴性，Weber 试验居中。纯音测听显示双耳传导性耳聋，声导抗检查双耳为"A型"曲线，耳内镜检查示双鼓膜完整，标志清楚。因患者怀孕，未进行颞骨CT检查。否认家族史、近亲结婚，患者母亲孕期及分娩期无致聋致畸药物应用史。图4-7-15、图4-7-16、图4-7-17分别为该患者颅面部畸形图、纯音测听图、家系图。

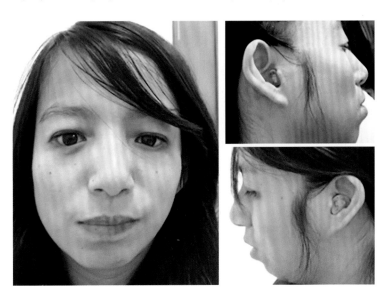

图 4-7-15　颅面部畸形

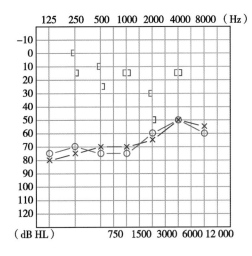

图 4-7-16　纯音测听结果

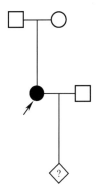

图 4-7-17　家系图

【病例特点及遗传方式】

根据患者的面容及听力特征，可初步判断为 Treacher Collins 综合征患者。先证者家族中没有类似耳聋表型患者，遗传方式符合显性遗传新生突变。首先考虑可能性较大的 *TCOF1* 基因。对患者进行 *TCOF1* 基因全基因序列测定，测序结果证实患者携带 c.381-382delAG 杂合突变，抽取脐带血对胎儿进行产前诊断，明确胎儿与母亲基因型相同。这一胎患者家庭决定引产。第二胎于孕 20 周取羊水检测，证实胎儿未携带母亲致病突变，继续妊娠，目前孩子已出生，外观、听力均正常。

（五）分子诊断

Treacher Collins 综合征是较为罕见的常染色体显性遗传病，基因检测是确诊 Treacher Collins 综合征的重要手段。分子诊断要点：首先进行 *TCOF1* 基因测序，如结果为阴性，可进一步对 *POLR1D* 和 *POLR1C* 基因进行检测；此外，对于上述基因检测明确的患者，若患者家系足够大，可进行连锁分析或全外显子组测序确定可能的新致病基因。

Treacher Collins 综合征的遗传咨询遵循常染色体显性遗传咨询的要点。患者与正常人婚配生育患病后代的风险是 50%。两名患者婚配生育患病后代的风险则为 75%。对于 Treacher Collins 综合征患者可以通过胚胎植入前诊断或产前诊断预防患病后代的出生。

由于 60% 的 Treacher Collins 综合征患者为散发病例，对这类双亲正常但有常染色体显性遗传病的患儿做遗传咨询是困难的。完全外显的散发病例的出现通常归因于基因新突变，复发风险很低，但不等于零风险；常染色体显性遗传病不完全外显的病例不能总是归因于新突变，这类情形有相当的复发风险，复发率与外显率相关，可在无症状双亲以后的妊娠中发现。所以，常染色体显性遗传病散发病例的遗传咨询必须告知患儿双亲再生育有复发风险。

（李晓红　袁永一）

参考文献

1. Teber OA, Gillessen-Kaesbach G, Fischer S, et al. Genotyping in 46 patients with tentative diagnosis of Treacher Collins syndrome revealed unexpected phenotypic variation. Eur J Hum Genet, 2004, 12(11)：879-890.

2. Kadakia S, Helman SN, Badhey AK, et al. Treacher Collins Syndrome：the genetics of a craniofacial disease. Int J Pediatr Otorhinolaryngol, 2014, 78(6)：893-898.

3. Splendore A1, Silva EO, Alonso LG, et al. High mutation detection rate in TCOF1 among Treacher Collins syndrome patients reveals clustering of mutations and 16 novel pathogenic changes. Hum Mutat, 2000, 16(4)：315-322.

4. Dauwerse JG, Dixon J, Seland S, et al. Mutations in genes encoding subunits of RNA polymerases Ⅰ and Ⅲ cause Treacher Collins syndrome[J]. Nat Genet, 2011,

43(1)：20-22.

5. Vincent M, Geneviève D, Ostertag A, et al. Treacher Collins syndrome：a clinical and molecular study based on a large series of patients. Genet Med, 2016, 18(1)：49-56.

6. The Treacher Collins Syndrome Collaborative Group. Positional cloning of a gene involved in the pathogenesis of Treacher Collins syndrome. The Treacher Collins Syndrome Collaborative Group. Nat Genet, 1996, 12(2)：130-136.

7. 卢建建，滕利. Treacher collins 综合征的诊断与治疗. 中国美容医学，2007, 16(10)：1451-1454.

8. Pron G, Galloway C, Armstrong D, et al. Ear malformation and hearing loss in patients with Treacher Collins syndrome. Cleft Palate Craniofac J, 1993, 30(1)：97-103.

9. Trainor PA, Dixon J, Dixon MJ, et al. Treacher Collins syndrome：etiology, pathogenesis and prevention. Eur. J. Hum Genet, 2009, 17(3)：275-283.

10. Balestrazzi P, Baeteman MA, Mattei MG, et al. Franceschetti syndrome in a child with a de novo balanced translocation(5;13)(q1 l;pll)and significant decrease of hexosaminidase B. Hum Genet, 1983, 64：305-308.

11. Dixon MJ, Read AP, Donnai D, et al. The gene for Treacher Collins syndrome maps to the long arm of chromosome 5. Am. J. Hum Genet, 1991, 49：17-22.

12. Lotius SK, Dixon J, Koprivnikar, et al. Transcriptional map of the Treacher Collins candidate gene region. Genome Res, 1996, 6：26-34.

13. Wang Y, Yin XJ, Han T, et al.A novel silent deletion, an insertion mutation and a nonsense mutation in the TCOF1 gene found in two Chinese cases of Treacher Collins syndrome. Mol Genet Genomics, 2014, 289(6)：1237-1240.

14. Dixon J, Hovanes K, Shiang R, et al. Sequence analysis, identification of evolutionary conserv-edmotifs and expression analysis of murine tcofl provide further evidence for a potential function for the gene and its human homologue, TCOF1. Hum Mol Genet, 1997, 6：727-737.

15. Sakai D, Trainor PA. Treacher Collins syndrome：unmasking the role of Tcof1/ treacle. Int. J .Biochem Cell Biol, 2009, 41(6)：1229-1232.

16. Isaac C, Marsh KL, Paznekas WA, et al. Characterization of the nucleolar gene product, treacle, in Treacher Collins syndrome. Mol Biol Cell, 2000, 11(9)：3061-3071.

17. van Gijn DR1, Tucker AS, Cobourne MT. Craniofacial development current concepts in the molecular basis of Treacher Collins syndrome. Br. J. Oral Maxillofac Surg, 2013, 51(5)：384-388.

18. Valdez BC, Henning D, So RB, et al. The Treacher Collins syndrome(TCOF1)gene product is involved in ribosomal DNA gene transcription by interacting with upstream binding factor. Proc Natl Acad Sci USA, 2004, 101(29): 10709-10714.

19. Dixon J, Jones NC, Sandell LL, et al. Tcof1/Treacle is required for neural crest cell formation and proliferation deficiencies that cause craniofacial abnormalities. Proc Natl Acad Sci US A, 2006, 103(36): 13403-13408.

20. 邹艺辉，汪绪武，廖劲松. 先天性小耳畸形皮肤扩张法耳廓再造术及效果评价. 中华耳科学杂志，2014, 12(4): 543-545.

21. Herlin C, Doucet JC, Bigorre M, et al.Computer-assisted midface reconstruction in Treacher Collins syndrome part 2: soft tissue reconstruction. J Craniomaxillofac Surg, 2013, 41(7): 676-680.

22. Saadeh PB, Chang CC, Warren SM, et al.Microsurgical correction of facial contour deformities in patients with craniofacial malformations: a 15-year experience. Plast Reconstr Surg, 2008, 121(6): 368e-378e.

23. Chang CC, Steinbacher DM.Treacher collins syndrome.Semin Plast Surg, 2012, 26(2): 83-90.

八、CHARGE 综合征

CHARGE 综合征（OMIM：154500）由 Hall 和 Hittner 两位医师在 1979 年首次报道，故又称 Hall-Hitnner 综合征。1981 年，Pagon 等报道并总结了 21 例同类患者，为方便记忆，将其临床特点归纳为 CHARGE：眼组织缺损（coloboma）、心脏缺陷（heart defects）、后鼻孔闭锁（atresia of choanae）、生长发育迟缓（retarded growth and development）、生殖器发育不全（genital-hypoplasia）、耳畸形和或耳聋（ear anomalies and /or deafness）。其他的畸形也常出现，其中包括面瘫、肾畸形、口面裂和气管食管瘘等。

CHARGE 综合征是一种常染色体显性遗传病，通常为散发，国外资料报道 CHARGE 综合征新生儿发病率为 3.5/10 万，个别地区高达 1/8500[1]。国内尚缺乏相关流行病学资料。有研究表明该综合征与 *SEMA3E* 基因和 *CHD7* 基因的突变有关 [2, 3]。CHARGE 综合征患者一般生存率很低，对于该综合征的治疗目前也仅限于对症治疗。

（一）表型特征及临床诊断

CHARGE 综合征为先天多发器官畸形疾病，诊断主要依据临床表型和基因检测结果，临床表型包括主要和次要表现，主要表现包括：眼部缺陷如小眼畸形、虹膜缺损；后鼻孔闭锁或狭窄；脑神经病变包括第Ⅰ、Ⅴ、Ⅶ、Ⅷ、Ⅸ/Ⅹ对脑神经异常；耳部畸形。次要表现包括：心脏缺陷，包括各种类型，如法洛四联症；唇腭裂；食管闭锁或瘘；肾脏异常如缺失、错位；生殖器异常如隐睾、子宫缺如；生长迟滞、生长激素缺乏症；自闭症等。临床表型诊断需要 3 种或 3 种以上的主要诊断，或者 1 种主要诊断联合至少 2 种次要诊断[4, 5]。不同学者对 CHARGE 综合征临床表型的诊断意见不同[6, 7, 8]。由于临床表型变异错综复杂，仅根据表型作出准确诊断较为困难，需进行相关基因检测，进一步确诊或排除，并与其他先天多系统缺陷综合征鉴别。

1. 颅面部异常　面部特征包括扁平脸伴颧骨发育不全，圆鼻尖伴鼻孔窄，人中长，可有上睑下垂、短颈，即使无面神经瘫痪也可见面部不对称[9, 10]。45% 病例可见后鼻孔闭锁，常为骨性阻塞；双侧后鼻孔闭锁常引起出生后呼吸道阻塞需急诊手术[10]。15% 病例伴有唇腭裂[11]。

2. 耳部畸形及听力障碍　CHARGE 综合征患儿常常以后鼻孔闭锁导致的气道梗阻或传导性 / 神经性听力障碍被耳鼻喉科医师首先诊断。本病患者可有外耳、中耳、内耳畸形，耳廓畸形伴或不伴耳聋是该综合征的根本特征，90% 病例表现出不同的耳廓解剖变异，耳部短、宽，对耳轮和对耳屏之间无连接而成三角耳廓可能是最典型和特征性表现，也有部分病例呈杯状耳[12]；多数耳垂较小，外耳道闭锁极少见，1/3 病例表现出面瘫，且畸形较重耳与面瘫常在同侧[13]。Wright 等详尽描述了 CHARGE 综合征患者的中耳、内耳畸形，包括听骨链畸形、镫骨肌缺失、面神经错位、蜗管畸形、卵圆窗闭锁、内听道狭窄、半规管发育不全等[14]。85% 病例可有听力损失，从轻度到极重度不等，多数文献报道以感音神经性耳聋为主，高频最重；听骨链畸形和（或）分泌性中耳炎引起的混合性聋极为普遍，继发于后鼻孔闭锁、唇腭裂、单侧面瘫和颧突扁平的咽鼓管功能紊乱可致中耳炎反复发作[15]。

3. 视觉系统异常　眼部缺损是 CHARGE 综合征第二常见特征，见于 75% 病例，可累及单眼或双眼虹膜、视网膜、视盘，视觉损失程度取决于眼部缺损大小和部位，常伴有小眼畸形[11]。

4. 心血管系统异常　CHARGE 综合征 60%～70% 的患者伴有先天性心脏病，以椎动脉和主动脉弓畸形为主[16]。

5. 中枢神经系统异常　多数患者具有某种程度的发育延迟，但应该注意对患有听觉和视觉障碍的患者作出智力低下的诊断必须谨慎。CHARGE 综合征也可伴有小头畸形和（或）结构性脑畸形如大脑发育不全、脑膨出等。

6. 泌尿生殖系统异常　15% 病例有不同程度的肾脏、尿道异常，包括肾缺如、肾扭转、肾异位、尿道闭锁、尿道反流等。生殖器发育不全占 40%，部分患者促性腺激素水平降低，可能继发于下丘脑 – 垂体紊乱[17]。

7. 骨骼肌肉系统异常　20% 病例患有轻度骨骼异常，包括脊柱发育不全并指、单趾畸形、上臂及前臂肌肉萎缩或缺如、胫骨发育不全等[11, 18]。但近来也有文献报道，此外，部分患者可伴有气管食管异常，表现为吞咽和进食困难[17]。

（二）分子致病机制及遗传学特征

目前大部分文献支持 CHARGE 综合征是一种常染色体显性遗传病，多数病例为散发，较为明确的 CHARGE 综合征相关致病基因为 *CHD7* 和 *SEMA3E* 基因[2, 3]，文献报道显示超过 75% 的 CHARGE 综合征患者具有 *CHD7* 基因突变[19]。对于散发病例，Jongmans 报道一个家系中相继出生 2 个 *CHD7* 基因突变导致的 CHARGE 综合征患儿，但其父母表型正常，血样均未检测出该基因突变，提示生殖细胞嵌合体可能[20]。

CHD7 基因位于 8 号染色体上，编码一种 DNA 螺旋链的特异性结合蛋白，该蛋白在胚胎发育早期染色质重塑、DNA 解链、RNA 双螺旋、组蛋白脱乙酰作用等 ATP 依赖性生化反应过程中发挥关键作用，研究证实 *CHD7* 在中枢神经系统、内耳、咽弓神经嵴发育过程中具有重要作用[21, 22]。

Lalani 等对 1 例不携带 *CHD7* 基因突变的 CHARGE 综合征患者进行基因学研究发现了一种 2 号染色体和 7 号染色体之间的平衡易位，而 *SEMA3E* 基因是最为可能的致病基因[23, 24]。*SEMA3E* 基因位于 7 号染色体上，其编码的臂板蛋白参与很多细胞发育过程，包括轴突引导和细胞迁移。小鼠同源基因 *Sema3e* 在半规管上皮有很强的表达[24]。Lalani 发现，*SEMA3E* 基因上的 denovo 变异 S703L 与 CHARGE 综合征相关，并在散发病例和正常人群中进行筛查，排除其为单核苷酸多态性可能，进一步说明 *SEMA3E* 基因可能与该综合征相关。

（三）治疗

较早文献报道 30%～35% CHARGE 综合征患者出生后 3 个月内夭折，多数有双侧后鼻孔闭锁和复合型先心病[25]，随着医疗水平的提升，此类患儿存活率有所提升。对于幸存者，由于其存在多种器官的缺陷或功能障碍，通常需要积极的医疗干预以及多次的外科手术，如先天性心脏病手术、胃和空肠造口术、性激素治疗、眼部护理及康复治疗等。对于耳聋的治疗，中度耳聋患者可以佩戴助听器，但是由于 CHARGE 综合征患者的耳廓及外耳道可能存在畸形，助听器的选配存在一定的困难。对于重度和极重度耳聋患者，可以行人工耳蜗植入术。但由于患者可能存在着严重的中、内耳畸形，给手术操作带来了困难，手术风险加大；此外，由于 CHERGE 综合征患儿的生长发育迟缓及不同程度的自闭症的存在，会影响术后言语康复的效果。因此，充分的术前评估及患者家属合理的期望值很重要。

CHARGE 综合征临床案例

【临床病例摘要】

先证者，男性，3 岁，先天性极重度耳聋，为行人工耳蜗植入术入院。简要病史如下：出生后听力筛查未过，先天性房间隔缺损，先天性喉蹼，左侧隐睾。8 月龄时听力检测诊断为极重度感音神经性聋，19 月龄时行房间隔缺损修补术及喉成形术。患儿系足月剖宫产，出生体重 6.25kg，否认缺氧窒息史；否认先天遗传家族病史。否认双耳耳漏病史。入院后查体：身高：68cm，体重：9.5kg。Griffith 精神发育量表评估结果：发育正常。IQ：46。呼吸平稳，双耳廓轻度畸形，外耳道畅，鼓膜大致正常。无周围性面瘫。颞骨 CT、颅脑 MRI 示双侧耳蜗、前庭、半规管发育异常；脑组织未见异常。ABR 阈值检查示双耳

100dBnHL 未引出反应；40HzAERP 双耳听阈
100dBnHL；DPOAE 双耳均未通过。患者外观
照、颞骨 CT、MRI 如图 4-7-18、图 4-7-19
所示。鼻内镜检查未见后鼻孔闭锁。实验室检
查未见异常。人工耳蜗植入术麻醉插管困难。
术中所见：乙状窦前移，乳突导静脉粗大，砧
骨短脚畸形，镫骨缺失，面神经畸形，其分支
遮挡圆窗。于鼓岬前下开窗，电极完整插入，
术中监测电极反应良好。开机后听性反应良
好，随访两年后，患儿听觉感知良好，但言语
能力差。

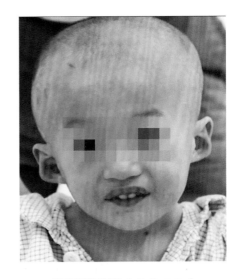

图 4-7-18 患儿外观照

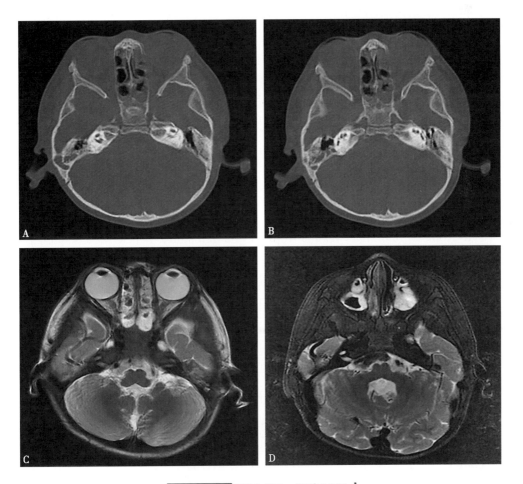

图 4-7-19 颞骨 CT、颅脑 MRI

A 和 B. 颞骨 CT 双侧耳蜗、前庭、半规管畸形　C 和 D. 颅脑 MRI 未见脑组织发育异常

【病例特点及遗传方式】

先证者先天性感音神经性耳聋伴内耳畸形、房间隔缺损、先天性喉蹼、隐睾，其表型不能排除 CHARGE 综合征。该家系除先证者外没有类似表型患者，遗传方式符合显性遗传新生突变。患儿染色体核型分析：46，XY，16qh+。*CHD7* 基因检测证实患者携带 c.2916-2917delGT 杂合突变，其他家系成员未检出该基因突变。

（四）分子诊断

CHARGE 综合征是较为罕见的遗传病，目前多数学者认为符合常染色体显性遗传，基因检测是确诊 CHARGE 综合征的重要手段。分子诊断要点：首先进行 *CHD7* 基因测序，如结果为阴性，可进一步对 *SEMA3E* 基因进行检测；此外，对于上述基因检测阴性的患者，若患者家系足够大，可进行连锁分析或全外显子组测序确定可能的新致病基因。

CHARGE 综合征的遗传咨询遵循常染色体显性遗传咨询的要点。患者与正常人婚配生育患病后代的风险是 50%。两名患者婚配生育患病后代的风险则为 75%。对于 CHARGE 综合征患者可以通过胚胎植入前诊断或产前诊断预防患病后代的出生。

由于 CHARGE 综合征病例通常为散发，对这类双亲正常但有常染色体显性遗传病的患儿做遗传咨询是困难的。完全外显的散发病例的出现通常归因于基因新突变，复发风险很低，但不等于零风险；常染色体显性遗传病不完全外显的病例不能总是归因于新突变，这类情形有相当的复发风险，复发率与外显率相关，可在无症状双亲以后的妊娠中发现。所以，常染色体显性遗传病散发病例的遗传咨询必须告知患儿双亲再生育有复发风险。

（李晓红　戴　朴）

参考文献

1. Issekutz KA, Graham JM, Prasad C, et al. An epidemiological analysis of CHARGE syn-drome: preliminary results from a Canadian study. Am. J. Med. Genet, 2005, 133A: 309-317.

2. Lalani SR, Safiullah AM, Molinari LM, et al. SEMA3E mutation in a patient with CHARGE syndrome. J Med Genet, 2004, 41(7): e94.

3. Vissers LE, van Ravenswaaij CM, Admiraal R, et al. Mutation in a new member of the chrom-odomain gene family cause CHARGE syndrome. Nat Genet, 2004, 36(9): 955-957.

4. Blake KD, Prasad C. CHARGE syndrome. Orphanet J Rare Dis, 2006, 1: 34.

5. Verloes A. Updated diagnostic criteria for CHARGE syndrome: a proposal. Am J Med Genet, 2005, 133(3): 306-308.

6. Hale CL, Niederriter AN, Green GE, et al. Atypical phenotypes associated with pathogenic CHD7 variants and a proposal for broadening CHARGE syndrome clinical diagnostic criteria. American Journal of Medical Genetics Part A, 2015,

170(2)：344-354.

7.　Kim Blake, Carrie-Lee Trider, et al. Correspondence to Hale et al. Atypical Phenotypes Associated with Pathogenic CHD7 Variants and a Proposal for Broadening CHARGE Syndrome Clinical Diagnostic Criteria[J]. Am J Med Genet A, 2016, 170(12)：3365-3366.

8.　Hale CL, Niederriter AN, et al. Response to Correspondence to Hale et al. Atypical Phenotypes Associated with Pathogenic CHD7 Variants and a Proposal for Broadening CHARGE Syndrome Clinical Diagnostic Criteria. Am J Med Genet A, 2016, 170(12)：3367-3368.

9.　Brama L, Engelhard D. Congenital choanal atresia and nerve deafness.J Laryngol Otol, 1979, 3：1223-1228.

10.　Oley CA, Baraitser M, Grant DB, et al. A reappraisal of the CHARGE association. J Med Genet, 1988, 25：147-156.

11.　Tellier AL, Cormier-Daire V, Abadie V, et al. CHARGE syndrome：report of 47 cases and review.Am. J. Med. Genet, 1998, 76：402-409.

12.　Davenport, Sandra LH, Hefner, et al. The spectrum of clinical features in CHARGE syndrome. Clin Genet, 1986, 29：298-310.

13.　Goldson E, Smith AC, Stewart JM, et al. The CHARGE association.How well do they do?Am. J. Dis Child, 1986, 140：918-921.

14.　Wright CG, Brown OE, Meyerhoff WL. Auditory and temporal bone abnormalities in CHARGE association. Ann Otol Rhinol laryngol, 1986, 95：480-486.

15.　Thelin JW, Mitchell JA, Hefner MA. CHARGE syndrome.Part II, hearing loss.Int. J Pediatr Otorrhino-laryngol, 1986, 12：145-163.

16.　Lin AE, Chin AJ, Devine W. The pattern of cardiovascular malformation in the CHARGE association.Am. J. Dis Child, 1987, 141：1010-1013.

17.　Davenport SLH, Hefner, et al. The spectrum of clinical features in CHARGE syndrome. Clin Genet, 1986, 29：298-310.

18.　Van de Laar I, Dooijes D, Hoefsloot L, et al. Limb anomalies in patients with CHARGE syndrome：an expansion of the phenotype. Am J Med Genet, 2007, 143A：2712-2715.

19.　Blake KD, Prasad C. CHARGE syndrome. Orphanet J Rare Dis, 2006, 1：34.

20.　Jongmans MCJ, Hoefsloot LH, van der Donk KP, et al. Familial CHARGE syndrome and the CHD7 gene：a recurrent missense mutation, intrafamilial recurrence and variability. Am J Med Genet, 2008, 146A：43-50.

21.　Schulz Y, Wehner P. CHD7, the gene mutated in CHARGE syndrome, regulates genes involved in neural crest cell guidance. Hum Genet, 2014, 133(8)：997-1009.

22. Janssen N, Berqman JE. Mutation update on the CHD7 gene involved In CHARGE syndrome. Hum Mutat, 2012, 33(8): 1149-1160.

23. Cariboni A, Andre V, Chauvet S, et al. Dysfunctional SEMA3E signaling underlies gonadotropin-releasing hormone neuron deficiency in Kallmann syndrome. J Clin Invest, 2015, 125: 2413-2428.

24. Lalani SR, Safiullah AM, Molinari LM, et al. SEMA3E mutation in a patient with CHARGE syndrome. J. Med. Genet, 2004, 41: e94.

25. Primack W, Feingold M. Picture of the mouth: CHARGE association. Am J Dis Child, 1983, 137: 1117-1118.

第八节　疑难耳聋病例的分子诊断

病例一　双基因突变致聋病例分析

目前关于感音神经性耳聋的病因学研究，大多数文献报道其为单基因病。对于常染色体隐性遗传性疾病，在同一基因上需同时存在两个突变位点（纯合或复合杂合突变）才可致病。但在一部分患者中仅能找到单等位基因突变，甚至有部分患者（如大前庭水管综合征患者）在相关基因上找不到任何突变。对于这些病例的研究很多，部分学者推测可能在此基因的启动子区域或者具有潜在剪切位点的内含子区存在另一个突变，而常规的检测手段无法检测到；亦有部分学者研究证实，不同基因间相互作用及环境因素在致病过程中也发挥着重要作用。

【临床病例摘要】

12岁，男性，重度~极重度感音神经性耳聋患者。此患者为语前聋，无波动性听力下降，无甲状腺肿大；3岁时接受人工耳蜗植入，就诊时患者语言交流尚可。图4-8-1显示此患者10岁和12岁时的听力曲线，两者之间无明显变化，均显示为重度~极重度感音神经性耳聋（平坦型）。图4-8-2为患者高分辨颞骨CT，提示双侧前庭水管扩大。此患者无耳聋家族史。

【基因检测结果】

先证者及其父母抽取外周血经 GJB2 和 SLC26A4 序列分析后，发现先证者在 GJB2 上存在 c.257C＞G（错义突变 p.T86R）和 c.299-300delAT（移码突变）复合杂合突变，同时其父母分别为 c.257C＞G 和 c.299-300delAT 突变的携带者（图4-8-3）。同时，在 SLC26A4 基因上检测到 c.1229C＞T（p.T410M）和 c.1079C＞T（p.A360V）复合杂合突变，父母同为 SLC26A4 突变的携带者（图4-8-4）。此患者由 GJB2 和 SLC26A4 基因双重复合杂合突变致聋。

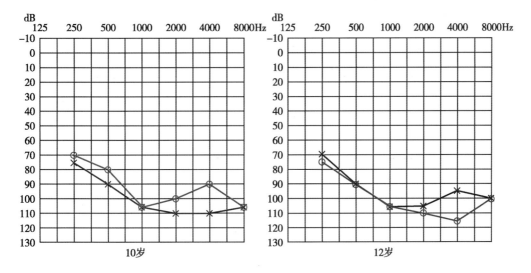

图 4-8-1 患者听力曲线

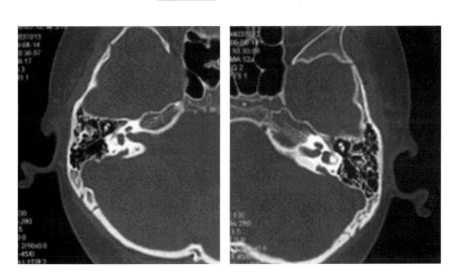

图 4-8-2 颞骨 CT 可见双侧前庭导水管扩大

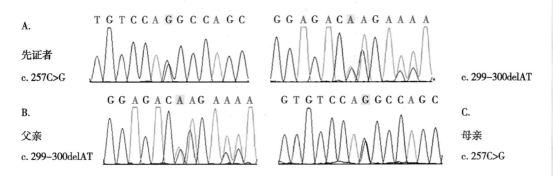

图 4-8-3 先证者及其父母 *GJB2* 基因突变情况

A. 先证者测序结果　B. 父亲测序结果　C. 母亲测序结果

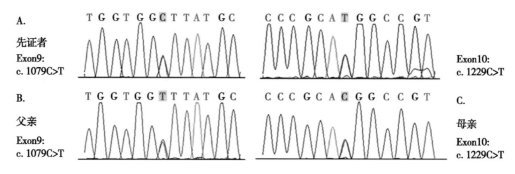

图 4-8-4 先证者及其父母 *SLC26A4* 突变情况

A. 先证者测序结果　　B. 父亲测序结果　　C. 母亲测序结果

【结果分析】

任何类型的常染色体隐性遗传性耳聋患者，必定在某一基因存在双位点突变，此类患者同胞耳聋的再发风险均为 25%。而本病例中患者父母再生育耳聋后代的风险将不再是 25%，而是 43.75%（图 4-8-5）。此病例分析的结果揭示了遗传病因的复杂性，对临床遗传性耳聋的诊断策略提出挑战，同时为更准确全面的遗传咨询和再发风险预测提供了理论基础。

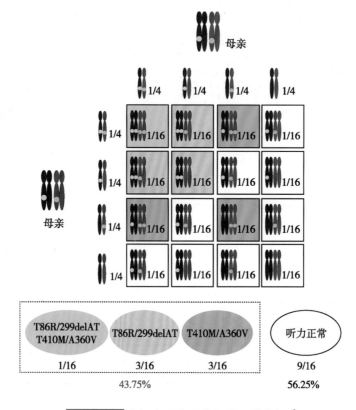

图 4-8-5 先证者同胞耳聋再发风险分析

病例二　非综合征型感音神经性耳聋与 *GJB2* 显性遗传病例分析

GJB2（connexin 26）基因于 1993 年被克隆，定位于 13q11~12，DNA 全长 4804bp，编码区为 678bp。1997 年发现 *GJB2* 基因突变与遗传性耳聋密切相关，已发现 *GJB2* 基因有 110 种突变方式，包括常染色体隐性遗传性聋 DFNB1 和常染色体显性遗传性聋 DFNA3。关于 *GJB2* 显性遗传导致耳聋的报道越来越多。最为常见的可以导致非综合征型的 *GJB2* 显性遗传突变主要有 6 种：p.W44C、p.W44S、p.R143Q、p.D179N、p.R184Q 和 p.C202F；与耳聋伴掌跖角化病有关的突变主要有 4 种：p.G59A、p.R75W、p.R75Q 和 p.G130V。

【临床病例摘要】

病例 1，女，5 岁；病例 2，女，1 岁 8 个月。分别于 1 岁 7 个月和 1 岁 6 个月时因语言未发育而就诊，发现听力异常。无家族史。图 4-8-6 和图 4-8-7 分别显示病例 1 和病例 2 的听力情况、家系图和颞骨 CT，显示两例患者均表现为重度~极重度感音神经性耳聋，均无家族史，颞骨 CT 未见明显异常。

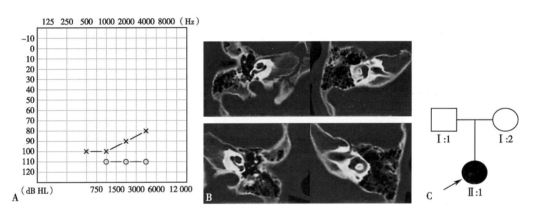

图 4-8-6 病例 1 相关检查结果和家系图

A. 纯音测听结果　B. 颞骨 CT 示未见明显异常　C. 家系图

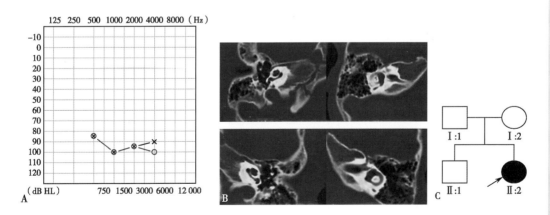

图 4-8-7 病例 2 相关检查结果和家系图

A. 纯音测听结果　B. 颞骨 CT 示未见明显异常　C. 家系图

【基因检测结果】

经基因检测发现，两例患者在 *SLC26A4* 和线粒体 DNA *12S rRNA* 均未发现致病突变。在 *GJB2*，两者均存在 c.551G＞A 杂合突变（p.R184Q），但患者家族中其他个体均为阴性。R184 位点经多同源物种序列分析发现高度保守（图 4-8-8）。

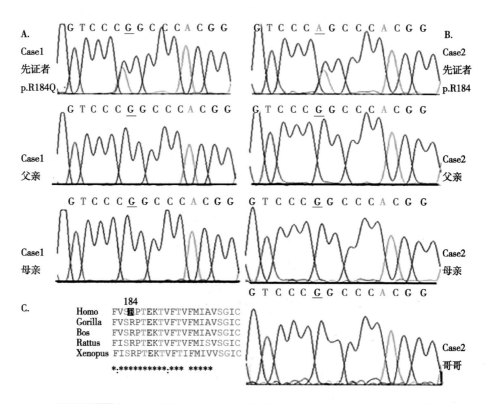

图 4-8-8 先证者及其家属 *GJB2* 序列分析及同源物种序列保守分析

A.病例 1 先证者及父母测序结果；B.病例 2 先证者及父母测序结果；C.R184Q 保守性分析

【结果分析】

GJB2 显性遗传性耳聋在中国人群中较为罕见，显性突变和多态性变异难以鉴别容易漏诊。因此面对新生突变要考虑以下几点：①样本错误；②亲子关系；③新生变异或显性遗传可能。鉴别这几种可能的方法：①重新 DNA 序列测定，必要时通知受检者重新抽取外周血，父母同时进行基因检测可以提高正确率；②若上述实验重复后结果相同，则需要进行亲子鉴定；③当进行以上两步反复检测后，需要考虑是否为新生突变，是否为显性遗传，进而需进一步文献回顾和功能研究。

病例三　*GJB2*-exon1 阳性突变病例分析

【临床病例摘要】

病例 1　先证者，男，2 岁，汉族，籍贯：山西；病例 2，男，34 岁，哈萨克族，籍贯：新疆。病例 1 因出生后听力筛查未通过就诊，病例 2 出生后即发现听力异常，现不能言语交流，因希望生育听力正常后代就诊。

病例2　配偶聋哑。图4-8-9、图4-8-10和图4-8-11分别显示病例1、病例2和病例2配偶的听力情况、家系图和颞骨CT，显示三例患者均表现为重度～极重度感音神经性耳聋，均无家族史，颞骨CT未见明显异常。

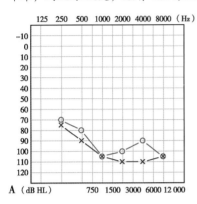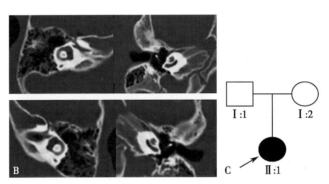

图 4-8-9 病例1相关检查结果和家系图

A. 纯音测听结果　B. 颞骨CT示未见明显异常　C. 家系图

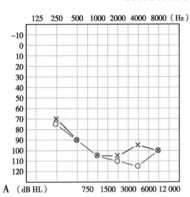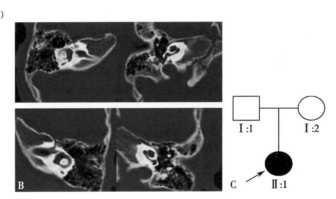

图 4-8-10 病例2相关检查结果和家系图

A. 纯音测听结果　B. 颞骨CT示未见明显异常　C. 家系图

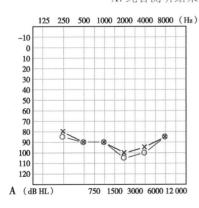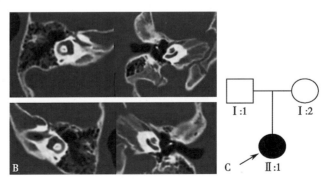

图 4-8-11 病例2配偶相关检查结果和家系图

A. 纯音测听结果　B. 颞骨CT示未见明显异常　C. 家系图

【基因检测结果】

经基因检测发现，病例 1 在 *GJB2* exon2 存在 c.235delC 杂合突变，同时 exon1 存在 IVS1+1G＞A 杂合突变；同时父亲为 c.235delC 杂合突变携带者，母亲为 IVS1+1G＞A 杂合突变携带者（图 4-8-12）。病例 2，先证者 *GJB2* exon2 存在 c.35delG 杂合突变，exon1 存在 IVS1+1G＞A 杂合突变，父母未进行基因检测；其配偶 *GJB2* exon2 存在 c.176del16bp/ c.235delC 复合杂合突变；两人生育聋儿的几率几乎为 100%（图 4-8-13）。

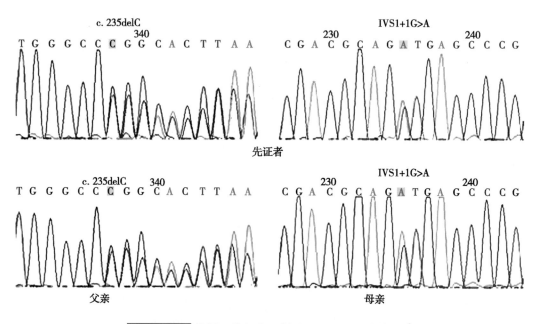

图 4-8-12 病例 1 先证者及其父母 *GJB2* 测序结果

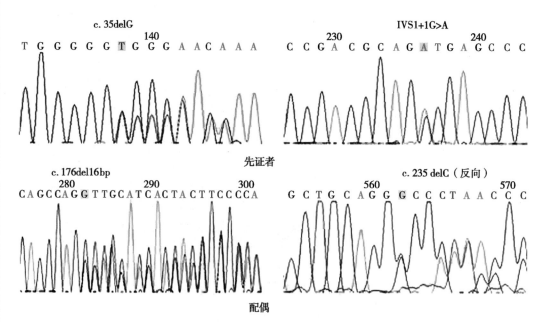

图 4-8-13 病例 2 先证者及其配偶 *GJB2* 测序结果

【结果分析】

GJB2 exon1 的突变率在中国人群中虽然很低，但对于 GJB2 exon2 为单等位基因突变的患者，针对 exon1 的进一步筛查将可能确诊部分的 GJB2 耳聋患者。在遗传咨询、产前诊断病例中应考虑针对 exon1 的筛查。

病例四　线粒体 DNA 12S rRNA A1555G 新生突变病例分析

【临床病例摘要】

受检者，女，32 岁，自觉听力正常，孕 8 周。因侄子听力异常曾于我诊断中心行基因检测诊断为 GJB2 c.176del16bp/c.299delAT 复合杂合突变致耳聋患者，为预防生育听力异常后代来我院就诊。

【基因检测结果】

受检者其余家属无听力异常者。详见家系图（图 4-8-14）。图 4-8-15 显示Ⅲ：1（受检者侄子）听力和颞骨 CT 情况，图 4-8-16 为Ⅲ：1 及其父母（Ⅱ：1 和Ⅱ：3）GJB2 检测结果。

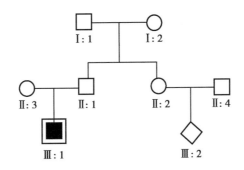

图 4-8-14　受检者家系图

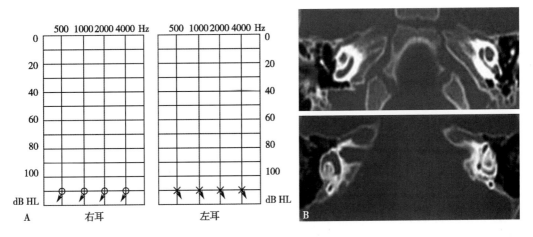

图 4-8-15　Ⅲ：1 资料相关检查结果

A. 纯音测听结果示极重度耳聋　B. 颞骨 CT 示未见明显异常

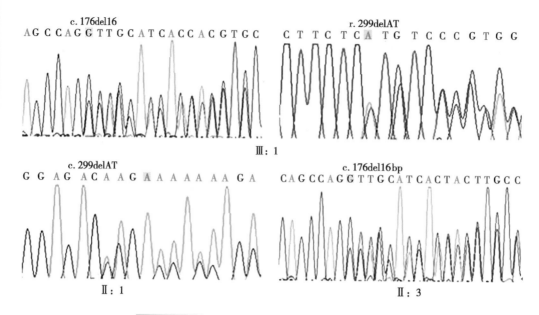

图 4-8-16 Ⅲ：1 及其父母 GJB2 基因检测结果

受检者（Ⅱ：2）经基因检测，*GJB2* 基因突变同哥哥（Ⅱ：1）情况不同，未发现 c.299delAT 杂合突变（图 4-8-17）；但在线粒体 *12S rRNA* 发现 A1555G 异质性突变；复测其哥哥 Ⅱ：1 线粒体 *12S rRNA* 未发现 A1555G 变异；经受检者同意，其母亲 Ⅰ：2 来我院进行听力检测和基因检测未发现 A1555G 变异（图 4-8-18）。受检者及其父母经听力检测发现听力均正常（图 4-8-19）。进一步进行亲子鉴定，亲子符合率达 99.99%。

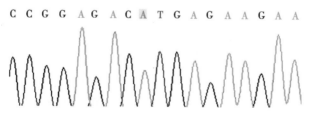

图 4-8-17 Ⅱ：2 *GJB2* 检测结果

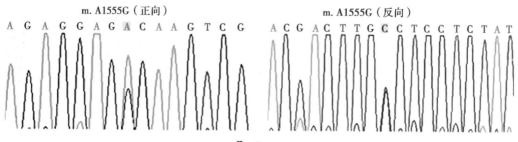

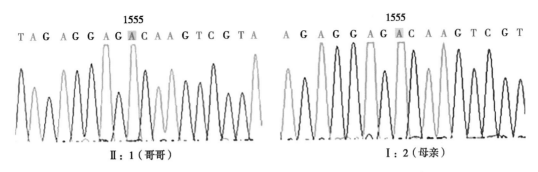

图 4-8-18　Ⅱ：2、Ⅱ：1 和 Ⅰ：2 线粒体基因检测结果

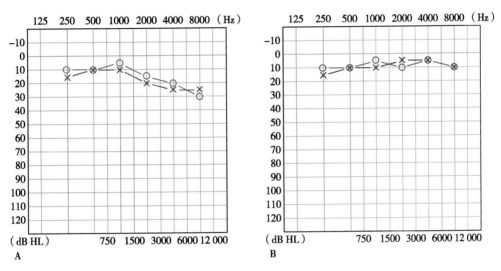

图 4-8-19　Ⅱ：2 和 Ⅰ：2 听力检查结果

Ⅱ：2 足月顺产一男婴，出生时采集脐带血并进行线粒体基因检测，发现存在 A1555G 异质性突变（图 4-8-20）；听力筛查通过。

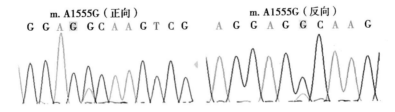

图 4-8-20　Ⅲ：2 线粒体基因检测结果

【结果分析】

由于基因变异特别是线粒体 DNA 存在较大的异质性，不仅同基因型可以导致不同表型，同一表型可以由不同基因型导致，为此线粒体 DNA 突变虽遵循母系遗传，但不能排除新生变异发生的可能。新生变异分析需考虑以下几点：①样本之间是否有错配；②亲子关系；③新生变异或显性遗传（详见病例一）的可能。通过重新采集样本并检测或亲子鉴

定可以排除前两种可能。通过本病例分析，m.A1555G为药物性致聋的热点突变，但单纯筛查先证者基因型可能不能完全代表其母系成员的基因型情况。新生变异检测的意义在于，可以通过进一步家庭成员基因检测和功能研究追溯突变的起源和引起DNA发生新变异的相关因素。随着下一代测序的发展，亦有观点认为m.A1555G阳性的母系成员中一代测序为阴性的个体，可能存在低异质率的突变，故下一代测序的发展有可能检测出更多的假阴性个体。

病例五　同一染色体上存在双位点突变病例分析

【临床病例分析】

先证者，女，5岁，汉族；2岁时因语言未发育外院就诊发现双耳听力异常，ABR阈值显示：左耳60dB nHL，右耳80dB nHL。无耳聋家族史。现母亲第二次妊娠7周，为避免再生育聋儿就诊行基因检测。

【基因检测结果】

通过GJB2检测结果显示，先证者为c.1A>G（p.M1V）杂合突变，同时为c.235delC纯合突变；父亲c.235delC杂合突变；而母亲为c.1A>G杂合/c.235delC复合杂合突变（图4-8-21）。根据常染色体隐性遗传特点，母亲在同一基因上存在双位点突变，则母亲可能存在听力异常，此病例患者母亲听力正常。但结合先证者基因检测结果，可以推测母亲虽然存在c.1A>G和c.235delC双位点突变，但这两个突变位点位于同一染色体，而另外一条染色体正常，所以母亲不存在听力损失。

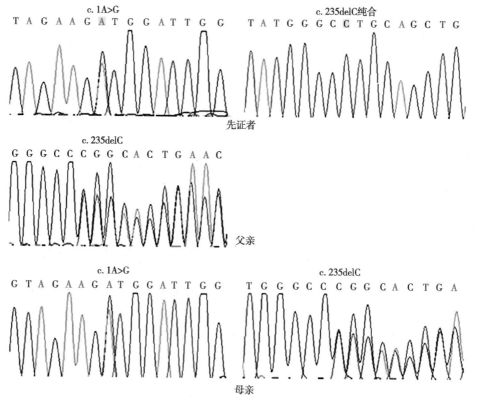

图4-8-21　GJB2测序结果

【结果分析】

在临床诊断工作中，当耳聋患者被检测到为双等位基因突变时，检测者往往告知患者为此基因突变导致的遗传性耳聋。但通过本病例研究发现，当患者在同一基因上存在双位点突变时并不能完全可以肯定为隐性遗传性耳聋（先证者母亲存在双位点突变，但两个突变位点位于同一染色体），需要家族内其他成员尤其是父母进行基因检测，以排除此突变的双位点位于同一条染色体的可能。

病例六　大前庭水管综合征病例分析

【临床病例摘要】

先证者感神经性耳聋患者。已在当地妇幼保健院行基因检测，因无法解释基因型及表型特点，转诊至我院。

【基因检测结果】

经基因检测发现：*SLC26A4* 上存在 IVS7-2A＞G/ c.1343C＞T 复合杂合突变，父母均进行基因检测分别为 IVS7-2A＞G 杂合突变和 c.1343C＞T 杂合突变的携带者。证实受检者检测到的两个位点突变分别位于两条染色体上。但颞骨 CT 报告显示：前庭水管未见扩大。故当地妇幼保健院医师怀疑 c.1343C＞T 为多态改变。

【结果分析】

对 *SLC26A4* 基因 c.1343C＞T 变异进行分析：中国人民解放军总医院聋病分子诊断中心曾诊断 6 例大前庭水管综合征患者均携带 c.1343C＞T 杂合突变，其中 4 例患者携带 IVS7-2A＞G/ c.1343C＞T 复合杂合突变，1 例患者携带 c.2168A＞G/ c.1343C＞T 复合杂合突变，1 例患者携带 c.946G＞T/ c.1343C＞T 复合杂合突变。其中 IVS7-2A＞G、c.2168A＞G 和 c.946G＞T 均为已明确的致聋突变。c.1343C＞T（p.S448L）为错义突变，丝氨酸被亮氨酸所取代。并且，国内外已有文献报道，认为其为致病突变。回顾本诊断中心检测病例中，26 个听力正常个体进行了 *SLC26A4* 全序列分析，未发现存在 c.1343C＞T 变异。综上所述，本诊断中心认为 c.1343C＞T 为致病突变。

综合本诊断中心和当地妇幼保健院检测结果分析，有以下推断：①地方医院颞骨 CT 诊断出现误差，即漏诊了前庭水管扩大；②颞骨 CT 未显示前庭水管扩大，不能排除患者内淋巴囊扩大，若患者颞骨 CT 诊断准确，建议患者行颅脑磁共振检查以排除内淋巴囊扩大。为明确诊断，索取地方医院颞骨 CT 图片，结果发现该 CT 层面选择和层厚设定不标准。但在其中两个层面仍有显示右侧前庭水管

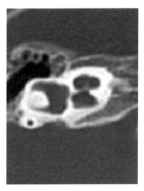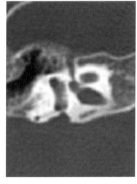

图 4-8-22 先证者外院颞骨 CT 提示前庭水管扩大（右耳）

扩大（左侧前庭水管未显示）（图4-8-22）。因此，在大前庭水管的临床诊断中，由于各个医疗机构设备和诊断水平差异的存在，对于表型的分析需要有经验的多学科医师共同参与，特别是有耳聋基因诊断和耳科临床专家参与。对于在全国推广耳聋基因诊断和产前诊断的实践，需要有大规模的耳聋分子流行病学数据作支撑，例如所发现的 *SLC26A4* 特定位点的变异若在耳聋病例组有较高的频率，与 *SLC26A4* 其他明确的致病突变一起反复在大前庭水管耳聋患者中检出，与症状共分离，可以将此变异列为突变。

病例七　显性遗传性耳聋患者同时携带 *ACTG1* 突变与 *GJB2* 突变病例分析

【临床病例摘要】

三代耳聋家系，8人有耳聋表型。先证者男性，15岁，先天性耳聋，平均听阈90dB，听力下降程度无进展，其余患者耳聋发生于10~20岁，最初表现为高频下降，进展性加重，30岁后逐步累及全频，颞骨薄层CT扫描显示内耳发育正常，体格检查未发现其他器官系统病变。

【基因检测结果】

从家系图中可以看出这是一个非综合征常染色体显性遗传耳聋家系，除先证者外家系成员均表现为语后进展性听力减退（图4-8-23）。对该家系患者首先进行常见耳聋基因分析 *GJB2*、*SLC26A4*、*mtDNA 12S rRNA* 基因测序，发现先证者携带 *GJB2* c.109G＞A 纯合突变，其父母、祖母和姐姐分别携带 *GJB2* c.109G＞A 杂合突变，但家系中其他成员未携带此突变，提示家族性耳聋的病因还待明确。进一步对该家系进行130个耳聋基因测序，发现所有患者均携带 *ACTG1* 基因 c.638A＞G（p.K213R）杂合突变，基因型表型共分离。*ACTG1* 基因 c.638A 位点所参与编码的氨基酸（p.K213）高度保守。

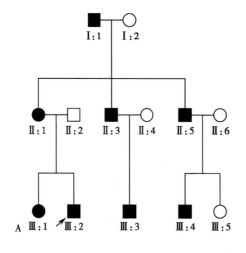

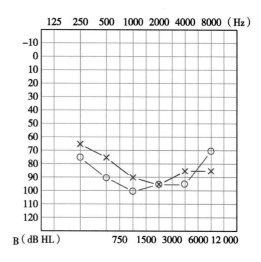

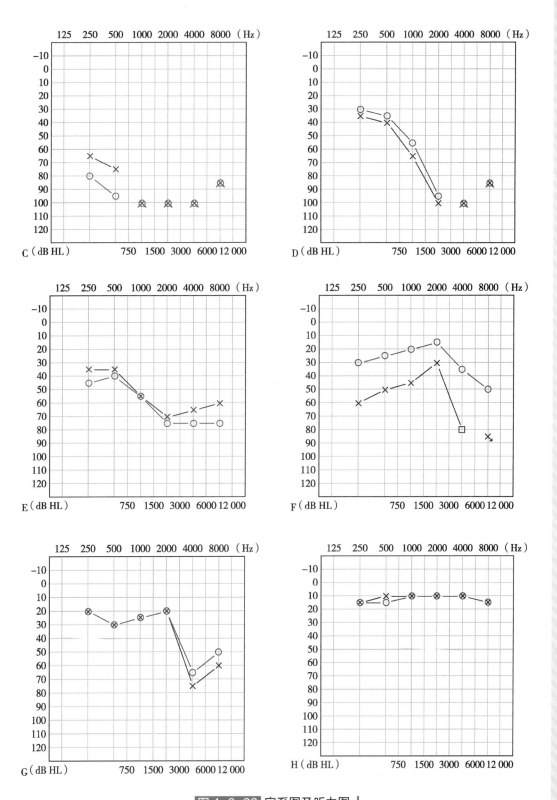

图 4-8-23 家系图及听力图

A. 家系图　B.~H. 家庭成员纯音测听结果分别对应Ⅰ：1，Ⅱ：1，Ⅲ：1，Ⅲ：2；Ⅲ：3，Ⅲ：4，Ⅲ：5

【结果分析】

基因分析提示 *ACTG1* 基因 c.638A＞G（p.K213R）突变是该显性遗传性耳聋家系的分子病因。显性遗传性耳聋多表现为语后聋、进展性加重，该家系总体符合该特点，但先证者耳聋表型是个例外（先天性耳聋），考虑与先证者同时携带 *GJB2* c.109G＞A 纯合突变和 *ACTG1* c.638A＞G 杂合突变有关（图 4-8-24）。*GJB2* 是常染色体隐性遗传性耳聋最主要的致病基因。研究表明，*GJB2* c.109G＞A 纯合突变在中国耳聋人群中的携带率显著高于听力正常人群，目前认为其是病理性突变。*GJB2* 突变导致的遗传性耳聋多为先天性，该家

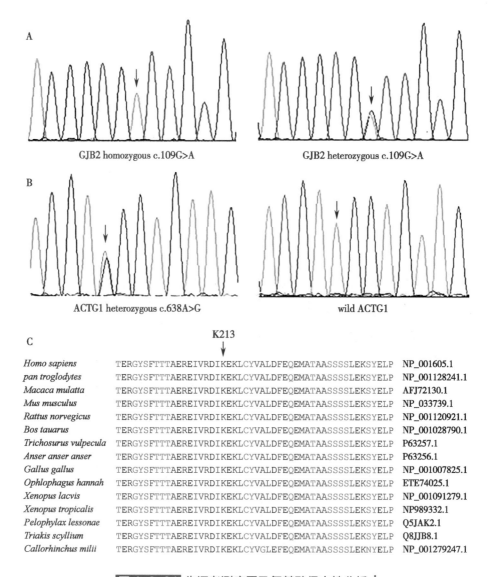

图 4-8-24 先证者测序图及氨基酸保守性分析

A. 左图先证者携带的 *GJB2* c.109G＞A 纯合突变，右图先证者姐姐携带的 *GJB2* c.109G＞A 杂合突变　B. 左图先证者携带的 *ACTG1* c.638A＞G 杂合突变，右图 *ACTG1* c.638A 位点野生型测序图　C. *ACTG1* 基因 c.638A（p.K213）位点物种保守性分析提示该位点高度保守

系先证者表现出的不同于其他受累的家庭成员的先天性耳聋考虑与其携带 *GJB2* 致病突变有关。

该家系特殊之处在于先证者耳聋由双基因突变导致，这两个基因上的两个突变分别以显性和隐性的方式传递，分子诊断和遗传咨询中对这类患者应给予特别关注，这对于指导先证者婚配、生育具有意义，也提示诊断人员在遇到不能解释的表型基因型相关性问题时要考虑到患者携带多基因突变的可能。

（黄莎莎　袁永一）

第九节　耳聋基因诊断芯片检测结果分析与受检者释义

本节将针对国内首款耳聋基因诊断芯片——九项遗传性耳聋基因检测试剂盒（微阵列芯片法）的检测结果进行详细分析，以便于读者理解并灵活应用于临床耳聋基因筛查与诊断的实践中。

该款耳聋基因诊断芯片采用多重等位基因特异性 PCR 结合通用芯片的技术，包含 4 个基因 9 个位点：*GJB2*（c.35delG，c.176dell6bp，c.235de1C，c.299delAT），*GJB3*（c.538C > T），*SLC26A4*（IVS 7–2A > G，c.2168A > G）和线粒体 *12S rRNA*（1555A > G，1494C > T）。芯片位点分布信息如图 4–9–1 所示。

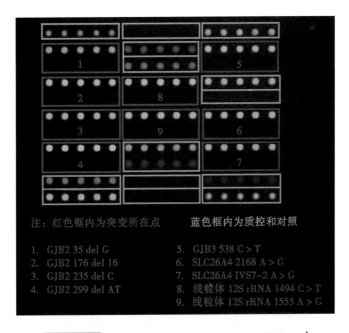

图 4-9-1 遗传性耳聋基因芯片位点分布信息图

一、基因芯片检测结果的主要类型

1. 野生型结果（图4-9-2）。

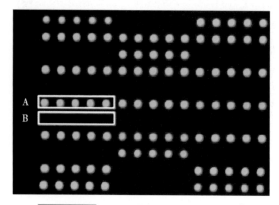

图 4-9-2 野生型基因芯片检测结果

A. 检测出信号　B. 无信号

2. 杂合突变型结果（图4-9-3）。

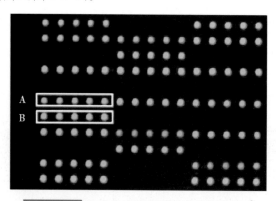

图 4-9-3 杂合突变型基因芯片检测结果

A. 检测出信号　B. 检测出信号

3. 纯合突变型结果（图4-9-4）。

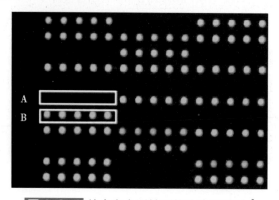

图 4-9-4 纯合突变型基因芯片检测结果

A. 未检测出信号　B. 检测出信号

4. 复合杂合型结果（图 4-9-5）。

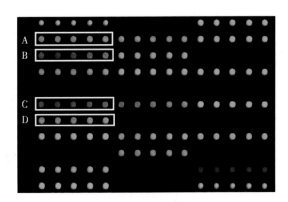

图 4-9-5 复合杂合型基因芯片检测结果

A. ~ D. 均检测出信号

二、常见遗传性耳聋基因芯片检测结果分析

1. 野生型芯片检测结果示 4 个基因 9 个位点均未检出突变（图 4-9-6）。

序号	基因名称	突变位点	检测结果	检测结果图
1	GJB2	35 del G	野生型	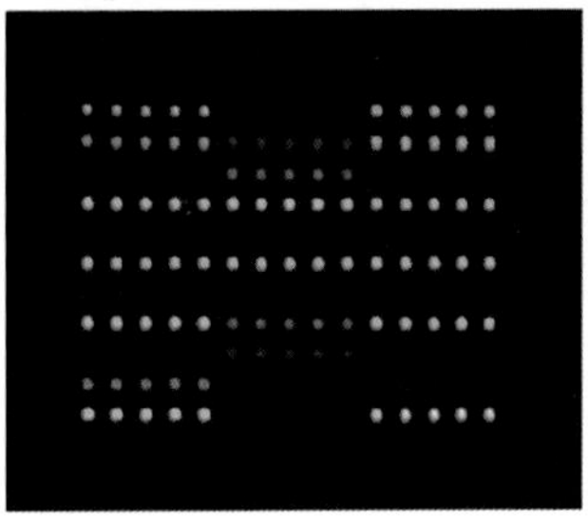
2		176 del 16	野生型	
3		235 del C	野生型	
4		299 del AT	野生型	
5	GJB3	538 C > T	野生型	
6	SLC26A4	2168 A > G	野生型	
7		IVS7-2 A > G	野生型	
8	线粒体 12S rRNA	1494 C > T	野生型	
9		1555 A > G	野生型	

图 4-9-6 野生型基因芯片检测结果

咨询要点：详细询问受检者的个人及家族的听力情况。

受检者不携带筛查范围内的中国人群最常见的耳聋基因突变，很大程度上排除遗传性耳聋或携带常见基因致聋突变的可能性。必要时要结合受检者的听力及影像学检查（颞骨CT）。因该检测覆盖了 4 个常见耳聋基因中的 9 个位点，野生型不代表受检者没有携带其他遗传性耳聋相关基因突变的可能，故不能除外受检者是遗传性耳聋或基因突变携带者。如受检者前来进行产前指导应告知耳聋基因筛查结果不等同于耳聋基因诊断，因未发现明确致病突变，故不能用于指导产前诊断。

2. *GJB2* 基因杂合突变型（其中 c.35delG、c.176dell6bp、c.235de1C、c.299delAT）四个位点仅有一个位点突变，如图 4-9-7 所示，其他三个基因未检出突变。

序号	基因名称	突变位点	检测结果	检测结果图
1	GJB2	35 del G	杂合突变型（红）	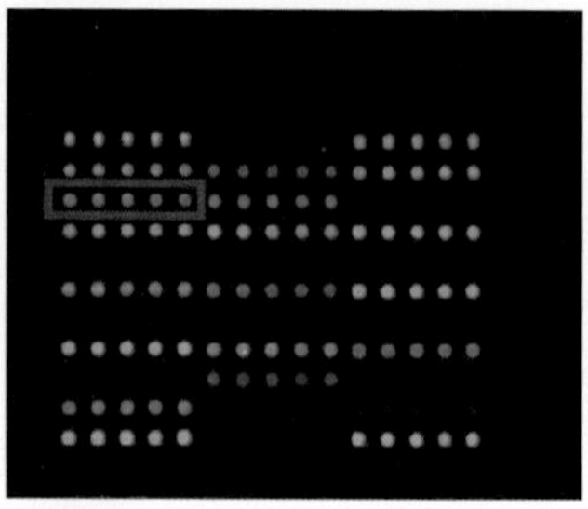
2		176 del 16	野生型	
3		235 del C	野生型	
4		299 del AT	野生型	
5	GJB3	538 C > T	野生型	
6	SLC26A4	2168 A > G	野生型	
7		IVS7-2 A > G	野生型	
8	线粒体 12S rRNA	1494 C > T	野生型	
9		1555 A > G	野生型	

图 4-9-7 *GJB2* c.35delG 杂合突变型基因芯片检测结果

咨询要点：详细询问受检者的个人及家族的听力情况。因受检者通过此项检测仅发现 *GJB2* 基因一个突变位点。

（1）因为这份耳聋基因芯片报告中仅包含 4 个基因 9 个热点突变，不能涵盖相关基因全部致聋突变，其可能存在其他罕见或未知突变，需要进行 *GJB2* 全序列分析。

（2）建议其配偶行相关基因的全序列检测。

（3）受检者亲属携带此突变的可能性较大，建议婚育前行耳聋基因检测。

3. *GJB2* 基因纯合突变型或 *GJB2* 基因复合杂合突变型芯片检测报告（图 4-9-8），其他三个基因未检出突变。

序号	基因名称	突变位点	检测结果	检测结果图
1	GJB2	35 del G	野生型	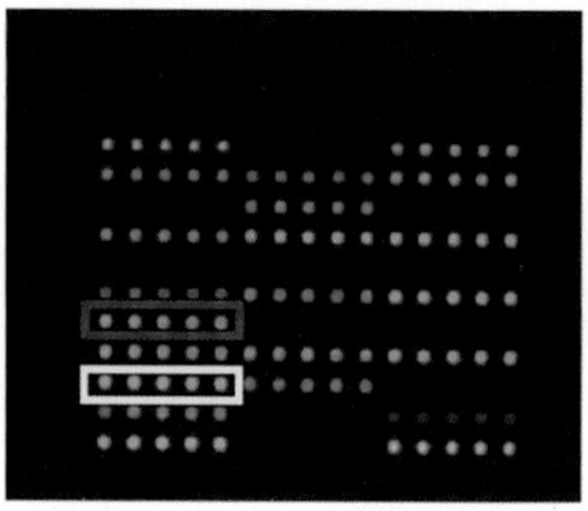
2		176 del 16	野生型	
3		235 del C	杂合突变型（红）	
4		299 del AT	杂合突变型（黄）	
5	GJB3	538 C > T	野生型	
6	SLC26A4	2168 A > G	野生型	
7		IVS7-2 A > G	野生型	
8	线粒体 12S rRNA	1494 C > T	野生型	
9		1555 A > G	野生型	

图 4-9-8 *GJB2* 基因复合杂合突变型基因芯片检测结果

咨询要点：详细了解受检者听力和耳聋家族史。

（1）此受检者为 *GJB2* 基因突变导致的遗传性耳聋，其突变来自父亲和母亲。

（2）此受检者父母再生育聋儿的风险为 25%，可在孕前行胚胎植入前诊断或孕后行产前诊断。

（3）因正常人群中 *GJB2* 基因突变携带率为 3%～4%，建议受检者配偶行耳聋基因检测，预防耳聋后代的发生。

（4）受检者亲属携带此突变的可能性较大，建议婚育前行耳聋基因检测。

4. 线粒体 *12S rRNA* 1555A > G 或 *12S rRNA* 1494C > T 突变型芯片检测报告（图 4-9-9），其他三个基因未检出突变。

序号	基因名称	突变位点	检测结果	检测结果图
1	GJB2	35 del G	野生型	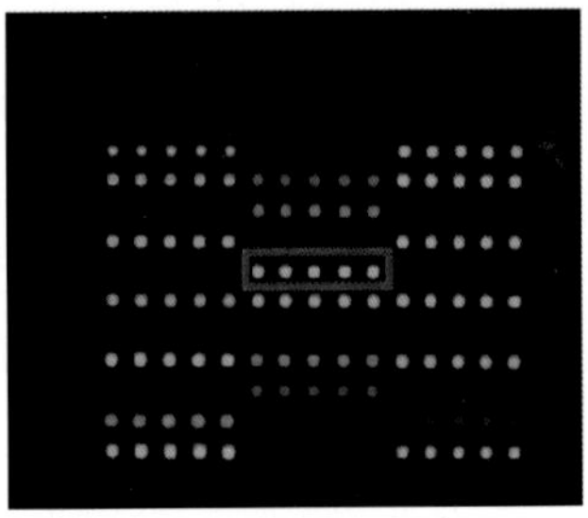
2		176 del 16	野生型	
3		235 del C	野生型	
4		299 del AT	野生型	
5	GJB3	538 C > T	野生型	
6	SLC26A4	2168 A > G	野生型	
7		IVS7-2 A > G	野生型	
8	线粒体 12S rRNA	1494 C > T	均质突变型（红）	
9		1555 A > G	野生型	

图 4-9-9 线粒体 *12S rRNA* 1494C > T 均质突变型基因芯片检测结果

咨询要点：详细了解受检者听力、用药情况（主要是氨基糖苷类抗生素）和耳聋家族史。

（1）受检者携带有氨基糖苷类药物敏感的耳聋基因突变，此突变遵循母系遗传。

（2）受检者及家族所有母系成员应终生禁止使用氨基糖苷类抗生素，如因特殊原因需要使用此类药物时请在医师指导下用药，并对听力进行密切监测。

5. *GJB3* 基因 c.538C > T 位点杂合或纯合突变型芯片检测报告（图 4-9-10），其他三个基因未检出突变。

序号	基因名称	突变位点	检测结果	检测结果图
1	GJB2	35 del G	野生型	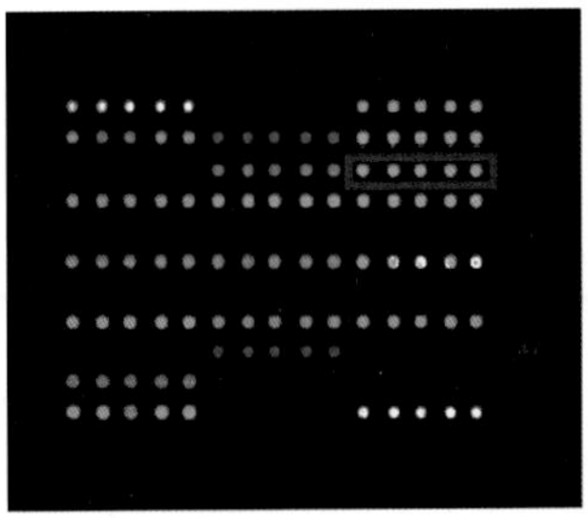
2		176 del 16	野生型	
3		235 del C	野生型	
4		299 del AT	野生型	
5	GJB3	538 C > T	杂合突变型（红）	
6	SLC26A4	2168 A > G	野生型	
7		IVS7-2 A > G	野生型	
8	线粒体 12S rRNA	1494 C > T	野生型	
9		1555 A > G	野生型	

图 4-9-10 *GJB3* 基因 c.538C > T 杂合突变型基因芯片检测结果

咨询要点：详细了解受检者的个人及家庭听力情况。

受检者携带 *GJB3* 基因突变。据报道 *GJB3* 基因突变以显性方式遗传，但 c.538C > T 突变与耳聋的关系尚不明确，建议注意听力变化。

6. *SLC26A4* 基因杂合突变型（其中 IVS7–2A > G/c.2168A > G 两个位点中有一个位点突变）（图 4–9–11），其他三个基因未检出突变。

序号	基因名称	突变位点	检测结果	检测结果图
1	GJB2	35 del G	野生型	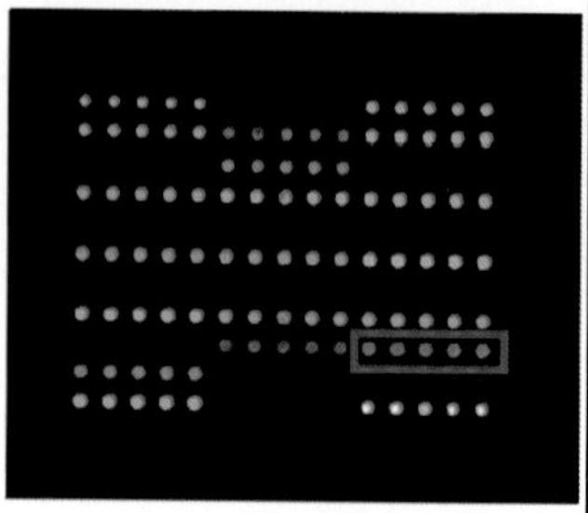
2		176 del 16	野生型	
3		235 del C	野生型	
4		299 del AT	野生型	
5	GJB3	538 C > T	野生型	
6	SLC26A4	2168 A > G	野生型	
7		IVS7–2 A > G	杂合突变型（红）	
8	线粒体 12S rRNA	1494 C > T	野生型	
9		1555 A > G	野生型	

图 4–9–11 *SLC26A4* 基因 IVS 7–2A > G 杂合突变型基因芯片检测结果

咨询要点：详细了解受检者的个人及家庭听力情况，此基因与大前庭水管综合征密切相关。因受检者通过此项检测仅发现 *SLC26A4* 基因一个突变位点。

（1）因为这份耳聋基因芯片报告中仅包含 4 个基因 9 个热点突变，不能涵盖相关基因全部致聋突变，建议受检者本人行颞骨 CT 检查以确定是否为大前庭水管综合征，必要时需要进行 *SLC26A4* 全序列分析。

（2）建议其配偶行相关基因的全序列检测。

（3）受检者亲属携带此突变的可能性较大，建议婚育前行耳聋基因检测。

7. *SLC26A4* 基因纯合突变或复合杂合突变型　芯片检测报告如图 4–9–12 所示，其他三个基因未检出突变。

序号	基因名称	突变位点	检测结果	检测结果图
1	GJB2	35 del G	野生型	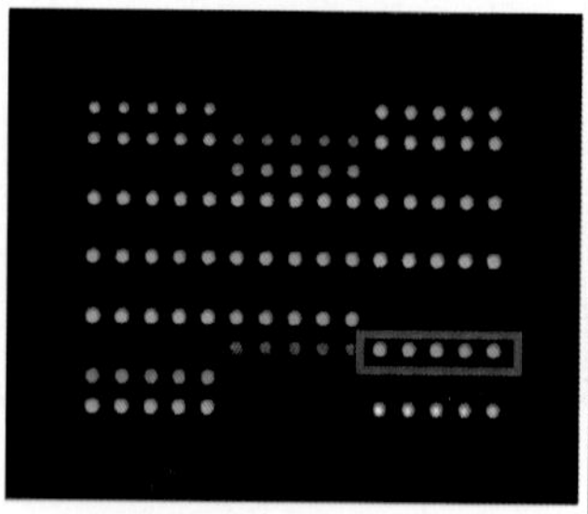
2		176 del 16	野生型	
3		235 del C	野生型	
4		299 del AT	野生型	
5	GJB3	538 C > T	野生型	
6	SLC26A4	2168 A > G	野生型	
7		IVS7–2 A > G	纯合突变型（红）	
8	线粒体 12S rRNA	1494 C > T	野生型	
9		1555 A > G	野生型	

图 4–9–12 *SLC26A4* 基因纯合突变型基因芯片检测结果

咨询要点：*SLC26A4* 基因与大前庭水管综合征密切相关，需进一步行听力及影像学检查加以明确诊断，并进行详细的遗传咨询。

（1）此受检者为 *SLC26A4* 基因突变导致的遗传性耳聋，其突变来自父亲和母亲。

（2）此受检者父母再生育聋儿的风险为 25%，可在孕前行胚胎植入前诊断或孕后行产前诊断。

（3）因正常人群中 *SLC26A4* 基因突变携带率为 4%～5%，建议受检者配偶行耳聋基因检测，预防耳聋后代的发生。

（4）受检者亲属携带此突变的可能性较大，建议婚育前行耳聋基因检测。

三、少见遗传性耳聋基因芯片结果分析

1. *GJB2* 基因纯合突变 / 复合杂合突变 +*SLC26A4* 基因杂合突变（图 4-9-13），其他两个基因未检出突变。

序号	基因名称	突变位点	检测结果	检测结果图
1	GJB2	35 del G	野生型	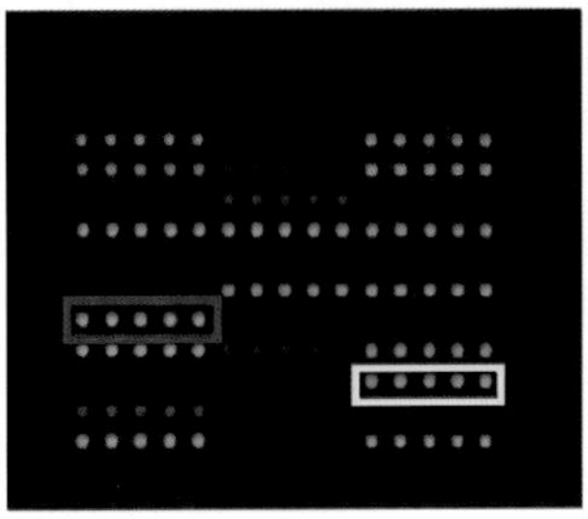
2		176 del 16	野生型	
3		235 del C	纯合突变型（红）	
4		299 del AT	野生型	
5	GJB3	538 C > T	野生型	
6	SLC26A4	2168 A > G	野生型	
7		IVS7–2 A > G	杂合突变型（黄）	
8	线粒体 12S rRNA	1494 C > T	野生型	
9		1555 A > G	野生型	

图 4-9-13 *GJB2* 基因纯合突变 +*SLC26A4* 基因杂合突变型基因芯片检测结果

咨询要点：详细了解受检者及家庭听力情况。

GJB2 基因：①此受检者耳聋与 *GJB2* 基因突变有关，其突变来自父亲和母亲；②此受检者父母再生育聋儿的风险为 25%，可在孕前行胚胎植入前诊断或孕后行产前诊断；③因正常人群中 *GJB2* 基因突变携带率为 3%～4%，建议受检者本人配偶行耳聋基因检测，预防耳聋后代的发生；④受检者亲属携带此突变的可能性较大，建议婚育前行耳聋基因检测。

SLC26A4 基因：此基因与大前庭水管综合征密切相关，因受检者通过此项检测仅发现 *SLC26A4* 基因一个突变位点，不排除其同时为大前庭水管综合征耳聋患者，因此：①建议受检者本人行颞骨 CT 检查以确定是否为大前庭水管综合征，必要时需要进行 *SLC26A4* 全序列分析；②建议其配偶行相关基因的全序列检测；③受检者亲属携带此突变的可能性较大，建议婚育前行耳聋基因检测。

2. *GJB2* 基因杂合突变 +*SLC26A4* 基因杂合突变（图 4-9-14），其他两个基因未检出突变。

序号	基因名称	突变位点	检测结果	检测结果图
1	GJB2	35 del G	野生型	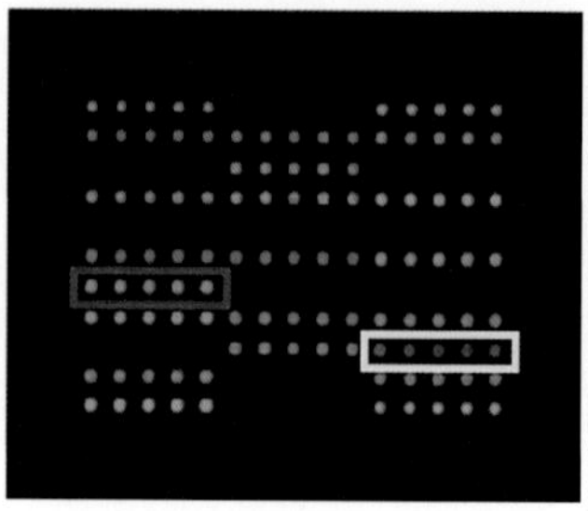
2		176 del 16	野生型	
3		235 del C	杂合突变型（红）	
4		299 del AT	野生型	
5	GJB3	538 C > T	野生型	
6	SLC26A4	2168 A > G	野生型	
7		IVS7-2 A > G	杂合突变型（蓝）	
8	线粒体 12S rRNA	1494 C > T	野生型	
9		1555 A > G	野生型	

图 4-9-14 *GJB2* 基因杂合突变 +*SLC26A4* 基因杂合突变型基因芯片检测结果

咨询要点：详细了解受检者及家庭听力情况。

（1）受检者通过此检测，发现 *SLC26A4* 基因和 *GJB2* 基因分别存在一致聋突变。

（2）因耳聋基因芯片检测的局限性，受检者可能存在其他罕见或未知突变，建议行 *GJB2* 基因全序列分析。

（3）建议受检者进一步行颞骨 CT 检查，以确定是否为大前庭水管综合征，必要时行 *SLC26A4* 基因全序列分析。

（4）建议受检者配偶行相关基因的全序列检测，以发现是否在相同基因存在致病突变，预防耳聋后代的发生。

（5）受检者亲属携带此两突变的可能性较大，建议婚育前行耳聋基因检测。

3. *GJB2* 基因杂合突变 +*SLC26A4* 基因纯合 / 复合杂合突变（图 4-9-15），其他两个基因未检出突变。

序号	基因名称	突变位点	检测结果	检测结果图
1	GJB2	35 del G	野生型	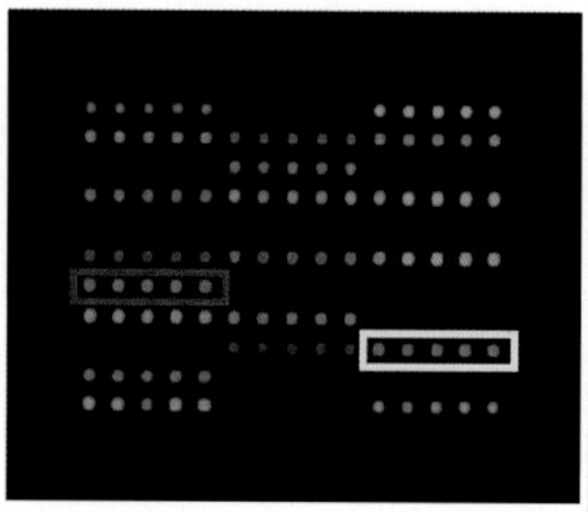
2		176 del 16	野生型	
3		235 del C	杂合突变型（红）	
4		299 del AT	野生型	
5	GJB3	538 C > T	野生型	
6	SLC26A4	2168 A > G	野生型	
7		IVS7-2 A > G	纯合突变型（蓝）	
8	线粒体 12S rRNA	1494 C > T	野生型	
9		1555 A > G	野生型	

图 4-9-15 *GJB2* 基因杂合突变 +*SLC26A4* 基因纯合突变型基因芯片检测结果

咨询要点：详细了解受检者听力和耳聋家族史情况。

（1）*SLC26A4* 基因与大前庭水管综合征密切相关，此受检者在此基因发现为纯合突变，为 *SLC26A4* 基因突变导致的遗传性耳聋的可能较大，需进一步行听力及影像学检查加以明确诊断；此受检者突变来自父亲和母亲，父母再生育聋儿的风险为 25%，可在孕前行胚胎植入前诊断或孕后行产前诊断。

（2）受检者同时携带 *GJB2* 基因一个杂合突变，耳聋不能排除同时为 *GJB2* 相关性耳聋，建议行 *GJB2* 全序列分析。

（3）因正常人群中 *SLC26A4* 基因和 *GJB2* 基因突变存在一定携带率，建议受检者配偶行耳聋基因检测，预防耳聋后代的发生。

（4）受检者亲属携带此突变的可能性较大，建议婚育前行耳聋基因检测。

4. *GJB2* 基因纯合突变/复合杂合突变 +mtDNA 突变（图 4-9-16），其他 2 个基因未检出突变。

序号	基因名称	突变位点	检测结果	检测结果图
1	GJB2	35 del G	野生型	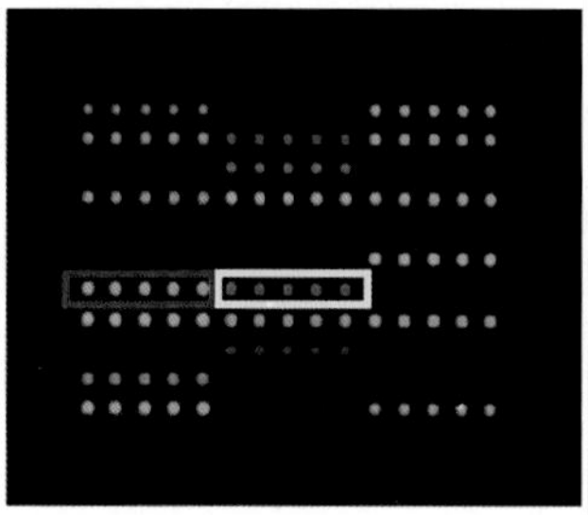
2		176 del 16	野生型	
3		235 del C	纯合突变型（红）	
4		299 del AT	野生型	
5	GJB3	538 C > T	野生型	
6	SLC26A4	2168 A > G	野生型	
7		IVS7–2 A > G	野生型	
8	线粒体 12S rRNA	1494 C > T	野生型	
9		1555 A > G	均质突变型	

图 4-9-16 *GJB2* 基因纯合突变 +mtDNA 突变型基因芯片检测结果

咨询要点：详细了解受检者听力、用药情况（主要是氨基糖苷类抗生素）和耳聋家族史。

（1）此受检者为 *GJB2* 基因突变导致的遗传性耳聋，其突变来自父亲和母亲。

（2）此受检者父母再生育聋儿的风险为 25%，可在孕前行胚胎植入前诊断或孕后行产前诊断。

（3）因正常人群中 *GJB2* 基因突变携带率为 3%～4%，建议受检者配偶行耳聋基因检测，预防耳聋后代的发生。

（4）受检者亲属携带此突变的可能性较大，建议婚育前行耳聋基因检测。

（5）受检者同时携带有氨基糖苷类药物敏感的耳聋基因突变，此突变遵循母系遗传；受检者及家族所有母系成员应终生禁止使用氨基糖苷类抗生素。

5. *GJB2* 基因杂合突变 +mtDNA 突变（图 4-9-17），其他 2 个基因未检出突变。

咨询要点：详细了解受检者听力、用药情况（主要是氨基糖苷类抗生素）和耳聋家族史。

（1）受检者携带有氨基糖苷类药物敏感的耳聋基因突变，此突变遵循母系遗传；受检者及家族所有母系成员应终生禁止使用氨基糖苷类抗生素。

（2）受检者同时携带 *GJB2* 基因一个杂合突变，耳聋不能排除同时为 *GJB2* 相关性耳聋，建议行全序列分析。

（3）因正常人群中 *GJB2* 基因突变存在一定携带率，建议受检者配偶行耳聋基因检测，预防耳聋后代的发生。

（4）受检者亲属携带此突变的可能性较大，建议婚育前行耳聋基因检测。

序号	基因名称	突变位点	检测结果	检测结果图
1	GJB2	35 del G	野生型	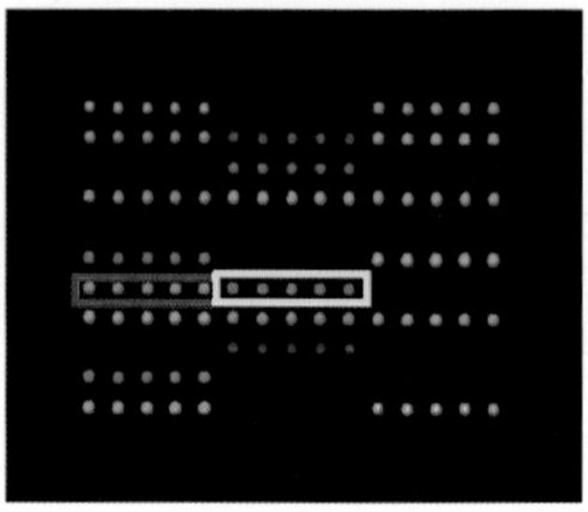
2		176 del 16	野生型	
3		235 del C	杂合突变型（红）	
4		299 del AT	野生型	
5	GJB3	538 C > T	野生型	
6	SLC26A4	2168 A > G	野生型	
7		IVS7–2 A > G	野生型	
8	线粒体 12S rRNA	1494 C > T	野生型	
9		1555 A > G	均质突变型（黄）	

图 4-9-17 *GJB2* 基因杂合突变 +mtDNA 突变型基因芯片检测结果

6. *SLC26A4* 基因纯合突变 / 复合杂合突变 +mtDNA 突变（图 4-9-18），其他 2 个基因未检出突变。

序号	基因名称	突变位点	检测结果	检测结果图
1	GJB2	35 del G	野生型	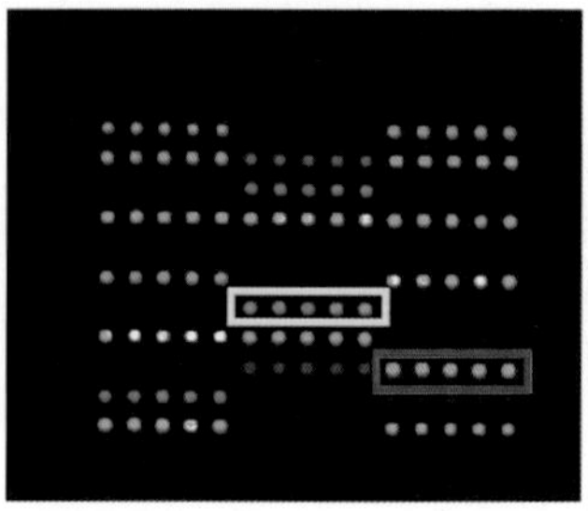
2		176 del 16	野生型	
3		235 del C	野生型	
4		299 del AT	野生型	
5	GJB3	538 C > T	野生型	
6	SLC26A4	2168 A > G	野生型	
7		IVS7–2 A > G	纯合突变型（红）	
8	线粒体 12S rRNA	1494 C > T	野生型	
9		1555 A > G	均质突变型（黄）	

图 4-9-18 *SLC26A4* 基因纯合突变 +mtDNA 突变型结果

咨询要点：详细了解受检者听力、用药情况（主要是氨基糖苷类抗生素）和耳聋家族史情况。

（1）受检者经检测发现携带 *SLC26A4* 基因纯合突变，该基因与大前庭水管综合征密切相关，需进一步行听力及影像学检查加以明确诊断，并进行详细的遗传咨询。

此受检者为 *SLC26A4* 基因突变导致的遗传性耳聋，其突变来自父亲和母亲。

此受检者父母再生育聋儿的风险为 25%，可在孕前行胚胎植入前诊断或孕后行产前诊断。

（2）因正常人群中 *SLC26A4* 基因突变携带率为 4%～5%，建议受检者配偶行耳聋基因检测，预防耳聋后代的发生。

（3）受检者亲属携带此突变的可能性较大，建议婚育前行耳聋基因检测。

（4）受检者携带有氨基糖苷类药物敏感的耳聋基因突变，此突变遵循母系遗传；受检者及家族所有母系成员应终生禁止使用氨基糖苷类抗生素。

7. *SLC26A4* 基因杂合突变 +mtDNA 突变（图 4-9-19），其他两个基因未检出突变。

序号	基因名称	突变位点	检测结果	检测结果图
1	GJB2	35 del G	野生型	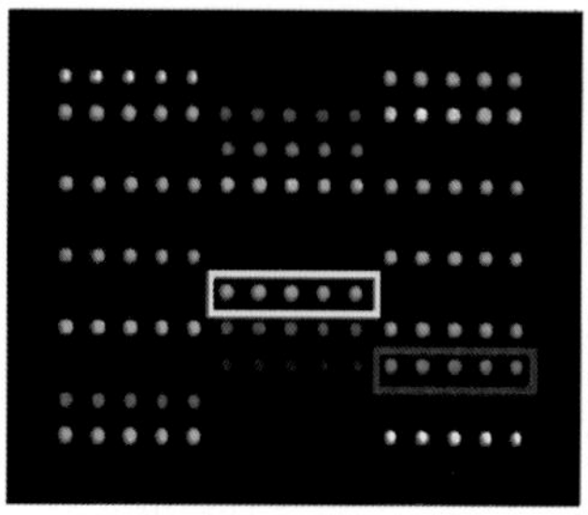
2		176 del 16	野生型	
3		235 del C	野生型	
4		299 del AT	野生型	
5	GJB3	538 C > T	野生型	
6	SLC26A4	2168 A > G	野生型	
7		IVS7-2 A > G	杂合突变型（红）	
8	线粒体 12S rRNA	1494 C > T	野生型	
9		1555 A > G	均质突变型（黄）	

图 4-9-19 *SLC26A4* 基因杂合突变 +mtDNA 突变型基因芯片检测结果

咨询要点：详细了解受检者听力、用药情况（主要是氨基糖苷类抗生素）和耳聋家族史。

（1）受检者携带有氨基糖苷类药物敏感的耳聋基因突变，此突变遵循母系遗传；受检者及家族所有母系成员应终生禁止使用氨基糖苷类抗生素。

（2）受检者同时携带 *SLC26A4* 基因一个杂合突变，不能排除同时为 *SLC26A4* 相关性耳聋，建议行颞骨 CT 检查，必要时进行全序列分析。

（3）因正常人群中 *SLC26A4* 基因突变存在一定携带率，建议受检者配偶行耳聋基因检测，预防耳聋后代的发生。

（4）受检者亲属携带此突变的可能性较大，建议婚育前行耳聋基因检测。

8. *GJB2* 基因杂合突变 +*SLC26A4* 基因纯合突变 / 复合杂合突变 +*GJB3* 基因杂合突变（图 4-9-20），线粒体 *12S rRNA* 基因未检出突变。

序号	基因名称	突变位点	检测结果	检测结果图
1	GJB2	35 del G	野生型	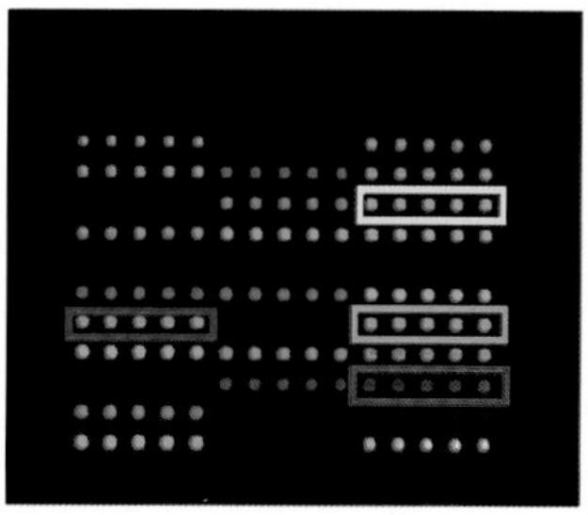
2		176 del 16	野生型	
3		235 del C	杂合突变型（红）	
4		299 del AT	野生型	
5	GJB3	538 C > T	杂合突变型（黄）	
6	SLC26A4	2168 A > G	杂合突变型（蓝）	
7		IVS7-2 A > G	杂合突变型（紫）	
8	线粒体 12S rRNA	1494 C > T	野生型	
9		1555 A > G	野生型	

图 4-9-20 *GJB2* 基因杂合突变 +*SLC26A4* 基因复合杂合突变 +*GJB3* 基因杂合突变型基因芯片检测结果

咨询要点：详细了解受检者听力和耳聋家族史情况。

（1）受检者携带 *SLC26A4* 基因复合杂合突变，该基因与大前庭水管综合征密切相关，需进一步行听力及影像学检查加以明确诊断，并进行详细的遗传咨询。

此受检者为 *SLC26A4* 基因突变导致遗传性的遗传性耳聋，其突变来自父亲和母亲。

受检者父母再生育聋儿的风险为25%，可在孕前行胚胎植入前诊断或孕后行产前诊断。

（2）受检者携带 *GJB2* 基因的一个杂合突变，不能排除同时为 *GJB2* 相关性耳聋，建议行 *GJB2* 全序列分析。

（3）受检者携带 *GJB3* 基因突变。据报道 *GJB3* 基因突变以显性方式遗传，但 c.538C>T 突变与耳聋的关系尚不明确，建议注意听力变化。

（4）因正常人群中 *SLC26A4* 和 *GJB2* 基因存在一定携带率，建议受检者配偶行耳聋基因检测，预防耳聋后代的发生；受检者亲属携带此突变的可能性较大，建议婚育前行耳聋基因检测。

四、针对芯片结果进行遗传咨询的注意事项

1. 耳聋基因芯片报告的分析需要结合病人的听力表型和临床诊断。
2. 耳聋基因芯片筛查结果不能等同于耳聋基因诊断。
3. 耳聋基因芯片筛查结果不用于指导开展产前诊断。
4. 耳聋基因筛查结果咨询应遵循遗传咨询的基本伦理学原则。

（张　昕　黄莎莎）

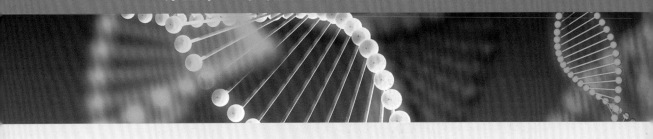

第五章 耳聋的预防干预与遗传咨询

第一节 遗传性耳聋的预防策略

耳聋出生缺陷三级预防的内容包括通过药物性聋易感性筛查、聋人夫妇生育指导、青年聋人恋爱前指导及高危人群的胚胎植入前诊断，实现耳聋出生缺陷的一级预防；通过孕早期普遍性筛查、产前诊断和干预实现耳聋出生缺陷的二级预防；通过新生儿基因联合听力筛查早期诊断耳聋、通过助听器或人工耳蜗植入早期治疗耳聋从而实现耳聋出生缺陷的三级预防。

一、耳聋的一级预防

主要是通过孕前、孕早期的筛查和干预避免耳聋出生缺陷的发生。对于明确导致药物性聋的线粒体 DNA *12S rRNA* A1555G 和 C1494T 突变进行筛查，除了明确药物性聋患者的真正病因，还可以发现没有家族史和明确用药史的药物性聋患者或者正常听力的药物性聋敏感个体。通过指导用药，可以避免相关药物的再次伤害或者避免母系成员发生药物性聋[1]。我院在全国聋病分子流行病学调查中发现了携带线粒体 DNA A1555G、C1494T 突变的耳聋患者 519 例，指导了近 5190 例携带同样突变的听力正常个体禁用氨基糖苷类药物，避免了药物性聋的发生，实现了药物性聋的规模化预防。在北京市实施的耳聋高危人群耳聋基因的普遍性筛查中，16 个区县 20839 例持证听力残疾者接受了耳聋基因筛查，发现442 例耳聋患者携带线粒体DNA *12S rRNA* A1555G 和 C1494T 突变，他们的母系亲属人数达到 4 千余人，均得到了相关的知识普及和用药指导。截至 2017 年 4 月，北京市新生儿耳聋基因筛查项目结果显示，筛查新生儿达 1 136 467 人，发现 2669 个新生儿携带 *12S rRNA* A1555G 和 C1494T 突变，而这些新生儿大部分通过了听力筛查，提示其正常的听力状态，这一结果对于他们和亲属的药物性聋预防具有重要的指导意义。

我国聋人群体巨大，和其他国家一样，同症婚配即"聋 – 聋"婚配尤其常见。在中国聋人群体中，常见耳聋 *GJB2* 和 *SLC26A4* 基因突变的发生率非常高，聋 – 聋婚配使同基因型耳聋患者婚配几率大大增加。我们的流行病学调查发现聋人夫妇群体中，58% 的夫妇至少一方为遗传性聋患者，29.5% 耳聋夫妇存在基因型冲突，其中 21.5% 的夫妇为相同耳聋基因突变致聋，后代耳聋风险为 100%[2]。确诊为 *GJB2/SLC26A4* 基因突变致聋的患者，在择偶时避免选择致聋基因相同的聋人或相同基因突变携带者，可有效降低生育聋儿的风险。我们在临床实践中发现，聋人夫妇结合或者怀孕后进行基因筛查、诊断和生育指导有一个不可克服的障碍，就是一旦夫妇双方生育耳聋后代几率为 100%，就没有手段进行干预和预防。针对这一情况，开展聋人群体普遍性基因筛查，为婚育前的聋人青年提供致聋基因信息，对青年聋人进行婚配指导。将耳聋基因检测时间从聋人生育前移至婚配前，为聋人提供了更为人性化和有效的优生优育指导。在北京市实施的耳聋高危人群常见耳聋基因普遍性筛查中，发现 20839 例持听力残疾证者中 2526 例耳聋个体携带 GJB2 和 SLC26A4 基因突变（双等位基因或者单等位基因），每个接受筛查的耳聋个体都获得了一张预防卡片，卡片上的不同颜色代表不同的致聋基因，年轻聋人在找对象时要避免双方持有同样颜色卡片的情况。这一筛查理念的实施及取得的效果使北京市在耳聋一级预防工作方面走在了世界前列。

胚胎植入前基因诊断（preimplantation genetic diagnosis，PGD）可以通过体外生殖技术培育胚胎，取细胞进行诊断，从而明确胚胎的基因突变携带情况。这一技术虽然受单细胞基因检测技术难度大、胚胎植入成功率不高的限制，但可以避免怀孕后因胚胎患遗传性疾病而终止妊娠的痛苦，未来将成为遗传病预防的主要手段之一。

二、耳聋的二级预防

通过对正常孕早期夫妇进行耳聋基因筛查和诊断，可以阻断遗传性聋的垂直传递。分子流行病学调查显示，中国人群常见耳聋基因突变的携带率高（仅 GJB2 和 SLC26A4 基因突变的人群携带率就超过 6%），仅针对耳聋高危人群的筛查和干预，虽直接高效，但无法预防正常生育人群中遗传性聋儿的出生。在正常群体进行耳聋基因筛查，特别是在婚前检查或孕育前以及孕早期进行耳聋基因筛查，可以发现夫妇携带同样致聋基因的家庭，通过产前诊断可以前瞻性地避免无耳聋家族史的高危家庭生育遗传性聋的后代。此外，通过孕前、孕期母亲的耳聋基因筛查，可及早地发现药物性聋敏感个体、迟发性遗传性聋个体。通过早期干预，可有效防止耳聋发生。解放军总医院聋病分子诊断中心在 3000 例孕早期个体进行了常见耳聋基因的测序筛查，发现 5.3%（160 例）携带常见耳聋基因突变，进一步分析发现 12 个家庭具有生育遗传性聋儿的风险，经过指导和干预，成功地避免了耳聋后代的出生。目前，这一理念在北京、上海、广州得到推广，并获得了较好的耳聋预防效果[3]。

耳聋基因的大规模筛查能够发现大量的遗传性聋家庭或者致聋基因突变携带人群，通过耳聋基因诊断可以明确这些家庭中耳聋成员的真正病因。这些家庭再生育时，可采用产前诊断明确后代是否遗传了同样的致聋突变。目前，耳聋基因产前诊断的服务对象绝大部分来自已经生育了 1~2 个聋儿的听力正常夫妇。对于常染色体隐性遗传性聋，经过基因检测多数耳聋患者为 GJB2 或者 SLC26A4 双等位基因突变致病，而父母均为 GJB2 或者 SLC26A4 基因突变的携带者，他们再生育的风险多数为 25%；也有少部分父母一方为 GJB2 或者 SLC26A4 双等位基因突变致聋，另一方同时是 GJB2 或者 SLC26A4 单等位基因突变携带者，他们的再生育风险为 50%。对于导致重度耳聋的常染色体显性或 X 连锁的遗传性聋（如 *PAX3*、*MITF*、*TMC1*、*POU3F4* 等），父母一方患耳聋，其后代有 50% 的几率发生耳聋。随着基因检测技术的发展，将能够确诊更多耳聋基因缺陷导致的遗传性聋，届时耳聋基因产前诊断的覆盖面也会更全面。迄今，我院、湘雅医院、上海新华医院、西京医院、中山大学第一附属医院、广东省妇幼保健院建立了规范的耳聋基因诊断和产前诊断流程与策略。截至 2017 年 1 月，解放军总医院聋病分子诊断中心接诊耳聋患者共计 13 529 例，耳聋基因诊断确诊率达 44%，完成产前诊断 1551 例次，有效预防了 376 例聋儿出生，其余已出生的后代听力 100% 正常，由此将遗传性聋家庭的再生育风险大大降低[4]。

三、耳聋的三级预防

耳聋患儿出生后及时发现和干预是三级预防的范畴。三级预防主要通过新生儿筛查来实现。虽然新生儿听力筛查能够发现大部分耳聋儿童，但是有少数的迟发型遗传性聋能够通过出生后或婴儿期的听力筛查，所以听力联合耳聋基因筛查是早期发现迟发型遗传性聋和药物性聋敏感个体的有效手段，为聋儿提供了早治疗、早康复、早融入主流社会的机会。迄今，北京、大连、成都、天津等市已经实施了新生儿耳聋基因筛查项目。从北京市 2012～2013 年间的新生儿听力和基因联合筛查结果来看，1 136 467 个接受联合筛查的新生儿中，4.58% 的患者携带至少一个耳聋基因突变，其中 2669 个新生儿携带药物性聋敏感突变，253 个患者携带 *GJB2* 或者 *SLC26A4* 双等位基因突变，在出生后 3 个月左右即确诊为遗传性聋。早确诊不仅有助于早期治疗、早期言语康复，而且对于预测人工耳蜗植入的疗效也具有重要意义。对于听力正常的耳聋基因突变携带者，筛查项目给予其家庭详细的遗传咨询和指导，因其一级、二级亲属携带同样突变的概率达 25%～50%，生育时需要进行相应的遗传学检测、咨询和指导，而携带致聋基因突变的新生儿在未来的婚配和生育时也需要遗传学指导，这对于预防听力正常的相同耳聋基因携带者间婚配、生育耳聋子女具有重要意义。新生儿听力和耳聋基因联合筛查的投入产出比高，北京市卫生局组织卫生经济学专家测算其投入产出比为 1∶7.23。

中国聋病分子流行病学调查揭示了中国人群的主要致聋因素，深入的遗传学研究揭示出越来越全面的耳聋基因谱，这些进步推动了系列耳聋基因诊断技术和产品的研发，促进了耳聋基因筛查、诊断和产前诊断的临床应用，这些努力和进步所追求的效果就是实现耳聋的预防。现阶段通过对药物性聋易感性筛查、聋人夫妇生育指导、孕早期普遍筛查、青年聋人恋爱前的指导实现了耳聋的一级预防；通过产前诊断和干预实现了耳聋出生缺陷的二级预防；通过新生儿基因筛查和指导实现了耳聋的三级预防。尽管耳聋预防的策略和相关技术还不尽全面，其服务人群还较局限，但已经可以预见到，大规模耳聋出生缺陷及药物性聋发生的预防时代即将来临。为适应规模化的耳聋防控的需求，尚需要研发高通量且便于临床推广的耳聋基因突变检测技术以提高耳聋基因诊断确诊率；建立并完善全国耳聋基因诊断转诊、会诊网络平台，对耳聋基因诊断及遗传咨询从业人员进行规范化培训与资格认定；严格把握耳聋产前诊断及胚胎植入前诊断的适应人群以符合伦理要求，以保证基于基因筛查和诊断的耳聋出生缺陷预防的实践顺利规范地进行。

（袁永一　戴　朴）

参考文献

1. Dai P, Liu X, Han D, et al. Extremely low penetrance of deafness associated with the mitochondrial 12S rRNA mutation in 16 Chinese families: implication for early detection and prevention of deafness. Biochem Biophys Res Commun, 2006, 340(1): 194-199.

2. 韩冰，戴朴，王国建，等. 青年聋人的遗传咨询与婚配指导. 中华医学杂志，2009，89(10): 677-679.

3. Yin A, Liu C, Zhang Y, et al. The carrier rate and mutation spectrum of genes associated with hearing loss in South China hearing female population of childbearing age. BMC Med Genet, 2013, 14: 57.

4. 韩冰，戴朴，王国建，等. 相同表型不同基因型耳聋夫妇家庭的遗传咨询与指导. 中华耳鼻咽喉头颈外科杂志，2007, 42(7): 499-503.

第二节　胚胎植入前诊断

一、胚胎植入前诊断的概述

胚胎植入前诊断（preimplantation gene diagnosis PGD）是指在人工辅助生殖的过程中，对人工体外受精的卵裂球或囊胚进行活检和遗传学分析，从中选取遗传学正常的胚胎进行移植，从而获得健康的下一代的过程。

目前 PGD 的应用主要包括三个方面：①X 连锁疾病：例如肾上腺脑白质营养不良、A 型血友病、杜氏肌营养不良等；②单基因遗传病：例如常染色体显性遗传的马方综合征、肌强直性营养不良，常染色体隐性遗传的囊性纤维化症、地中海贫血等；③染色体异常：例如罗伯逊异位、平衡异位等。对于反复流产或反复胚胎植入失败的患者还可以进行胚胎的非整倍体检查。另外还有生殖医学中心应用胚胎人白细胞抗原（human leukocyte antigen，HLA）的筛选，孕育符合 HLA 配型的弟弟妹妹，使已患病的白血病患儿得到骨髓移植治疗。但类似应用目前还存在争议。

遗传性耳聋绝大多数属于遗传异质性很强的单基因疾病，符合胚胎植入前诊断的临床应用指征。对于很多生育遗传性耳聋患儿的高危家庭，在 PGD 技术出现之前只能选择在孕 11～22 周抽取羊绒毛膜或羊水进行产前诊断来阻止听力缺陷患儿的出生。但引产对家庭和孕妇本人带来的心理和身体上的伤害使产前诊断在遗传性耳聋领域的应用引起了争议。而 PGD 技术的出现很好地解决了上述问题，避免了伦理方面的争议。因此探索中国人群耳聋基因 PGD 的方法和流程成了目前一个很重要的工作方向。

表 5-2-1　目前已报道成功 PGD 案例的疾病[1]

X 连锁遗传病	显性遗传（50% 女性患病 100% 男性患病）	杜氏肌营养不良、Alport 综合征、脆性 X 染色体综合征、Bloch-Sulzberger 病
	隐性遗传（50% 男性患病）	A 型血友病、贝克肌营养不良、色素性视网膜炎、肾上腺脑白质营养不良、Lesch Nyhan 综合征、脊髓延髓性肌萎缩、遗传性耳聋
常染色体遗传病	显性遗传（50% 发病）	肌强直性营养不良、Huntington 病、Charcot Marie tooth 病、腺瘤性结肠息肉病、Von Hippel-Lindau 病、多发性神经纤维瘤、马方综合征、结节性硬化症、成骨不全症、视网膜母细胞瘤、乳腺癌
	隐性遗传（25% 发病）	囊性纤维化、β- 地中海贫血、脊髓性肌萎缩、21- 羟化酶缺乏症、黑蒙性家族性愚痴、戈谢病、大疱性表皮松解、范可尼贫血
染色体异常		罗伯逊异位、平衡异位、非整倍体

二、胚胎植入前诊断的发展史

胚胎植入前诊断概念的提出始于 1967 年，Edwards 和 Gardner[2]对兔囊胚期胚胎成功进行了性别鉴定，但之后的 20 余年受到试验技术和方法的制约，PGD 没有得到进一步的发展。直到 1990 年 Handyside[3]对卵裂球进行活检，应用 Y 染色体特异性重复序列 PCR 扩增的方法对胚胎进行性别鉴定，成功地使受试者生育一对女性双胞胎，避免了 X 连锁隐性遗传病男性患儿的出生。1991 年，Griffin[4]等人首次报道将原位荧光杂交（fluorescent in situ hybridization，FISH）的技术引入 PGD 过程，对胚胎细胞的性染色体进行区分，成功使 9 位受试者受孕，并无一例误诊。FISH 技术能够提高性别选择的准确性，并能同时检测性染色体和多条常染色体的拷贝数，该技术被广泛用于胚胎染色体疾病的诊断，直到 2000 年才被更加准确、能够全面检测染色体组的比较基因组杂交技术（comparative chromosomal hybridization，CGH）所取代。PGD 技术首次被应用于单基因病是在 1992 年，Handyside[5]报道了对常染色体隐性遗传的囊性纤维化患者进行了成功的 PGD。他们应用复合巢式 PCR 的方法扩增目的基因片段，通过单链构象多态性凝胶电泳分析目的基因片段的基因型，选择植入一枚携带单等位基因突变的杂合子卵裂球植入受试者子宫，成功地诞生了一个健康的女婴。2004 年，Handyside AH[6]报道了多重替代扩增（multiple displacement amplification，MDA）技术进行单细胞全基因组扩增在 PGD 领域中的应用，他们分别以单细胞 MDA 产物为模板成功扩增囊性纤维化、地中海贫血相关基因和多个微卫星重复序列，验证了该方法的有效性和准确性，并预测这种恒温全基因组扩增的方法可以代替之前以 PCR 为基础的各种方法，成为 PGD 标准程序的第一步，适用于所有已知单基因遗传病。Hellani A 在同年还证明了以 MDA 联合微阵列比较基因组杂交（aCGH）的方法诊断 21- 三体等染色体拷贝数异常疾病的可行性，进一步扩大了 MDA 方法在 PGD 领域中的应用。可以说，MDA 技术开启了 PGD 领域的新时代。Karyomapping 技术是近年来发展起来的一种 PGD 新技术，2015 年首次报道应用于临床[7]。这种技术在同样以全基因组扩增为基础，基于二代测序技术扫描全基因组范围内大于 300 000 个 SNP 标记，进行染色体筛查。同时，通过位于目标基因区域的 SNP 标记，建立单倍体型，通过连锁分析推测胚胎是否携带致病突变。这个技术的特点是无需进行前期实验，无需针对每一个遗传病家庭进行个体化 PGD 方法设计，可以直接应用于几乎所有单基因遗传病。有专家认为，Karyomapping 技术是目前单基因遗传病领域的里程碑式的新技术[8, 9]。但 Karyomapping 技术的问题在于数据量大，需要花费大量的人力进行数据分析及处理，并由此导致检测成本很高。同年，Li Yan 等发表了一种基于 MALBAC 全基因组扩增的新单基因遗传病 PGD 方法，被命名为突变位点联合非整倍检测及连锁分析（mutated allele revealed by sequencing with aneuploidy and linkage analyses，MARSALA）[10]。他们首次提出可以通过一次低深度的二代测序同时进行连锁分析、突变位点检测及染色体非整倍体筛查，并成功地实现了针对一例多发软骨瘤家庭的胚胎植入前诊断。

PGD 最初被用于耳聋基因是在 2009 年，分别由以色列的 Gheona A[11] 和中国台湾省的 C. C. Wu[12] 报道。Gheona A 等在 2004～2009 年期间，对 14 对分别为 *GJB2* c.235delG、*GJB2* c.167delT 以及 *GJB6/D13S1830* 杂合突变的携带者夫妇进行 PGD，他们选取了 *GJB2* 和 *GJB6* 基因周围 12 个 STR 位点，用复合巢式 PCR 的方法同时扩增突变的基因片段和具有杂合性的 STR 片段进行诊断，其中 8 对夫妇获得了成功妊娠。中国台湾省的 C. C. Wu 课题组为一对 *SLC26A4* c.919A > G 突变携带者夫妇进行了 PGD 并成功生育一个表型正常的女婴。该课题组应用单细胞全基因组扩增（MDA）联合目的基因扩增和引物延伸微测序技术进行基因型的辨别。2015 年，解放军总医院与山东省立医院合作应用复合 PCR 及一代测序成功进行了一例 *GJB2* 突变致聋家庭的胚胎植入前遗传学诊断[13]。同年，解放军总医院聋病分子诊断中心应用 MALBAC 单细胞全基因组扩增技术成功对一例 *SLC26A4* 突变致聋家庭进行了胚胎植入前遗传学诊断。

三、单基因遗传病 PGD 技术流程详解

（一）生殖辅助技术

PGD 建立在体外受精 – 胚胎移植（IVF-ET）技术的基础上，将从母体取出的卵子置于培养皿内，加入经优选诱导获能处理的精子，使卵子体外受精，并发育成前期胚胎后移植回母体子宫内，经妊娠后分娩婴儿。其具体流程如下：

1. 前期检查　常规妇科、男科检查。

2. 促超排卵　获得一定数量的成熟卵母细胞是决定辅助生殖治疗结局的重要环节，通过合理选择控制性促排卵方案能够配合临床不同的需求。促超排卵方案根据患者年龄、基础 FSH、LH、E_2 水平、双侧卵巢大小、窦卵泡数目及大小、既往促排卵卵巢反应等进行综合考量。目前常用的促超排卵方案有：①长方案：适用于卵巢功能及储备正常者。于前次黄体中期开始使用促性腺激素释放激素激动剂（GnRH-a）；月经第 3 天开始注射促性腺激素（Gn）；经 B 超监测有一定数量成熟卵泡时停用促性腺激素（Gn），当天晚注射绒促性素

（hCG），并于 34～36 小时后采卵。②短方案：适用于年龄大、卵巢储备功能差者。于月经第 2 天开始注射 GnRH-a，在月经的第 3 天开始使用促排卵药物 Gn，随时 B 超监测卵泡的生长情况，并抽血测定雌激素含量，根据 B 超和雌激素结果判断卵巢对药物的反应并依此调整促排卵药物的使用剂量；直到 B 超见到卵子成熟于当天（一般在晚上）注射 hCG 以促使卵子成熟；hCG 注射 36 小时后即可取卵。相比之下，长方案的妊娠成功率略高于短方案。另外，根据患者自身疾病和既往促排卵反应状况，还有超长方案、超短方案、无降调解的超排卵方案等相应的选择。

3. 体外受精　PGD 需要取胚胎少量细胞进行检测，必须严格避免多余精子的污染，因此常规体外受精的方法不能满足检测要求，需要用单精子卵胞质内注射（intracytoplasmic sperm injection，ICSI）的方法进行人工授精。单精子卵胞质内注射（ICSI）需要熟练的辅助生殖显微操作技术。在显微镜下先将视野调至含有精子的液面，选择一条活动的形态正常的精子，将精子制动，被制动的精子先尾后头被吸入注射器内，然后将注射器转至有卵子的液滴。用显微固定针固定卵子。将精子推至注射针尖端，注射针于 3 点位置垂直穿过透明带及卵子胞质膜进入胞质。将回吸的少许胞质同精子一起小心注入胞质，撤出穿刺针，精子留在胞质内。

4. 胚胎活检　目前胚胎活检可以采取极体活检、卵裂球活检、囊胚活检等多种方法。可根据不同需求选择不同的活检方式

（1）极体活检（polar body diagnosis，PBD）：初级卵母细胞经过第一次减数分裂排出含有二倍体染色体组的第一极体并形成次级卵母细胞。次级卵母细胞的姐妹染色单体分离，进行第二次减数分裂，排出具有与卵母细胞相同染色单体的第二极体。极体和卵母细胞的核型相互对应，因此可以通过检测极体来推断卵母的染色体状态和基因型。PBD 的过程是首先使用 Tyrodes 酸或激光切割卵母细胞透明带，吸取第一极体。应用单精子卵母细胞胞质内注射（ICSI）使其受精，于受精第二天排出第二极体。之后同法取出第二极体。此外还可以一步法同时取出第一、二极体，减少对卵母细胞的操作的暴露时间和相关操作带来的损伤，但由于第一、二极体不能区分以及可能出现第一极体退化现象限制了其应用。通常推荐 FISH 检测时可用一步法，PCR 检测时分两步进行。极体对胚胎发育不产生作用，取出后不影响胚胎的完整性和其后的生长发育，具有极大的优势，但由于其只能反映母源基因状态情况，应用受到一定的限制（图 5-2-1）。

（2）卵裂球活检：胚胎培养至第三天时形成卵裂球，内含 6～8 个细胞，此时经透明带打孔吸取 1～2 个细胞进行活检称为卵裂球活检。目前国内外大部分生殖医学文献报道的成功 PGD 案例选择

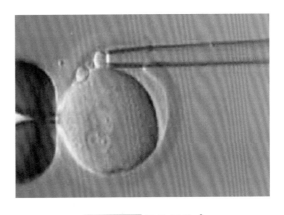

图 5-2-1　极体活检

此种方法进行活检。卵裂球活检的方法能够同时获得父源、母源的基因信息。但于 8 细胞期胚胎获取 1~2 个细胞损失了胚胎的总遗传物质，是否对胚胎的发育安全产生影响一直以来是各个生殖医学中心探索的重点问题。研究显示取出 1~2 个细胞后囊胚期细胞数量会有

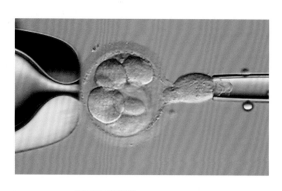

所减少，但不改变内细胞团和滋养外胚层细胞的比例，经活检后的囊胚形成率在 53%~65%。因此主流观点认为卵裂球 8 细胞期活检对胚胎的体外发育能力、着床能力和体内发育能力影响不大[14]。从远期影响来看，在小鼠模型上能观察到胚胎活检可能对成年后神经系统退行性病变造成影响，但由于目前世界最早的 PGD 成功案例是 1990 年报道，至今还未到老龄，还需长期随访观察（图 5-2-2）。

图 5-2-2 卵裂球活检

（3）囊胚滋养外胚层活检：随着胚胎体外培养的技术不断发展更新，更多的胚胎可以在体外培养成为早期囊胚，使得滋养外胚层细胞活检成为可能。而玻璃化冷冻胚胎技术的出现，大大延长了囊胚活检可供诊断时间，并且在子宫内膜容受性最佳的情况下解冻、移植胚胎，最大限度地提高可供尝试的妊娠次数，同时显著增加单胎妊娠和累积妊娠率[15]。囊胚活检的最大优势在于能够获得 4~5 个细胞用于后续检测，同时不破坏发育成胎儿的内细胞团结构，胚胎嵌合率低，获得更多的细胞数量对于有序检测的准确性有着至关重要的意义，尤其是对于单基因疾病的诊断，提高初始模板量，降低等位基因脱扣率对诊断结果有直接影响[16]。

（二）单基因遗传病诊断与染色体扫描

1. 单基因病的直接检测

（1）基于 PCR 的检测方法：在 PGD 出现的早期，胚胎基因型的检测依赖于 PCR 技术。将细胞裂解后直接进行目标基因片段和连锁标记的 PCR。巢式 PCR、多重荧光 PCR 等技术的逐渐引入提高了扩增的特异性。获得目的基因片段后，对于突变位点的检测更为多样，单链构象多态性凝胶电泳、等位基因特异性扩增（allele specific amplification，ASA）-又称扩增阻碍突变系统（amplification refractory mutation system，ARMS）、微测序法（mini sequencing）、实时荧光定量 PCR 法（real time PCR）、taqman-MGB 探针法等，被用于不同疾病的 PGD 程序。单细胞 PCR 的条件较为苛刻，尤其是多重 PCR 扩增多个 DNA 片段时，存在 PCR 条件摸索困难和扩增失败率高的问题。另外，文献报道单细胞 PCR 的总体等位基因脱扣（allele drop-out，ADO）率在 5%~30% 不等，总体上处于比较高的水平。因此基于 PCR 的检测方法逐渐被单细胞全基因组扩增所代替。

（2）单细胞全基因组扩增技术：全基因组扩增（whole genomic amplification，WGA）是指对微量样本甚至单细胞的全部基因组进行非选择性扩增，目的是增加 DNA 总量，满足后

续分析的要求，与单细胞 PCR 或巢式 PCR 相比，能够保留更多基因信息，满足多位点、多基因检测的要求。获得全基因组扩增产物后，再经 PCR 获得目的基因和连锁标记片段，通过直接测序、taqman 探针等多种方法确定基因型。

在 2002 年以前，WGA 常用的方法有散在重复序列 PCR（interspersed repeat sequence PCR）、接头介导 PCR（linker adaptor PCR）、简并寡核苷酸引物 PCR（degenerate oligonucleotide primed PCR）、扩增前引物延伸 PCR（primer extension pre-amplification PCR）等[17, 18, 19]。其中最具代表性方法是后两者。但是，由于扩增均衡性差、产物片段较短（小于 1kb）以及存在非特异性扩增等缺点，其应用范围受到了一定的限制。

2002 年，Dean[20] 等人首次报道了应用多重替代扩增（multiple displacement amplification，MDA）技术进行单细胞全基因组扩增（图 5-2-3）。MDA 是一种非 PCR 基础的恒温 WGA 方法。该技术利用抗核酸外切酶引物和 ϕ29DNA 聚合酶对基因组进行扩增。在恒温 30℃ 的扩增过程中，六碱基随机引物在多个位点与模板 DNA 结合退火，在 ϕ29DNA 聚合酶的作用下多个位点同时起始复制，取代模板的互补链，被置换的互补链又成为新的模板来进行扩增。MDA 的扩增产物长度在 2～10kB 之间，平均长度大于 10kb。由于 MDA 方法扩增效率高，保真性好，序列长度能符合下游的多种检测，被广泛应用于定量 PCR、SNP 基因型分析、染色体图谱等后续分析，在多家生殖医学中心被用来进行单细胞全基因组扩增，并通过微阵列比较基因组杂交（Microarray comparative genomic hybridization，aCGH）技术进行染色体型检测。MDA 技术从发明至今一直是单基因病 PGD 流程中的主流扩增方法，在各种单基因遗传病 PGD 成功案例中均有报道[21, 22, 23]。但 MDA 方法的局限之处在于由于其均一性较差，产物进行二代测序后不能够获得有效的数据进行染色体整倍体分析。

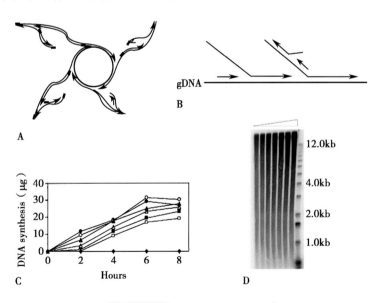

图 5-2-3 MDA 的技术原理

A. 随机六碱基引物滚动扩增环状 DNA 模板（箭头指向 3′ 端，粗线表示引物）；B. 第二次扩增以第一次扩增产物为模板；C. 随着时间扩增产物逐渐增加；D. 琼脂糖凝胶电泳显示扩增产物长度大于 10kb

著名华人科学家、美国国家科学院院士、哈佛大学终身教授谢晓亮研究小组于2012年发明了多重退火环状循环扩增（multiple annealing and looping-based amplification cycles，简称MALBAC）技术[24]。不同于以往的非线性或指数型扩增方法，MALBAC技术利用特殊引物，使得扩增子的结尾互补而成环，从而很大程度上防止了DNA的指数性扩增，从而解决了基因组扩增对微量初始模板过大的扩增偏倚，降低并使基因组测序的模板需求量从μg级降至单细胞水平，同时保持90%以上的基因组扩增覆盖度。MALBAC技术在辅助生殖胚胎植入前诊断（IVF-PGD）方面具有强大的潜力（图5-2-4）。

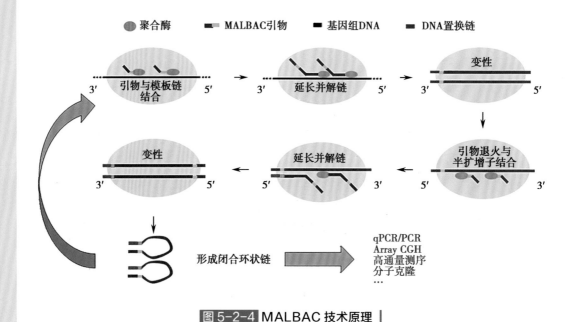

图5-2-4 MALBAC技术原理

单细胞或微量样品进行裂解处理后获得的基因组DNA经高温变性得到单链DNA分子，随后MALBAC扩增引物随机的与单链DNA分子退火结合，在DNA聚合酶的作用下延伸并置换下前端已经延伸的DNA分子，合成大约5～15kb的片段长度。这些引物由两个部分构成：一个包含8个核苷酸的黏性部分随机组成，可与DNA结合；一个包含27个核苷酸的共同序列，可防止DNA太多次拷贝，从而大大降低扩增偏倚。在预扩增阶段，引物与模板DNA结合，在DNA聚合酶的作用下延伸合成新的DNA链。当延伸达到末尾时，会使得这一个扩增子两段获得反向互补配对的一对27bp的序列。在下一个反应开始前，设置适宜的温度使得扩增子自身配对环化，抑制进一步的扩增和相互间的杂交配对。使得扩增物均由原始模板复制而来，最终得到较少扩增偏移性和足够覆盖度的扩增产物。在第二个扩增阶段，通过指数扩增增加产量，使DNA产量满足下游检测所需。

相比较MDA方法，MALBAC具有以下优点：①哺乳动物单细胞经扩增后可获得2～4μg的DNA产物；②单管操作、中间产物无需纯化，能够尽可能避免操作污染；

③可从单细胞、单染色体或 0.5pg 级 DNA 中扩增出全基因组 DNA，成功率高达 95%；④可在 AT-GC 富集区得到准确、高重复度的连续扩增结果；⑤仅存在 <10% 的基因座丢失及等位基因丢失。因此，在应用在 PGD 过程中可以同时应用二代测序的方法检测染色体微缺失、重复和单基因疾病，对于筛选健康的卵细胞，提高植入成活率具有意义。

2. 单倍体型的构建和连锁分析　无论基于 PCR 还是单细胞全基因组扩增，在单基因遗传病的诊断中，等位基因脱扣都不能被完全避免，等位基因脱扣（allele drop out，ADO）又被称作等位基因特异性 PCR 扩增失败（allele-specific PCR failure），是指杂合子的其中一条等位基因扩增失败。而等位基因优势扩增（allele preferential amplification，APA）是指两条等位基因的扩增程度差异较大。单细胞 DNA 起始模板量低以及聚合酶链式反应（PCR）的指数扩增特性共同导致了上述扩增不平衡情况的出现。由于其中一条扩增失败或扩增量极低不能被检测出，必然会导致误诊的出现。应用目标基因连锁不平衡区域内的 DNA 标记进行单倍体分型和连锁分析能够间接推测出胚胎是否携带父母的致病突变，从而修正由于等位基因脱扣而产生的诊断错误。欧洲人类生殖与胚胎协会 PGD 分会在 2005 年的 PGD 实施指南中建议在 PGD 检测过程中加入多态性位点进行污染控制和连锁分析，避免误诊[25]。

单倍体型的构建和致病突变的连锁分析基于同源染色体重组现象（图 5-2-5）[26]。在生殖细胞减数分裂过程中，同源染色单体会发生片段交换即重组。重组是产生生物多样性的重要机制，兄弟姐妹之间的差异即由这些重组决定。一对同源染色体上存在着两个相邻的基因座位，若两者较近，重组机会较少。染色体上两个位点从亲代传给子代时，若相距 1cM，就有 1% 的重组机会。因此，选择多态性标记的原则就是在物理距离 1cm 之内尽量选择距离目标基因上下游较近的标记。

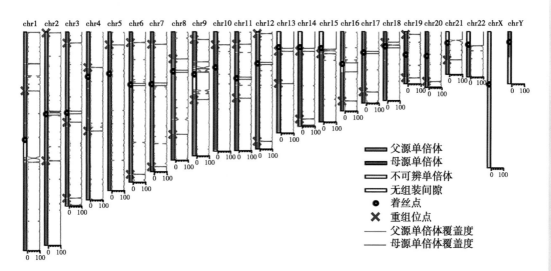

图 5-2-5 精子染色体重组示意图[27]

人类首次通过单个精子全基因组扩增并下一代测序的方法绘制了精子染色体重组示意图，图中可以看到每条染色体都发生了 1 到 2 次同源染色体交换。

短串联重复序列（short tandem repeats，STR）又称微卫星 DNA（microsatellite），广泛存在于人类基因组中，以 2～7 个碱基为单位串联重复形成 DNA 序列，其重复次数的变化构成了 STR 基因座的多态性。由于 STR 多态性好、片段长度易于 PCR 扩增、可以与单细胞 WGA 结合使用的特点被广泛应用于 PGD 的连锁分析，在明确胚胎基因型的同时还能鉴别外源污染（图 5-2-6）。

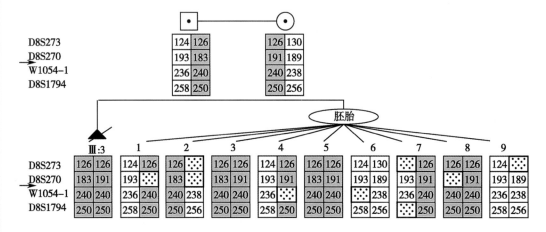

图 5-2-6 2013 年解放军总医院生殖中心发表的常染色体隐性
Meckel-Gruber 综合征 PGD 成功案例 [23]

使用 D8S273、D8S270、W1054-1、D8S1794 四个多态性好的 STR 标记进行连锁分析。可以看到通过检测患病胎儿（▲，斜杠表示未成活）的 STR 片段长度，推测均为携带者的父母的单倍体型（灰色区域表示与治病突变连锁的 STR 片段长度）。从而间接推断胚胎的单倍体型即是否携带两个致病突变

在诊断过程中，我们需要选择更多的 STR 进行先期试验，筛选多态性好的 STR 进行分型。最好选择父母双方共有 4 个不同片段长度的 STR，在致病连锁与某个片段长度特异性连锁的时候有 2～3 个片段长度的 STR 也可以。在 2004 年 Hellani 等就观察到在应用单细胞全基因组扩增（MDA 法）产物为模板进行 STR 检测时，会出现双峰现象（图 5-2-7）。有些学者认为应用全基因组扩增产物进行 STR 分型检测会出现异常扩增或非特异性扩增 [28]。Wells [29] 等的研究中表明，应用 MDA 全基因组扩增产物为模板扩增微卫星标记，其扩增成功率与其他序列无明显差异，但复制保真度差，某些部位易发生微小缺失及插入，导致微卫星标记的片段长度发生改变而出现检测结果与实际情况不符。本实验室在进行 MALBAC 法单细胞全基因组扩增产物 STR 检测时同样也观察到这种现象。当 STR 为 2 碱基重复序列时，同源 STR 片段长度常常只有两个碱基的差异，这种双峰的出现会干扰对检测结果的判读。因此最好选择重复片段长、长度差异较大的 STR 进行检测。由于人类基因组 STR 多以 2 碱基重复，且 STR 密度较低，常常会出现在连锁区域内没有合适候选 STR 的情况。这个时候就要选择密度更高的单碱基多态性（single nucleotide polymorphism，SNP）作为标记来进行单倍体分析。

单核苷酸多态性（single nucleotide polymorphism，SNP）主要是指在基因组水平上由单个核苷酸的变异所引起的 DNA 序列多态性。它是人类可遗传的变异中最常见的一种。占所有已知多态性的 90% 以上。SNP 在人类基因组中广泛存在，平均每 500~1000 个碱基对中就有 1 个，估计其总数可达 300 万个甚至更多。理论上讲，SNP 既可能是二等位多态性，也可能是 3 个或 4 个等位多态性，但实际上，后两者非常少见。按照比例计算，目标基因上下 1cM 的物理距离内存在着 2000 个以上的 SNP 位点，我们不可能全部进行检测，需要制定一定的筛选规则。本课题组在对常染色体隐性耳聋 *GJB2* 和

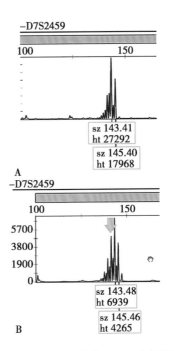

图 5-2-7　单细胞 WGA 产物 STR 分析的双峰现象

A. 基因组 DNA 的 STR 分型结果　B. 单细胞 WGA 产物 STR 分析结果（箭头所指为 141 长度的异常峰，与 A 不符，可能导致 STR 分型结果错误）

PDS 基因 PGD 的研究过程，制定了如下的筛选原则：①杂合度高：选择在亚洲人群中杂合度在 0.3~0.7；②覆盖度高：经单细胞 WGA 后覆盖度高；③致病位点上下游各 1cM 范围内，距离致病位点 50k~100kb 以上。经过以上 3 个原则筛选出一定数量的 SNP 位点进行家系分析实验，从中获得尽可能多的杂合 SNP 位点帮助诊断。距离致病位点在 50k~100kb 以上主要是考虑如果 SNP 位点距离致病位点过于接近可能会在等位基因扩增不平衡时同时脱扣，不能达到辅助诊断的目的。SNP 的筛选需要依赖 NCBI（http：//www.ncbi.nlm.nih.gov/sites/entrez?db=Snp）和 Hapmap（http：//www.hapmap.org/index.html.en）数据库。经筛选后选出 60 个 SNP 位点，均匀分布于目标基因上下游。

3. 胚胎植入前遗传学筛查（preimplantation genetic screen，PGS）　人类自然排卵以及精子细胞存在一定比例的染色体异常（非整倍体），包括大片段的缺失、重复等。文献报道促超排卵产生的卵细胞染色体异常率要更高一些，且随着女性年龄的增长，卵母细胞染色体异常的几率会越来越高。Munné[30] 等对超过 6000 个胚胎染色体分析后发现 35 岁以下女性胚胎染色体筛查其整倍体率为 30%~44%，41 岁以上女性胚胎染色体整倍体率只有 12%~21%。染色体异常的胚胎大部分植入后不能成活，少部分可以造成严重的出生缺陷，如唐氏儿等。胚胎植入前遗传学诊断（PGS），指的就是对胚胎染色体进行扫描，旨在发现染色体非整倍体或者拷贝数变异（CNVs），有助于提高胚胎植入成活率，同时预防严重出生缺陷。

（1）荧光原位杂交（fluorescence in situ hybridization，FISH）：是在 20 世纪 80 年代末在放射性原位杂交技术基础上发展起来的一种非放射性分子细胞遗传技术。FISH 的基本原理是将 DNA（或 RNA）探针用特殊的核苷酸分子标记，然后将探针直接杂交到染色体或 DNA 纤维切片上，再用与荧光素分子偶联的单克隆抗体与探针分子特异性结合来检测 DNA 序列在染色体或 DNA 纤维切片上的定性、定位、相对定量分析。1994 年 FISH 法被首次用于对胚胎性染色体的鉴定，随后扩展到用 13、16、18、21、22、X 和 Y 染色体探针进行胚胎 FISH 活检，也证实了 FISH 在非整倍体检测中的重要性，诊断的错误率为 10%。FISH 的局限性在于不能够扫描全部染色体而且分辨率低。

（2）比较基因组杂交（comprehensive chromosomal hybridization，CGH）：最早在 2000 年被用于 PGD[31~33]，其原理是将来自待测样本 DNA 和正常对照 DNA 分别用绿色和红色荧光染料染色，这两组 DNA 同时与一个玻片上的正常中期染色体杂交，若样本中无染色体不平衡两种颜色的 DNA 片段平等地竞争染色体上的杂交位点。用计算机软件分析杂交产物的红、绿色比值判断被测样本是否有染色体片段的重复或缺失。在 CGH 之前需要对胚胎单细胞进行 WGA，达到一定的 DNA 量。CGH 的优点在于可以一次反应检测所有的染色体，缺点是不能检出小片段异常和平衡异位。

（3）二代测序法：近几年，二代测序技术迅速发展和成本的降低，为 PGD 提供了一个很好的选择，一些生殖中心开始将二代测序技术应用于胚胎细胞非整倍体的检测。Treff 等[34]运用二代测序技术对 PGD 单基因病进行诊断，他们推测应用二代测序技术可以在进行单基因病突变位点诊断的同时对染色体非整倍体、平衡异位进行诊断。Yin 等[35]人报道了囊胚期胚胎滋养外胚层细胞 WGA 产物进行二代测序，用特殊算法与参考序列进行比对，鉴别非整倍体及 CNVs，将二代测序和 SNP array 的诊断结果进行一致性的比对，结果证明两者一致性好。解放军总医院姚元庆教授的科研团队也做了大量的研究，采用二代测序技术，对胚胎进行染色体扫描得到了精确的结果，对 CNVs 的最小识长度可达 1Mb，且诊断时间小于 24 小时[36]。Fiorentino 等[37]比较二代测序和 aCGH 对 190 份卵裂球 WGA 产物诊断的一致性，得出二代测序诊断非整倍性改变的灵敏度为 100%，特异度为 99.98%。国内外的研究一致认为，二代测序的方法更加快捷廉价，且检测的灵敏度和特异度高，弥补了其他技术不能检测小片段异常和平衡异位的不足，有很好的应用前景。

四、常见耳聋基因的 PGD

中国人群遗传性耳聋最常见的致病基因是 GJB2 和 SLC26A4 基因。流行病学调查显示，GJB2 基因突变携带率 3.16%，突变携带者 4298 万，耳聋患者 442 万。SLC26A4 基因突变携带率 2.75%，突变携带者 3740 万，耳聋患者 445 万。因此迫切需要耳聋基因 PGD 成熟方法进行生殖干预，减少耳聋出生缺陷。过去的 PGD 方法存在扩增及诊断失败率高、等位基因脱扣率高、需要大量人力物力针对每个家庭进行个体化实验设计，为临床推广带来很大困难，解放军总医院聋病分子诊断中心初步摸索了一套以 MALBAC 联合二代测序的针对

GJB2、*SLC26A4* 基因的 PGD 流程，结果更加可靠，方法更加简便，花费更低。流程分为先期诊断和临床实施两个部分。

（一）适应人群

1. 遗传性耳聋（*GJB2* 或 *SLC26A4*）基因诊断明确家庭　有先证者患儿，夫妻双方都是携带者；有先证者患儿，夫妻一方为携带者，另一方是患者；产前检查中发现夫妻双方都是携带者，有产前诊断史。

2. 其他基因突变导致的遗传性耳聋，明确遗传方式，有先证者或明确家系。

3. 经过遗传学咨询认为具有明确 PGD 适应证，并对 PGD 相关风险有正确认识。

（二）先期诊断流程（图 5-2-8）

针对已经建档患者，我们需要抽取外周血进行突变位点的验证，同时通过二代测序对目标基因上下游的 60 个 SNP 进行捕获，筛选杂合 SNP 位点，进行家族单倍体型的建立，建立突变位点与 SNP 的连锁关系，为胚胎连锁分析做好准备。如果在目前序列内的 SNP 位点不能够得到足够数量的杂合 SNP 位点，则需要扩大 SNP 库范围，保证突变位点上、下游 1cm 内能够获得大于 3 个杂合 SNP，并进行单倍体型建立（表 5-2-2）。

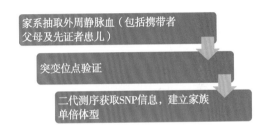

图 5-2-8　先期诊断流程

表 5-2-2　某大前庭导水管综合征患者家庭 *SLC26A4* 基因上下游 SNP 检测筛选结果

SNP	母亲	父亲	患儿	杂合胚胎 母源突变	杂合胚胎 父源突变	野生型 胚胎
rs10276321	CC	CT	CC	CT	CC	CT
rs2520297	TT	TC	TT	TC	TT	TC
rs2520257	GG	GA	GG	GA	GG	GA
rs17412104	GA	GG	GG	GG	GA	AG
rs2072208	AG	AA	AA	AA	AG	GA
rs4727663	AG	AA	AA	AA	AG	GA

注：某大前庭导水管综合征患者家庭 *SLC26A4* 基因上下游共 60 个 SNP 进行检测，共筛选出 6 个杂合 SNP 位点（红色标注为与致病突变连锁的碱基），指导胚胎的选择，如果基因型与先证者相同则证明胚胎为耳聋患者

（三）临床流程

患者进行先期诊断后需要经过生殖医学中心的常规检查，合格后进入临床流程。根据患者的年龄、卵巢功能等进行超促排卵，获得一定数量的卵子进行单精子卵母细胞内注射（ICSI），培养 5 天并对成活囊胚进行活检并冷冻。2~3 个月后患者经过 2 次以上正常月经，

即可进行胚胎移植。移植后按常规进行血 β–hCG 及 B 超检查，在孕 18~20 周常规抽取羊水进行产前诊断。出生后进行听力学及基因随访（图 5–2–9）。

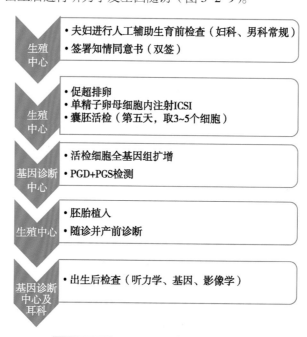

图 5-2-9 耳聋基因 PGD 临床流程

（四）遗传学检测方法

经过评估上述各种胚胎植入前诊断的方法，笔者团队选取了 MALBAC 全基因组扩增联合二代测序的 PGD 方法，根据中国人特点设计了由 60 个 SNP 位点组成的 *GJB2* 及 *SLC26A4* 基因的 SNP 库，并设计了复合 PCR 反应。MALBAC 产物进行复合 PCR 扩增，提高 SNP 及突变位点扩增产物浓度，以期通过一次低深度测序（0.1X）同时获得可靠的突变位点、SNP 位点及染色体整倍体信息，在保证准确性的情况下尽可能降低费用，以利于临床推广（图 5–2–10，图 5–2–11）。

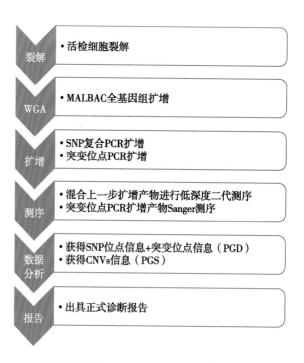

图 5-2-10 耳聋基因 PGD 检测流程

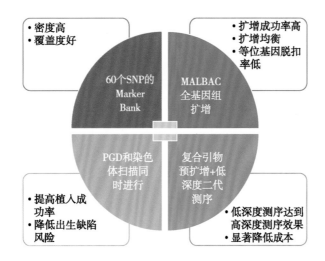

图 5-2-11 MALBAC 联合二代测序方法 PGD 的创新点及优势

（五）胚胎的筛选与植入

对诊断结果进行综合比较后，我们选择染色体正常并且不携带任何耳聋致病基因的胚胎作为首选，染色体正常的携带者胚胎作为备选。染色体异常、携带双等位基因突变以及检测过程中出现等位基因脱扣等技术问题的胚胎被严格排除。在取卵后的 2~3 个月时，受试女性经过 2~3 次正常月经周期后可接受胚胎植入。

（六）临床应用结果与推广

经过 3 年的不断摸索，已经对一百多枚胚胎进行了诊断，有 6 对夫妇成功孕育听力正常下一代，并有 3 对夫妇处于孕中期。目前常见耳聋基因 PGD 临床检测过程中扩增失败率控制在 2% 以内，等位基因脱扣率在 3% 以下，所有的等位基因脱扣均通过连锁分析进行了修正。结果证明 MALBAC 联合二代测序的方法无论在成功率还是准确率上都优于其他的方法。

五、耳聋 PGD 的风险控制

耳聋基因的胚胎植入前诊断流程复杂，在诊断过程中涉及的技术多样，有一定的风险。首先对家系的基因诊断必须是正确的，也就是说基因型和表型有必然的关系。对于 *GJB2*、*SLC26A4* 基因来说，经过前期大规模流行病学调查，其致病位点与耳聋的关系非常明确，对这两个基因携带者进行 PGD 是相对安全可靠的。如果是少见耳聋基因或者综合征型耳聋基因携带者，我们必须对其家系进行详细的调查，对基因型和表型共分离进行确认。对于小家系的少见耳聋基因携带者要格外谨慎。另外，技术层面导致的误诊，例如等位基因脱扣我们需要严格进行连锁分析，发现并纠正可能的误诊。对极少量的遗传物质进行诊断，污染的控制非常重要，单细胞实验室的质控，环境监测必须严格。在胚胎受精、培养、活检乃至检测过程中必须严格操作规范，避免标记混乱，造成误诊。

六、结语

耳聋基因的 PGD 工作仍然在不断的摸索和进行中。随着新生儿筛查、孕前筛查的普及，二代测序技术在耳聋基因诊断中的广泛应用，获得明确诊断的耳聋基因携带者人群不断扩大，PGD 的需求人群也不断增加。建立针对无先证者家系、罕见耳聋基因携带家系、综合征型耳聋基因携带家系的 PGD 方法是下一步要提上日程的工作。近年来国际上关于单基因遗传病的技术也不断的变化，包括目前被认为是单基因遗传病 PGD 领域里程碑式的 Karyomapping 技术、突变位点联合非整倍检测及连锁分析（mutated allele revealed by sequencing with aneuploidy and linkage analyses，MARSALA）等，有许多经验可以借鉴，用以完善耳聋基因 PGD 的工作。

（毕青玲　戴　朴）

参考文献

1. Renwick P, Ogilvie CM.Preimplantation genetic diagnosis for monogenic diseases: overview and emerging issues. Expert Rev Mol Diagn, 2007, 7(1): 33-43.

2. Edwards RG, Gardner RL.Sexing of live rabbit blastocysts[J].Nature, 1967, 214(5088): 576-7.

3. Handyside AH, Kontogianni EH, Hardy K, et al.Pregnancies from biopsied human preimplantation embryos sexed by Y-specific DNA amplification[J].Nature, 344(6268), 768-770(1990).

4. Griffin DK, Handyside AH, Penketh RJ, et al. Fluorescent in-situ hybridization to interphase nuclei of human preimplantation embryos with X and Y chromosome specific probes. Hum Reprod, 1991, 6(1): 101-105.

5. Handyside AH, Lesko JG, Tarin JJ, et al. Birth of a normal girl after in vitro fertilization and preimplantation diagnostic testing for cystic fibrosis. N Engl J Med, 1992, 327(13): 905-909.

6. Hellani A, Coskun S, Benkhalifa M, et al. Multiple displacement amplification on single cell and possible PGD applications. Mol Hum Reprod, 2004, 10(11): 847-852.

7. Konstantinidis M, Prates R, Goodall N. Live births following karyomapping of human blastocysts: experience from clinical application of the method. Reprod. Biomed. Online doi: 10.1016/j.rbmo.2015.05.018.

8. Thornhill AR, Handyside AH, Ottolini C, et al. Karyomapping-a comprehensive means of simultaneous monogenic and cytogenetic PGD: comparison with standard approaches in real time for Marfan syndrome.. J Assist Reprod Genet, 2015, 32(3): 347-356.

9. Handyside AH. Live births following karyomapping - a "key" milestone in the

development of preimplantation genetic diagnosis. Reprod Biomed Online, 2015, 31(3): 307-308.

10. Yan LY, Huang L, Xu LY, et al. Live births after simultaneous avoidance of monogenic diseases and chromosome abnormality by next-generation sequencing with linkage analyses. Proc Natl Acad Sci U S A, 2015, 112(52): 15964-15969.

11. Altarescu G, Eldar-Geva T, Brooks B, et al.Preimplantation genetic diagnosis(PGD) for nonsydromic deafness by Polar body and blastomere biopsy.J Assist ReProd Genet, 2009, 26(7): 391-397.

12. Wu CC, Lin SY, Su YN, et al.Preimplantation Genetic Diagnosis(Embryo Screening) for Enlarged Vestibular Aqueduct due to *SLC26A4* Mutation.Audiol Neurotol, 2010, 15: 311-317.

13. Xiong WP, Wang DY, Gao Y, et al. Reproductive management through integration of PGD and MPS-based noninvasive prenatal screening/diagnosis for a family with *GJB2*-associated hearing impairment. Sci China Life Sci, 2015, 58(9): 829-838.

14. 郑英明，金帆. 植入前遗传学诊断的安全性和可靠性探讨. 中华医学遗传学杂志，2011, 28(2): 172-175.DOI: 10.3760/cma.j.issn.1003-9406.2011.02.011.

15. 薛林涛，黄莉，何冰，等. 囊胚期胚胎活检及玻璃化冻存的研究. 中国临床新医学，2014, 7(7): 596-599.

16. Scott KL, Hong KH, Scott RT, et al. Selecting the optimal time to perform biopsy for preimplantation genetic testing. Fertil Steril, 2013, 100(3): 608-614.

17. Barrett MT, Reid BJ, Joslyn G. Genotypic analysis of multiple loci in somatic cells by whole genome amplification. Nucleic Acids Res, 1995, 23: 3488-3492.

18. Zhang L, Cui X, Schmitt K, et al. Whole genome amplification from a single cell: implications for genetic analysis. PNAS, 1992, 89: 5847-5851.

19. Cheung VG, Nelson SF. Whole genome amplification using a degenerate oligonucleotide primer allows hundreds of genotypes to be performed on less than one nanogram of genomic DNA. Proc Natl Acad Sci U S A, 1996, 93(25): 14676-14679.

20. Dean FB, Nelson JR, Giesler TL, et al. Rapid amplification of plasmid and phage DNA using phi29 DNA polymerase and multiply-primed rolling circle amplification. Genome Res, 2001, 11: 1095-1099.

21. Ren Z, Zeng HT, Xu YW, et al. Preimplantation genetic diagnosis for Duchenne muscular dystrophy by multiple displacement amplification. Fertil Steril, 2009, 91(2): 359-364.

22. Lledó B, Bernabeu R, Ten J, et al. Preimplantation genetic diagnosis of X-linked adrenoleukodystrophy with gender determination using multiple displacement

amplification. Fertil Steril, 2007, 88(5): 1327-1333.

23. Lu YP, Peng HM, Jin ZG, et al. Preimplantation genetic diagnosis for a Chinese family with autosomal recessive Meckel-Gruber syndrome type 3(MKS3). PLoS One, 2013, 8(9): e73245.

24. Zong CH, Lu SJ, Chapman AR, et al. Genome-wide detection of single-nucleotide and copy-number variations of a single human cell. Science, 2012, 338(6114): 1622-1626.

25. Thornhill AR, deDie-Smulders CE, Geraedts JP, et al.ESHRE PGD Consortium 'Best practice guidelines for clinical preimplantation genetic diagnosis(PGD)and preimplantation genetic screening(PGS)'. Hum Reprod, 2005, 20: 35-48.

26. Broman KW, Murray JC, Sheffield VC, et al. Comprehensive human genetic maps: individual and sex-specific variation in recombination. Am J Hum Genet, 1998, 63(3): 861-869.

27. Hou Y, Fan W, Yan LY, et al. Genome analyses of single human oocytes. Cell, 2013, 155(7): 1492-1506.

28. Spits C, Le Caignec C, De Rycke M, et al. Optimization and evaluation of single-cell whole-genome multiple displacement amplification. Hum Mutat, 2006, 27(5): 496-503.

29. Wells D, Sherlock JK, Handyside AH, et al. Detailed chromosomal and molecular genetic analysis of single cells by whole genome amplification and comparative genomic hybridisation. Nucleic Acids Res, 1999, 27(4): 1214-1218.

30. Munné S, Chen S, Colls P, et al. Maternal age, morphology, development and chromosome abnormalities in over 6000 cleavage-stage embryos. Reprod Biomed Online, 2007, 14(5): 628-634.

31. 韩丹，陈大蔚，曹云霞，等. Array-CGH 技术在胚胎植入前遗传学诊断中的应用进展. 中华临床医师杂志（电子版），2015, 06: 976-979.

32. 何玺玉，陈晓春，李然，等. 微阵列比较基因组杂交技术对不明原因智力低下 / 生长发育迟缓患儿的分子诊断. 中国当代儿科杂志，2015, 05: 459-463.

33. 王静，丁晨晖. array CGH 和 SNP array 技术在胚胎植入前遗传学诊断中的应用比较. 实用医学杂志，2015, (17): 2822-2825, 2826.

34. Treff NR, Fedick A, Tao X, et al. Evaluation of targeted next-generation sequencing-based preimplantation genetic diagnosis of monogenic disease. Fertil Steril, 2013, 99(5): 1377-1384.

35. Yin XY, Tan K, Vajta G, et al. Massively parallel sequencing for chromosomal abnormality testing in trophectoderm cells of human blastocysts. Biologh of reproduction, 2013, 88(3): 691-696.

36. Wang L, Wang X, Zhang J, et al. Detection of chromosomal aneuploidy in human preimplantation embryos by next generation sequencing. Biol Reprod, 2014, 90(5): 95.

37. Fiorentino F, Biricik A, Bono S, et al. Development and validation of a next-generation sequencing-based protocol for 24-chromosome aneuploidy screening of embryos. Fertil Steril, 2014, 101(5): 1375-1382.

第三节 耳聋产前诊断

一、概述

耳聋产前诊断，即利用耳聋基因诊断技术，明确父母所携带的致聋基因以及后代患病风险，在胎儿出生之前，根据不同妊娠期实施相应胎儿组织取材，应用耳聋基因诊断技术，了解胎儿耳聋基因的情况，从而作出是否为遗传性耳聋的诊断。

二、耳聋产前诊断的对象

理论上，耳聋产前诊断的对象包括所有分子病因与遗传风险明确的遗传性耳聋家庭，而实际工作开展以来，目前临床上主要对象为：

1. 聋儿被确诊为 *GJB2* 或 *SLC26A4* 相关耳聋（即找到双等位基因致聋突变），且其父母的基因型经测序验证与聋儿相符者；其中，以遗传风险为 25% 的耳聋家庭（先证者为 *GJB2* 或 *SLC26A4* 相关耳聋，父母同为相关基因突变的携带者）最为常见。先期研究显示，高达 95.8%（204/213）的耳聋家庭为此类家庭。

2. 夫妇两人都携带有同一基因（*GJB2* 或 *SLC26A4*）的致病突变。这类家庭在临床中所占比例非常小，主要是因为此类家庭的发现有赖于中国整体人群婚育前耳聋基因普遍性筛查。

3. 线粒体聋遵循母系遗传方式，其后代基因型可以确定，做好用药指导即可，不需产前诊断。

三、耳聋产前诊断的取材

获取胎儿细胞的主要方法、时机及风险（根据解放军总医院临床实际开展情况）见表 5-3-1。

表 5-3-1 获取胎儿细胞的主要方法、时机及主要风险

方法	适宜时机	主要风险
绒毛膜取样	孕 10~12 周	增加 1% 流产的风险，2% 的结果不确定（因嵌合体现象）
羊膜腔穿刺	孕 16~20 周	增加 0.5%~1% 流产的风险

四、耳聋产前诊断实施的基本原则与最佳时机

耳聋产前诊断前，必须要明确先证者与父母基因型以及三者基因型间的对应关系，排除非亲生关系或新生突变的情况下，才可实施。EVAS 耳聋家庭，会有个别先证者在行 *SLC26A4* 全基因分析后仅找到一个突变，另一个突变可能是 CNV 或者存在非编码区突变而无法通过现行的方法检测到。如果产前诊断没有检测到已知突变，基本就可推断胎儿为另一未知突变携带者或不携带任何突变，可预测胎儿不会复制先证者的听力结构，但是由于在检测到已知的一条等位基因突变的情况下，不能确定胎儿是携带者还是患者，这不符合产前诊断的原则与要求，因此不能行产前诊断。

耳聋产前诊断的时机遵循"越早越好"的原则，尽可能在孕早期（妊娠 12 周末前）进行，原因在于：①早期得到诊断结果，早期进行生育选择；②如果选择终止妊娠，早期可以行痛苦相对较小的人工流产；③避免因妊娠晚期（妊娠 7 个月以后）引产出活体婴儿，出现法律和伦理方面的问题。但本研究临床实践中，发现 61.5%（144/236）为羊水取材，所占比例最大，原因主要是羊水穿刺检查是更为大家所熟知的产前诊断方法。当然，"越早越好"的原则并不适用于所有孕母，对于年龄 ≥ 35 岁的孕母，考虑胎儿患染色体疾病的几率会显著增高，我们会建议其在孕中期（16～22 周）时行羊水穿刺，同时进行耳聋产前诊断与染色体核型分析。

此外，母亲最好在耳聋遗传风险以及致聋基因型确定之后再怀孕，以免错过最佳时机。

五、耳聋产前诊断的标准化流程及质量控制

耳聋是严重影响生存质量的疾病，一旦误诊而导致耳聋出生缺陷会给家庭、社会带来巨大的负担，给医师和医院带来医疗纠纷，所以，耳聋产前诊断必须严格遵循规范化的流程，并有严格的质量控制作为保障，绝不能存有侥幸心理，否则将有可能造成不可挽回的损失，从而阻碍这项新技术的开展。

耳聋产前诊断具体实施过程中，需注意以下问题：

1. 严格执行知情同意的原则　整个耳聋产前诊断过程中，涉及的知情同意书有三种，包括：病因明确—常见耳聋基因检测知情同意书；确定可行产前诊断—耳聋产前诊断知情同意书；产前诊断取材—与操作科室所签署的知情同意书。

此外，耳聋产前诊断涉及夫妻两人，故在签署知情同意书时必须夫妻同时在场，了解全部产前诊断的相关信息，并得到两人的书面知情同意，才可进行下一步检查。

2. 严格质量控制，确保诊断结果的准确性。

（1）产前诊断所依据的耳聋基因诊断结果必须出自相同实验室：虽然国内有多家医院已尝试开展耳聋基因诊断，但由于各个实验室的水平和经验良莠不齐，而且大多数都是研究性质的检测（research test），不能作为临床干预的依据。因此，出于医疗安全和维护患者利益，对于外单位，甚至是同科室不同实验室的耳聋基因诊断结果不应作为产前诊断的依据，必须对核心家系成员重新进行耳聋基因诊断，并对其结果进行相互印证。

（2）制定质量控制措施标准化流程，将产前诊断过程各个环节责任到人。

由于产前诊断需要多科室协作，整个过程步骤环节多，从产前诊断前基因检测，产前诊断取材前检查，产前诊断取材，取材物接收，组织 DNA 提取、检测和鉴定，结果判读，到最后的报告生成与发送，所涉及的人员也多。为最大程度保证诊断结果的准确性，我们采取了如下措施：

1）制定"绒毛膜、羊水 DNA 提取标准化流程"和"产前诊断标准化质控流程"，将过程细化并且每一个环节责任到人。

2）加强复核制度，即每个环节均有两人或两人以上进行判断；加强复查制度，即同一实验做两次以上并同时测正反向，实验中设置阴阳性对照等。

3）为避免母血污染取材物而导致错误结果的发生，我们引入了利用 STR-Marker 进行多重荧光定量 PCR 同时检测胎儿组织与父母的 DNA，此方法有以下好处：① 鉴定取材物是否被母血污染；② 鉴定取材物与父母是否为亲生关系，以排除标本错拿或误提的可能；③ 由于选用的是 21 号染色体的 STR-Marker 以及采用的多重荧光定量 PCR 方法，还可以同时鉴定是否存在 21 号染色体异常。可以说，此方法引入达到了"一石三鸟"的作用。

3. 进行客观非倾向性的遗传咨询与指导。

针对"正常"的产前诊断结果，我们注意强调以下几点：产前诊断仅对先前基因检测确定的已知突变进行检测，由于其他致聋因素的存在，产前诊断结果正常仅代表胎儿出现耳聋的风险大大降低，不等同于胎儿出生后听力一定正常，母亲在妊娠期间要注意孕期保健与护理；同时任何检测都存在微小比例误差的可能性，产前诊断也不例外，虽然这样的几率微乎其微。

针对"异常"的产前诊断结果，我们要避免给出任何倾向性的建议，如终止妊娠，胎儿的去留选择应由父母自己决定。指导内容应为：胎儿出生后极有可能为耳聋患者，如果选择放弃胎儿，需要尽早到医院采取措施，并交代可能出现的风险；如果选择保留胎儿，需要做好胎儿出生后的听力康复准备，尽早给予有效的康复方式——助听器或人工耳蜗植入使后代获得良好的听力。

在中国，绝大多数被告知"异常"产前诊断结果的家庭自愿选择了终止妊娠。

4. 做好追踪随访 随访率应达到 100%，随访时限为产后 1~6 个月；随访内容应包括：妊娠结局，新生儿是否正常，条件许可时，可采取新生儿血样验证产前诊断的结果；如实登记随访信息，定期总结分析评估。

六、遗传性耳聋产前诊断所涉及的主要技术操作

1. DNA 提取 父母与先证者均从外周血（2~4ml）细胞中提取，胎儿取自绒毛膜、羊水或脐血。

2. 基因检测 不同基因可采用的常见分子生物学检测方法有：

（1）*SLC26A4* 基因：① 针对热点突变：采用限制性片段多态性（RFLP）分析方法，实时荧光定量 PCR，引物延伸 + Genescan，基因芯片；② 针对热点或非热点区域：DHPLC 全

基因扫描，测序等。

（2）*GJB2* 基因：包括 RFLP、DHPLC、基因芯片、测序等方法。由于 *GJB2* 基因短小易测，且异质性高，有条件的实验室应该选择测序方法，通过一次 PCR 反应即可对全部编码序列进行检测。

（3）线粒体 1494/1555 突变检测：有 RFLP、实时荧光定量 PCR、基因芯片、测序、引物延伸 + Genescan 等方法。

由于产前诊断对检测结果的准确性要求极高，须选择测序这一相对"金标准"的方法。即便是测序，也会存在很小的出错几率，理想的解决方案是使用两种（包括测序）或两种以上的方法同时检测，并需要进行正反双向测序进行验证。

3. 多重荧光定量 PCR 鉴定产前诊断取材情况　选择 21 号染色体 STR- marker 共 3 种（D21S1440，D21S1411，D21S2409），建立多重荧光定量 PCR。Genescan 3.1 软件进行片段大小及荧光强度定量分析。用 GeneMarker 软件进行 STR 标记长度的判读，得出等位基因的结果。每一 STR-marker 相应位点出现两个峰或单峰，以核心家庭为单位（胎儿及父母）记录每个人 STR-marker 相应位点的峰值数，如果能确定胎儿每个位点的峰值数，一个与父亲相符，另一个与母亲相符，则可判定胎儿为父母亲生，且取材物无污染；如果胎儿每个位点的峰值数，没有与父亲相符，而完全与母亲相符，则可判定取材物被母血污染。如果胎儿出现 1∶1∶1 等比例峰或 2∶1（1∶2）峰为相应染色体的三倍体。如果胎儿出现非等比例的三个峰，则提示取材物为胎儿组织与母血的混合物。

七、耳聋产前诊断的社会效益

由于遗传性耳聋检出比例高，可预防对象多，针对聋人家庭的结合耳聋基因诊断的产前诊断实践非常直接、有效，使得遗传性耳聋预防和阻断的投入产出比非常高。

在我国累计有约 30 万对生有至少一个聋儿的育龄夫妇面临再次生育的选择，再生育前进行筛查，可能会有 75 000 个家庭被确定为 *GJB2* 或 *SLC26A4* 基因突变导致的常染色体隐性遗传性耳聋，通过产前诊断应发现约 18 750 个（1/4）胎儿携带致病的双等位基因突变，可予预防和阻断，每阻止一个聋儿出生，可为国家和家庭节约人工耳蜗植入术治疗及康复费用 30 ~ 40 万元，产生的社会效益可能达到 75 亿元，其他接近 3/4 比例的胎儿应不携带双等位基因突变，出生后听力正常的可能性与正常人群相同，由此可以产生更加巨大的社会效益。

八、耳聋产前诊断的应用与推广

耳聋作为非致死畸形，由耳聋产前诊断所引发的终止妊娠一直是伦理学争论的焦点。发达国家由于福利设施完善，聋人自我认同感强，多持保留态度，甚至有的耳聋家庭希望通过产前诊断选择生育聋儿，以消除与正常听力后代之间可能出现的交流障碍与隔阂。我国对此多持支持观点，其原因主要是我国尚为发展中国家，经济还比较落后，残疾人社会保障及福利无法与发达国家相比，残疾人在现实生活中面临巨大的生存压力，抚养残疾人的经济与精神负担对于家庭来说也是极为沉重的。同时，我国实施的计划生育政策提倡优生措施的使用，计生部门对于确诊为遗传性耳聋的胎儿是不赞成出生的，因此政策上的支持也极大促进了耳聋产前诊断在我国的应用与发展。还有，绝大部分聋儿父母对耳聋产前诊断持积极态度也是这一医疗过程能够系统性开展的重要原因和动力。可见，耳聋产前诊断在我国有良好的应用推广前景。

自 2007 年起，解放总医院聋病分子诊断中心通过开办全国耳聋基因诊断学习班、创建国内首个耳聋基因诊断博客、与民间聋人论坛建立合作关系，参加学术会议等各种方式和方法，大力普及推广了耳聋基因诊断与产前诊断的理论与技术，让更多的医务工作者，听障患者及家属了解和使用。通过全国范围耳聋基因诊断与产前诊断平台的建立，将有效预防所干预人群遗传性耳聋出生缺陷，为我国优生优育工作作出巨大贡献，并产生重大的科学价值与社会经济效益。

（韩明昱）

参考文献

1. 戴朴，韩东一，袁慧军，等. 基因诊断 - 耳科诊断领域的重大进步. 中华耳科学杂志，2005, 1：62-64.

2. Corlin RJ, Toriello HV, Cohen MM. Hereditary hearing loss and its syndrome. New York, NY：Oxford University Press, 1995.

3. Karl RW. Early hearing detection and intervention programs：opportunities for genetic services. AJMG, 2004, 130A：29-36.

4. Smith RJ. Clinical application of genetic testing for deafness. Am J Hum Genet, 2004, 130A：8-12.

5. Smith RJ, Robin NH. Genetic testing for deafness—GJB2 and SLC26A4 as causes of deafness. J Communication Disorders, 2002, 35：367-377.

6. Kelley PM, Harris DJ, Comer BC, et al. Novel mutations in the connexin 26 gene(GJB2)that cause autosomal recessive(DFNB1)hearing loss. Am J Hum Genet, 1998, 62：792-799.

7. Zelante L, Gasparini P, Estivill X, et al. Connexin26 mutations associated with the most common form of non- syndromic neurosensory autosomal recessive deafness(DFNB1)in Mediterraneans. Hum Mol Genet, 1997, 6：1605-1609.

8. 袁慧军，姜泗长，杨伟炎，等. 氨基糖苷类抗生素致聋家系线粒体 DNA1555G 点突变分析. 中华耳鼻咽喉科杂志，1998, 33：67-70.

9. 郑文波，罗建红，郦云，等. 中国人语前非综合征型耳聋患者 GJB2 基因的突变分析. 中华儿科杂志，2000, 38：610-613.

10. Park HJ, Shaukat S, Liu XZ, et al. Origins and frequencies of SLC26A4(PDS) mutations in east and south Asians：global implications for the epidemiology of deafness. J Med Genet, 2003, 40：242-248.

11. 于飞. 非综合征型耳聋患者 GJB2 基因突变筛查和全频谱突变图谱绘制. 军医进修学院博士论文，2006, 5.

12. 张素珍，赵承君，于黎明. 儿童感音神经性聋 77 例分析. 临床耳鼻咽喉科杂志，1997, 11：252-254.

13. 戴朴，朱秀辉，袁永一，等. Pendred 综合征基因热点突变筛查赤峰市聋校大前庭水管综合征患者. 中华耳鼻咽喉头颈外科杂志，2006, 41：497-500.

14. 戴朴，韩东一，冯勃，等. 大前庭水管的基因诊断和 SLC26A4 基因突变分析. 中国耳鼻咽喉头颈外科，2006, 13：303-307.

15. 刘新，戴朴，黄德亮，等. 线粒体 DNA A1555G 突变大规模筛查及其预防意义探讨. 中华医学杂志，2006, 86：1318-1322.

16. http：//davinci.crg.es/deafness/index.php?seccion=mut_db&db=nonsynd&nonsynd=cx26mut

17. http：//www.healthcare.uiowa.edu/labs/pendredandbor/slcMutations.htm

18. http：//www.ebi.ac.uk/clustalw/

19. 胡浩，邬玲仟，梁德生，等. 学语前性耳聋疾病相关基因的产前诊断. 中华妇产科杂志，2005, 40：591-594.

20. 贺楚峰，冯永，夏昆，等. CX26 基因在非综合征型耳聋中的产前诊断及早期干预，临床耳鼻咽喉科杂志，2006, 13：579-575.

21. Kuo PL.Frequencies of fetal nucleated red cells in maternal blood during different stages of gestation. Fetal Diag Therap, 1998, 13：375-379.

22. Wachtel SS, Sammons D, Twitty G, el al. Charge flow separation quantification of maternal blood using flow cytometry. Chin J Med Genet, 1998, 18：455-463.

23. Kitagawa M, Sugiura K, Omi H, et al. New technique using galactose-specific lectin for isolation of fetal cells from maternal blood. Prenat Diagn, 2002, 22：17-21.

24. Lim TH, Tan AS, Goh VH. Relationship between gestational age and frequency of fetal trophoblasts and nucleated erythrocytes in maternal peripheral blood. Prenat Diagn, 2001, 21：14-21.

25. Lo YMD, Corbetta N, Chamberlain PF, et al. Presence of fetal DNA in maternal plasma and serum, Lancet, 1997, 350：485-487.

26. Ng EKO, Tsui NBY, Lau TK, et al. mRNA of placental origin is readily detectable in maternal plasma. Proc Natl. Acad Sci USA, 2003, 100(8)：4748-4753.

27. Ao A, A Handyside, et al.. Preimplantation genetic diagnosis of cystic fibrosis(delta F508). Eur J Obstet Gynecol Reprod Biol, 1996, 65(1)：7-10.

28. Conn CM, JC. Harper, et al. "Infertile couples with Robertsonian translocations：preimplantation genetic analysis of embryos reveals chaotic cleavage divisions." Hum Genet, 1998, 102(1)：117-123.

29. Verlinsky YS, Rechitsky, et al. Preimplantation diagnosis of single gene disorders by two-step oocyte genetic analysis using first and second polar body. Biochem Mol Med, 1997, 62(2): 182-187.

30. 邱仁宗. 生命伦理学. 上海：上海人民出版社, 1987: 116.

31. 袁永一. 中国人重度 - 极重度耳聋分子流行病学及致病机制研究. 军医进修学院博士论文，2007.

第四节　无创产前检测

单基因病是指由单个基因异常导致且以孟德尔方式遗传的疾病，单基因遗传病种类很多，截止 2016 年 9 月 9 日，OMIM（online mendelian inheritance in man）数据库已收入分子致病机制明确的单基因病 4791 种，涉及致病基因 3230 个。虽然单一发病率低，但综合发病率高达 1%，是我国常见的出生缺陷的重要原因之一，较为常见且研究较多的有地中海贫血、遗传性耳聋、进行性肌营养不良、结节性硬化症、苯丙酮尿症等 [1]。除了部分单基因病可以通过手术加以矫正外，绝大部分遗传病是致死、致残、致畸性疾病。染色体非整倍体是指染色体的数目不是相应染色体组基数整倍数的状态，新生儿发病率约 1‰～2‰ [2]。进行遗传性疾病的产前诊断是避免这些出生缺陷发生的重要手段。

传统的产前诊断是通过侵入性方法获取胎儿组织（羊水、绒毛、脐带血）后提取 DNA，对其进行基因分析，判断胎儿预后。但是取样过程中存在流产、宫内感染、致畸等风险 [3]，极大地制约了该种技术的普遍推广。因此，发展无创的方法来快速、安全地检测胎儿基因的异常具有重要的临床意义，一直是国际上医学遗传学和生殖医学界关注的焦点之一 [4]。

一、无创产前检测技术的国内外研究进展

随着胎儿遗传物质（胎儿游离核酸 [5] 与胎儿细胞 [6]）在母体外周血中的发现，无创产前检测技术（NIPT）临床应用发展迅速，针对胎儿性染色体疾病及染色体非整倍体的 NIPT 已在多个国家广泛开展，但常染色体疾病及单基因病的 NIPT 关键核心技术仍亟待解决。

（一）胎儿游离核酸的 NIPT

1997 年，香港大学卢煜明团队首次发现孕妇外周血中含有胎儿游离核酸 [4]，并于 2008 年与美国斯坦福大学 Stephen Quake 团队 [7] 同期报道了应用高通量测序平台结合低深度全基因组测序技术进行了胎儿 13/18/21 号染色体非整倍体的 NIPT [8]，标志着基于胎儿游离核酸的 NIPT 开始走向临床。目前美国主要有五家公司（Sequenom、Illumina、AriosaDiagnostics、Natera 和 LabCorp [9]）提供基于二代测序技术的染色体非整倍体 NIPT [10-14]，其中部分公司开展了特定染色体微缺失检测。我国以华大基因、贝瑞和康和博奥木华为代表的公司也开

展了染色体非整倍体NITP[15-17]，通过采用低深度全基因组测序结合Z值检验，已累计超过百万份临床数据，总准确度>99%。但传统的检测方法操作繁琐、昂贵，在排除母体遗传背景干扰的信息分析方面耗费人力，因此亟需研发新技术、全自动化集成设备及配套试剂解决以上难题。

目前基于游离核酸的单基因病NIPT检测平台主要应用荧光定量PCR（qPCR）及数字PCR（digital PCR）[18]扩增技术，扩增后进行一代测序或芯片检测，该方法成本高、通量低，影响大规模的临床应用。基于多重扩增的高通量测序技术，比如Life Technologies公司的AmpliSeq和Illumina公司的TrueSeq Amplicon，国内贝瑞和康的环化单分子扩增和重测序技术[19]，显示了其在单基因病NIPT良好的应用前景。然而如何对DNA精准定量仍然是其瓶颈问题，对于遗传异质性高、突变类型多样的单基因病，仍存在引物设计难度大、影响准确性的缺陷。

（二）胎儿细胞的NIPT

胎儿游离核酸源于滋养层细胞凋亡代谢，而胎盘滋养层细胞与胎儿的核型并非总是一致，胎盘嵌合体是导致假阳性和假阴性产生的主要原因，这决定了基于胎儿游离核酸的检测技术只能作为筛查手段不能代替诊断[20]，也促使研究从游离核酸向胎儿细胞方向发展。胎儿细胞包括滋养层细胞、淋巴细胞、粒细胞以及有核红细胞。因为淋巴细胞可在母体血液存活27年，会干扰胎儿产前诊断结果，胎儿有核红细胞（FNRBCs）被认为是实施NIPT的一种较理想的靶细胞[6, 21]，具有以下特点：①胎儿有核红细胞（FNRBCs）是单核的，最早孕6周出现，至分娩持续存在于母体外周血中；②细胞生命周期短，产后在母体血液中很快消失，用于产前诊断不受前次妊娠影响；③含有胎儿的全部遗传信息，便于遗传学和分子生物学分析；④细胞表面具有一些特异性的抗原标志物，有利于细胞的鉴别和分离。这些独特的性质使得FNRBCs在无创性产前基因分析诊断方面显示出良好的应用前景。

由于孕妇血循环中FNRBCs含量少，国内外长期探索不同的分选富集技术，比如流式细胞术、免疫磁珠捕获、密度梯度离心、微流控技术以及显微操作分离法等[22-25]。然而因缺乏简便经济、准确度较高的分离纯化方法，使得国内外针对FNRBCs的NIPT一直停留于研究阶段。最初FNRBCs主要是用于胎儿非整倍体诊断的研究。自1999年起，我国多家研究机构采用密度梯度离心、流式细胞等方法，对FNRBCs进行了SRY基因、染色体非整倍体及微缺失的NIPT[26-29]。这些研究推动FNRBCs的NIPT临床应用探索，然而因为检测繁琐、结果不稳定，尚未得到推广。

从FNRBCs的分离纯化方法上来看，国内外都存在富集率和纯度低、结果不稳定等局限。国内仍有不同机构努力研发相关技术，并走在国际前沿：武汉大学和斯坦福大学合作研发的微流硅基纳米线芯片和电纺透明三维织物材料，可实现循环稀有细胞捕获与释放，进而对细胞DNA测序和突变鉴定，相关研究工作在2012年作为封面文章发表在材料学国际顶级刊物Advanced Materials上[30]，并被Nature转载。目前该项技术已经尝试运用在胎儿有核红细胞分选上，通过将纳米捕获、激光四色荧光分选和微流控芯片技术结合，希望建立有核红细胞自动化捕获的系统。随着单细胞分离与分析技术的进步，通过有效富集捕获孕妇外周血 FNRBCs，并准确分析胎儿遗传信息，将成为临床 NIPT 的趋势。

除了胎儿有核红细胞的分离技术，也有学者在探索胎儿滋养层细胞分选与 NIPT 检测[31]。既往因滋养层细胞具有多核性和嵌合体现象，长期缺乏特异性单克隆抗体用于分离，并担心因为以往胎儿滋养层细胞长期存活于母体而干扰新生胎儿的 NIPT[32]，一度被认为不适用于产前诊断。目前有学者认为这些以往怀孕存在的滋养层细胞含量及其微小，不会影响生物信息分析，同时近年来随着胎儿滋养层细胞特异性抗体的发现[31]，在母体血液中能收集到足够数量的滋养细胞，全基因组扩增之后通过 arrayCGH、SNP 芯片或者 STR 连锁分析等方法，可以诊断非整倍体、微缺失微重复及胎盘嵌合体[33]。

（三）目标区域捕获高通量测序技术在 NIPT 中的应用

通过孕妇外周血胎儿细胞来分析胎儿遗传信息，需要结合单细胞全基因组扩增技术及基因组目标区域捕获技术的发展。

在单细胞的基因组学研究中，由于 DNA 的含量极少，需要先通过全基因组扩增技术将 DNA 进行扩增。全基因组扩增是一种对极低起始量基因组进行非选择性的扩增技术，然而由于扩增过程的不均匀性和错误，扩增后的 DNA 和原始 DNA 会有较大的区别，从而导致对 DNA 拷贝数和关键碱基突变信息的错误判定。因此，理想的单细胞全基因组扩增方法应兼具均匀性、完整性和准确性。单细胞全基因组扩增技术主要分为三种：①基于 PCR 技术的全基因组扩增[34]，如 PEP-PCR 和 DOP-PCR；②恒温全基因组扩增反应[35]，如多重置换扩增反应（MDA）；③多次退火环状循环扩增技术（MALBAC）[36, 37]。其中前两种方法均为指数扩增，存在扩增偏倚性的问题[15, 18]。在微液滴内单个模板上进行 MDA 可以降低扩增偏倚。而 MALBAC 技术设计特制探针以原始基因组为模板复制，在完整扩增产物的末端发生环化，克服了对微量初始模板直接 PCR 产生偏倚放大的问题，对单细胞全基因组扩增具有很高的覆盖率（93%）和均衡性，目前已经成功应用其对外周血液中极少数的循环肿瘤细胞（CTCs）进行拷贝数变异分析[38]和单个卵母细胞[39]进行基因组测序中。

基因组目标区域捕获探针包括 RNA 探针和 DNA 探针，其中代表性 RNA 探针技术有 Agilent SureSelect 技术[40]；代表性 DNA 探针技术有 NimbleGen SeqCap[41]和 MyGenostics GenCap[42, 43]等。相比 RNA 探针，DNA 探针更稳定，有更好的重复性及均匀性；同时采用双链探针设计捕获，SNP 检测的准确度更高，已经广泛应用于基础科研和转化应用研究[44, 45]，并尝试向单基因病 NIPT 发展。

近年来，国内外多家公司相继研发了新技术，如 Ariosa 的 21 三体检测芯片、RainDance 的数字 PCR、Natera 的捕获测序技术、博奥木华半导体测序技术等[14, 46, 47]，促使 NIPT 价格下降的同时，也使 NIPT 的检测范围扩展到所有染色体非整倍体、染色体微缺失微重复以及单基因病的检测[34]，其中博奥木华的半导体测序技术具有快速检测、自动判读结果的优势，非常适合在临床机构大规模检测，经过两年的临床应用已得到充分肯定，初步探索了全自动化检测的可行性。

因此，在有效捕获母体胎儿细胞后，通过研发覆盖度高、均衡性好的单细胞全基因组扩增、设计覆盖目标基因组的捕获测序，能够获得准确的胎儿遗传信息，实现真正意义上的无创产前诊断。

二、单基因病的无创产前检测

相比较染色体疾病，单基因病的 NIPT 一直存在诸多挑战，其根本是需要对 DNA 分子更为精准的定量。高通量测序技术的发展为单基因无创产前检测技术发展奠定了基础。目前较为成熟的可以应用在单基因遗传病 NIPT 的高通量二代库测序技术主要包括基于探针捕获和基于多重扩增的建库测序技术[48-50]。贝瑞和康研发的环化单分子扩增和重测序技术（circulating single-molecule amplification and resequencing technology，cSMART）通过独特的标记、环化、扩增以及计数方式，实现了准确、定量地分析外周血中游离 DNA 片段所携带的多种突变。特别是孕妇为携带者时，可实现无创胎儿基因型的快速准确判断，邬玲仟团队[19]采用此技术对 Wilson 疾病进行了准确诊断，这项研究证实临床医师只需预先知道夫妇双方的致病型突变或关联 SNPs 就可通过 cSMART 技术对胎儿基因型作出判断，展现了未来临床进行无创单基因病检测的应用前景。但是，这种检测方法需要预先知道先证者和父母遗传信息，对家系已知突变位点进行检测和信息分析，尚不能发现新生突变。科讯生物研发的基于高深度测序的超低频变异检测技术（error suppressed random-index technology，Esrit），测序前给每个分子加一个特异性标签，能够有效区分胎儿与母亲 DNA。通过独特的文库构建和多标签的错误抑制策略，一方面提高数据利用率，另一方面可以对不同原始序列模板进行单独错误纠正。大大降低了高通量测序的背景噪音对检测准确度的影响，能准确、灵敏的检测到样本中低至 1‰的突变。根据检测目的设计试剂盒纳入需要检测的基因，Esrit 技术可以检测纳入基因未知突变位点，为胎儿无创单基因病检测的发展提供了新的解决方案。

除了针对检测平台的技术研发，对游离核酸检测结果的生物信息分析方法也是一个研发方向。因为母体内的胎儿游离核酸片段短、含量低，容易导致假阴性[51]，基于胎儿游离核酸的单基因病 NIPT，在高通量测序技术基础上，都需要结合检测其他的遗传信息进行生物信息分析，比如 Y 染色体标记[52]、表观遗传标记[53, 54]或单核苷酸多态性（single nucleotide polymorphisms，SNPs）[55]。然而，Y 染色体标记仅能用于男胎的鉴定，表观遗传标记在孕妇胎盘甲基化程度低并且随着孕周期发生变化[56, 57]，在无创产前分析上具有局限性。

SNPs 是基因组中数量最多、分布最广的多态，作为第三代遗传标记，被广泛应用于与分子标记有关的各领域研究。其中，通过对靶基因上下游区域设计稳定遗传的 SNPs、结合家系连锁分析方法，形成与突变位点关联的单倍型，是 SNPs 常用的分析方法[58, 59]。在单基因病无创产前检测中，利用靶基因高通量测序技术结合序贯几率比测试（sequential probability ratio test，SPRT），通过相对单倍型剂量分析（relative haplotype dosage，RHDO）推断胎儿携带该基因 CNV 和点突变的遗传状态[60]，能够降低母体 DNA 对片段胎儿游离核酸信息的干扰[61]，为单基因的无创产前检测开拓了新的思路。

目前，基于胎儿游离核酸的耳聋无创产前检测均属于研发阶段，但是随着稀有细胞鉴定技术、单细胞扩增技术和生物信息分析技术的发展，利用孕妇血液中的胎儿细胞进行单基因病产前诊断也将成为可能。

（蒋 刘 戴 朴）

参考文献

1. 边旭明. 实用产前诊断学. 北京：人民军医出版社, 2008.

2. 陆国辉. 临床遗传咨询. 北京：北京大学医学出版社, 2007.

3. Bianchi DW. From prenatal genomic diagnosis to fetal personalized medicine: progress and challenges. Nature Medicine, 2012, 18(7): 1041-1051.

4. YM L, CN C, PF, et al. Presence of fetal DNA in maternal plasma and serum. Lancet, 1997, 350(9076): 485-487.

5. Lo YM, NB Tsui, RW Chiu, et al. Plasma placental RNA allelic ratio permits noninvasive prenatal chromosomal aneuploidy detection. Journal of Infectious Diseases, 2007, 13(2): 218-223.

6. Korst LM, JP Phelan, MO Ahn, et al. Nucleated red blood cells: an update on the marker for fetal asphyxia. American Journal of Obstetrics & Gynecology, 1996, 175(4 Pt 1): 843-846.

7. Fan HC, YJ Blumenfeld, U Chitkara, et al. Noninvasive diagnosis of fetal aneuploidy by shotgun sequencing DNA from maternal blood. Proceedings of the National Academy of Sciences, 2008, 105(42): 16266-16271.

8. Chiu RWK, KCA Chan, Y Gao, et al. Noninvasive prenatal diagnosis of fetal chromosomal aneuploidy by massively parallel genomic sequencing of DNA in maternal plasma. Proceedings of the National Academy of Sciences of the United States of America, 2008, 105(51): 20458-20463.

9. Agarwal A, Sayres LC, Cho MK, et al. Commercial landscape of noninvasive prenatal testing in the United States. Prenatal Diagnosis, 2013, 33(9): 521-531.

10. Palomaki GE, Deciu C, Kloza EM, et al. DNA sequencing of maternal plasma reliably identifies trisomy 18 and trisomy 13 as well as Down syndrome: an international collaborative study. Genetics in Medicine Official Journal of the American College of Medical Genetics, 2012, 14(3): 296-305.

11. Futch T, J Spinosa, S Bhatt, et al. Initial clinical laboratory experience in noninvasive prenatal testing for fetal aneuploidy from maternal plasma DNA samples. Prenatal Diagnosis, 2013, 33(6): 569-574.

12. Norton ME, H Brar, J Weiss, et al. Non-Invasive Chromosomal Evaluation(NICE)

Study: results of a multicenter prospective cohort study for detection of fetal trisomy 21 and trisomy 18. American Journal of Obstetrics & Gynecology, 2012, 207(2): 137.e1-137.e8.

13. Zimmermann B, Hill M, Gemelos G, et al. Noninvasive prenatal aneuploidy testing of chromosomes 13, 18, 21, X, and Y, using targeted sequencing of polymorphic loci. Prenatal Diagnosis, 2012, 32(13): 1-9.

14. Juneau K, PE Bogard, S Huang, et al. Microarray-based cell-free DNA analysis improves noninvasive prenatal testing. Fetal Diagnosis & Therapy, 2014, 36(4): 282-286.

15. Dan S, W Wang, J Ren, et al. Clinical application of massively parallel sequencing - based prenatal noninvasive fetal trisomy test for trisomies 21 and 18 in 11 105 pregnancies with mixed risk factors. Prenatal Diagnosis, 2012, 32(13): 1225-1232.

16. Liang D, W Lv, H Wang, et al. Non-invasive prenatal testing of fetal whole chromosome aneuploidy by massively parallel sequencing. Prenatal Diagnosis, 2013, 33(5): 409-415.

17. Song Y, C Liu, H Qi, et al. Noninvasive prenatal testing of fetal aneuploidies by massively parallel sequencing in a prospective Chinese population. Prenatal Diagnosis, 2013, 33(7): 700-706.

18. Vogelstein B, KW Kinzler, Digital Pcr. Proceedings of the National Academy of Sciences of the United States of America, 1999, 96(16): 9236-9241.

19. Lv W, X Wei, R Guo, et al. Noninvasive prenatal testing for Wilson disease by use of circulating single-molecule amplification and resequencing technology(cSMART). Clinical Chemistry, 2015, 61(1): 172-181.

20. Antsaklis A, N Papantoniou, S Mesogitis, et al. Pregnant women of 35 years of age or more: maternal serum markers or amniocentesis? Journal of Obstetrics & Gynaecology the Journal of the Institute of Obstetrics & Gynaecology, 1999, 19(3): 253-256.

21. Wachtel SS, D Sammons, M Manley, et al. Fetal cells in maternal blood: recovery by charge flow separation. Human Genetics, 1996, 98(2): 162-166.

22. Mccullough RM, EA Almasri, X Guan, et al. Non-invasive prenatal chromosomal aneuploidy testing—clinical experience: 100,000 clinical samples. Plos One, 2014, 9(10): e109173-e109173.

23. Hudecova I, D Sahota, MM Heung, et al. Maternal plasma fetal DNA fractions in pregnancies with low and high risks for fetal chromosomal aneuploidies. Plos One, 2014, 9(2): e88484.

24. Yu SC, Chan KC, Zheng YW, et al. Size-based molecular diagnostics using plasma DNA for noninvasive prenatal testing. Proceedings of the National Academy of Sciences of the United States of America, 2014, 111(23): 8583-8588.

25. Yin AH, CF Peng, X Zhao, et al. Noninvasive detection of fetal subchromosomal abnormalities by semiconductor sequencing of maternal plasma DNA. Proceedings of the National Academy of Sciences, 2015, 112(47): 14670-14675.

26. 杜迎亭，潘颖，乔锋利，等. 磁性纳米复合粒子富集胎儿细胞在无创性产前诊断22q11.2 微缺失综合征中的应用. 中国实验诊断学，2011, 15(8): 1325-1328.

27. 邬晋芳，王琳，马旭，等. 孕妇外周血中胎儿有核红细胞在性连锁遗传病产前诊断中的初步应用. 中国优生与遗传杂志，1999, 6: 10-11.

28. 相文佩，温子娜，水丽君，等. 利用母血中胎儿有核红细胞结合血清筛查和三维超声无创性产前诊断唐氏综合征. 中国妇幼保健，2011, 26(7): 1034-1037.

29. 郑桂琴，聂李平，巫世娟，等. 孕妇外周血分离胎儿有核红细胞与 FISH 分析技术在无创性产前诊断中的应用. 中国妇幼保健，2007, 22(31): 4458-4459.

30. Zhang N, Deng Y, Tai Q, et al. Assays: Electrospun TiO$_2$ Nanofiber - Based Cell Capture Assay for Detecting Circulating Tumor Cells from Colorectal and Gastric Cancer Patients(Adv. Mater. 20/2012). Advanced Materials, 2012, 24(20): 2756-2760.

31. Hatt L, Brinch M, Singh R, et al. A new marker set that identifies fetal cells in maternal circulation with high specificity. Prenatal Diagnosis, 2014, 34(11): 1066-1072.

32. Bianchi DW, Zickwolf GK, Weil GJ, et al. Male fetal progenitor cells persist in maternal blood for as long as 27 years postpartum. Proceedings of the National Academy of Sciences, 1996, 93(2): 705-708.

33. Breman AM, JC Chow, L U'Ren, et al. Evidence for feasibility of fetal trophoblastic cell - based noninvasive prenatal testing. Prenatal Diagnosis, 2016.

34. Benjamini Y, TP Speed. Summarizing and correcting the GC content bias in high-throughput sequencing. Nucleic Acids Research, 2012, 40(10): e72-e72.

35. Chandrananda D, NP Thorne, D Ganesamoorthy, et al. Investigating and correcting plasma DNA sequencing coverage bias to enhance aneuploidy discovery. Plos One, 2014, 9(1): e86993.

36. Zhang H, Zhao YY, Song J, et al. Statistical Approach to Decreasing the Error Rate of Noninvasive Prenatal Aneuploid Detection caused by Maternal Copy Number Variation. Scientific Reports, 2015, 5.

37. Zhang H, Gao Y, Jiang F, et al. Non-invasive prenatal testing for trisomies 21, 18 and 13: clinical experience from 146 958 pregnancies. Ultrasound in Obstetrics

& Gynecology the Official Journal of the International Society of Ultrasound in Obstetrics & Gynecology, 2015, 45(5): 530-538.

38. Ni X, Zhuo M, Su Z, et al. Reproducible copy number variation patterns among single circulating tumor cells of lung cancer patients. Proceedings of the National Academy of Sciences, 2013, 110(52): 21083-21088.

39. Hou Y, W Fan, L Yan, et al. Genome Analyses of Single Human Oocytes. Cell, 2013, 155(7): 1492-1506.

40. Gnirke A, Melnikov A, Maguire J, et al. Solution hybrid selection with ultra-long oligonucleotides for massively parallel targeted sequencing. Nature Biotechnology, 2009, 27(2): 182-189.

41. Chen R, Im H, Snyder M. Whole-Exome Enrichment with the Roche NimbleGen SeqCap EZ Exome Library SR Platform. Cold Spring Harbor Protocols, 2015, 2015(7).

42. He Y, Wu J, Dressman DC, et al. Heteroplasmic mitochondrial DNA mutations in normal and tumour cells. Nature, 2010, 464(7288): 610-614.

43. Wu J, Matthaei H, Maitra A, et al. Recurrent GNAS mutations define an unexpected pathway for pancreatic cyst development. Science Translational Medicine, 2011, 3(92): 92ra66.

44. Hu Z, Zhu D, Wang W, et al. Genome-wide profiling of HPV integration in cervical cancer identifies clustered genomic hot spots and a potential microhomology-mediated integration mechanism. Nature Genetics, 2015, 47(2): 158-163.

45. Wei Q, Zhu H, Qian X, et al. Targeted genomic capture and massively parallel sequencing to identify novel variants causing Chinese hereditary hearing loss. Journal of Translational Medicine, 2014, 12(1): 1-8.

46. Nicolaides KH, A Syngelaki, M Gil, et al. Validation of targeted sequencing of single-nucleotide polymorphisms for non-invasive prenatal detection of aneuploidy of chromosomes 13, 18, 21, X, and Y. Prenatal Diagnosis, 2013, 33(6): 1-5.

47. Liao C, AH Yin, CF Peng, et al. Noninvasive prenatal diagnosis of common aneuploidies by semiconductor sequencing. Journal of Laryngology & Otology, 2014, 94(5): 549-552.

48. Shearer AE, DeLuca AP, Hildebrand MS, et al. Comprehensive genetic testing for hereditary hearing loss using massively parallel sequencing. Proc Natl AcadSci USA, 2010, 107(49): 21104-21109.

49. Brownstein Z, Friedman LM, Shahin H, et al.Targeted genomic capture and massively parallel sequencing to identify genes for hereditary hearing loss in Middle Eastern families.Genome Biol, 2011, 12(9): R89.

50. Huang A, Yuan Y, Liu Y, et al. A novel EYA4 mutation causing hearing loss in a Chinese DFNA family and genotype-phenotype review of EYA4 in deafness.J Transl Med, 2015, 13: 154.

51. Lo YM, Tein MS, Lau TK, et al. Quantitative Analysis of Fetal DNA in Maternal Plasma and Serum: Implications for Noninvasive Prenatal Diagnosis. Am J Hum Genet, 1998, 62(4): 768-775.

52. Tardy-Guidollet V, Menassa R, Costa JM, et al. New management strategy of pregnancies at risk of congenital adrenal hyperplasia using fetal sex determination in maternal serum: French cohort of 258 cases(2002–2011). J Clin Endocrinol Metab, 2014, 99(4): 1180-1188.

53. Chan KC, Ding C, Gerovassili A, et al. Hypermethylated RASSF1A in Maternal Plasma: A Universal Fetal DNA Marker that Improves the Reliability of Noninvasive Prenatal Diagnosis. Clin Chem, 2006, 52(12): 2211-2218.

54. Chim SS, Jin S, Lee TY, et al. Systematic Search for Placental DNA-Methylation Markers on Chromosome 21: Toward a Maternal Plasma-Based Epigenetic Test for Fetal Trisomy 21. Clin Chem, 2008, 54(3): 500-511.

55. Chiu RW, Lau TK, Cheung PT, et al. Noninvasive prenatal exclusion of congenital adrenal hyperplasia by maternal plasma analysis: A feasibility study. Clin Chem, 2002, 48(5): 778-780.

56. Rakyan VK, Down TA, Thorne NP, et al. An integrated resource for genome-wide identification and analysis of human tissue-specific differentially methylated regions(tDMRs). Genome Res, 2008, 18(9): 1518-1529.

57. Chavan-Gautam P, Sundrani D, Pisal H, et al. Gestation-dependent changes in human placental global DNA methylation levels. Mol Reprod Dev, 2011, 78(3): 150.

58. Shridhar K, Aggarwal A, Walia GK, et al. Single nucleotide polymorphisms as markers of genetic susceptibility for oral potentially malignant disorders risk: Review of evidence to date. Oral Oncol, 2016, 61: 146-151.

59. Sliwinska-Kowalska M, Pawelczyk M. Contribution of genetic factors to noise-induced hearing loss: A human studies review. Mutat Res, 2013, 752(1): 61-65.

60. Winnie WI Hui, Peiyong Jiang, Yu K Tong, et al. Universal Haplotype-Based Noninvasive Prenatal Testing for Single Gene Diseases. Clin Chem, 2017, 63(2): 513-524.

61. Wong AI, Lo YM. Noninvasive fetal genomic, methylomic, and transcriptomic analyses using maternal plasma and clinical implications. Trends Mol Med, 2015, 21(2): 98-108.

第五节　新生儿听力与耳聋基因联合筛查

新生儿听力与耳聋基因联合筛查是近 10 年来发展的一个新动向，受到医务界的广泛关注。

一、新生儿听力与耳聋基因联合筛查背景

新生儿听力筛查自 20 世纪 60 年代始于美国，至今已经历经半个世纪的发展。20 世纪 80 年代，北京市耳鼻咽喉科研究所率先在我国开展了新生儿听力筛查工作。2004 年，原卫生部首次颁布《新生儿听力筛查技术规范》，部分省市逐渐开展了新生儿听力筛查工作。2010 年 12 月，原卫生部颁布《新生儿听力筛查技术规范（2010 版）》修订版，旨在全国范围内全面系统地开展新生儿听力筛查，造福广大新生儿。

随着新生儿听力筛查工作的广泛开展和临床经验的积累，逐渐发现新生儿听力筛查存在不足，即并非所有听力损失均在新生儿出生后立即表现出来。例如，有些新生儿通过了新生儿听力筛查，但随后出现 GJB2 或 SLC26A4 基因引起的迟发性听力损失；又如药物性致聋基因引起的听力损伤，出生时均可通过新生儿听力筛查。人类基因组计划的成功和致聋基因的不断发现与克隆以及大规模聋病分子流行病学的调查，为各种族提供了翔实的常见致聋基因突变谱和突变频率数据，这使得在普遍的新生儿听力筛查中融入基因筛查成为可能。2007 年，国内学者首次提出"新生儿听力及基因联合筛查"的理念[1]，即在广泛开展新生儿听力筛查的基础上融入耳聋基因筛查，在新生儿出生时或出生后 3 天内采集新生儿脐带血或足跟血，进行耳聋基因筛查。

二、新生儿听力与耳聋基因联合筛查意义

听力障碍病因学研究显示，全球范围内大约 60% 的耳聋患者与遗传因素有关，而遗传因素导致的听力损失在儿童听力损失患者中高达 50%～60% 以上。研究表明，多种病因可以引起儿童期的迟发性听力损失，而这些听力损失往往不能在新生儿普遍听力筛查中发现[2]。英国学者对 35 668 例接受新生儿听力筛查的儿童跟踪至小学一年级，发现研究期间有 3.65‰的儿童发生不同程度的听力损失，其中 1.51‰有双侧中～重度以上的听力损失，0.25‰属于迟发性听力损失。各种程度的听力损失中约有 50% 发生在新生儿听力筛查之后[3]。国内学者针对 21 427 例 3～6 岁通过新生儿听力筛查的儿童进行听力筛查发现，迟发性听力损失高达 0.75‰[4]。近年来，儿童迟发性听力损失的早期发现受到关注。

国外文献报道[5-7]，GJB2 基因突变导致的听力损失可以表现为先天性聋、非先天性的语前聋、语后聋和迟发性听力下降，其发病年龄从 6～8 个月至 20 岁。Norris 等[8] 报道了 1994～2002 年出生于亚利桑那州、爱达荷州、德克萨斯州及弗吉尼亚州的 9 名患儿，他们出生后均接受了标准听力学技术的听力筛查，证实均通过新生儿听力筛查，而在出生后

12～60 个月时被确诊为耳聋。其中，3 例为 *GJB2* 基因的复合杂合突变，6 例为 c.35delG 纯合突变。该研究说明，携带 *GJB2* 基因突变的儿童并不能在新生儿期被传统的筛查方法所发现，这可能与听力筛查的标准有关，也可能确实为迟发性听力损失。

引起迟发性听力损失的遗传因素，除了 *GJB2* 基因外，*SLC26A4* 基因突变导致的大前庭水管综合征最为常见，此类患者出生时可表现为听力正常，而在头部震荡或外伤或感冒发热后才出现听力损伤。遗传方式为常染色体隐性遗传，其耳聋的发病多为新生儿期或幼年期。本课题组的研究表明[9]，大前庭水管综合征婴幼儿中，约 15% 的患儿双耳可以通过新生儿期听力筛查，18% 的患儿单耳可以通过新生儿听力筛查，由于这些患儿是在生长发育过程中才出现听力损失，发现时年龄都已经较晚，错过了学习语言的最佳时期。Preciado 等[10] 在 810 例感音神经性耳聋患儿中，发现 20.8% 的患儿表现为前庭水管扩大合并感音神经性聋，从理论而言，这些患儿应该在出后即有症状，然而患儿发现耳聋的平均年龄却是在 5.8 岁，他们中至少 1/3 表现为语前听力损失，若能早期发现和早期干预的话，患儿将会大大受益。通过耳聋基因筛查，可以发现大量耳聋基因携带者，Wang 等[11] 对 101 个大前庭水管的家庭进行研究揭示，患儿的父母均为隐性携带者，正因为父母双方都具有隐性基因的携带才使他们孕育了一个基因突变的患儿，这些父母从新生儿到成人阶段都不了解自己携带了导致耳聋的基因突变。当家庭有聋儿的时候，他们则非常希望能早期预知以便有效避免。

因此，新生儿听力与基因联合筛查，就可以发现常规听力筛查未能发现的潜在的耳聋高风险人群，对其进行听力随访，可以早期发现迟发型听力损失，并可提供遗传咨询和婚育指导，以减少耳聋的发生。

耳毒性药物是导致儿童期听力损失的一个重要因素。线粒体 *12S rRNA* A1555G 和 C1494T 基因突变患者，出生时一般听力正常，而是在接触药物后才出现听力损失。在中国，药物性耳聋的发病率远远超过了原有的想象，一系列报道表明，门诊散发的耳聋患者中约有 5% 的为线粒体 DNA *12S rRNA* A1555G 突变导致，而在聋校的特殊群体中则高达 12%。同时在中国群体中还发现了 *12S rRNA* C1494T 突变与药物性耳聋的关系[12]。如果实施了新生儿听力与基因联合筛查，对常规听力筛查不能发现的耳聋基因突变携带者具有预警作用，尤其是对于药物致聋基因突变携带者，可以使他们有效避免耳毒性药物的伤害，减少致残率。

因此，对新生儿实施听力与基因联合筛查，可以对携带有耳聋基因的听力障碍儿童做到早期发现、早期诊断、早期干预，减少漏诊。目前常规听力筛查初筛未通过者，要等到 3 个月或 6 个月时进行诊断性检查才能最后确诊，更有迟发性听力损失要到 2～3 岁才会发现，使得言语发育受到影响，而听力与基因联合筛查可将确诊时间提早到 7～14 天之内，并且避免了不确定因素的干扰。

三、新生儿听力与耳聋基因筛查的实施

目前，新生儿听力筛查技术已相对成熟，2010 年 12 月原卫生部颁布《新生儿听力筛查技术规范（2010 版）》修订版，具体新生儿听力筛查要求及流程依据新生儿听力筛查流程

图（图5-5-1），新生儿听力筛查技术规范也在新生儿听力筛查项目不断推广实践中进一步完善。新生儿听力筛查的总体目标是早期发现有听力障碍的儿童，并能给予及时干预，减少对语言发育和其他神经精神发育的影响。

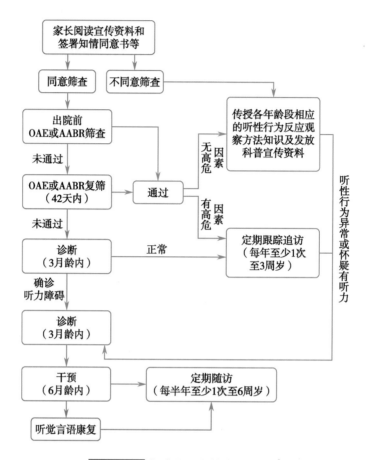

图 5-5-1 新生儿听力筛查流程图

2012年4月，北京市启动新生儿耳聋基因筛查项目，并将该项目作为市政府为民办实事项目，目的是使新生儿常见遗传性耳聋患者及耳聋基因突变携带者得到早发现、早诊断、早干预，预防和减少耳聋残疾的发生，提高儿童公共卫生服务质量和水平。筛查对象为在本市助产技术服务机构出生的北京市常住人口新生儿，而承担本市0～6岁儿童听力障碍诊治任务的北京同仁医院、解放军总医院、北京协和医院、北京儿童医院、北京大学第三医院、中国聋儿康复研究中心等六家单位，在实验室建设达标后，共同承担本市新生儿耳聋基因筛查工作，筛查位点为中国人群中最常见的4个耳聋基因的9个常见致病突变位点，分别为 *GJB2*（c.235delC、c.299_300delAT、c.176_191dell6bp、35delG）、*SLC26A4*（IVS7-2A＞G、c.2168A＞G）、*GJB3*（c.538C＞T）、线粒体 *12S rRNA*（1555A＞G、1494C＞T）。具体工作要求及流程依据北京市新生儿耳聋基因筛查流程图（图5-5-2）。

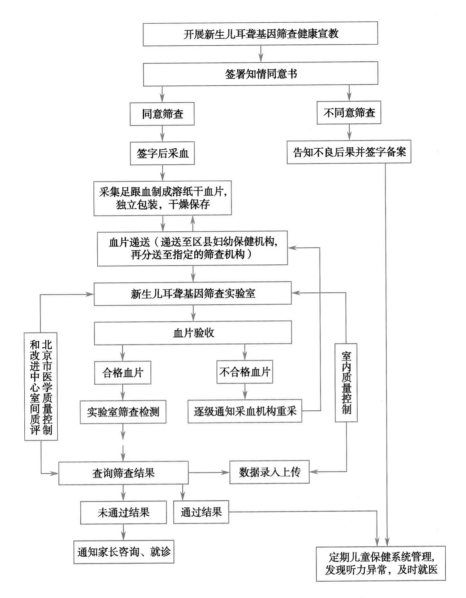

图 5-5-2 北京市新生儿耳聋基因筛查流程图

四、新生儿听力与耳聋基因联合筛查国内现状

2014 年 6 月，广西壮族自治区正式启动新生儿听力筛查项目，至此，新生儿听力筛查项目在我国 32 个省、市、自治区全面开展，据不完全统计，目前全国新生儿听力筛查覆盖率达到 77%。研究显示，先天性听力损失的发病率为 1‰～3‰，新生儿听力筛查对降低我国听力残疾的发生作出了巨大贡献。

2011 年 8 月，原北京市卫生局组织实施了北京市新生儿耳聋基因筛查试点工作，选取通州、顺义区为试点区县，4 家妇幼保健院作为新生儿足跟血的采血单位，北京同仁医院和解放军总医院作为耳聋基因筛查实验室，1 个月内顺利完成 1372 例新生儿的采血、血片递送和基因检测等工作，共发现耳聋基因突变 66 人（4.81%）。在北京市政府的支持下，专家们全面论证了北京市新生儿耳聋基因筛查试点工作，认为新生儿耳聋基因筛查具有可行性和可靠性，适合全面推广。原北京市卫生局于 2012 年 3 月发出为北京市 20 万名新生儿免费实施耳聋基因筛查的通知，以 133 家助产机构为新生儿血样采集单位；北京同仁医院、解放军总医院、中国聋儿康复研究中心、北京大学第三医院、北京协和医院和北京儿童医院等 6 家儿童听力诊断中心作为耳聋基因筛查实验室进行血样检测。采用晶芯®九项遗传性耳聋基因芯片技术，检测 4 个基因 9 个突变位点（以下简称 4 个基因 9 个位点），包括 *GJB2* 基因（c.235delC、c.299delAT、c.176dell6bp、c.35delG）、*SLC26A4* 基因（IVS7-2A > G、c.2168A > G）、*GJB3* 基因（c.538C > T）、线粒体 *12S rRNA* 基因（1555A > G、1494C > T）。筛查未通过者，由检测实验室发送短信通知监护人检测，并做进一步咨询和指导。2012 年 4 月 ~2015 年 5 月，共筛查 719 159 例新生儿血样，阳性突变率 4.59%（33 057/719 159），其中，药物易感基因突变率 0.23%（1713/719 159）。确诊遗传性耳聋 0.02%（163/719 159），单基因杂合突变携带率 4.34%（31 181/719 159）。结果证实，新生儿耳聋基因筛查具有较好的临床推广价值。

五、新生儿听力与耳聋基因联合筛查数据整合方法

目前新生儿耳聋基因筛查项目刚刚启动，耳聋基因筛查项目数据库初步建成，而新生儿听力筛查数据库一直由妇幼系统管理，数据上报、整理、统计流程已相对成熟，如何将已有新生儿听力筛查数据与新生儿耳聋基因筛查数据整合，成为目前各界相关人士重点关心的问题。课题组经过两年的相关研究，同时深入各助产一线机构、走访妇幼系统等相关部门，并在切实了解目前新生儿听力与耳聋基因筛查流程基础上，认为建立一个新生儿听力与耳聋基因筛查网络库是工作的重中之重。因此，现介绍依据目前国内新生儿听力与耳聋基因筛查实施现状，推荐如下两项筛查数据整合方法：

（一）直接式录入

1. 出生 3 天内，由助产机构直接录入新生儿基本信息，同时获取该新生儿唯一编码（图 5-5-3A、B）。

2. 出生 50 天内，由听力筛查人员查找新生儿编号，并相应录入新生儿听力筛查结果（图 5-5-3C、D）。

3. 出生 3 个月内，由耳聋基因检测室人员查找新生儿编码，并录入新生儿耳聋基因筛查结果（图 5-5-3E）。

（二）回顾式录入

1. 从耳聋基因数据库中导出耳聋基因数据个案，并按照耳聋基因筛查数据上传模板（图 5-5-3F）编辑全部信息。

2. 由各个助产机构提供听力筛查数据个案，包括出生信息、初筛结果、复筛结果等，并按照听力筛查数据上传模板（图 5-5-3G）编辑全部信息。

3. 将耳聋基因数据、听力筛查数据分别上传至新生儿听力与耳聋基因筛查数据库中（图 5-5-3H），并由此数据库自动完成耳聋基因筛查与听力筛查数据匹配，分别将"母亲姓名""性别""出生日期""出生医院"作为第一、第二、第三、第四检索信息，将两部分筛查数据结果补充完整（图 5-5-3）。

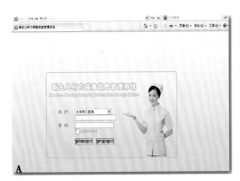
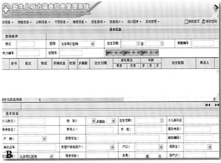

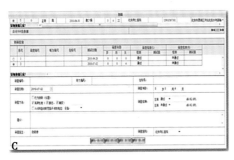
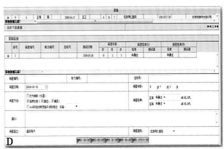

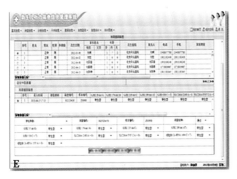
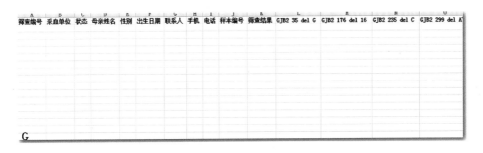

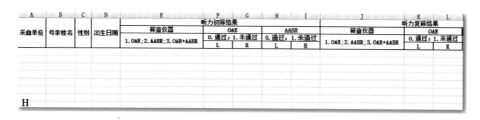

采血单位	母亲姓名	性别	出生日期	听力初筛结果					听力复筛结果		
				筛查仪器	OAE		AABR		筛查仪器	OAE	
				1.OAE;2.AABR;3.OAR+AABR	0.通过;1.未通过		0.通过;1.未通过		1.OAE;2.AABR;3.OAR+AABR	0.通过;1.未通过	
					L	R	L	R		L	R
H											

图 5-5-3 新生儿听力与耳聋基因筛查数据库

A. 数据库欢迎界面；B. 新生儿基本信息界面；C、D. 听力筛查录入界面；E. 耳聋基因筛查录入界面；F. 耳聋基因筛查数据上传模板；G. 听力筛查数据上传模板；H. 听力筛查数据及耳聋基因筛查数据上传界面

六、新生儿听力与耳聋基因联合筛查未来模式

首先，随着新生儿听力与基因联合筛查的不断开展，筛查的流程和方案也需要不断完善。在北京市新生儿耳聋基因筛查项目的实施中，我们体会到应该继续完善筛查流程，包括在各个助产机构内对家长进行宣教；对技术人员进行操作培训；规范血样的输送及筛查结果的上传和统计、汇报、汇总；筛查结果的遗传咨询等。只有建立规范的筛查模式，才能保证我国新生儿听力与耳聋基因筛查的顺利实施。

其次，笔者认为，目前针对我国新生儿听力与耳聋基因联合筛查实施的现状，最重要的是建立新生儿听力与基因联合筛查信息化网络系统。建立一个新型的评估监测预防婴幼儿先天性耳聋的医学模型系统，该模型系统涵盖从婴幼儿出生的听力筛查，遗传致聋高危易感信息资料的储备，到聋病发生危险因素、有遗传风险的个体或家族的随访与监控，制定针对每个婴幼儿听力遗传资料数据库的个性化监测预防模式，科学有效地降低婴幼儿先天性耳聋的总体发病率。简而言之，婴幼儿先天性耳聋个性化监测预防医学模式就是根据个人的遗传信息的量体裁"医"，定制符合其自身情况的监测、预防预警新型医学模式。笔者建议我国听力学组可建立专门新生儿听力与基因联合筛查信息化网络系统管理委员会，由该委员会统一管理，负责信息采集、上报、整理、统计及监督等工作。具体实施模块可参照新生儿听力与基因联合筛查信息化网络系统模块图（图 5-5-4）。

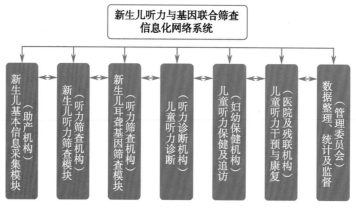

图 5-5-4 新生儿听力与基因联合筛查信息化网络系统模块图

新生儿基本信息采集主要是由助产机构录入完成，仅有基本信息录入权限，采集过程中应保证信息准确、完整。

新生儿听力筛查结果由听力筛查机构人员完成，将每一位新生儿初筛结果、复筛结果准确、及时、完整录入，并与监护人做好结果解释及必要的追访工作，防止患儿失访。

新生儿耳聋基因筛查模块由耳聋基因筛查实验室人员完成，除保证结果准确性外，还应及时上传结果，以保证追访工作的实施。

儿童听力诊断由儿童听力诊断机构医师完成，除常规听力筛查未通过婴幼儿的诊治及咨询，还应具有一定耳聋遗传咨询知识，一般而言，基因筛查的结果与听力筛查结果均以"通过"和"未通过"来表示。听力筛查"通过"而基因筛查"未通过"者，要进行进一步的基因诊断和遗传咨询以及听力学监控和随访；听力筛查"未通过"而常见耳聋基因筛查"通过"者，则仍然要进行进一步的听力学诊断和基因诊断；听力筛查和基因筛查均通过者，进入下一个听力保健阶段。

儿童听力保健及追访工作是一项非常困难的工作，但也同时是一项非常重要的工作，主要负责筛查通过婴幼儿的定期听力检查，筛查未通过婴幼儿的及时诊治与干预以及听障患儿的定期听力随访。因此，这项工作关系到每一个患儿的切身利益以及此次筛查项目的意义，需要得到妇幼系统的重视，不应放弃任何一个可能的听障儿童，及时地保障他们的生活质量。

儿童听力干预与康复也是患儿、家长及各界人士所关注的，需要听力诊断医师及时的诊治，选择适合的干预手段及残联机构的救助及康复训练，让他们能够及早地进入有声世界，回归社会。

整个过程的实施和监督都是由新生儿听力与基因联合筛查信息化网络系统管理委员会完成的，同时他们还应承担各个部门直接的沟通协作工作，另外还应成立专门数据组，包括听力学、遗传学、公共卫生学等相关人员，共同完成大数据的整理、统计及阶段报告的书写。

新生儿听力与基因联合筛查信息化网络系统中的所有机构都应相互协调、共同协作，保证新生儿听力与基因联合筛查项目的正常运行。

最后，笔者呼吁：新生儿听力与耳聋基因联合筛查需要得到产科、耳鼻喉科、听力筛查组、妇幼保健系统、卫计委等机构的重视及大力支持，建议在政府的牵头和组织下，各部门之间相互协调和合作，保证新生儿听力与耳聋基因筛查项目在我国顺利实施，建立一个以新生儿听力筛查为基础的新生儿听力与基因联合筛查体系，真正实现大幅度降低我国耳聋发病的目标。

（黄丽辉　崔庆佳）

参考文献

1.　王秋菊，赵亚丽，兰兰，等. 新生儿聋病基因筛查实施方案与策略研究 [J]. 中华耳鼻咽喉头颈外科杂志，2007, 42：809-813.

2.　Skarżyński H, Piotrowska A. Screening for pre-school and school-age hearing problems: European Consensus Statement[J]. International Journal of Pediatric Otorhinolaryngology, 2011, 76: 120.

3. Watkin PM, Baldwin M. Identifying deafness in early childhood: requirements after the newborn hearing screen[J]. Archives of disease in childhood, 2011, 96(1): 62-66.

4. 吕静荣，黄治物，马衍，等. 学龄前儿童迟发性听力损失筛查研究 [J]. 听力学及言语疾病杂志，2013, 21(3).

5. Pampanos A, Economides J, Iliadou V, et al. Prevalence of GJB2 mutations in prelingual deafness in the Greek population[J]. Int J Pediatr Otorhinolaryngol, 2002, 65: 101.

6. Iliadou V, Eleftheriades N, Metaxas AS, et al. Audiologicalprofile of the prevalent genetic form of childhood sensorineural hearing loss due to GJB2 mutations in northern Greece[J]. Eur Arch Otorhinolaryngol, 2004, 261: 259.

7. Liu XZ, Pandya A, Angeli S, et al. Audiological features of GJB2(connexin 26) deafness[J]. Ear Hear, 2005, 26: 361.

8. Norris VW, Arnos KS, Hanks WD, et al. Does universal newborn hearing screening identify all children with GJB2(Connexin 26)deafness? [J].Penetrance of GJB2 deafness. Ear Hear, 2006, 27: 732-741.

9. 杨亚利，黄丽辉，程晓华，等. 前庭导水管扩大患儿的发现途径与首诊年龄 [J]. 临床耳鼻咽喉头颈外科杂志，2014, 28: 1754-1758.

10. Preciado DA, Lim LH, Cohen AP, et al. A diagnostic paradigm for childhood idiopathic sensorineural hearing loss[J]. Otolaryngol Head Neck Surg, 2004, 131: 804-809.

11. Wang QJ, Li QZ, Han DY, et al. Clinical and molecular analysis of a four-generation Chinese family with aminoglycoside-induced and nonsyndromic hearing loss associated with the mitochondrial 12S rRNA C1494T mutation[J]. Biochem Biophys Res Commum, 2006, 340: 583-588.

12. 郭玉芬，徐百成，韩东一，等. 整个西北地区线粒体 DNA12S rRNAA1555G 和 GJB2 基因突变 [J]. 中国耳鼻咽喉头颈外科，2006, 13: 666-669.

第六节　遗传性耳聋的治疗

一、遗传性耳聋的外科治疗

遗传性耳聋中非综合征型耳聋约占 70%，包括常染色体隐性遗传、常染色体显性遗传、X– 连锁遗传和线粒体遗传；综合征型耳聋，如 Alport 综合征、Pendred 综合征、Waardenburg 综合征、Usher 综合征、Norrie 综合征等 400 余种约占遗传性耳聋的 30%。

遗传性耳聋患者因发病机制不同，其临床表现差异很大。*GJB2* 纯合突变患者出生时即表现为双侧全聋；*SLC26A4* 基因突变引起的大前庭水管患者表现为出生后听力波动性、渐进性下降，听力下降与头部外伤、上呼吸道感染等密切相关；线粒体遗传性耳聋患者发生听力下降及听力下降的程度与是否使用耳毒性药物和使用剂量有关，临床可表现为轻度听力损失到双耳全聋。因此，对于遗传性耳聋患者而言，治疗前的正确评估比盲目的治疗更为重要。

1. 综合评估　患者的评估应由专科医师、听力师和患者及其家庭成员共同完成。评估的内容包括：确定疾病的病因、性质和程度，分析疾病未来的发展趋势，明确治疗方式、预后和可能出现的风险，树立合理的期望值等。评估方式主要包括：病史采集，家系分析，基因检测，染色体分析，遗传咨询，体格检查，血液学检验，听力学及影像学检查等。通过综合评估，医师可以详细了解患者的病情、疾病发展趋势以及可能采取的治疗措施，筛选出符合手术适应证的患者，患者则可以明确所患疾病的类型，治疗的益处和风险，树立合理的期望值，并配合医师的诊疗工作。

2. 遗传性耳聋的听力学分类

遗传性综合征型耳聋

（1）传导性耳聋：

1）颅面骨发育不全综合征（craniofacial dysostosis）：又称 Crouzon 病，常染色体显性遗传，约 1/3 出现中耳畸形，表现为传导性耳聋。

2）颌面骨发育不全综合征（mandibulofacial dysostosis）：常染色体显性遗传，可有耳廓畸形、外耳道狭窄 / 闭锁、听骨链畸形等。

3）颈 – 眼 – 耳发育不全综合征（cervical oculo acoustic dysplasia），又称 Duane 综合征，常染色体显性遗传，伴有外耳及中耳畸形，可有内耳畸形。

4）眼 – 耳廓发育不全综合征（Goldenhar syndrome）：以副耳廓、先天性耳前瘘管为特征，可伴外耳道闭锁和中耳畸形。

5）腭裂、颌小及舌下垂综合征（syndrome of cleft palate，micrognathia and glossoptosis）：又称 Pierre Robin 综合征，常染色体显性遗传，表现为耳廓低位、镫骨底板及足弓肥厚，可合并内耳发育不全，听力下降表现为传导性或混合性聋。

6）软骨发育不全综合征（achondroplasia syndrome）：常染色体显性遗传，耳部常有听骨链畸形，传导性耳聋。

7）尖头并指（趾）畸形（aerocephalosyndactyly）：亦称 Apert 综合征，常染色体显性遗传，镫骨底板固定，表现为不同程度的传导性耳聋。

8）耳 – 腭 – 指综合征（otopalatodigital syndrome）：性连锁遗传，伴听骨链畸形。

9）21– 三体综合征（trisomy 21）：先天性染色体异常增多，可伴有听骨链异常和耳蜗发育异常。

（2）感音神经性耳聋：

1）先天性短颈畸形综合征（brevicollis）：亦称 Klippel-Feil 综合征，常染色体显性遗传，耳聋呈感音神经性耳聋，如合并外、中耳畸形，可表现为混合性耳聋。

2）耳聋、视网膜色素变性综合征：又称 Usher 综合征，常染色体显性 / 隐性 / 性连锁遗传，表现为感音神经性耳聋。

3）额部白化、鼻根增宽、耳聋综合征：又称 Waardenburg 综合征，常染色体显性 / 隐性 / 性连锁遗传，表现为单耳或双耳中～重度感音神经性耳聋。

4）甲状腺肿耳聋综合征：亦称 Pendred 综合征，常染色体隐性遗传，表现为严重的先天性感音神经性聋。

5）Franconi 综合征：常染色体隐性遗传，表现为缓慢进行性感音神经性聋。

6）生殖腺畸形综合征（gonadal dysgenesis）：又称 Turner 综合征，为性染色体畸变，表现为两侧对称性感音神经性聋，可伴双侧外、中耳畸形。

7）耳聋、心电图异常综合征：亦称 Jervell and Lange Nielsen 综合征，约半数为常染色体隐性遗传，表现为双侧重度感音神经性聋。

8）Alport 综合征：性连锁或常染色体显性遗传，表现为双耳高频下降型感音神经性聋，缓慢进行性加重，中年后听力趋于稳定。

9）Refsum 病：常染色体隐性遗传，表现为进行性感音神经性聋。

10）Norrie 综合征：性连锁隐性遗传，约 1/3 患者出现进行性感音神经性聋。

（3）混合性聋：

1）成骨不全综合征（osteogenesis imperfecta）：常染色体显性（先天性）或隐性（延迟性）遗传，耳聋性质多样，可表现为传导性、感音神经性或混合性耳聋。

2）马方综合征（Marfan syndrome）：常染色体显性遗传，耳聋呈传导性、混合性或感音神经性。

遗传性非综合征型耳聋

与遗传性综合征型耳聋相比，遗传性非综合征性聋少见传导性耳聋，患者多为先天性重度～极重度感音神经性耳聋，少数患者可表现为迟发型进行性感音神经性耳聋，并最终发展为重度～极重度感音神经性聋。

3. 遗传性耳聋的手术治疗

（1）传导性耳聋：遗传性耳聋患者表现的传导性耳聋多由外耳、中耳发育异常导致声音传导通路中断引起。通过听力学及影像学检查，明确病因后可以针对病因采取手术治疗，消除引起传导性耳聋的致病因素。

对于传导性耳聋患者而言，依据病因的不同，可采用的手术方式有：外耳道重建术，鼓室成形术，人工听骨植入术，镫骨手术等。

（2）感音神经性耳聋：对于轻度～中度感音神经性耳聋患者，应积极保护残余听力，避免诱发耳聋加重的危险因素，必要时佩戴合适的助听器。

重度～极重度感音神经性耳聋患者残余听力非常有限，即便佩戴大功率助听器也已无法满足其日常工作和生活需要。对于此种情况，人工耳蜗植入术是目前唯一疗效确切、安全可靠的手术方式[1, 2]。

人工耳蜗植入需要一定的条件，具体而言：

对于不存在内耳畸形的重度～极重度感音神经性耳聋，如 *GJB2* 基因突变性遗传性耳聋、线粒体基因突变遗传性耳聋、Usher 综合征型遗传性耳聋等，患者耳蜗形态基本正常，不存在影响电极植入的结构，人工耳蜗电极植入过程一般较为顺利。

对于存在内耳畸形，但程度不足以影响电极植入的各型遗传性耳聋，可以植入人工耳蜗，但术中可能出现外淋巴液搏动、脑脊液井喷、电极植入位置错误、电极植入位置不当等情况，需要术者具备丰富的经验和较高的操作技能。

1）伴耳蜗 Mondini 畸形：耳蜗底转正常，耳蜗顶转及中间转融合，然而耳蜗形态跟正常相似，可以选用常规电极植入，多数能完全植入。根据蜗轴和蜗管内间隔发育程度不同，耳蜗开窗后淋巴液波动程度不同。

2）伴共同腔畸形：前庭与耳蜗相互融合成为一空腔，腔内充满液体，蜗神经末梢贴附于腔壁，植入人工耳蜗时可选用韧性较好的直电极或者定制电极，保证电极与腔壁相接触。

3）伴内听道底缺失：耳蜗底转与内听道相通，耳蜗开窗后出现脑脊液井喷，需以吸引器持续吸引，待脑脊液喷出速度稍缓，小心植入电极，电极植入后，以大块颞肌封闭耳蜗开窗口。由于内听道底缺失，电极有插入内听道的可能。故而行术中监测时应注意观察患者是否存在面部表情肌联动，一旦出现即说明可能电极植入位置不当，应重新调整。有条件的单位，可实施术中 CT 扫描，协助植入电极到最佳位置。

对于存在内耳及相关结构严重畸形或其他影响人工耳蜗正常工作的疾患，患者无法植入人工耳蜗，或无法从植入人工耳蜗中受益，因而属于人工耳蜗植入的禁忌证：

相对禁忌证：

1）伴内听道极度狭窄（直径小于 2mm）：听神经可能未发育，无法从植入人工耳蜗中受益。

2）耳蜗骨化：术前根据 CT 判断耳蜗骨化程度及骨化部位。

3）听神经病：术后效果不能肯定。

4）伴不能控制的癫痫：极可能损坏人工耳蜗，无法从植入人工耳蜗中受益。

绝对禁忌证：

1）严重内耳畸形：例如伴内耳 Michel 畸形、初级听泡或者耳蜗未发育，无法植入电极。

2）伴耳蜗完全骨化：耳蜗严重骨化，不存在可以植入电极的腔道，无法植入电极。

3）伴中耳活动性感染：可能诱发内耳炎症。

（3）耳聋遗传基因突变与人工耳蜗植入的效果：尽管目前人工耳蜗植入术是针对重度～极重度感音神经性耳聋唯一疗效确切而且安全可靠的手术方式，但据文献报道，仍然有约 7% 的重度～极重度感音神经性耳聋患者在人工耳蜗植入术后听觉康复效果不佳，推测其原因可能与基因突变导致的具体病变部位有关。因此，我们通过对患者携带的基因突变进行检测，可以推断导致患者耳聋的具体原因，并在此基础上可以进一步预测人工耳蜗植入的效果。

以 *GJB2* 基因为例，该基因编码膜缝隙连接蛋白，该通道对信号转导和物质交换起着重要作用，也是电解质、第二信使等物质在细胞间传递的重要通道，缝隙连接蛋白通道的异常可导致耳蜗毛细胞损伤，影响听力，但由于该基因缺陷所致病变部位仅涉及内毛细胞突触前结构，因而一般人工耳蜗植入效果较好。目前有文献报道的遗传性耳聋基因突变及其人工耳蜗植入后的效果见表 5-6-1。

表 5-6-1　耳聋基因突变与人工耳蜗植入效果

基因	蛋白质功能	临床表现	植入后效果	报道作者
GJB2	离子通道蛋白	先天性耳聋	好	Popov[3]，Yoshida[4]
SLC26A4	离子通道蛋白	先天性耳聋	好	Wu CM[5]，Yan YJ[6]
OTOF	突触传递	听神经病	好	Rouillon[7]
CDH23	细胞结构蛋白	耳聋综合征	好	Liu XZ[8]
MYO6	肌球蛋白	先天性耳聋	好	Volk[9]
MYO7A	细胞动力蛋白	耳聋综合征	好	Liu XZ[8]
KCNQ1	离子通道蛋白	耳聋综合征	好	Broomfield[10]
TMC1	未知	迟发性耳聋	好	Makishima[11]
COCH	细胞结构蛋白	迟发性耳聋	好	Vermeire[12]
LOXHD1	纤毛蛋白	先天性耳聋	好	Edvardson[13]
MYO15A	肌球蛋白	先天性耳聋	好	Miyagawa[14]
TECTA	未知	先天性耳聋	好	Miyagawa[14]
ACTG1	细胞结构蛋白	先天性耳聋	好	Miyagawa[14]
MYH9	细胞动力蛋白	迟发性耳聋	不确定	Pecci[15]
POU3F4	转录因子	先天性耳聋	不确定	Stankovic[16]，Kim[17]
TMPRSS3	离子通道蛋白	迟发性耳聋	好	Battelino[18]，Miyagawa[14]
PCDH15	钙黏蛋白	耳聋综合征	不确定	Wu CC[19]
CHD7	转录因子	耳聋综合征	差	Song MH[20]
TIMM8A	线粒体蛋白转运	耳聋综合征	差	Brookes[21]
PJVK	未知	先天性耳聋	差	Wu CC[19]

《人工耳蜗植入工作指南（2013）》详见附录 5[22]。

（宋跃帅　蒋　刘　戴　朴）

参考文献

1. Mudry A, M Mills. The early history of the cochlear implant：a retrospective. JAMA

Otolaryngol Head Neck Surg, 2013, 139(5): 446-453.

2. Ramsden RT. History of cochlear implantation. Cochlear Implants Int, 2013, 14(Suppl 4): S3-5.

3. Popov TM, I Stancheva, DL Kachakova, et al. Auditory outcome after cochlear implantation in patients with congenital nonsyndromic hearing loss: influence of the GJB2 status. Otol Neurotol, 2014, 35(8): 1361-1365.

4. Yoshida H, H Takahashi, Y Kanda, et al. Long term speech perception after cochlear implant in pediatric patients with GJB2 mutations. Auris Nasus Larynx, 2013, 40(5): 435-439.

5. Wu CM, HC Ko, YT Tsou, et al. Long-Term Cochlear Implant Outcomes in Children with GJB2 and SLC26A4 Mutations. PLoS One, 2015, 10(9): e0138575.

6. Yan YJ, Y Li, T Yang, et al. The effect of GJB2 and SLC26A4 gene mutations on rehabilitative outcomes in pediatric cochlear implant patients. Eur Arch Otorhinolaryngol, 2013, 270(11): 2865-2870.

7. Rouillon I, A Marcolla, I Roux, et al. Results of cochlear implantation in two children with mutations in the OTOF gene. Int J Pediatr Otorhinolaryngol, 2006, 70(4): 689-696.

8. Liu XZ, SI Angeli, K Rajput, et al. Cochlear implantation in individuals with Usher type 1 syndrome. Int J Pediatr Otorhinolaryngol, 2008, 72(6): 841-847.

9. Volk AE, R Lang-Roth, G Yigit, et al. A novel MYO6 splice site mutation causes autosomal dominant sensorineural hearing loss type DFNA22 with a favourable outcome after cochlear implantation. Audiol Neurootol, 2013, 18(3): 192-199.

10. Broomfield SJ, IA Bruce, L Henderson, et al. Cochlear implantation in children with Jervell and Lange-Nielsen syndrome - a cautionary tale. Cochlear Implants Int, 2012, 13(3): 168-172.

11. Makishima T, K Kurima, CC Brewer, et al. Early onset and rapid progression of dominant nonsyndromic DFNA36 hearing loss. Otol Neurotol, 2004, 25(5): 714-719.

12. Vermeire K, JP Brokx, FL Wuyts, et al. Good speech recognition and quality-of-life scores after cochlear implantation in patients with DFNA9. Otol Neurotol, 2006, 27(1): 44-49.

13. Edvardson S, C Jalas, A Shaag, et al. A deleterious mutation in the LOXHD1 gene causes autosomal recessive hearing loss in Ashkenazi Jews. Am J Med Genet A, 2011, 155A(5): 1170-1172.

14. Miyagawa M, SY Nishio, T Ikeda, et al. Massively parallel DNA sequencing successfully identifies new causative mutations in deafness genes in patients with cochlear implantation and EAS. PLoS One, 2013, 8(10): e75793.

15. Pecci A, EJ Verver, N Schlegel, et al. Cochlear implantation is safe and effective in patients with MYH9-related disease. Orphanet J Rare Dis, 2014, 9: 100.

16. Stankovic KM, AM Hennessey, B Herrmann, et al. Cochlear implantation in children with congenital X-linked deafness due to novel mutations in POU3F4 gene. Ann Otol Rhinol Laryngol, 2010, 119(12): 815-822.

17. Kim L, CE Wisely, S Lucius, et al. Positive Outcomes and Surgical Strategies for Bilateral Cochlear Implantation in a Child With X-Linked Deafness. Ann Otol Rhinol Laryngol, 2015. [Epub ahead of print]

18. Battelino S, G Klancar, J Kovac, et al. TMPRSS3 mutations in autosomal recessive nonsyndromic hearing loss. Eur Arch Otorhinolaryngol, 2015. [Epub ahead of print]

19. Wu CC, YH Lin, TC Liu, et al. Identifying Children With Poor Cochlear Implantation Outcomes Using Massively Parallel Sequencing. Medicine(Baltimore), 2015, 94(27): e1073.

20. Song MH, HJ Cho, HK Lee, et al. CHD7 mutational analysis and clinical considerations for auditory rehabilitation in deaf patients with CHARGE syndrome. PLoS One, 2011, 6(9): e24511.

21. Brookes JT, AB Kanis, LY Tan, et al. Cochlear implantation in deafness-dystonia-optic neuronopathy(DDON)syndrome. Int J Pediatr Otorhinolaryngol, 2008, 72(1): 121-126.

22. 中华耳鼻咽喉头颈外科杂志编辑委员会，中华医学会耳鼻咽喉头颈外科学分会，中国残疾人康复协会听力语言康复专业委员会. 人工耳蜗植入工作指南 (2013). 中华耳鼻咽喉头颈外科杂志，2014, 49(2): 89-95.

二、生物学及药物治疗

以人工耳蜗植入为代表的外科治疗新技术的出现可为遗传性耳聋患者提供重新听到声音的机会。但在实际应用中人工耳蜗在辅助听觉的功能上仍存在一定的局限性，其效果暂无法与正常听力相比。近 20 年来，随着大量聋病基因的发现及其功能研究，人们对聋病分子致病机制的理解取得了长足的进步，有关先天性及后天性耳聋的生物学及药物治疗成为听觉科学的一个热门研究领域。目前阶段，耳聋的生物学及药物治疗研究主要有两个方向：一个是内耳毛细胞或感音细胞的再生，另一个则是遗传性耳聋的基因治疗。前者在近年来取得较为显著的进展，在小鼠和大鼠模型下通过毛细胞发育分化基因 *Atoh1* 的转染可诱导耳聋动物的内耳毛细胞再生及听力改善。然而，和感染、创伤、药物、噪声等环境因素所引起的耳聋不同，遗传性耳聋的基因缺陷通常在患者身体内部持续性存在，以上一次性基因诱导方法所建立的再生性毛细胞容易受到再次损伤，因此遗传性耳聋的生物学及药物治疗尝试往往面临着更大难度的挑战。以下将对遗传性耳聋生物学及药物治疗的技术手段及研究进展作简要介绍。

（一）遗传性耳聋生物学及药物治疗的技术手段

目前阶段的遗传性耳聋生物学及药物治疗研究主要集中于遗传性耳聋小鼠模型的基因治疗，而如何让所需要的基因在正确的时间表达于耳蜗的特异性部位是实现基因治疗的首要问题。在已尝试的各种病毒及非病毒类转基因载体中，腺相关病毒（adeno-associated virus，AAV）最具治疗潜质。该病毒不可自身复制，不具耳毒性，可将基因在较长时间内有效转染至内耳毛细胞、支持细胞、听神经及螺旋神经节。然而腺相关病毒所插入基因的最大范围在 5kb 以内，不适合较大基因的内耳细胞转染。在这方面腺病毒（adenovirus，AV）具有较大的基因插入能力，可有效转染血管纹、螺旋神经节、毛细胞和支持细胞，但存在转染持续时间短、副作用强等缺点。

转基因病毒载体等基因治疗成分的耳蜗介入手段主要有系统介入、鼓室介入和耳蜗介入三类策略可供选择。系统介入方法因不涉及外科手术而最为简便，但不同载体或基因治疗成分会因为耳蜗血迷路屏障的存在而在转入效率上存在较大差异，一般而言不适合转基因病毒载体的耳蜗介入，且易引发系统性炎症反应综合征。鼓室介入方法通常将治疗成分（如 siRNA 等小分子）浸润于凝胶海绵中并置于圆窗的鼓室腔一侧，该方法操作简单，副作用小，但对于转基因病毒载体等较大分子的转入效率相对较低。耳蜗介入根据不同注射位置可细分为圆窗穿刺注射、内淋巴注射等途径，该方法作为最直接的介入方法可更精确地控制治疗成分的转入量和转入位置，转基因病毒载体一般可通过分泌和扩散到达耳蜗内目的细胞而获得较为满意的转染效率。该方法涉及内耳显微注射，具有一定程度的创伤性和因人工操作而导致实验动物听力损失的风险，但通过精确控制注射位置和注射时间可将相关副作用控制在一定范围之内。

（二）遗传性耳聋基因治疗的研究进展

如本节引言所述，相对于毛细胞再生等聋病生物学及药物治疗手段，遗传性耳聋的基因治疗所面临的难度和挑战更大，因此这一领域的研究开展的比较晚，研究成果也相对较少。但随着人们对听觉机制及遗传性耳聋发病机制的不断深入理解，近年来遗传性耳聋基因治疗研究已通过部分转基因小鼠的动物实验看到成功的曙光。

1. *GJB2* 显性负效应突变所致遗传性耳聋的 RNA 干扰治疗　*GJB2* 基因 p.R75W 突变可导致显性遗传性耳聋 DFNA3A。*Maeda* 等[1]于 2005 年以 p.R75W 突变小鼠为模型率先对遗传性耳聋的基因治疗进行了探索性尝试。p.R75W 为一显性负效应（dominant negative）突变，运用野生型 *Gjb2* 基因置换（gene replacement）的策略难以达到治疗效果。在该项研究中，研究者首先通过凝胶海绵法从小鼠鼓室经圆窗转入带有 p.R75W 突变的 *Gjb2* 基因表达载体，以模拟该突变所导致的人类遗传性耳聋 DFNA3A。随后研究者以同样方法同时转入带有 p.R75W 突变的 *Gjb2* 基因表达载体和选择性抑制 p.R75W 等位基因的 siRNA，通过 RNA 干扰（RNA interference）的方法抑制突变型 *Gjb2* 基因的表达，使小鼠听力得到显著改善。该研究从理论上第一次证明了遗传性耳聋基因治疗的可行性，并对显性负效应所导致的遗传性耳聋治疗提出了新的治疗策略。

2. *GJB6* 隐性突变所致遗传性耳聋的转基因治疗　　*GJB2* 基因和 *GJB6* 基因功能缺失性（loss of function）突变可分别导致隐性遗传性耳聋 DFNB1A 和 DFNB1B。这两个基因分别编码耳蜗内两个最主要的缝隙连接亚单位蛋白 connexin26（Cx26）和 connexin30（Cx30）。Cx26 和 Cx30 可各自独立或共同组成完整的细胞间缝隙连接，保障耳蜗不同细胞间的离子和小分子转运，维持内耳正常离子环境和听觉功能。Ahmad 等 [2] 于 2007年在 *Gjb6* 基因敲除小鼠中模拟人类遗传性耳聋 DFNA1B，并进一步通过细菌人工染色体（bacterial artificial chromosome，BAC）将额外拷贝的 *Gjb2* 基因整合入 *Gjb6* 基因敲除（knock-out）小鼠的基因组中。研究发现过量表达的 Cx26 可以完全阻止 *GJB6* 基因缺陷所导致的毛细胞死亡并维持小鼠的正常听力。该项研究证明提高 Cx26 的表达可治疗 *Gjb6* 基因缺陷所引起的遗传性耳聋，对涉及 *GJB6* 和 *GJB2* 的基因治疗都具有重要的参考价值。

3. *VGLUT3* 隐性突变所致遗传性耳聋的转基因治疗　　*SLC17A8* 基因编码囊泡谷氨酸转运蛋白 VGLUT3，其基因突变在人类中可导致显性遗传性耳聋 DFNA25。Akil 等 [3] 于2012 年以 *Vglut3* 基因功能缺失性突变所导致的隐性遗传性耳聋小鼠为模型，以腺相关病毒AAV1 为载体，分别通过耳蜗顶端注射和圆窗注射的方法在 P10–P12 期转入野生型 *Vglut3*基因。小鼠的听力可从注射前的 90dB 在 2 周后恢复到 40dB 左右，且这种听力恢复可持续7 周以上，在少数（5%）小鼠中可持续 0.5～1.5 年。研究发现通过圆窗注射的小鼠听力恢复率（100%）远高于通过耳蜗顶端注射的小鼠（17%），而注射期提前至 P1～P3 具有同样显著的听力恢复率（100%），且听力恢复持续时间更长（26% 可持续至 9 个月以上）。相对前面两项关于 *GJB2* 和 *GJB6* 基因突变所导致遗传性耳聋的理论可行性，该项研究所采用的转基因载体、介入途径和介入时间更符合人类遗传性耳聋临床治疗的需求，具有较为重要的转化医学意义。

4. *USH1C* 隐性突变所致遗传性耳聋的反义寡核苷酸药物治疗　　*USH1C* 基因功能缺失性突变可导致 I 型 Usher 综合征耳聋。在众多已报道的 *USH1C* 基因突变中，在阿卡迪亚人种中极为常见的 c.216G＞A 突变可引起 *USH1C* 基因 mRNA 异常剪切而产生不具功能的截短蛋白质产物。Lentz 等 [4] 于 2013 年通过筛选获得了可以特异性抑制 c.216G＞A 突变，维持 *USH1C* 基因正常剪切的反义寡核苷酸（anitsense oligonucleotide，ASO）。研究者以 *Ush1c*基因 c.216G＞A 突变敲入（knock-in）小鼠为模型，通过腹腔注射给予新生鼠单次剂量的反义寡核苷酸。接受治疗组小鼠除底圈位置外耳蜗毛细胞数量显著增加且纤毛更为有序，小鼠在中、低频听力可得到完全恢复，但高频听力损失依然存在。给药时间以出生 3～5 天内听力恢复效果最佳，但在出生后 13 天时给药小鼠的前庭功能损伤仍可得到恢复。单次给药后听力及前庭功能恢复可持续至 6 个月左右。该项研究首次证实以系统给药的方式可以治疗部分遗传性耳聋，该方法因其简便、无创的操作和显著的治疗效果而引起遗传性耳聋生物学及药物治疗领域的高度关注 [5]。

（杨　涛）

参考文献

1. Maeda Y, Fukushima K, Nishizaki K, et al. In vitro and in vivo suppression of GJB2 expression by RNA interference. Hum Mol Genet, 2005, 14：1641-1650.

2. Ahmad S, Tang W, Chang Q, et al. Restoration of connexin26 protein level in the cochlea completely rescues hearing in a mouse model of human connexin30-linked deafness. Proc Natl Acad Sci U S A, 2007, 104：1337-1341.

3. Akil O, Seal RP, Burke K, et al. Restoration of hearing in the VGLUT3 knockout mouse using virally mediated gene therapy. Neuron, 2012, 75：283-293.

4. Lentz JJ, Jodelka FM, Hinrich AJ, et al. Rescue of hearing and vestibular function by antisense oligonucleotides in a mouse model of human deafness. Nat Med, 2013, 19：345-350.

5. Avraham KB. Rescue from hearing loss in Usher's syndrome. N Engl J Med, 2013, 369：1758-1760.

三、基因治疗

（一）基因治疗的定义及概述

基因治疗（gene therapy）是指利用分子生物学技术在靶细胞中转入具有治疗价值的目的基因而治疗相关基因缺陷疾病的方法。1991 年，美国批准了人类第一个对遗传病进行体细胞基因治疗的方案，即将腺苷脱氨酶导入一个 4 岁患有严重复合免疫缺陷综合征的女孩。随后，基因治疗迅速发展，其应用范围不光从单基因缺陷型遗传病扩大到多基因遗传病及获得性遗传病，而且扩展到癌症、AIDS、心血管以及眼疾病等 [1-2]。

耳聋的基因治疗研究近些年也得到了较大关注和迅速发展。哺乳动物内耳解剖有其特殊性：由于血迷路屏障的存在及骨性结构的包绕，内耳与身体其他部分相对独立，在一定程度上可防止药物向周围非靶组织器官扩散而引起副作用，同时内耳淋巴液的流动又能使导入的载体等向内耳分布；另外一个重要的优势是内耳的细胞数相对较少，比如人类耳蜗只有约 16 000 个毛细胞，而人类视网膜光感受器细胞数则超过了 1 亿，这让耳聋干预相对更容易成为可能。综上所述，内耳是较适合基因治疗的一类器官 [3]。近些年基因治疗的研究发现给治愈遗传性耳聋带来了极大的希望，有望以最本质的手段即通过基因治疗的方法将突变后的遗传物质矫正回正常状态，从而恢复听觉（图 5-6-1、图 5-6-2）。

已证实超过 80 个基因可引起遗传性耳聋。根据小鼠耳聋模型的研究，预测至少有 300 个以上的基因会引起遗传性耳聋，其中大部分为非综合征型耳聋。其按遗传方式可分为常染色体隐性、常染色体显性、性连锁遗传及线粒体遗传性耳聋。常染色体隐性耳聋主要是语前聋，而常染色体显性耳聋往往为渐进性发生在较晚阶段的耳聋。语前聋相关的基因一般与早期的内耳发育相关。如果基因突变影响了早期的内耳发育，那么出生后才进行的基因治疗将可能因为病变太早或太重而不一定有效。如果耳聋是出生后渐进性发展，基因治疗将是一种很有前景的干预方法。所以根据耳聋的发生特点，基因治疗的干预需要在不同时间点进行以期有效恢复听觉。另外，基因缺陷在很多种内耳细胞如毛细胞、支持细胞、血管纹、神经细胞等均可引起耳聋，所以基因治疗各种载体和方法的选择也尤为重要。

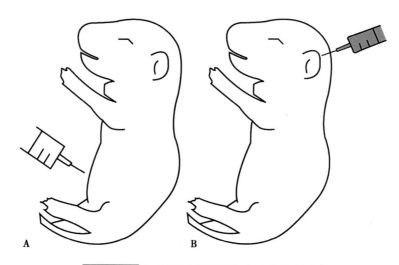

图 5-6-1 遗传性耳聋基因治疗途径示意图

A. 示反义寡核苷酸技术可以腹腔注射对遗传性耳聋进行基因治疗；B. 示 AAV 为载体的基因治疗、RNA 干扰技术、CRISPR/Cas9 基因编辑等方法可通过蜗窗膜或耳蜗侧壁局部注射的方式对遗传性耳聋进行干预

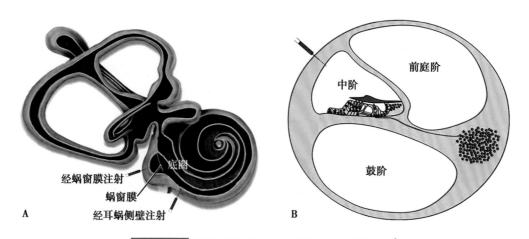

图 5-6-2 遗传性耳聋基因治疗注射路径示意图

A. 为内耳模式图，示经蜗窗膜注射和经耳蜗侧壁注射路径；B. 为耳蜗切片模式图，示经耳蜗侧壁路径注射入中阶

（二）基因治疗的基本步骤

基因治疗有如下 3 个基本步骤：①目的基因的转染；②目的基因的表达；③安全措施。这些步骤也是评定基因治疗效果的基本标准。

（三）目的基因转染方法

1. 基因转染　即如何高效、低毒、靶向地将目的基因转染到内耳，是基因治疗极重要的步骤。研发和选择合适的载体是耳聋基因治疗科学研究和临床应用的关键。

目前在内耳基因治疗中的载体分为病毒性载体和非病毒性载体两类。病毒性载体有腺病毒（adenovirus，AD）、腺相关病毒（adeno-associated virus，AAV）、单纯疱疹病毒（herpes simplex virus，HSV）、反转录病毒和慢病毒等，其中较常用的是腺病毒和腺相关病毒载体。非病毒载体包括脂质体载体等。

（1）病毒载体：

1）腺病毒（AD）载体：腺病毒是一种没有包膜的颗粒，其中的DNA以线性双链的形式存在。可以感染非分裂和分裂细胞；可携带不大于10kb的目的基因，可高效、迅速地传递和表达基因；易于增殖和纯化、滴度高；感染时基因组不整合进入靶细胞染色体而相对安全，但其表达持续时间短，不适合需长期表达的基因治疗。腺病毒骨架蛋白的表达可引发人体组织细胞免疫反应，存在可能的安全问题。

2）腺相关病毒（AAV）载体：属微小病毒科，为无包膜的单链线状DNA病毒，对人和动物无致病性，免疫反应轻微，被认为是安全的病毒载体。目前能容纳4.7kb外源DNA片段，宿主广泛，可以整合非分裂细胞，且比率高，整合稳定，能介导基因的长期稳定表达，已被用于多种疾病基因治疗临床试验的载体。AAV是一种复制缺陷型微小病毒，其增殖复制需要腺病毒或疱疹病毒的辅助。AAV被广泛用于一些隐性突变的基因治疗[1-3]。

（2）非病毒载体：脂质体（liposome）：脂质体是一种人工膜，为一个由脂质膜包绕水性核心的表面而形成的球形结构，由于细胞膜与DNA分子带负电荷，通过阳离子-脂质复合体作为转基因载体将质粒转移到细胞内。脂质体可用于转基因或制备药物，最常用的脂质体载体是阳离子脂质体。其作为载体不复制和重组，能感染分裂和非分裂细胞，很少引起炎症和过敏反应，较病毒载体有一定的优越性[4]。

（3）非载体法：体内转移基因的非载体法有质粒DNA肌肉注射、气雾剂吸入和体内电穿孔等方法。

2. 反义寡核苷酸技术　反义寡核苷酸（antisense oligodeoxynucleotide，ASODN）技术是应用反义寡核苷酸类药物通过Waston-Crick碱基配对原则，与细胞内核酸（DNA或RNA）特异结合形成杂交分子，抑制其转录和翻译上特定基因的表达的基因治疗技术。其作用机制主要为：①与DNA特定序列以发夹碱基配对的方式形成三链结构，从而阻断靶基因的复制、转录；②与mRNA特定序列形成双链结构，以空间位阻效应阻断核糖体与靶mRNA的结合，抑制或阻断mRNA的表达或通过激活RNase H，该酶可以降解杂合分子中的异常双链结构导致靶mRNA降解；③与mRNA5′末端的编码序列或其下游序列互补，抑制翻译的过程。ASODN已在包括肿瘤、遗传病、病毒感染等多种疾病相关的基因治疗中进行了大量的应用研究。

3. RNA干扰技术（RNAi）RNAi技术是将与靶基因序列同源的双链RNA导入细胞，其在细胞内与靶基因mRNA结合，并迅速将其降解，从而抑制该基因表达的过程。可利用

RNAi 技术抑制变异基因的表达来治疗相关的遗传性耳聋，从而恢复听觉。

4. CRISPR/Cas9 基因编辑技术　CRISPR（clustered regularly interspaced short palindromic repeats）称为成簇规律间隔的短回文重复序列，是细菌和古细菌在长期演化过程中形成的一种适应性免疫防御，可用来对抗入侵的病毒及外源 DNA。近年来它被发现是一种强大的的基因编辑工具，引起了极大关注。

此系统的工作原理是：crRNA（CRISPR-derived RNA）通过碱基配对与 tracrRNA（trans-activating RNA）结合形成 tracrRNA/crRNA 复合物，此复合物引导核酸酶 Cas9 蛋白在与 crRNA 配对的序列靶位点剪切双链 DNA。通过人工设计这两种 RNA，可以改造形成具有引导作用的 sgRNA（short guide RNA），以引导 Cas9 对 DNA 的定点切割。该技术极大地提高了各种疾病动物模型的建立效率，被认为是遗传性疾病如遗传性耳聋很有前景的治疗方法，并且对 HIV、肿瘤、疟疾等疾病均有很大的研究应用价值。基于 CRISPR/Cas9 的基因编辑以病毒、质粒、mRNAs 或脂质体等为载体[5-9]。

（四）遗传性耳聋基因治疗的进展

1. 腺病毒为载体的基因治疗　以腺病毒为载体的基因治疗目前在动物模型中广泛使用。其主要为治疗感音神经性耳聋的毛细胞再生等所使用。诺华制药公司支持的一项临床试验即是以腺病毒携带 *Atoh1* 来研究内耳毛细胞再生。Raphael[10] 等早期研究发现向耳蜗内注射腺病毒并不会引起耳蜗形态学改变。Stone[11] 等证实腺病毒可以较好地转染成年小鼠前庭器官的支持细胞。Luebke[12] 等证明腺病毒可以转染耳蜗的毛细胞。Raphael[13] 等比较了经半规管入路和耳蜗侧壁入路两种方法，在半规管入路组，目的基因表达主要是经过外淋巴液的途径，耳蜗的功能没有受到损伤，但是目的基因主要局限于外淋巴，而在经耳蜗侧壁入路组，目的基因经过内淋巴路径，可以表达在耳蜗和前庭系统的感觉细胞中，不过存在一定的听力损失。他们认为以半规管入路可以较好的保留听力，用于作为扩散性比较好的试剂如神经营养因子的导入。而耳蜗侧壁入路可以较好的用于耳蜗毛细胞再生的目的基因导入。遗传性耳聋的基因治疗需要转基因的长期表达，而腺病毒表达时间过短，限制了其在遗传性耳聋基因治疗的使用。

2. 腺相关病毒为载体的基因治疗　Ozawa[14] 等研究证实在成年小鼠模型上，通过鼓阶路径，AAV 可成功转染耳蜗内毛细胞、螺旋神经节及螺旋韧带，但是没有外毛细胞的转染，支持细胞也是极少数被转染。Lang[15] 等在成年正常和耳聋小鼠在体模型上，采用中阶路径注射 5 种不同血清型的 AAV（AAV1、2、5、6、8）发现前庭、耳蜗毛细胞、支持细胞、螺旋神经节以及螺旋韧带均有被转染，内毛细胞是最多被转染的，其中 AAV8 是转染效率最高的血清型，但支持细胞被转染的效率不高。Lustig[16] 等在 2012 年报道以 *Vglut3* 基因突变的遗传性耳聋为动物模型，以 AAV1 为载体将 *Vglut3* 导入出生后 10 ~ 12 天的小鼠内耳中，7 ~ 14 天后，所有小鼠都恢复听力，听力恢复至少持续 7 周，约有 40% 小鼠听力持续达 28 周，每个组分别有一只小鼠的听力持续改善达一年半。当治疗出生后 1 ~ 3 天的耳聋新生鼠时，则能够持续达 9 个月的时间（图 5-6-3）。Holt[17] 小组在 2015 年报道，他们在

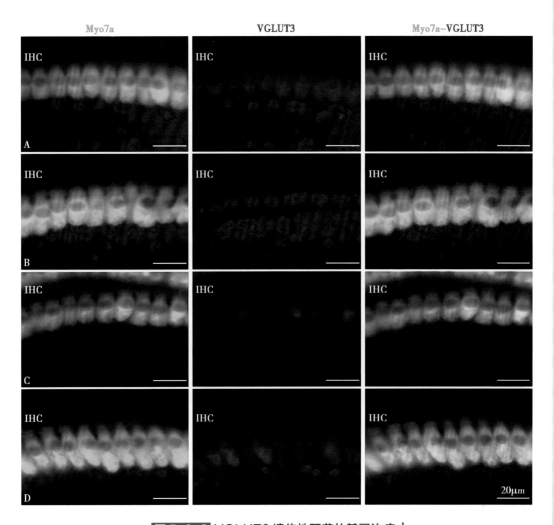

图 5-6-3 VGLUT3 遗传性耳聋的基因治疗

Myo7A 以绿色表示，Vglut3 以红色表示，DAPI 以蓝色表示，第三列均为合并后图片。图 A 示野生型小鼠内毛细胞 MYO7A 和 VGLUT3 均表达。图 B 示 *Vglut3* 敲除小鼠的内毛细胞只表达 Myo7A，不表达 VGLUT3。以蜗窗膜路径注射 AAV1–*Vglut3* 到出生后 1～3 天 *Vglut3* 遗传性聋的小鼠，所有内毛细胞均表达 Vglut3（图 D），当注射时间在出生后 10～12 天，表达 Vglut3 的内毛细胞有所减少（图 C）

Tmc1 遗传性耳聋小鼠模型上，以 AAV1 为载体，使耳聋小鼠恢复了部分听觉，这些被治疗的小鼠可保持听力超过 2 个月（图 5-6-4）。在此模型的基因治疗，只恢复了部分听觉，尽管其原因尚不明确，但外毛细胞没有被转染以及活体中转染效率低等问题均可能是其原因。另一个研究小组以 Whirler 遗传性耳聋小鼠为模型，发现以 AAV8 为载体的基因治疗可以恢复毛细胞的纤毛，但是没有听觉恢复。与 *Tmc1* 耳聋类似，外毛细胞没有被转染可能导致了听觉没有被成功恢复[18]。*GJB2*（gap junction protein，beta-2）基因突变是引起非综合征性遗传性耳聋的主要原因之一。Lin[19] 等于 2014 年报道以 AAV 为载体，在出生后 1 天左右

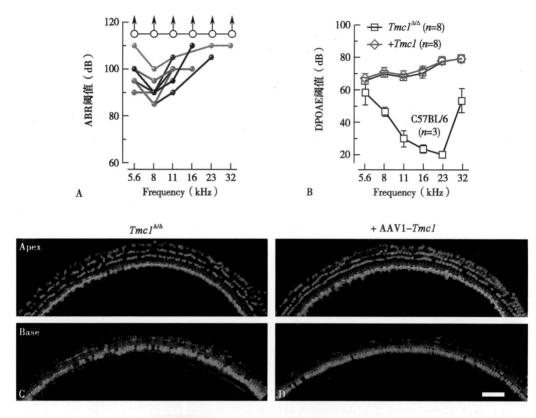

图 5-6-4 TMC1 遗传性耳聋的基因治疗

图 A 为 ABR 检测结果，示 AAV-Cba-Tmc1 干预的 8 只 Tmc1 耳聋小鼠的听力有部分恢复，特别是在 5000～16 000Hz 频率。图 B 为 DPOAE 检测结果，示野生型 C57BL/6 有正常的 DPOAE，而 AAV-Cba-Tmc1 注射和未注射的 Tmc1 耳聋小鼠的 DPOAE 没有变化，表示以 AAV-Cba-Tmc1 干预未能使得 DPOAE 恢复。图 C 和图 D 分别为未注射和注射 AAV-Cba-Tmc1 的 Tmc1 耳聋小鼠的耳蜗基底膜铺片染色结果（Myo7A 以绿色表示，Phalloidin 以红色表示，Apex 表示顶圈，Base 表示底圈），说明注射 AAV-Cba-Tmc1 不影响内毛细胞的存活和纤毛的变化，比例尺：50μm

Gjb2 耳聋小鼠模型中进行基因治疗的干预，发现外源的 Cx26 表达和缝隙连接的形成，在干预后的小鼠中螺旋器细胞死亡数减少、结构异常减轻，螺旋神经节细胞变性也得到一定的保护，研究中没有发现听觉的恢复，可能目前的方法尚不足以对听觉的逆转。AAV 可以使被转染的基因长时间表达，被广泛用于遗传性耳聋基因治疗的研究。对于隐性遗传性耳聋，相对应的基因长期表达将可能获得听觉恢复，而对于显性遗传性耳聋，AAV 为载体的基因治疗需要联合其他治疗方法如 RNAi 来抑制突变基因的转录和翻译。对于各种遗传性耳聋，需要对各种内耳细胞更有效的转染方法，这是目前最需要解决的问题。其次，基因治疗干预的时间也很关键，只有当相关内耳细胞尚未严重变性之前进行干预才可能有效。最后，AAV 能携带的基因大小也有相应限制，将来需要研究和开发能携带更大基因的载体。

3. 反义寡核苷酸技术 Hastings 和 Lentz[20] 等以 *Usher 1C* 综合征 c.216G>A 敲入小鼠为听觉及前庭功能障碍的模型，对出生后 3~5 天的小鼠腹腔注射反义寡核苷酸 29 阻止突变基因的转录，发现处理后 1 个月大的小鼠在 8000 和 16 000Hz 的听力几乎达到了正常，平衡功能也恢复了正常。6 个月大的小鼠虽然在 8000Hz 听力没有保持在正常，但仍然比对照的该突变敲入模型小鼠听力要好，同时也保持了正常的平衡功能。虽然反义寡核苷酸技术只对耳聋小鼠的部分频率听觉起矫正作用，并保持到 6 个月，但简单的腹腔注射即能起效，可操作性强，仍然是很令人兴奋和鼓舞的，为人类耳聋治愈带来了极大的期望。

4. RNA 干扰技术（RNAi） *GJB2* 基因是编码 Cx26 蛋白的基因，该基因变异是常染色体隐性遗传非综合征性聋的主要原因之一，同时其等位基因变异时也会导致常染色体显性耳聋，称为显性负突变效应。Maeda[21] 等在体外和体内实验中均发现小干扰 RNA 能明显抑制突变等位基因 *GJB2* p.R75W 的表达，在成年的小鼠模型中，可以恢复部分听觉，但研究者未报道具体是哪些频率的听觉恢复以及这些恢复的部分听觉能够维持多长时间。这也是 RNAi 在耳聋治疗方面可能存在的不足之处，但它也是耳聋基因治疗的一个可选择途径。

5. CRISPR/Cas9 基因编辑技术 CRISPR/Cas9 基因编辑技术在 DNA 水平永久的矫正突变，使其成为遗传性耳聋很有前景的新治疗方法。大多数 CRISPR/Cas9 活体基因编辑也通过病毒感染细胞而实现，而病毒持续的表达和可能的脱靶效应引起相应的安全问题，所以以病毒感染的方法不是此基因治疗的理想方法。脂质体和蛋白质、RNA 复合体的方式是一条新的有效的途径。蛋白质和 sgRNAs 在细胞中发挥作用后即可以较快地降解以减少副作用，而进行的基因编辑是永久的。以此途径来矫正遗传性疾病有安全性、特异性高等优势，符合临床应用的需求。Chen 和 Liu[9] 等于 2014 年底报道证实以 Atoh1-GFP 鼠为模型，以 Cas9 蛋白结合带阳离子的脂质体可以对内耳外毛细胞特异的进行基因编辑，编辑效率达 20%，首次成功证实 Cas9 蛋白在活体的应用，这也是迄今为止首次将 CRISPR/Cas9 基因编辑技术应用于内耳，为遗传性耳聋基因治疗新的方法（图 5-6-5）。目前除了通过非同源性末端接合敲除显性突变外，一个主要的挑战是提高同源介导的双链 DNA 修复的功效，特别是在活体中的效率问题亟待解决，以便将来被应用于占遗传性耳聋多数的隐性突变。其次，CRISPR/Cas9 的脱靶现象等安全性也逐渐被认识和改进。最近报道改造后的 Cas9 可以使得脱靶现象大为改善[22]。相对于其他的以病毒为载体的基因治疗需要不同类型的病毒转染不同的靶细胞（如不同血清型的 AAV 转染不同的细胞如毛细胞和支持细胞等），CRISPR/Cas9 的方法以脂质体等复合 Cas9 蛋白质和 sgRNAs，使得所有内耳细胞可能受转染而进行基因编辑。由 CRISPR/Cas9 介导的定点基因组编辑是近年新发现强大的基因组编辑工具，将作为一种革命性的技术在遗传性耳聋治疗领域发挥巨大潜力。不光对于单基因，而且有可能编辑多基因突变的耳聋。随着此技术的快速发展，将来也有可能用于隐性遗传性耳聋的修复和缺失、插入等其他染色体异常的替换来恢复听觉[23]。

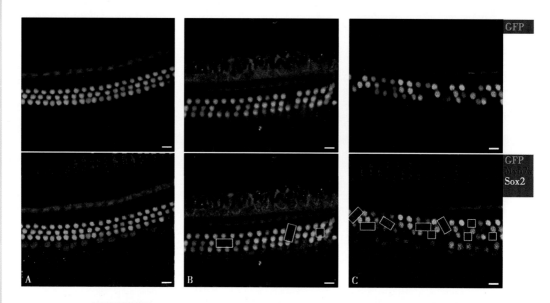

图 5-6-5 CRISPR/Cas9 基因编辑技术用于遗传性耳聋基因治疗

GFP 以绿色表示，Myo7A 以红色表示，SOX2 以白色表示，DAPI 以蓝色表示，第二行均为合并后图片。图 A 示以 Cas9 蛋白和脂质体 2000 处理的对照组，10 天后所有的外毛细胞没有 GFP 染色的消失。图 B 示以 Cas9 蛋白、EGFP sgRNA 和脂质体 RNAiMAX 干预 10 天后可见部分外毛细胞 GFP 染色消失（黄色框）。图 C 示以 Cas9 蛋白、EGFP sgRNA 和脂质体 2000 处理 10 天后见更多外毛细胞 GFP 染色消失（黄色框），注射部位效率达 20%，比例尺：10μm

（五）遗传性耳聋基因治疗展望

基因治疗是遗传性耳聋非常有前景的治疗方法，已经取得了不少令人振奋的进展。大量的研究处于初期临床试验或动物实验阶段，以研究其疗效和安全性。将来，包括对成年哺乳动物内耳更可靠和安全有效的转染方法迫切需要解决和完善，能更好地模仿人类耳聋的动物模型如猪、猴会广为应用以便评估关键的治疗时间窗以及对成年人的耳聋的基因治疗。尽管存在着许多困难，但基因治疗的研究进展和趋势是令人鼓舞的，相信基因治疗终将给广大遗传性耳聋患者带来福音。

（陈正一 舒易来）

参考文献

1. 谢鼎华，肖自安. 耳鼻咽喉临床遗传学. 长沙：湖南科学技术出版社，2002.

2. 刘慕虞，袁友文，孙正良，等. 耳聋诊断治疗学. 福州：福建科学技术出版社，2005.

3. 舒易来，王正敏，陈正一. 腺相关及腺病毒内耳基因转染和 Rb 敲除结合 ISL1 表达诱导小鼠毛细胞与支持细胞增殖. 复旦大学，2012：1-104.

4. Wareing M, Mhatre AN, Pettis R, et al. Cationic liposome mediated transgene expression in the guinea pig cochlea. Hear Res, 1999, 128(1-2)：61-69.

5. Cong L, Ran FA, Cox D, et al. Multiplex genome engineering using CRISPR/Cas

systems. Science, 2013, 339(6121)：819-823.

6.　Mali P, Yang L, Esvelt KM, et al. RNA-Guided human genome engineering via Cas9.Science, 2013b, 339：823-826.

7.　Hwang WY, Fu Y, Reyon D, et alK. Efficient genome editing in zebrafish using a CRISPR-Cas system. Nat Biotechnol, 2013, 31(3)：227-229.

8.　Ramakrishna S, Kwaku Dad AB, Beloor J, et al. Gene disruption by cell-penetrating peptide-mediated delivery of Cas9 protein and guide RNA. Genome Res, 2014, 24(6)：1020-1027.

9.　Zuris JA, Thompson DB, Shu Y, et al. Cationic lipid-mediated delivery of proteins enables efficient protein-based genome editing in vitro and in vivo. Nat Biotechnol, 2015, 33(1)：73-80.

10.　Raphael Y, Frisaneho K, Bocssler BJ. Adenoviral-mediated gene transfer into guinea pig cochlear cells in vivo. Neurosci Lett, 1996, 207(2)：137-141.

11.　Lin V, Golub JS, Nguyen TB, et al. Inhibition of Notch activity promotes nonmitotic regeneration of hair cells in the adult mouse utricles. J Neurosci, 2011, 31(43)：15329-15339.

12.　Luebke AE, Steiger JD, Hodges BL, et al. A modified adenovirus can transfect cochlear hair cells in vivo without compromising cochlear function. Gene Ther, 2001, 8(10)：789-794.

13.　Kawamoto K, Oh SH, Kanzaki S, et al. The functional and structural outcome of inner ear gene transfer via the vestibular and cochlear fluids in mice. Mol Ther, 2001, 4(6)：575-585.

14.　Liu Y, Okada T, Sheykholeslami K, et al. Specific and efficient transduction of cochlear inner hair cells with recombinant adenoassociated virus type 3 vector. Mol Ther, 2005, 12：725-733.

15.　Kilpatrick LA, Li Q, Yang J, et al. Adeno-associated virus-mediated gene delivery into the scala media of the normal and deafened adult mouse ear. Gene Ther, 2011, 18(6)：569-578.

16.　Akil O, Seal RP, Burke K, et al. Restoration of hearing in the VGLUT3 knockout mouse using virally mediated gene therapy. Neuron, 2012, 75(2)：283-293.

17.　Askew C, Rochat C, Pan B, et al. Tmc gene therapy restores auditory function in deaf mice. Sci Transl Med, 2015, 7(295)：295ra108.

18.　Chien WW, Isgrig K, Roy S, et al. Gene Therapy Restores Hair Cell Stereocilia Morphology in Inner Ears of Deaf Whirler Mice. Mol Ther, 2015 Aug 26, doi：10.1038/mt.2015.150

19.　Yu Q, Wang Y, Chang Q, et al. Virally expressed connexin26 restores gap junction function in the cochlea of conditional Gjb2 knockout mice. Gene Ther, 2014, 21(1)：71-80.

20. Lentz JJ, Jodelka FM, Hinrich AJ, et al. Rescue of hearing and vestibular function by antisense oligonucleotides in a mouse model of human deafness. Nat Med, 2013, 19(3)：345-350.

21. Maeda Y, Fukushima K, Nishizaki K, et al. In vitro and in vivo suppression of GJB2 expression by RNA interference. Hum MolGenet, 2005, 14(12)：1641-1650.

22. Kleinstiver BP, Pattanayak V, Prew MS, et al. High-fidelity CRISPR-Cas9 nucleases with no detectable genome-wide off-target effects. Nature, 2016, 529(7587)：490-495.

23. Zou B, Mittal R, Grati M, et al. The application of genome editing in studying hearing loss. Hear Res, 2015, 327：102-108.

第七节　耳聋遗传咨询

耳聋是造成语言交流障碍最常见的疾病。据统计，我国每年新生3万聋儿，其中相当一部分是遗传性耳聋。因而，耳聋发生的原因、是否具有遗传性、生育或再生育是否存在风险是耳聋患者和耳聋家庭极为关心的问题。以往由于耳蜗结构的复杂性、耳聋表型的相对单一性以及临床常规电生理测听检查、血液生化检查、酶学检查的非特异性，使临床医师不能准确地诊断耳聋病因，进而很难确定遗传模式以及预测再发风险，更谈不上通过准确的婚育指导降低再发风险。

随着耳聋基因组科学及分子生物学技术的迅猛发展，对于遗传性耳聋的相关基因及发病机制的理论研究已有了很大的进展，耳聋基因研究和临床诊断技术已成为耳聋病因学分析的有力工具。人们已经可以通过对几个常见耳聋基因进行检测，明确中国人中相当比例的非综合征型耳聋受检者的遗传学病因或其致病突变的携带情况。但仅仅得到检测结果是远远不够的，必须将检测结果向患者、家属和（或）经治医师进行科学、系统地解释和答疑，才能使耳聋基因诊断的临床意义最大化。因此可见，遗传咨询是遗传学服务中极为重要的过程和内容，与耳聋基因诊断是不可分割的整体。

耳聋的遗传咨询不仅可以通过对耳聋基因诊断结果的分析，确定遗传方式，计算再发风险，对患者及其家庭成员的患病风险、携带者风险、子代的再发风险作出准确的评估与解释，并为受检者及其家族成员提供终生的遗传学服务；还可以通过客观、准确的生育指导和干预措施，从根本上预防和阻断遗传性耳聋，成为实现"预防耳聋出生缺陷"目标的重要步骤和手段。

一、耳聋遗传咨询的定义与内容

根据美国国家遗传咨询协会于2006年5月对遗传咨询的定义，即：遗传咨询是一个帮助人们理解和适应与疾病相关的遗传学因素对医学、心理和家庭影响的过程。其内容包括：①对家族史和病史进行解释，并评估疾病的发生或再发风险；②进行关于疾病遗传、实验室检测、治疗处理及预防的教育，并提供与疾病有关的各种可以求助的渠道和研究；③通过辅导以促进对知情选择和所患疾病及其再发风险的逐步认识和接受。简言之，遗传咨询的基本内容包括了风险评估、咨询和教育三个方面，即：根据患者的个人疾病史和家族史来评估某种遗传病发生或者再发的可能性；帮助患者理解不同的遗传模式、基因检测、遗传疾病的治疗和预防，整合有效资源并进行必要的研究；向患者提供咨询，协助其作出知情合适的决定，并且适应疾病或者患病的风险。

二、耳聋遗传咨询的对象

我们的耳聋遗传咨询对象在广义上包括了所有接受临床常规耳聋基因诊断的先证者和（或）其家属。大致分为以下几类人群：

1. 有或没有耳聋家族遗传史的耳聋先证者。

2. 已生育一个聋儿、询问再发风险的正常听力夫妇。

3. 现无子女的听力正常夫妇的一方或双方有耳聋家族史，询问子代患病风险者。

4. 未婚或已婚的男女双方均耳聋或其中一人耳聋，需要给予婚前婚配指导或婚后生育指导。以上第 2、3、4 点是以婚育为目的的耳聋遗传咨询。

5. 耳聋基因突变筛查结果阳性的个体。

三、耳聋遗传咨询的方法

（一）耳聋遗传咨询中遵循的遗传伦理学和道德原则

1. 自愿和尊重原则 完全尊重咨询者自己的意愿，其做出的选择不受任何外来压力和暗示的影响。

2. 平等原则 遗传咨询应平等地提供给所有需要并且选择遗传学服务的人。

3. 教育原则 在遗传学、医疗干预、心理和社会问题等相关方面对求咨者进行教育，这是遗传咨询的重要特征。

4. 公开信息原则 为了达到让咨询者知情的目的，咨询师应向咨询者公开所有咨询者能理解和作出决定有关的信息。

5. 非指导性原则 咨询过程中不能有任何鼓励采取某种特别措施的目的，这是遗传咨询最基本的特征。

6. 注重咨询可能产生的求咨者心理、情感和社会问题原则 不仅提供信息，还要了解求咨者的文化程度、社会地位、经济能力，帮助其有能力应对遗传病、再发风险或作出困难选择。这涉及到一定的遗传咨询技巧。

7. 保护隐私原则 遗传信息的泄露会对受检者的生活、工作产生潜在的威胁，也是引发医疗纠纷的隐患，因此应严格遵循保护隐私原则，除非在某些特殊的情况下（如刑侦）可以通过正确的法律途径获得相关人员的遗传信息。

（二）耳聋遗传咨询的流程和内容

耳聋遗传咨询是一个过程，贯穿求咨者从就诊到根据耳聋基因诊断结果作出选择的全过程，可分为两个阶段（图 5-7-1）：耳聋基因诊断前咨询和诊断后咨询。

诊断前咨询的主要内容是获取信息，既包括咨询师获取求咨者和（或）其家属的家族史、发病史、用药史、妊娠史、全身查体，专科检查和辅助检查结果的相关信息，并通过系谱等规范化方式进行记录，同时又要让求咨者和（或）亲属了解咨询师获取这些资料的目的及从中得到的信息，对耳聋基因检测的意义、过程、风险、权利等充分知情，并给以无压力下的同意。在这一过程中，咨询师也要了解求咨者和（或）其家属对疾病原因的认识以及他们的情感、经历、社会地位、教育和文化等信息。

诊断后咨询的主要内容是发布信息，即在准确的耳聋基因诊断基础上，对患遗传病的求咨者或其亲属提出的有关某种遗传病的病因、遗传模式、诊断、防治、预后等相关问题进行深入交谈和讨论，推算求咨者或其亲属生育子女时再患此病的风险，并提出建议和指导，供病人或其亲属作决策时参考。对求咨者和（或）家属此过程中表现出来的情绪波动提供一定的心理支持。

对于有再生育要求的聋儿家庭，在确定聋儿为遗传性耳聋以及其父母的基因型后，对其父母的再生育风险进行评估，取得父母的知情同意后，进入产前诊断流程（图 5-7-1）。

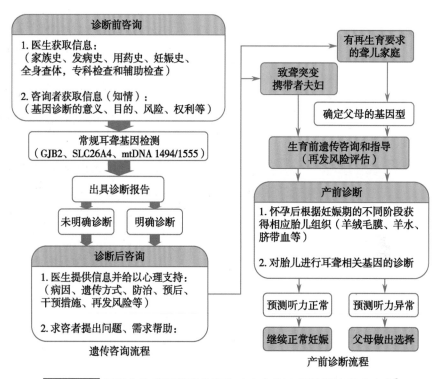

图 5-7-1 规范化临床耳聋遗传咨询（左）和产前诊断流程（右）

四、遗传咨询中签署知情同意书的必要性

在进行耳聋基因检测之前，需要先证者或其监护人签署耳聋基因检测知情同意书。其目的有以下几点：

1. 尊重受检者的知情权利　《执业医师法》规定受检者享有检查知情权，我们通过签署知情同意书这一形式和过程，使受检者及其家属获知接受该检测的意义，目前检测的发展情况，检测的内容，隐私的保护，对本人及亲属的好处和潜在的损害风险等情况，从而充分地享受知情的权利。

2. 明确权利和责任关系　知情同意书是处理法律争端时很重要的法律依据，通过签署知情同意书，可以明确受检者和检测者之间的权利和责任关系，在保护受检者的权利和利益的同时，也保护了从事遗传服务的专业人员，避免日后可能出现的医患纠纷。

3. 接受宣教的过程　在此过程中，通常受检者会有意识地仔细阅读和思考，并针对其中的具体问题进行提问，这无形中成为医患交流沟通的平台，不仅加强了求咨者对该检测的理解，更加深了两者间的情感交流，有利于遗传咨询的进行。在此过程中，咨询师应耐心地同求咨者建立起相互信任的关系，以便给予求咨者最大的支持。

4. 免责　至今为止，没有任何一项临床检查或检测是 100% 准确的，即便是病理检查，也有 1%~5% 的误差。耳聋基因检测过程中涉及很多步骤，其中的任何一个步骤出现客观和主观上的偏差或疏忽，都可能影响最后结果的准确性，因此基因诊断也存在着假阳性和假阴性的情况，尽管通过一系列的措施，如复核制度（两人以上分别对同一事物进行判断）、复查制度（同一实验做两次以上）、实验中设置阴阳性对照等，这种情况发生的几率即使很低但还是存在。另外，随着理论的不断发展，可能会出现不同时间对同一结果有不同的理解的情况。通过免责条款，可以使受检者对耳聋基因诊断结果有客观的了解和正确的认知。

五、耳聋遗传咨询内容的规范化

耳聋遗传咨询的内容主要围绕在致聋原因及生育风险方面，遗传咨询者多是患者或有出生缺陷生育史的夫妇，但现在越来越多地在孕前或产前基因筛查中发现携带某种耳聋基因突变的正常听力者要求婚育方面的遗传咨询。需要注意的是，凡进行与生育有关的遗传咨询，必须有夫妇双方的共同参与。规范的遗传咨询应在准确的常规耳聋基因诊断结果基础上进行。

（一）先证者（即耳聋患者）及其家庭的遗传咨询

在中国，由于计划生育政策的实施，绝大多数耳聋家庭只有一个先证者且父母为听力正常者。这类家庭求咨时，多有再生育要求。对于这类家庭，首先应进行先证者的常见耳聋基因诊断，对于明确为 *GJB2*、*SLC26A4* 和 *mtDNA*1494/1555 位点突变导致的遗传学病因者，其突变基因型要同父母的基因型进行相互验证。如果结果准确无误，即可进行相应的

遗传咨询；有再生育要求者，可以进行相应的生育前遗传咨询。下面分几种情况进行分析：

1. *mtDNA* A1555G/C1494T 突变阳性者　咨询要点：受检者为携带线粒体基因 A1555G/C1494T 突变的氨基糖苷类药物敏感性个体，因用药导致的药物性耳聋；因其遵循母系遗传方式，如果先证者为男性，则不会将耳聋突变传递后代，如为女性，则会继续传递，除患者外，其家族中所有母系成员特别是女性患者的所有后代（理论上均为此突变的携带者）应终生绝对禁止使用氨基糖苷类抗生素，避免耳聋的发生；该母亲的所有子代均携带有此突变，但只要注意避免应用氨基糖苷类抗生素，绝大多数情况下不会出现耳聋，无需行产前诊断；给受检者及其母系家庭成员"用药指南"卡片（图 5-7-2、图 5-7-3），嘱其在因病用药时将此卡片出示给主治医师，以引起后者注意，从而避免医源性氨基糖苷类抗生素在这一人群中的误用；对于助听器无法弥补听力者，可行人工耳蜗植入术，由于药物性耳聋主要损伤部位是毛细胞，因此人工耳蜗手术的预后好。

用 药 指 南

_____ 及其家庭成员禁用所有氨基糖甙类抗生素,如：链霉素、卡那霉素、妥布霉素（抗普霉素）、大观霉素、新霉素、庆大霉素、威地霉素、西索米星（紫苏霉素、西索霉素）、小诺霉素、阿司米星、阿米卡星（丁胺卡那霉素）、奈替米星（奈特、力确兴、诺达）、核糖霉素、爱大（硫酸依替米星）、依克沙（硫酸异帕米星）、小儿利宝（硫酸庆大霉素）等。

使用说明：
请在您和您家人看病时将此卡片出示给医生。

图 5-7-2 用药指南卡片正面

通信地址：北京市复兴路28号解放军总医院
　　　　　耳鼻咽喉科研究所
邮政编码：100853
网　　址：http://www.301ent.org/
联 系 人：戴朴 教授
咨询电话：010-66936753转608
电子邮件：daipu301@vip.sina.com　Lxlxlpy@sina.com

此卡片内容最终解释权在中国人民解放军总医院
耳鼻咽喉科研究所聋病分子诊断中心

图 5-7-3 用药指南卡片背面

2. *GJB2* 基因纯合/复合突变　咨询要点：受检者被确定为 *GJB2* 基因突变导致的常染色体隐性遗传性耳聋。在绝大多数情况下，突变的基因应分别来自于其父亲和母亲，两者对受检者耳聋的"贡献"相同；若其父母经 *GJB2* 基因检测已确定为 *GJB2* 基因突变的携带者，证实先证者的双等位基因突变分别来自其父母，则此父母再生育聋儿的风险为 25%，建议在再次生育前向遗传学家和耳鼻咽喉科专家咨询，妊娠后根据妊娠不同阶段获取相应的胎儿组织（羊绒毛膜 / 羊水 / 脐带血），通过产前诊断判断胎儿的遗传状态；受检者的同胞有 50% 的几率携带有致病突变；受检者应避免与同是 *GJB2* 耳聋者婚配，否则其生育耳聋后代的几率为 100%，如果其配偶携带有一个 *GJB2* 的致聋突变，则他们的后代将有高达 50% 的几率为 *GJB2* 耳聋患者；受检者的配偶需进行相应位点检测，从而预防其生育耳聋后代。家族内其他成员因携带 *GJB2* 基因突变的几率很大，故在生育前亦应进行 *GJB2* 基因检测，以便早发现危险因素并采取预防及干预措施。对于助听器无法弥补听力者，可行人工耳蜗植入术，由于此类受检者听力受损的部位局限于耳蜗，因此人工耳蜗植入的效果会很好。

3. *GJB2* 基因杂合性突变（只发现一个致病突变）咨询要点：由于仅找到 *GJB2* 基因一个致聋突变，患儿的耳聋原因仍无法确定，但推断为 *GJB2* 突变所致的遗传性耳聋可能性大，受检者的父母至少有一人是这一突变的携带者，但其母再生育前无法行产前诊断；由于无法排除遗传性耳聋的风险，父母再生育仍然存在最大达到 25% 的风险；受检者的第一级直系亲属有较大的可能性为耳聋突变基因携带者，其他有血缘关系的亲属为耳聋突变基因携带者的可能性较正常人群大，故建议家族内其他成员生育前进行 *GJB2* 基因检测，以便及早发现危险因素并采取预防干预措施；先证者的听力无有效治疗方法，应尽可能保存现有残余听力，如无法通过助听器弥补听力，则可行人工耳蜗植入手术，且效果良好；受检者的配偶不仅应避免是 *GJB2* 耳聋患者，还应对后者的 *GJB2* 基因进行全序列分析，因为如果其配偶携带有一个 *GJB2* 的致聋突变，则他们的后代将至少有 25% 的几率为 *GJB2* 耳聋患者。

4. *SLC26A4* 基因纯合 / 复合突变　咨询要点：受检者被确定为 *SLC26A4* 基因突变导致的常染色体隐性遗传性耳聋，此基因突变与大前庭水管综合征（enlarged vestibular aqueduct syndrome，EVAS）和耳蜗畸形有非常密切的关系。在绝大多数情况下，突变的基因分别来自于其父亲和母亲，两者对受检者耳聋的贡献相同；若其父母经 *SLC26A4* 基因检测已确定为 *SLC26A4* 基因突变的携带者，证实先证者的双等位基因突变分别来自其父母，则此父母再生育聋儿的风险为 25%，建议在再次生育前向遗传学家和耳鼻咽喉科专家咨询，妊娠后根据妊娠不同阶段采集相应的胎儿组织（羊绒毛膜 / 羊水 / 脐带血），通过产前诊断判断胎儿的遗传状态；受检者的同胞有 50% 的几率携带有致病突变；受检者要避免与同是 *SLC26A4* 耳聋者（即大前庭水管综合征患者）婚配，否则生育耳聋后代的几率为 100%，如果其配偶携带有一个 *SLC26A4* 的致聋突变，则他们的后代将有高达 50% 的几率为 *SLC26A4* 耳聋患者；受检者的配偶需进行相应位点检测，从而预防其生育耳聋后代。家族内其他成员生育前亦应进行 *SLC26A4* 基因检测，以及早发现危险因素并采取预防及干预措施。对于助听器无法弥补听力者，可行人工耳蜗植入术，由于耳聋主要损伤部位在耳蜗且多数患者具有一定程度的残余听力，因此人工耳蜗手术的预后很好；如先证者存在有较好的残余听力，要严格防止头部外伤，不参加剧烈的体育活动，尽量防治感冒，不要用力擤鼻或咳嗽，勿用耳毒性药物，远离噪声，以防止残余听力的进一步损失。

5. *SLC26A4* 基因杂合突变　咨询要点：*SLC26A4* 基因突变与 EVAS 和耳蜗畸形有非常密切的关系，建议受检者行颞骨 CT 检查。如颞骨 CT 未证实有上述情况，则提示受检者为 *SLC26A4* 耳聋突变基因携带者，受检者的第一级直系亲属为 *SLC26A4* 耳聋突变基因携带者的可能性较大，其他有血缘关系的亲属为突变基因携带者的可能性也较正常人群大，故建议家族内其他成员生育前进行该基因检测，以及早发现危险因素并采取预防及干预措施。

如颞骨 CT 证实有 EVAS 或耳蜗畸形，则从理论上提示 *SLC26A4* 基因还存在另一突变位点，应行 *SLC26A4* 基因全序列筛查以确定该突变位点。有一小部分 EVAS 患者（<20%）可能找不到第二个突变，但仍然强烈提示在另一个等位基因上存在无法检测到的 *SLC26A4* 致病突变。受检者的配偶及其直系亲属也需进行相应位点检测，从而预防其生育耳聋后代。

此外，*SLC26A4* 基因纯合 / 复合突变者或 *SLC26A4* 基因杂合突变者，经颞骨 CT 证实为 EVAS 者，要严格防止头部外伤，不参加剧烈的体育活动，尽量防治感冒，不要用力擤鼻或咳嗽，勿用耳毒性药物，远离噪声，以防止残余听力的进一步损失。值得注意的是，因为只能确定先证者一个突变，因此母亲怀孕后无法行产前诊断。

6. 常规耳聋基因诊断结果阴性者

（1）有明确耳聋家族史：咨询要点：虽然常规耳聋基因诊断和查体未提示有阳性信息，但受检者有明确的家族史，提示其为遗传性耳聋的可能性比较大，致聋基因可能为目前无法查出的少见基因或未知基因。

（2）有明确氨基糖苷类抗生素应用史：咨询要点：虽然耳聋基因检测且查体未有阳性信息提示，但受检者有明确氨基糖苷类抗生素应用史，提示可能是导致易感耳毒性耳聋个体的线粒体 DNA 的其他较为罕见的突变，或是氨基糖苷类抗生素蓄积作用致聋及其他少见耳聋基因突变致聋。

（3）父母为近亲结婚：咨询要点：受检者常见耳聋基因检测均为阴性，但其父母为近亲结婚，提示可能存在较为罕见的遗传性耳聋的可能性，特别是有明确家族史的受检者，遗传性耳聋的可能性更大。

（4）Waardenburg 综合征：咨询要点：受检者有蓝虹膜、双侧感音神经性耳聋、面部雀斑、宽眼距等临床表现，而常见耳聋基因检测为阴性，考虑为 Waardenburg 综合征型耳聋，其显性遗传的可能性比较大。若确定为显性遗传，后代有 50% 的几率会遗传此病。

（5）病史、查体及常见基因检测均无阳性结果：咨询要点：提示受检者为遗传性耳聋的可能性大大降低，由先天及后天环境因素（如孕期病毒感染、胎儿宫内缺氧、难产、新生儿黄疸、缺血缺氧性脑病等）导致耳聋的可能性增大，但不能排除其他少见和罕见的耳聋基因所导致的遗传性耳聋。其父母仍有一定的生育聋儿的风险，但相对较低；但是聋儿后代发生遗传性耳聋的几率大大降低，低于平均人群水平，这是由于假使聋儿为遗传性耳聋，也是少见甚至罕见的耳聋基因突变引起，那么他 / 她遇到冲突基因型配偶的几率会非常低，因而生育聋儿的几率大大降低。

（二）夫妻或恋人双方均为耳聋患者

我国聋人群体巨大，同证婚配即"聋-聋"婚配在这一特殊群体中普遍存在。虽然聋人倾向与同为耳聋者婚配，但是大多数中国聋人夫妇希望能生育出听力正常的孩子，因此后代的听力状况往往是最受关注的问题之一。聋人夫妇生育耳聋后代的总体几率为10%，比整体人群聋儿出生率（1～3/1000）高近百倍，是需要重点预防及干预的耳聋遗传高风险人群。在中国聋人群体中21%携带 GJB2 基因突变，其中近15%患者携带有 GJB2 双等位基因突变，这意味着，若一个聋人为 GJB2 双等位基因突变导致的耳聋，他（她）将有15%或者更高的风险遇到一个同样的 GJB2 耳聋配偶，由于夫妻双方4条等位基因均有突变，他们的后代将无一幸免获得2条致病的 GJB2 等位基因，发生耳聋的几率接近100%。他们将面临着或者按照计划生育政策要求不生育，或者生育一个同样耳聋的后代的情况。而通过对聋人青少年进行耳聋基因筛查并提供后续的正确婚育指导，这一风险是可以避免的。因此，每对聋人夫妇在婚育前有必要进行基因检测，甚至在恋爱前就应对自己的耳聋基因状况有一个清楚的认识，以免与同基因型遗传性耳聋的异性谈婚论嫁。

1. 寻求遗传咨询的聋人夫妇的类型

（1）首次生育前咨询后代遗传风险。

（2）已生育耳聋后代，咨询耳聋病因以及再生育风险。

（3）已生育正常听力后代，咨询后代生育聋儿的风险。临床上以前两种类型最为常见。

2. 聋人夫妇多样的基因型配对模式使后代的耳聋风险不尽相同。下面分几种情况进行分析（表5-7-1）：

表5-7-1　夫妻或恋人双方为耳聋患者时，其后代的遗传风险评估表

分类	常规基因诊断结果病因		生育聋儿风险	备注
	耳聋者	配偶/恋人（耳聋者）		
1	GJB2 耳聋	未发现 GJB2 突变	接近平均水平	
2	GJB2 突变携带者	GJB2 突变携带者	25%	可行产前诊断
3	GJB2 耳聋	GJB2 突变携带者	50%	可行产前诊断
4	GJB2 耳聋	GJB2 耳聋	100%	
5	EVAS	未发现 SLC26A4 突变	接近平均水平	
6	SLC26A4 突变携带者	SLC26A4 突变携带者	25%	可行产前诊断
7	EVAS	SLC26A4 突变携带者	50%	可行产前诊断
8	EVAS	EVAS	100%	
9	GJB2 耳聋	SLC26A4 突变携带者	接近平均水平	
10	EVAS	GJB2 突变携带者	接近平均水平	
11	GJB2 耳聋	EVAS	接近平均水平	
12	GJB2 耳聋/EVAS	男性 1555/1494 位点突变	接近平均水平	

续表

分类	常规基因诊断结果病因		生育聋儿风险	备注
	耳聋者	配偶/恋人（耳聋者）		
13	*GJB2* 耳聋 /EVAS	女性 1555/1494 位点突变	接近平均水平	后代禁止应用氨基糖苷类药物
14	男性携带 1555/1494 突变	*GJB2/SLC26A4* 突变携带者	接近平均水平	
15	女性携带 1555/1494 突变	*GJB2/SLC26A4* 突变携带者	接近平均水平	后代禁止应用氨基糖苷类药物
16	未发现突变	未发现突变	低于平均水平	
17	未发现突变	*GJB2/SLC26A4* 突变携带者	低于平均水平	
18	发现 *GJB2 /SLC26A4* 单突变	未发现突变	低于平均水平	

注：①夫妻/恋人双方均经过颞骨 CT 和常规耳聋基因诊断（*GJB2* 全序列、*SLC26A4* 全序列、*mtDNA* 1494/1555 位点）；②对于怀孕的女性无法行颞骨 CT 检查者，则进行 *SLC26A4* 全序列分析；③以上突变均指致聋突变；④"平均水平"指人群平均生育聋儿的几率，约为 1‰～3‰

先期针对聋人夫妇遗传风险的研究显示，34% 聋人夫妇存在基因型冲突，后代遗传风险为 25%～100%，其中高达 22% 聋人夫妇的后代遗传风险为 100%。对于生育风险为 100% 的耳聋家庭生育指导，目前我们有两种建议：一是为后代及早行人工耳蜗植入术进行言语康复；二是可以考虑从精子库选取正常人精子，行人工受孕，可有极高几率生育健康听力后代，但此建议难免会受到传统家庭观念的挑战。

3. 对于存在基因冲突型的聋人夫妇，下面列举几种典型病例分别加以介绍：

例 1　夫妻双方为聋哑人，育有 1 女，4 岁，同为耳聋患者。夫妻测听示重度～极重度感音神经性耳聋，颞骨 CT 均正常，女儿测听示重度感音神经性耳聋，颞骨 CT 示大前庭水管综合征（EVAS）。丈夫家庭无其他耳聋患者，妻子家庭中有一妹，8 岁时接种疫苗后发生听力下降，为感音神经性耳聋，之前语言正常，其他成员无耳聋患者。常见耳聋基因检测结果示：丈夫为 *SLC26A4* IVS7–2A > G 杂合突变；妻子为 *GJB2* c.176del16/c.235delC 复合突变并携带 *SLC26A4* IVS7–2A > G 杂合突变；女儿为 *SLC26A4* IVS7–2A > G 纯合突变，并携带 *GJB2* c.235delC 杂合突变。

咨询要点为：①丈夫 *SLC26A4* IVS7–2A > G 杂合突变，即 *SLC26A4* 突变基因携带者；妻子为 *GJB2* c.176del16/c.235delC 复合突变所致的遗传性耳聋，并携带 *SLC26A4* IVS7–2A > G 杂合突变；女儿为 *SLC26A4* IVS7–2A > G 纯合突变导致的 EVAS 患儿，并携带 *GJB2* c.235delC 杂合突变。②预测夫妇的后代：有 25% 的可能性患 EVAS，50% 的可能性成为 *SLC26A4* 基因突变携带者，100% 的可能为 *GJB2* 基因突变携带者。③妻子怀孕后可行产前诊断，明确胎儿基因型，避免聋儿的出生。④女儿应避免与同是 EVAS 患者婚配，否则生育耳聋后代的几率为 100%。⑤女儿未来的配偶需进行相应基因检测，从而预防其生育耳聋后代。⑥女儿可行人工耳蜗植入术，由于听力受损的部位局限于耳蜗，人工耳蜗效果会很好。

例2 夫妇双方为聋哑人,丈夫为先天性耳聋患者,妻子2岁因患"脑膜炎"后发现耳聋,全身检查无其他系统异常,测听均示双耳极重度感音神经性耳聋。两人颞骨CT均正常。双方家族内无类似耳聋患者。常见耳聋基因检测结果示:丈夫为 *GJB2* c.257C>G 杂合突变;妻子为 *GJB2* c.235delC 纯合突变。

咨询要点为:①丈夫为 *GJB2* 突变基因的携带者;妻子为 *GJB2* 相关性耳聋的患者。②预测夫妇的后代:有50%的可能为 *GJB2* 耳聋,100%的可能为 *GJB2* 基因突变携带者。③妻子怀孕后可行产前诊断,明确胎儿基因型,避免聋儿的出生。

例3 夫妇双方为聋哑人,育1子,3岁,同为耳聋患者。丈夫幼时因发热使用"链霉素"后致聋,妻子与儿子均为先天性耳聋患者同时伴有异色虹膜、瞳距加宽、雀斑。三人测听均示双耳极重度感音神经性耳聋。三人颞骨CT正常。双方家族内无类似耳聋患者。常见耳聋基因检测结果示:丈夫携带线粒体基因 1555A>G 突变,妻子与儿子未见异常。

咨询要点:①丈夫线粒体基因 1555A>G 突变,为药物性耳聋患者;根据妻子与儿子临床表现,诊断为 Waardenburg 综合征。②线粒体基因突变遵循母系遗传,即仅通过家庭中的女性成员向下传递,因此丈夫所携带的 1555A>G 突变不会传给后代。③妻子与儿子所患 Waardenburg 综合征,遵循常染色显性遗传,预测夫妇的后代:有50%的可能为 Waardenburg 综合征患者。④在明确导致妻子患 Waardenburg 综合征的基因型后,妻子怀孕后可行产前诊断,明确胎儿基因型,避免聋儿的出生。⑤儿子应避免与同患 Waardenburg 综合征的患者结合,否则后代有75%的可能会发病,且有25%的可能会遗传父母双方的致病突变而发生较为严重的全身性症状;与非 Waardenburg 综合征患者结合,后代有50%的可能会发病。⑥儿子未来的配偶需进行相应基因检测,从而预防其生育耳聋后代。⑦患儿可行人工耳蜗植入术。

例4 夫妇双方为聋哑人,育1子,2岁,一家三人均为先天性耳聋患者,全身检查无其他系统异常,测听均示双耳极重度感音神经性耳聋。三人颞骨CT均正常。常见耳聋基因检测结果示:丈夫为 *GJB2* c.235delC 纯合突变;妻子为 *GJB2* c.176del16bp/c.235delC 复合突变;儿子为 *GJB2* c.176del16bp/c.235delC 复合突变。

咨询要点:①一家三人均为 *GJB2* 相关性遗传性耳聋患者。②预测夫妇再次生育,其后代有100%的可能为 *GJB2* 耳聋患者,将与第一个孩子听力状态相同。后代可及早行人工耳蜗植入术进行言语康复,也可考虑从精子库选取正常人精子,行人工受孕,可有极高几率生育健康听力后代。③儿子应避免与同是 *GJB2* 耳聋者婚配,否则生育耳聋后代的几率为100%。④儿子未来的配偶需进行相应基因检测,从而预防其生育耳聋后代。⑤儿子可行人工耳蜗植入术,由于听力受损的部位局限于耳蜗,人工耳蜗效果会很好。

此家庭为生育听力正常后代,从人类精子库中选择非丈夫精子行人工授精怀孕,19周行羊水检测,产前诊断结果显示胎儿携带 *GJB2* c.299delAT 突变,胎儿出生后通过了新生儿听力筛查。

4. 对于未发现存在基因冲突型的聋人夫妇，下面列举几种典型病例分别加以介绍：

例1 夫妇均明确为遗传性耳聋，但致聋基因不同：夫妇双方为聋哑人，均为先天性耳聋患者，全身检查无其他系统异常，测听均示双耳极重度感音神经性耳聋。丈夫颞骨CT示EVAS，妻子正常。常见耳聋基因检测结果示：丈夫为 *SLC26A4* IVS7-2A > G 纯合突变；妻子为 *GJB2* c.176del16/c.235delC 复合突变。

咨询要点为：①丈夫为 *SLC26A4* IVS7-2A > G 纯合突变所致的 EVAS；妻子为 *GJB2* c.176del16/235delC 复合突变所致的遗传性耳聋。②预测夫妇的后代100%为同时携带 *GJB2* 和 *SLC26A4* 杂合突变者，因线粒体 C1494T 和 A1555G 突变、*GJB2* 基因突变和 *SLC26A4* 基因突变所致遗传性耳聋的可能性基本排除，耳聋风险大大降低，接近平均水平。随访此家庭所生育的后代通过了新生儿听力筛查。

例2 夫妇一方明确为遗传性耳聋，另一方病因未明确：夫妇双方为聋哑人，均为先天性耳聋患者，全身检查无其他系统异常，测听均示双耳极重度感音神经性耳聋。丈夫颞骨CT示正常，妻子示EVAS。常见耳聋基因检测结果示：丈夫常见耳聋基因检测未发现异常，妻子为 *SLC26A4* IVS7-2A > G /c.2168A > G 复合突变。

咨询要点为：①丈夫常见耳聋基因检测未发现异常；妻子为 *SLC26A4* IVS7-2A > G /c.2168A > G 复合突变所致的 EVAS。②预测夫妇的后代100%为 *SLC26A4* 突变携带者，因线粒体基因 C1494T 和 A1555G 突变、*GJB2* 基因突变和 *SLC26A4* 基因突变所致遗传性耳聋的可能性基本排除，耳聋风险大大降低，接近平均水平。随访此家庭所生育的后代通过了新生儿听力筛查。

例3 夫妇双方病因均未明确：夫妇双方为聋哑人，均为先天性耳聋患者，全身检查无其他系统异常，测听均示双耳极重度耳聋。丈夫颞骨CT正常，妻子颞骨CT示双侧耳蜗畸形。双方家族内无类似耳聋患者。常见耳聋基因检测结果示：夫妇均未发现异常。

咨询要点：①夫妇双方常见耳聋基因检测未发现异常，妻子颞骨CT证实为耳蜗畸形（双），但 *SLC26A4* 全基因测序结果正常，不支持此个体的耳聋和内耳畸形与 *SLC26A4* 突变有关；②预测夫妇的后代，因线粒体基因 C1494T 和 A1555G 突变、*GJB2* 基因突变和 *SLC26A4* 基因突变所致遗传性耳聋的可能性基本排除，耳聋风险大大降低，接近平均水平。随访此家庭所生育的后代通过了新生儿听力筛查。

综上，聋人夫妇生育前进行耳聋基因检测，可对生育风险进行科学准确的评估，通过后续的遗传指导和必要的干预措施最终达到防止耳聋后代出生、降低耳聋发病率并生育正常听力后代的目的。

（三）夫妻或恋人一方为耳聋患者

在这种情况下，最好应对夫妻或恋人中耳聋方的父母分别进行影像学和耳聋基因诊断，这样有助于判断其耳聋的病因。但即使没有后者的检查结果，也可以根据夫妻或恋人的常规耳聋基因诊断结果进行遗传风险评估。下面分几种情况进行分析（表5-7-2）：

表 5-7-2　夫妻或恋人一方为耳聋患者时，其后代的遗传风险评估表

分类	常规基因诊断结果病因		生育聋儿风险	备注
	耳聋者	配偶 / 恋人（听力正常）		
1	*GJB2* 耳聋	未发现 *GJB2* 突变	接近平均水平	
2	*GJB2* 耳聋	*GJB2* 突变携带者	50%	可行产前诊断
3	*GJB2* 突变携带者	*GJB2* 突变携带者	25%	可行产前诊断
4	EVAS	未发现 *SLC26A4* 突变	接近平均水平	
5	EVAS	*SLC26A4* 突变携带者	50%	可行产前诊断
6	*SLC26A4* 突变携带者	*SLC26A4* 突变携带者	25%	可行产前诊断
7	*GJB2*	*SLC26A4* 突变携带者	接近平均水平	
8	EVAS	*GJB2* 突变携带者	接近平均水平	
9	*GJB2* 耳聋 /EVAS	男性 1555/1494 位点突变	接近平均水平	
10	*GJB2* 耳聋 /EVAS	女性 1555/1494 位点突变	接近平均水平	后代禁止应用氨基糖苷类药物
11	男性携带 1555/1494 突变	*GJB2/SLC26A4* 突变携带者	接近平均水平	
12	女性携带 1555/1494 突变	*GJB2/SLC26A4* 突变携带者	接近平均水平	后代禁止应用氨基糖苷类药物
13	未发现突变	未发现突变	低于平均水平	
14	未发现突变	*GJB2/SLC26A4* 突变携带者	低于平均水平	
15	发现 *GJB2 /SLC26A4* 单突变	未发现突变	低于平均水平	

注：①夫妻 / 恋人双方均经过颞骨 CT 和常规耳聋基因诊断（*GJB2* 全序列、*SLC26A4* 全序列、*mtDNA* 1494/1555 位点）；②对于怀孕的女性无法行颞骨 CT 检查者，仅进行 *SLC26A4* 全序列分析；③以上突变均指致聋突变；④"平均水平"指人群平均生育聋儿的几率，约为 1‰ ~ 3‰

（四）夫妻双方听力正常，但已生育一个聋儿

对这类求咨家庭，首先应进行先证者的常见耳聋基因诊断，对于明确为 *GJB2*、*SLC26A4* 和 mtDNA1494/1555 位点突变导致的遗传学病因者，其突变基因型要同父母的基因型进行相互验证。如果结果准确无误，即可进行相应的遗传咨询；如果有再生育要求者，可以进行相应的生育前遗传咨询。下面分几种情况进行分析：

1. 聋儿被证实为 *GJB2* 纯合 / 复合突变，其父母亦经基因诊断确定均为 *GJB2* 突变基因的健康携带者。

咨询要点为：①先证者的耳聋由 *GJB2* 基因突变导致，其父母经 *GJB2* 基因检测已确定为 *GJB2* 基因突变的携带者，证实先证者的双等位基因突变分别来自其父母。②因 *GJB2* 基因呈常染色体隐性遗传模式，因此父母再生育聋儿的风险为 25%。建议在再次生育前向遗传学家和耳鼻咽喉科专家咨询，在妊娠 7 ~ 39 周根据妊娠不同阶段采取相应的胎儿组织（羊绒毛膜 / 羊水 / 脐带血），通过产前诊断判断胎儿的遗传状态。③另外，患儿父母的第一代直系亲属有 50% 的可能性为耳聋突变基因携带者，其他有血缘关系的亲属为耳聋突

基因携带者的可能性较正常人群大，故建议家族内其他成员生育前进行 *GJB2* 基因检测，以便及早发现危险因素并采取预防干预措施。④患儿的听力无有效药物或常规手术治疗，对于助听器无法弥补的听力损失，可以通过人工耳蜗植入进行补偿。⑤由于 *GJB2* 绝大多数为非综合征型耳聋，故患儿其他系统或器官功能应不受此基因突变的影响。⑥患儿将来的配偶不仅应避免是 *GJB2* 耳聋患者，还应对后者的 *GJB2* 基因进行全序列分析，因为如果其配偶携带有一个 *GJB2* 的致聋突变，则他们的后代将有高达 50% 的几率为 *GJB2* 耳聋患者。

2. 聋儿的颞骨 CT 显示其为 EVAS 患者，经耳聋基因诊断被证实为 *SLC26A4* 纯合 / 复合突变，其父母亦经基因诊断确定均为 *SLC26A4* 突变基因的健康携带者。

咨询要点为：①先证者的耳聋由 *SLC26A4* 基因突变导致，其父母经 *SLC26A4* 基因检测已确定为 *SLC26A4* 基因突变的携带者，证实先证者的双等位基因突变分别来自其父母；②因 *SLC26A4* 基因呈常染色体隐性遗传模式，因此父母再生育聋儿的风险为 25%，建议在再次生育前向遗传学家和耳鼻咽喉科专家咨询，在妊娠 7~39 周根据妊娠不同阶段采取相应的胎儿组织（羊绒毛膜 / 羊水 / 脐带血），通过产前诊断判断胎儿的遗传状态；③另外，患儿父母的第一代直系亲属有 50% 的可能性为耳聋突变基因携带者，其他有血缘关系的亲属为耳聋突变基因携带者的可能性较正常人群大，故建议家族内其他成员生育前进行 *SLC26A4* 基因检测，以便及早发现危险因素并采取预防干预措施；④患儿将来的配偶不仅应避免是 EVAS 患者，还应对后者的 *SLC26A4* 基因进行全序列分析，因为如果其配偶携带有一个 *SLC26A4* 的致聋突变，则他们的后代将有高达 50% 的几率为 EVAS 患者；⑤患儿的听力无有效药物或常规手术治疗，对于助听器无法弥补的听力损失，可以通过人工耳蜗植入进行补偿；⑥如患儿存在有一定的残余听力，要严格防止头部外伤，不参加剧烈的体育活动，尽量防治感冒，不要用力擤鼻或咳嗽，勿用耳毒性药物，远离噪声，以防止残余听力的进一步损失。

3. 患儿为 *SLC26A4* 基因的 Exon19 杂合突变个体，其母亲为此突变的携带者。颞骨 CT 显示双侧前庭水管扩大，为 EVAS 患者。

咨询要点为：从结果可以得到以下六个方面的信息：①先证者为 EVAS 患者，由于 *SLC26A4* 基因突变与 EVAS 和耳蜗畸形有非常密切的关系，因此虽然仅找到 *SLC26A4* 基因一个突变位点，但仍推断还应有另一突变位点存在于非编码区，即先证者应为 *SLC26A4* 基因复合突变导致的遗传性耳聋；②因其属于常染色体隐性遗传方式，父母再生育聋儿的风险为 25%；③因为只能确定先证者一个突变，因此母亲怀孕后无法行产前诊断；④另外，患儿父母的第一代直系亲属有 50% 的可能性为耳聋突变基因携带者，其他有血缘关系的亲属为耳聋突变基因携带者的可能性较正常人群大，故建议家族内其他成员生育前进行 *SLC26A4* 基因检测，以便及早发现危险因素并采取预防干预措施；⑤患儿将来的配偶不仅应避免是 EVAS 患者，还应对后者的 *SLC26A4* 基因进行全序列分析，因为如果其配偶携带有一个 *SLC26A4* 的致聋突变，则他们的后代将有高达 50% 的几率为 EVAS 患者；⑥聋儿的听力无有效治疗方法，应尽可能保存现有残余听力，如无法通过助听器弥补听力，则可行人工耳蜗植入手术，且效果良好。

4. 患儿无明确用药史和耳聋家族史，颞骨 CT 正常，常规耳聋基因诊断显示其为 *GJB2* 基因的 c.235delC 杂合突变个体，其父亲耳聋基因诊断正常，母亲为此突变的携带者。

咨询要点为：从结果可以得到以下五个方面的信息：① 由于仅找到 *GJB2* 基因一个致聋突变，患儿的耳聋原因仍无法确定，但推断为 *GJB2* 突变所致的遗传性耳聋可能性大，但其母再生育前无法行产前诊断；② 由于无法排除遗传性耳聋的风险，父母再生育仍然存在最大达到 25% 的风险；③ 另外，患儿母亲的直系亲属有 50% 的可能性为此突变的携带者，其他有血缘关系的亲属为耳聋突变基因携带者的可能性较正常人群大，故建议家族内其他成员生育前进行 *GJB2* 基因检测，以便及早发现危险因素并采取预防干预措施；④ 聋儿的听力无有效治疗方法，应尽可能保存现有残余听力，如无法通过助听器弥补听力，则可行人工耳蜗植入手术，且效果良好；⑤ 患儿将来的配偶不仅应避免是 *GJB2* 耳聋患者，还应对后者的 *GJB2* 基因进行全序列分析，因为如果其配偶携带有一个 *GJB2* 的致聋突变，则他们的后代将至少有 25% 的几率为 *GJB2* 耳聋患者。

5. 患儿 2 岁时因病使用庆大霉素肌注后发生耳聋。颞骨 CT 正常，经耳聋基因诊断为 *mtDNA* 1555A > G 突变的携带者，其母亲也被证实为此突变的听力正常携带者，父亲常规耳聋基因诊断结果阴性。

咨询要点为：① 患儿为 *mtDNA* 1555A > G 突变的携带者，其耳聋的原因是因为使用了氨基糖苷类抗生素药物；② 患儿的所有母系成员在理论上均为该突变的携带者，均应绝对避免使用此类药物；③ 该父母的所有子代均携带有此突变，但只要注意避免应用氨基糖苷类抗生素，绝大多数情况下不会出现耳聋；④ 聋儿的听力无有效治疗方法，应尽可能保存现有残余听力，如无法通过助听器弥补听力，则可行人工耳蜗植入手术，且效果良好；⑤ 如果患儿为男孩，则不会将耳聋突变传递后代，如为女性，则会继续传递。

6. 患儿无明确用药史、外伤史和耳聋家族史，常规查体和颞骨 CT 正常，耳聋基因诊断的结果为阴性，其父母亲的常规耳聋基因诊断结果也为阴性。

咨询要点为：患儿及父母的常规耳聋基因诊断未见常见的耳聋基因突变，病史及查体亦没有提示阳性信息，提示以下四个信息：① 患儿为遗传性耳聋的可能性大大降低，由环境因素（如孕期病毒感染、胎儿宫内缺氧、难产、新生儿黄疸、缺血缺氧性脑病等）导致耳聋的可能性增大；② 但仍不能排除遗传性耳聋的可能性；③ 其父母仍有一定的生育聋儿的风险，但相对较低，我们课题组对于耳聋家庭再发风险的初步调查显示，聋儿家庭的再生育风险约为 10% 左右；④ 但是聋儿后代发生遗传性耳聋的几率大大降低，低于平均人群水平，这是由于假使聋儿为遗传性耳聋，也是少见甚至罕见的耳聋基因突变引起，那么他 / 她遇到冲突基因型配偶的几率会非常低，因而生育聋儿的几率大大降低。

（五）有 / 无家族史的正常听力者

随着人们的健康意识的提高，有一少部分人群关心自身遗传性疾病的携带情况，这类人群也是我们开展遗传学服务的对象。对于其中有阳性检查结果的受检者，是以后开展婚育前耳聋基因诊断和产前诊断的潜在人群。主要分以下几种情况确定其咨询要点：

①*mtDNA* 1555/1494 位点阳性者，其本人和其母系成员绝对禁止使用氨基糖苷类抗生素；②*GJB2* 或 *SLC26A4* 致病突变携带者，应避免各种有导致耳聋的环境因素，其余咨询要点同携带两种突变的耳聋先证者；③未发现致病突变者，则排除了常见耳聋相关基因的突变。

对于以婚育为目的咨询的听力正常夫妻或恋人（无子女，其中一方或双方有/无耳聋家族史），只要其中一方亲属中有聋哑人，他们的婚姻就可能会遭遇来自另一方亲属的阻力。对于这样的情况，常规耳聋基因诊断可以为恋人们提供准确的遗传信息和科学依据，尽可能帮助他们"有情人终成眷属"。

下面举两个在临床中遇到的真实病例：

病例 1：男性先证者 A 的亲属中，除父母亲均为耳聋患者以外没有其他耳聋患者。先证者的配偶无耳聋家族史（图 5-7-4）。两人近期有生育计划，故与男方父母四人共同来院咨询。经检查 A 的父母颞骨 CT 正常，A 的父亲为 *GJB2* c.235delC 纯合突变，A 的母亲基因诊断阴性，A 本人为 235delC 杂合突变携带者，A 的配偶常规基因诊断结果正常。

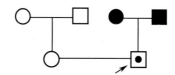

图 5-7-4 先证者 A 及其配偶的家系图

咨询要点：在先证者 A 的家系中，父亲确定为 *GJB2* 遗传性耳聋，母亲排除了大部分遗传性耳聋的可能性，先证者 A 本人为 *GJB2* c.235delC 的携带者，而其配偶排除了包括 *GJB2* 在内的绝大多数致病突变。两人生育聋儿的几率不高于正常人群生育聋儿的平均几率（1‰~3‰）。

病例 2：男性先证者 B 的父亲是先天性耳聋患者，母亲据说在二、三岁因发热打针导致耳聋，先证者的其他亲属没有耳聋患者。先证者 B 的女友无耳聋家族史，因此她的父母反对女儿的婚事（图 5-7-5）。两人在女方父母的要求下来院咨询。两人的常规耳聋基因诊断（*GJB2* 全序列、*mtDNA* 1494/1555 位点、*SLC26A4* 的 IVS7-2 和 2168 位点）结果均未见异常。

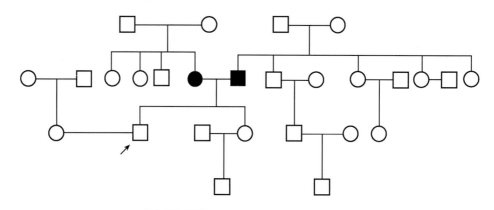

图 5-7-5 先证者和其女友的家系图

咨询要点：通过家族史，至少可以初步排除显性遗传的可能。先证者 B 和其女友的常规耳聋基因诊断阴性结果可以排除大部分（约 80% 以上）遗传性耳聋的可能（但无法排除所有遗传性耳聋）。两人婚后生育聋儿的几率大大降低，甚至低于正常人群生育聋儿的平均几率（1‰～3‰）。如果先证者 B 的父母也能进行耳聋基因诊断，则对他们的婚育指导更有帮助。

由以上两个例子可以看出，通过常规耳聋基因诊断，可以推算出耳聋的遗传风险，从而为有耳聋家族史的恋人们和家庭提供准确的遗传信息，以指导其婚育。

另外，由于 GJB2 和 SLC26A4 在正常人群中的携带率达到了 3%，因此婚育前的正常听力夫妇，即使双方均无耳聋家族史，也应列入耳聋遗传咨询服务对象的范围内，通过为其提供生育前筛查，而减少遗传性耳聋的发生。

现代检测技术的进步，要求遗传咨询师不断更新知识，不仅要向咨询者解释疾病的遗传性质、再发风险、检测结果及其在诊断、治疗和预后上的意义，商讨再生育方法的选择，还要与咨询者讨论由检查结果导致的医疗保险或就业歧视等伦理和社会问题。咨询有时在不同的民族甚至是不同国家的人群中进行，除了语言的沟通外，咨询师还要了解不同文化背景的差异。可以预见，未来的遗传咨询的内容将会不断地丰富和扩展。

（韩明昱）

参考文献

1.　韩东一. 中国聋病防治现状. 中华耳科学杂志，2007, 5：345-349.

2.　刘学忠，欧阳小梅，Denise Yan，等. 中国人群遗传性耳聋研究进展. 中华耳科学杂志，2006, 4：81-89.

3.　韩冰，戴朴，王国建，等. 相同表型不同基因型耳聋夫妇家庭的遗传咨询与指导. 中华耳鼻咽喉头颈外科杂志，2007, 42：499-503.

4.　戴朴，韩东一，袁慧军，等. 基因诊断——耳科诊断领域的重大进步. 中华耳科学杂志，2005. 62-64.

5.　于飞，韩东一，戴朴，等. 1190 例非综合征型耳聋患者 GJB2 基因突变序列分析. 中华医学杂志，2007, 87：2814-2819.

6.　戴朴，袁永一，康东洋，等. 1552 例中重度感音神经性聋患者 SLC26A4 基因外显子 7 和 8 序列测定及热点突变分析. 中华医学杂志，2007, 87：2521-2525.

7.　刘新，戴朴，黄德亮，等. 线粒体 DNA A1555G 突变大规模筛查及其预防意义探讨. 中华医学杂志，2006, 86：1318-1322.

8　Aylsworth AS. Genetic counseling for patients with birth defects. Pediatr Clin North Am, 1992, 39：229-53.

9.　杜传书. 医学遗传学. 北京：人民卫生出版社，1992.

10.　戴朴. 遗传性耳聋的预防和阻断. 中华医学杂志，2007, 87：2811-2813.

11.　戴朴，韩冰，袁永一，等. 基于基因诊断的耳聋遗传咨询、指导作用的初步观察.

中华医学杂志，2007, 87：1088-1092.

12. 陆国辉，潘小英. 临床遗传咨询 // 陆国辉，徐湘民，主编. 临床遗传咨询. 北京：北京大学医学出版社，2007：4-7.

13. Papp C, Papp Z. Chorionic villus sampling and amniocentesis：what are the risks in current practice?. Curr Opin Obstet Gynecol, 2003, 15：159-165.

14. Papp C, Beke A, Mezei G, et al. Chorionic villus sampling：a 15-year experience. Fetal Diagn Ther, 2002, 17：218-227.

15. Cederholm M, Axelsson O. A prospective comparative study on transabdominal chorionic villus sampling and amniocentesis performed at 10-13 week's gestation. Prenat Diagn, 1997, 17：311-317.

16. 韩冰. 基于基因诊断的耳聋遗传咨询与产前诊断. 解放军军医进修学院硕士论文，2007.

17. Harper PS. Practical genetic counseling. 5th ed. Oxford：Butterworth Heinemann, 1998.

18. Baker DL, Schuette JL, Uhlmann WR. A guide to genetic counseling. New York：Wiley-Liss, 1998.

19. Resta R, Biesecker BB, Bennett RL, et al. A new definition of Genetic Counseling：National Society of Genetic Counselors' Task Force report. J Genet Couns, 2006, 15：77-83.

20. 韩明昱. 基于基因诊断的遗传性耳聋预防与干预研究. 解放军军医进修学院博士论文，2011.

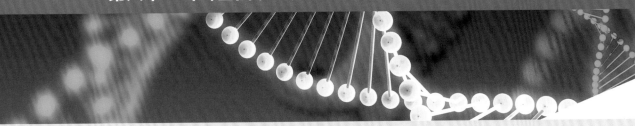

第六章　耳聋基因诊断实验室建设规范及人才培养

第一节　耳聋基因诊断实验室建设规范

目前，耳聋基因诊断已在全国多家医疗机构开展，随着检测工作的不断深入拓展，如何建设标准化的诊断平台，拟定标准化的诊断流程，使得在不同医疗检测机构得到的基因诊断结果能够相互认可，都要基于统一标准的检测平台构建、严格的审批准入制度及检测项目的标准化。本文总结解放军总医院聋病分子诊断中心实验室自 2003 年起至今的临床耳聋基因诊断工作和期间承担的大规模耳聋基因检测项目对实验室的要求，根据原卫生部颁发的《医疗机构临床基因扩增管理办法》（卫办医改发〔2010〕194 号）和原卫生部临床检验中心发出的配套文件《医疗机构临床基因扩增检验实验室工作导则》，结合原卫生部临床检验中心针对"北京市新生儿耳聋基因筛查项目"对我院聋病分子诊断中心实验室资质审核及临床耳聋基因诊断工作的实际需求，从实验室区域划分、仪器配制、人员配备、检测项目及质量控制五个主要方面和诸位同行共同交流探讨耳聋基因诊断实验室的建设及管理。

一、实验室区域设置的基本要求及原则

原卫生部临床检验中心颁发的相关文件提出了规范的基因诊断实验室（图 6-1-1）应设置一个专用的走廊，四个独立的工作区域：试剂储存和准备区、标本制备区、扩增区和产物分析区，这 4 个区域在物理空间上必须是完全独立的，各区域无论是在空间上还是在使用中，应当始终处于完全的分隔状态，不能有空气直接相通，各区所使用的仪器设备、试剂耗材、办公用品等均不能相互交叉；前三个区域应设置缓冲间，房间空气压力为正压或空气压力逐一递减的状态，扩增后的 PCR（polymerase chain reaction）产物严禁在前三个区域内开盖，产物分析区是最有可能造成污染的区域，所以此房间的空气流向必须为负压状态，避免产生的气溶胶扩散到其他区域形成交叉污染导致检测结果出现假阴性或假阳性[1]。

临床耳聋基因诊断实验室与传统的临床基因扩增检验实验室在结构和功能上基本相似，但也有其特殊之处，要针对不同的病例进行个性化的基因检测，所使用的仪器设备也不尽相同，可结合本单位实际情况和具体检测需求在不违反原则的情况下构建耳聋基因诊断实验室。我院临床耳聋基因诊断实验室依照《医疗机构临床基因扩增管理办法》（卫办医改发〔2010〕194 号）和原卫生部临床检验中心发出的配套文件《医疗机构临床基因扩增检验实

验室工作导则》的规定结合实际工作需求设置六个主要实验区域及五个功能区域，实验区域分别为试剂储存和准备区：用于存储成品试剂耗材、配制分装实验室常用试剂；标本制备区：用于血液、血斑、羊水、绒毛组织等核酸提取工作，具有传染性质的标本应在生物安全柜内处理；扩增前试剂准备区：根据不同病例标本在此区域内进行 PCR 反应体系配制；扩增区：扩增待检测基因片段；产物分析操作区：扩增反应完成后进一步分析，如芯片杂交、测序反应、凝胶电泳等；产物分析设备间：放置重要的产物分析仪器，如基因测序仪、基因芯片检测系统、荧光定量 PCR 仪等；五个功能区域分别为接诊及样本收集、检测数据分析、档案存储、聋病标本库、消毒间，功能区域可根据实际工作需要设定在适合的地点。

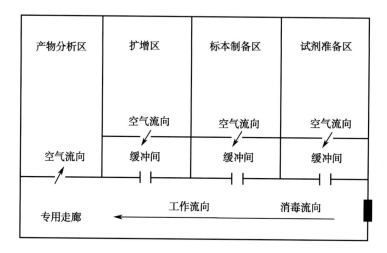

图 6-1-1 理想的临床基因扩增检验实验室设置

二、实验室仪器设备配置

实验室各区域的仪器设备配置在不违反原则的情况下可根据临床检测项目需求及各区域具体功能进行配置，主要配置如下：试剂储存和准备区：2～8℃和 -20℃冰箱，纯水仪，制冰机，混匀器，微量加样器（覆盖 0.2～5000μl），可移动紫外灯等；标本制备区：2～8℃和 -40～-20℃冰箱（用于临时存放标本，长期储存标本送至标本库 -80℃冰箱），混匀器，恒温水浴箱，恒温震荡仪，高速离心机，微量加样器（覆盖 0.2～5000μl），生物安全柜，微量分光光度计，可移动紫外灯等；扩增前试剂准备区：2～8℃和 -20℃冰箱，洁净工作台，混匀器，微型离心机，微量加样器（覆盖 0.2～1000μl）可移动紫外灯等；扩增区：2～8℃和 -20℃冰箱，核酸扩增仪，稳压电源器，微型离心机，可移动紫外灯等；产物分析操作区：2～8℃和 -40～-20℃冰箱，低温高速离心机，恒温水浴箱，制冷热模块，混匀器，微型离心机，微量加样器（覆盖 0.2～1000μl），凝胶电泳仪，通风柜，可移动紫外灯等；产物分析设备间：2～8℃和 -20℃冰箱，微量加样器（覆盖 0.2～1000μl），核酸测序仪，耳聋基因芯片检测系统，荧光定量 PCR 仪等核酸分析设备；此外，上述实验区域所用设备，包括办公用品、实验耗材、工作服、清洁消毒用品等必须有明确标示（图 6-1-2），不得交叉使用。其他相关功能区域可根据实际工作需要配备相关设备。

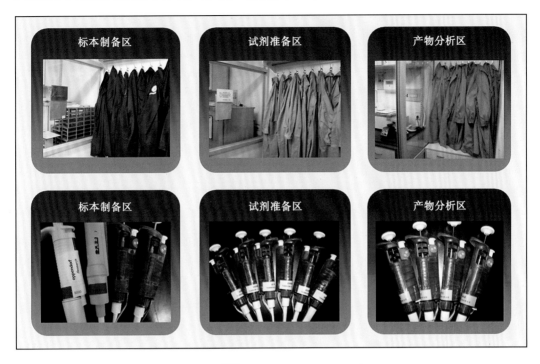

图 6-1-2 各区标示区分示意图

三、实验室人员配备

临床耳聋基因诊断实验室根据检测项目及方案不同对人员的配置要求也不尽相同，一般配有 1~2 名具有遗传咨询资质的主任医师，负责实验室的发展规划、领导日常工作、制定检测方案及检测流程、监督实验室各项管理规定及疑难病例的遗传咨询工作；医师 1~2 名，负责实验数据分析、出具复核临床耳聋基因检测报告及日常遗传咨询工作；实验室主管 1 名，负责制定实验室标准操作程序（standard operation procedure，SOP）及落实情况，组织协调实验室日常工作、与实验室主任、医师组沟通检测工作中遇到的问题；技术员 5~6 名，分别负责标本登记接收、病例档案及标本库管理、执行常规耳聋基因检测标准流程、向医师组提交符合规范的实验数据；此外，涉及实验操作人员必须取得卫生部门颁发的"PCR 上岗证"，实验室还需要定期根据实际工作进行有针对性的培训，使工作人员对新领域、新技术能及时了解并掌握，严格执行实验室对工作人员所规定的相关制度，做到纪律严明、分工明确[2]。

四、实验室检测项目

解放军总医院所做的全国聋病分子流行病学调查结果揭示了中国人常见的致聋基因：*GJB2* 基因、线粒体基因和 *SLC26A4* 基因，国内大部分医院使用的检测手段多为解放军总医院与生物芯片北京国家工程研究中心 – 博奥生物有限公司共同研发的"九项遗传性耳聋基因检测试剂盒"，我院聋病分子诊断中心除芯片检测法外还建立了耳聋基因测序平台，理论上可对已发现的所有致聋基因进行全序列检测，根据不同个体，制定个性化的耳聋基因检测策略，目前中心可对 *GJB2*、线粒体基因、*SLC26A4*、*PAX3*、*MITF*、*SNIA*、*SOX10*、*EYA1*、*NF2*、*TMC1*、*POU3F4* 等作出明确诊断并对明确致聋基因的家庭行耳聋基因产前诊断检测 [3-7]。

五、实验室质量控制管理

质量控制是耳聋基因诊断实验室保证检测结果准确的重中之重，应主要从以下三方面进行管理：工作制度、标准操作程序、质控品，即实验室的室内质量控制（internal quality control，IQC），工作制度一般包括：实验室内务管理制度，实验室的人员配置及管理制度，生物的防护与安全制度，实验室废弃物处理制度，实验室清洁消毒制度，仪器设备的管理制度，仪器、试剂、耗材购置程序及管理制度，临床标本的管理制度，实验室记录的管理制度，质量控制工作管理制度等（表 6-1-1）；标准操作程序（SOP）：程序的书写关键是要详细具体，具有可操作性，要让即使是第一次接触该文件的人也能按步骤完成相关操作，任何一个仪器的操作、检测项目都可以编写成标准操作程序，如：DNA 提取标准程序，PCR 仪使用操作及养护标准程序，耳聋基因芯片检测操作标准程序等（表 6-1-1），其主要目的就是最大限度减少外界因素对检测质量的影响，提升检测结果可信度；质控：临床耳聋基因检测多为定性检测，根据常规检测项目制备相应的阴性对照（negative control，NC）、阳性对照品（positive control，PC）、空白对照品（blank control，BC），每次将制备好的质控品与待检样品同时检测，可判读是否出现假阴性及假阳性或弱阴性及弱阳性结果。此外，针对相应的检测项目也应制备配套的检测试剂备用品，将确认检测成功的试剂分装一部分冻存，一旦检测过程出现问题时，可用备用品进行检测，既不会延误临床检测工作，也有助于鉴别问题所在，但应注意检测试剂备用品需定期更换，独立储存，避免反复冻融。总之，室内质量控制工作要贯穿实验室检测过程中的每个细节，确实将相关程序文件及标准操作程序（SOP 文件）落到实处，保证检测结果真实可信。室间质量评价（external quality assessment，EQA），多由上级卫生主管部门组织监测，通过向受检实验室发送质控品，测定各实验室之间检测结果是否存在误差，评价其检测的准确性，建立各实验室之间的可比性，通过室间质量评价能够更好的弥补自身不足，提升检测质量 [8-9]。

表 6-1-1　解放军总医院聋病分子诊断中心主要程序文件及标准操作规程

文件编号	文件名称	生效日期	版本
PLAGHENT-GTCD2011-SOPSY-PCR001	核酸扩增实验室规章制度	2011.5	1.0
PLAGHENT-GTCD2011-SOPSY-PCR002	内务管理制度	2011.5	1.0
PLAGHENT-GTCD2011-SOPSY-PCR003	实验人员行为规范	2011.5	1.0
PLAGHENT-GTCD2011-SOPSY-PCR004	实验室常用溶液配制标准操作程序	2011.5	1.0
PLAGHENT-GTCD2011-SOPSY-PCR005	实验室化学试剂贮存使用、废弃物处理及生物防护操作程序	2011.5	1.0

续表

文件编号	文件名称	生效日期	版本
PLAGHENT-GTCD2011-SOPSY-PCR006	实验室人员的培训程序	2011.5	1.0
PLAGHENT-GTCD2011-SOPSY-PCR007	仪器设备的维护保养程序	2011.5	1.0
PLAGHENT-GTCD2011-SOPSY-PCR008	仪器故障时的标记、放置的标准操作程序	2011.5	1.0
PLAGHENT-GTCD2011-SOPSY-PCR009	核酸扩增仪使用、维护和校准标准操作程序	2011.5	1.0
PLAGHENT-GTCD2011-SOPSY-PCR010	离心机的使用、维护和校准的标准操作程序	2011.5	1.0
PLAGHENT-GTCD2011-SOPSY-PCR011	连续可调式移液器的使用、维护操作程序	2011.5	1.0
PLAGHENT-GTCD2011-SOPSY-PCR012	连续可调式移液器校准的标准操作程序	2011.5	1.0
PLAGHENT-GTCD2011-SOPSY-PCR013	实验台摆放规范	2011.5	1.0
PLAGHENT-GTCD2011-SOPSY-PCR014	手套使用及左右手分开原则	2011.5	1.0
PLAGHENT-GTCD2011-SOPSY-PCR015	标本前处理标准操作程序	2011.5	1.0
PLAGHENT-GTCD2011-SOPSY-PCR016	核酸扩增实验和结果分析标准操作程序	2011.5	1.0
PLAGHENT-GTCD2011-SOPSY-PCR017	实验结果有效性判断标准操作程序	2011.5	1.0
PLAGHENT-GTCD2011-SOPSY-PCR018	仪器申请采购使用验证操作标准程序	2011.5	1.0
PLAGHENT-GTCD2011-SOPSY-PCR019	实验耗材质检的标准操作程序	2011.5	1.0
PLAGHENT-GTCD2011-SOPSY-PCR020	试剂的质检标准操作程序	2011.5	1.0
PLAGHENT-GTCD2011-SOPSY-PCR021	样品编号标准操作程序	2011.5	1.0
PLAGHENT-GTCD2011-SOPSY-PCR022	标本采集程序	2011.5	1.0
PLAGHENT-GTCD2011-SOPSY-PCR023	标本的验收和保存的标准操作程序	2011.5	1.0
PLAGHENT-GTCD2011-SOPSY-PCR024	记录管理规章制度	2011.5	1.0
PLAGHENT-GTCD2011-SOPSY-PCR025	检验结果报告原则	2011.5	1.0
PLAGHENT-GTCD2011-SOPSY-PCR026	室内质控标准操作程序	2011.5	1.0
PLAGHENT-GTCD2011-SOPSY-PCR027	抱怨处理	2011.5	1.0
PLAGHENT-GTCD2011-SOPSY-PCR028	晶芯®遗传性耳聋基因检测基因芯片标准操作规程	2011.5	1.0
PLAGHENT-GTCD2011-SOPSY-PCR029	遗传性耳聋血液基因组 DNA 提取试剂盒操作规程	2011.5	1.0
PLAGHENT-GTCD2011-SOPSY-PCR030	E-Cycler™ 96 PCR 仪操作规程	2011.5	1.0
PLAGHENT-GTCD2011-SOPSY-PCR031	BioMixer Ⅱ芯片杂交仪操作规程	2011.5	1.0
PLAGHENT-GTCD2011-SOPSY-PCR032	SlideWasher™ 8 芯片洗干仪操作规程	2011.5	1.0
PLAGHENT-GTCD2011-SOPSY-PCR033	遗传性耳聋基因检测芯片判别系统使用标准操作规程	2011.5	1.0
PLAGHENT-GTCD2011-SOPSY-PCR034	新生儿耳聋基因筛查芯片法标准操作规程	2011.9	1.0
PLAGHENT-GTCD2011-SOPSY-PCR035	线粒体热点致聋基因检测测序法标准操作规程	2007	1.0
PLAGHENT-GTCD2011-SOPSY-PCR036	GJB2 热点致聋基因检测测序法标准操作规程	2007	1.0
PLAGHENT-GTCD2011-SOPSY-PCR037	PDS 热点致聋基因检测测序法标准操作规程	2007	1.0
PLAGHENT-GTCD2011-SOPSY-PCR038	线粒体 1555A-G 药物敏感基因检测酶切法标准操作规程	2005	1.0

目前，国际上临床检验实验室基本上以通过 ISO 15189（医学实验室—质量和能力的专用要求）体系认证为标准，发达国家及国内较先进的临床检验实验室以通过 ISO 9001（全世界范围内通用的关于质量管理和质量保证方面的系列标准）体系认证为标准。临床耳聋基因检测主要针对专科特殊病种进行，公认的常见耳聋基因如 *GJB2*、*SLC26A4*（*PDS*）及线粒体 *12S rRNA* 基因突变为常规开展的检测项目，如：美国哈佛（Harvard）大学儿童医院基因诊断研究室重点检测 *GJB2*、*SLC26A4* 及 *GJB6* 等基因；美国乔治城（Georgetown）大学人类遗传所分子诊断实验室除上述基因外，还专注线粒体突变的检测；比利时的安特卫普（Antwerp）大学重点检测基因 *COCH*（DFNA9）、*GJB2/Connexine 26*（DFNA3）、*PDS*（DFNB4 和 Pendred 综合征）等[10-14]。国内较早开展耳聋基因检测工作的实验室有中南大学湘雅医院医学遗传学实验室、解放军总医院聋病分子诊断中心、上海新华医院聋病分子诊断实验室等。近年来，越来越多的医院、妇幼保健机构、残联康复中心等均开展了耳聋基因检测工作，但距离通过国际质量体系认证（ISO 15189，ISO 9001）的专业从事临床耳聋基因诊断实验室还有一定差距。结合我院聋病分子诊断中心诊断的实际情况，除本文提出构建临床耳聋基因诊断实验室的基本要求外，还建议尽早建立行业标准，在诊断平台、方法及操作规范上形成统一标准，做到检测结果互信，构建耳聋基因检测数据网络共享平台，使更多的实验室通过国际质量体系认证标准以满足日益增长的耳聋遗传咨询及基因诊断需求。

六、总结

耳聋基因诊断工作在全国很多地区陆续开展，已经由最初的遗传性耳聋病因学诊断向婚育前指导、孕期筛查、产前诊断、新生儿筛查、用药前检测、健康体检等方面逐渐延伸。随着分子生物学及转化医学的迅速发展，更高效准确的检测技术应运而生，例如高通量测序技术（high-throughput sequencing）、胚胎植入前遗传学诊断技术（preimplantation genetic diagnosis，PGD）等，会有更多的科研成果转化为临床常规检测项目，这给实验室的建设及管理提出了更高的要求，建立高效、稳定、可持续拓展的基因诊断实验室是我们共同的目标。因各地检测方法、项目有所不同，国家尚未制定针对临床耳聋基因诊断实验室的管理办法及统一资质认证标准，目前参照原卫生部颁发的《医疗机构临床基因扩增管理办法》（卫办医改发〔2010〕194 号）和原卫生部临床检验中心发出的配套文件《医疗机构临床基因扩增检验实验室工作导则》，结合实际工作需求，在实验室区域划分、仪器配制、人员配备、预开展的检测项目及质量控制等方面预先筹划、合理安排，构建顺应科技发展、符合临床需求的耳聋基因检测实验室。

总之，临床耳聋基因诊断实验室面对临床，重在保证检测结果的准确性，出具的每一份报告面对的不只是受检者本人，而是整个家庭甚至涉及到伦理法律方面问题，准确无误的检测结果一定出自运行精准的检测平台，所以做好实验室的构建及管理是耳聋基因诊断工作中非常重要的环节。

（康东洋　王国建）

参考文献

1. 申子瑜，李金明. 临床基因扩增检测技术. 北京：人民卫生出版社，2002：52-54.

2. 戴朴，韩东一，杨伟炎. 标准聋病分子诊断实验室的结构及功能. 中华耳科学杂志，2004, 2(1)：60-63.

3. 戴朴，于飞，韩冰，等. 中国不同地区和种族重度感音神经性聋群体热点突变的分布和频率研究. 中华耳鼻咽喉头颈外科杂志，2007, 42(11)：804-808.

4. 韩明昱，楚严，卢彦平，等. 孕期女性常见耳聋基因筛查与耳聋出生缺陷干预. 中华耳科学杂志，2011, 9(3)：289-295.

5. 韩明昱，黄莎莎，王国建，等. 43 例耳聋家庭再生育前的遗传学分析与指导. 中华耳鼻咽喉头颈杂志，2011, 46(11)：909-913.

6. 于飞，韩东一，戴朴，等. 1190 例非综合征型耳聋患者 GJB2 基因突变序列分析. 中华医学杂志，2007, 87：2814-2817.

7. 戴朴，袁永一，康东洋，等. 1552 例中重度感音神经性聋患者 SLC26A4 基因外显子 7 和 8 序列测定及热点分析. 中华医学杂志，2007, 87：2521-2525.

8. 李金明. 临床分子诊断质量保证的重要性. 中华检验医学杂志，2003, 26(11)：652-653.

9. 孙士鹏，李金明. 个体化检测及其临床应用. 分子诊断与治疗杂志，2009, 1(4)：217-221.

10. P Dai, F Yu, B Han, et al. The prevalence of the 235delC GJB2 mutation in a Chinese deaf population. Genetics in Medicine, 2007, 9：283-289.

11. Dai P, You YW, Cui JH, et al. GJB2 mutation spectrum in deaf population in a typical southeastern area of China. Journal of Otology, 2006, 1(2)：94-98.

12. LiuX, Dai P, Huang D, et al. Mitochondrial DNA A1555G mutation screening using a testing kit method and its significance in preventing aminoglycoside-related hearing loss. Journal of Otology, 2006, 1(1)：61-64.

13. Chanprasert S, Wang J, Weng SW, et al. Molecular and clinical characterization of the myopathic form of mitochondrial DNA depletion syndrome caused by mutations in the thymidine kinase(TK2)gene. Mol Genet Metab, 2013, 110(1-2)：153-161.

14. Schrauwen I, Sommen M, Corneveaux JJ, et al. A sensitive and specific diagnostic test for hearing loss using a microdroplet PCR-based approach and next generation sequencing. Am J Med Genet A, 2013, 161A(1)：145-152.

第二节　耳聋基因诊断人才的培养

一、耳聋分子诊断实验室的人员构成

临床遗传学检测实验室主要完成两方面任务：处理患者标本（技术员），与患者或患者的主诊医师进行交流（临床咨询者）。美国的遗传学检测实验室成员组成（laboratory personnel）通常包括实验室主任、技术主管、技术员以及遗传咨询师，均需要接受专业培训和认证。其中，实验室主任、主管或遗传咨询师都可以行使临床遗传咨询者（consultants）的角色，能够回答有关检测的技术问题，制定针对患病个体和家庭的基因检测策略以及解释检测结果[1]。

目前国内对临床分子遗传学检测实验室的人员安排没有明确的规定。国家《临床基因扩增实验室管理暂行办法》要求，在临床基因扩增实验室工作的实验人员必须经过培训并取得上岗证，同时实验室还应该制订年度培训计划，保证实验室人员能不断得到培训。按实验室的规模不同，人员配置也可不同。笔者认为，常规实验室应有1名实验室主任，有1~2名具有一定临床遗传学资质的医师，有技术主管1名，负责日常工作安排，实验室环境维护，订购试剂耗材，主持质量控制以及与诊断人员交流；技术员2~4名，负责DNA提取，DNA入库管理，执行常规基因诊断的实验步骤，向诊断人员提交符合规范的实验结果；接诊及信息录入人员1名，负责病历资料登记，标本接收。其中，实验室主任、临床遗传学医师作为诊断人员可以进行患者的遗传咨询服务。实验室人员的合理安排和协调管理是临床检测工作高效平稳进行的基础之一[2]。

二、分子诊断实验室负责人的培养

耳聋分子诊断实验室负责人对实验室行政和业务工作负责，对实验室的发展起决策作用。负责人必须有临床遗传学医师执照，如有耳科学基础更佳，临床耳科医师的背景加上遗传学培训更有利于实验室的长久发展。负责人需实时掌握遗传性耳聋领域的发展动态，掌握实验室的操作规程包括所有仪器的使用和维护方法、所有试剂的来源和配置及疾病诊断的每一个步骤。

三、接诊人员和信息录入员的培养

接诊人员和信息录入人员的主要职责之一是收集患者疾病信息，包括家族史、用药史、发病年龄、耳聋程度、听力曲线类型、听力损失特点（渐进性、波动性）、是否伴耳鸣、眩晕、是否伴有其他器官、系统异常等，扫描患者内耳影像学资料，收集诊治信息，绘制家系图谱。询问先证者家庭成员的听力情况对判断遗传模式非常重要。另外的职责是与患者及其亲属签署分子诊断知情同意书，如为产前诊断，还需将产前诊断的注意事项、生物样本采集时间及风险向患者充分告知。

对于接诊人员要培养其沟通能力，向其讲授相关的遗传学基本概念，通过定期的文献复习使其了解遗传性耳聋概况的特点。接诊人员应能准确绘制家系图并辨别常见耳聋综合征。指导有产前诊断需求的来诊者在合适的时期采集生物样本，如妊娠11~12周采集羊绒毛膜，妊娠16~22周采集羊水，妊娠22~37周采集脐带血。此外，还应对接诊人员进行临床耳科患者信息管理系统的培训，使其熟练掌握软件的使用，以便资料的管理。

四、技术人员的培养

对技术员的培养包括实验室制度、分子生物学技术及原理、仪器使用及保养方法等。为保证检测结果的准确性和稳定性，技术员的任何操作都依据分子诊断实验室的操作规程而不能自行变通。随着新型诊断平台的出现，对技术员的继续教育是使其掌握新技术的关键。技术主管负责实验室的质量控制及仪器的维护和校对，需掌握常用分子生物学软件的使用，具备分析检测结果的能力。

五、诊断人员的培养

分子诊断人员负责实验室计划，主持日常工作；指导已有基因检测项目的执行和签发结果及报告，进行遗传咨询；规划新的检测项目，监督质量控制。目前，国内还缺乏临床遗传学医师资质的认证程序，临床遗传学医师多为遗传学实验室自己培养。相关人员最好能有在欧美正规临床分子诊断实验室一年以上的工作培训经历。我们认为，对诊断人员的培养主要包括以下几个方面：

1. 强化医学遗传学知识结构　遗传学是医学生的必修课，但一般临床医师对遗传学的知识运用不多。从事耳聋分子诊断的专业人员需要进一步强化医学遗传学知识结构。耳聋为单基因病，30%为综合征型耳聋，70%为非综合征型耳聋，主要涉及四种遗传方式：常染色体显性（DFNA，15%~20%）、常染色体隐性（DFNB，80%）、性连锁（DFN X-linked，DFN Y-linked，1%）和线粒体遗传性耳聋（1%）。单基因病分析中应注意以下问题：外显率、表现度、遗传异质性、基因多效性、常染色体病的限性遗传、拟表型或表型模拟、同一基因中的显性和隐性两种突变、从性遗传及显性与隐性的相对性等问题 [3]。在大家系的分子诊断中，常需用到连锁分析（linkage analysis），在耳聋的致病基因定位中，最常使用的是 Lod（logarithm of odds or Z）Score 法。对于初级诊断人员，可通过多个典型耳聋家系分析案例使诊断人员掌握连锁分析。

2. 掌握耳聋的分子流行病学特征及遗传性耳聋研究进展　不同种族的耳聋群体因遗传背景不同，耳聋基因突变谱、突变热点、表型与基因型对应性也有差异。我国地域广阔、民族众多，系统掌握中国人群耳聋的分子流行病学特征是进行高效准确的分子诊断的基础。遗传性耳聋具有广泛的遗传异质性，目前已克隆或鉴定的非综合征耳聋基因有82个，综合征耳聋基因达48个 [4]，得益于新一代测序平台，越来越多的耳聋基因将被发现，了解遗传性耳聋的研究进展对于提高分子诊断的检出率、研发高通量的检测工具具有重要意义。此外，了解遗传性耳聋的表型特征，对于分子诊断同样具有价值。可根据家系遗传特点和表型特点筛查相关耳聋基因，如对显性遗传并伴有前庭功能异常的耳聋患者可以检测 *COCH* 基因，对 Usher 综合征患者可以检测 *USH1G*、*USH2A*、*USH3A*、*VLGR1 WHRN* 等基因，对鳃耳肾综合征患者可检测 *EYA1*、*SIX1*、*SIX5* 等基因，Alport 综合征患者可检测 *COL4A3*、*COL4A4*、*COL4A5* 等基因，DOOR 综合征患者可检测 *TBC1D24* 基因 [5]，DDOD 综合征患者可检测 *ATP6V1B2* 基因等 [6]。

3. 利用生物信息学技术资源　能熟练利用生物信息学工具是从事分子诊断工作的必备条件。生物信息学软件可分为在线和离线两类。有关人类遗传性疾病和基因的研究可以通过 NCBI 的 OMIM 或 Cardiff 医学遗传学研究所的 HGMD 查询，有关遗传性耳聋的基因研究可以通过 Guy Van Camp 和 Richard Smith 建立并维护的 Hereditary hearing loss website 查询。通过培训使诊断人员掌握遗传图谱绘制、引物及酶切位点设计、序列比对、突变致病性预测、剪切点功能分析、氨基酸保守性分析、蛋白结构分析等基础软件的使用。

4. 掌握耳聋遗传咨询的内容方法　仅得到分子检测结果还远远不够，只有将检测结果向患者、家属进行科学的解释，才能使耳聋分子诊断的临床意义最大化。遗传咨询与分子诊断是不可分割的整体 [7]。耳聋遗传咨询不仅可以通过对耳聋基因诊断结果的分析，确定遗传方式，计算再发风险，对患者及其家庭成员的患病风险、携带者风险、子代的再发风险作出准确的评估与解释，并为受检者及其家族成员提供终生的遗传学服务；还可以通过客观、准确的生育指导和干预措施，从根本上预防和阻断遗传性耳聋的发生。因此，应对诊断人员进行遗传咨询培训，使其掌握咨询的原则、内容和方法。耳聋遗传咨询过程中应遵循自愿和尊重、平等、教育、公开信息、非指导性、保护隐私等原则，注重咨询可能产生的求咨者心理、情感和社会问题。咨询的内容主要围绕在致聋原因及生育风险方面，遗传咨询者多是患者或有出生缺陷生育史的夫妇，但越来越多的在孕前或产前基因诊断中发现携带某种耳聋基因突变的正常听力者要求婚育方面的遗传咨询。需要注意的是，凡进行与生育有关的遗传咨询，必须有夫妇双方的共同参与。

此外，检测结果的复核是人员培养的重要环节。无论是技术人员还是诊断人员，在其实习过程中及独立工作初期，需由至少一名具有资质的相关工作人员同时进行检测、出具诊断报告。通过检测结果的复核可以及时发现和纠正问题，不仅能保证检测结果的准确性，还有利于技术员及诊断人员的成长。

六、结语

耳聋分子致病机制研究对耳聋病因学认识、诊断和治疗干预产生了积极的影响，了解这些知识对于耳科医师、听力学家及耳聋患者及其家属均具有重要意义。聋病分子诊断实验室作为透视分子病因的平台，已出现在我国临床医学实践的领域，但相关专业人才培养尚处于初级阶段。建立规范的培训模式、培养训练有素的团队是分子诊断开展的有力保障。临床医师及技术人员通过学习和相关培训，可及时地更新知识，更好地为耳聋患者及其家属服务。

（袁永一）

参考文献

1. Smith RJ. Clinical application of genetic testing for deafness. Am J Med Genet, 2004, 130A：8-12.

2. 戴朴，韩东一，杨伟炎. 标准聋病分子诊断实验室的结构和功能. 中华耳科学杂志，2004, 2(1)：60-63.

3. 夏家辉，刘德培. 医学遗传学. 北京：人民卫生出版社, 2004.

4. http：//hereditaryhearingloss.org(update：April 29th, 2014)

5. Campeau PM, Kasperaviciute D, Lu JT et al. The genetic basis of DOORS syndrome：an exome-sequencing study. Lancet neurology, 2014, 13：44-58.

6. Yuan YY, Zhang JG, Qing C, et al. De novo mutation in ATP6V1B2 impairs lysosome acidification and causes dominant deafness-onychodystrophy syndrome. Cell Research. Advance online publication, doi：10.1038/cr.2014.

7. 陆国辉，徐湘民. 临床遗传咨询. 北京：北京大学医学出版社，2007.

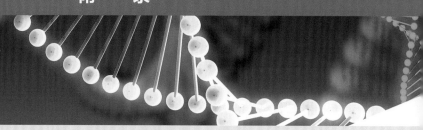

附　录

附录 1　耳聋病人信息登记表

报告发送情况							签名及日期			
登记时间	年 月 日		接诊医师				登记号			
姓　名		出生年月		年 月 日		年龄	性别	□男 □女	民族	籍贯
初步诊断								产前咨询	□是 □否	

亲属姓名及登记号	关系	姓　名	登记号	听力	关系	姓　名	登记号	听力
	父亲							
	母亲							

联系地址收信人			邮编	
联系电话				

耳聋一般情况						
耳聋发生时间		病情进展	不变 波动 进行性	发病原因		
耳聋以前是否会说话	□是 □否	智力情况	□正常 □弱智	伴随症状	□耳鸣 □眩晕 □其他	
备　注						

妊娠期情况			
传染病史	有 无	耳毒性药物应用史	无 庆大霉素 链霉素 卡那霉素 新霉素 妥布 小诺 丁胺卡那
生产情况			足月 早产 自然产 剖宫产 难产 缺氧 新生儿黄疸 产伤 其他
备　注			

个人史						
聋前患病史	□无　　□有		全身系统疾病	□无　　□有	语言能力	□好 □一般 □差
头部外伤史	□无　　□有		环境噪声史	□无　　□有	中耳炎史	□无　□有
家族史	□无 □有	用药史	无　庆大霉素　链霉素　卡那霉素 新霉素　妥布霉素　小诺　丁胺卡那			
备　注						

家系图（可画在页背面）

体格检查							
耳部查体	正常 异常	发 育	正常　异常	甲状腺	正常　异常	毛发	正常　异常
视力视野	正常 异常	骨 骼	正常　异常	虹 膜	正常　异常	巩膜	正常　异常
备　注							

临床资料									
纯音		导抗		ABR		40HzAERP		DPOAE		EcochG		ASSR	
CT		MRI		前庭		耳聋程度		轻（26～40dB）中（41～70 dB） 重（71～90 dB）极重（＞90 dB）	
曲线		斜坡型　上升型　平坦型 谷型　切迹型　山型			备 注				
检测结果		1494～1555			GJB2			PDS	

附录2 常见耳聋基因诊断知情同意书

1. 检测目的及内容 在我国，听力语言残疾占五项残疾之首。耳聋致病因素很多，基本上40%的耳聋由环境因素导致，如宫内缺氧、难产、新生儿黄疸等；60%由遗传因素导致，即遗传性耳聋。其中70%～80%的遗传性耳聋患者可发现致聋基因突变。GJB2是导致遗传性非综合征型耳聋最常见的基因，约20%的先天性耳聋患者与该基因有关，其次为SLC26A4基因（即大前庭导水管，在我国接近20%）和导致药物中毒性耳聋的线粒体A1555G突变。目前，我单位已能够对以上常见耳聋基因进行检测，这对明确耳聋发病的病因，为耳聋患者家庭提供正确的预防治疗方案及未来的婚配生育指导有重要帮助。本检测的内容包括：四个耳聋相关基因（GJB2、SLC26A4、GJB3和线粒体12S rRNA）9个致聋突变位点。检测结果阴性提示环境因素致聋的可能性增大，但不能排除罕见耳聋基因的突变（由于技术条件所限无法检测到）和目前未知耳聋基因的突变所致耳聋的可能性。如果检测结果确诊耳聋由上述基因突变所致，对于有生育要求的夫妇，可提供遗传咨询和指导，并在妊娠早期进一步通过产前诊断确定胎儿是否遗传了耳聋突变基因，从而可采取相应的措施，避免聋儿再次出生。

2. 检测局限性 需要注意的是，对于已发生的感音神经性耳聋，目前除佩戴助听器和植入人工耳蜗以外，没有其他有效治疗方法。因此，本检测仅用于诊断耳聋的遗传学病因，而无法改变受检者耳聋的现状。

3. 检测样本及用途 检测只需要抽取1～3ml手臂静脉血，对您的身体不会造成严重伤害。血样及DNA样本在编号后将长期保存在我中心DNA库中，除临床检测目的以外，我们可能对您的血样进行更为深入的科学研究，并将结果用于发表论文及申报课题，但不会将它们用于商业目的。您有权要求收回您的样本，并得到您的基因检测结果及其相应解释。

4. 检测结果的准确性 任何检测都可能因标本、仪器设备、检测判读人员及技术理论的限制等原因，出现假阴性和假阳性的结果，耳聋基因诊断也不例外。尽管我们已采取相应预防措施，但在极少数情况下，仍有出现假阴性或假阳性结果的可能，希望您能理解。

5. 检测结果的效力 此检测结果仅对临床耳聋患者遗传学病因诊断、产前咨询及诊断以及耳聋患者婚育指导和家庭宣教提供依据，并无法律学效力，其最终解释权归解放军总医院聋病分子诊断中心所有。

6. 保密条款 我们将确保与受检者身份有关的文字资料、血样和检测结果的保密性。研究结果可能被用在科研报告或发表的文章中，但是不会透露任何能确定受检者身份和家庭的相关资料。如有其他特殊要求，请事前声明。

我已经阅读了上述知情同意书中所列内容，并获得了全部解释。我在没有任何外界压力及诱导的情况下同意参与上述检测项目。

签字：患者　　　或家长（监护人）

日期

附录 3　耳聋产前诊断知情同意书

孕妇姓名 ＿＿＿＿＿＿　　年龄 ＿＿＿＿　　丈夫 ＿＿＿＿＿＿　　年龄 ＿＿＿＿＿

联系地址 ＿＿＿＿＿＿＿＿＿＿＿＿＿＿＿＿＿　　电话 ＿＿＿＿＿＿＿＿

末次月经 ＿＿＿＿＿＿　　B 超检测日期、胎龄 ＿＿＿＿＿＿＿＿＿＿＿＿＿

做产前诊断原因 ＿＿＿＿＿＿＿＿＿＿＿＿＿＿＿＿＿＿＿＿＿＿＿＿＿

需要取：①绒毛膜　②羊水　③脐带血　进行检查。双方就下列各项达成共识。

1. 耳聋产前诊断是自愿实施的。

2. 在 B 超引导下行绒毛膜、羊水或脐带血穿刺取材，是为了获取胎儿组织进行胎儿耳聋基因检测。此操作由解放军总医院产前诊断中心、解放军总医院超声诊断科和妇产科联合实施。

3. 在 B 超引导下行绒毛膜、羊水或脐带血穿刺取材通常是安全的，但属于有创性诊断方法，可能会出现一些难以预防的并发症和危险。①极少数孕妇可能造成流产或死胎，偶有发生羊水栓塞、羊水外流、胎盘早剥及出现出血性休克等；②如果孕妇抵抗力低下，也有导致宫内感染的可能；③若孕妇合并心血管疾病，不排除因紧张、疼痛等刺激而诱发的心脑血管意外的可能；④可能损伤胎儿、胎盘、脐带，造成局部的出血及血肿等。

4. 极少数孕妇，因子宫畸形、羊水过少、腹壁过厚或胎盘位置异常等因素，可能导致穿刺取材失败，因此存在再次穿刺的可能，再次穿刺费用自付。

5. 从绒毛膜、羊水或脐带血提取胎儿 DNA 的成功率在 90% 以上，但仍存在因取材组织无法满足提取要求而需再次穿刺取材的可能，再次穿刺费用自付。

6. 本项检查只能检出胎儿是否携带先证者或父母经耳聋基因检测发现的耳聋基因突变，并不能检测所有已知的耳聋基因以及其他遗传性疾病相关致病基因。

7. 其他单基因遗传病、多基因遗传病、线粒体病、先天性胎儿致病微生物感染以及未被检测的疾病不在本实验检测范围。

8. 不排除个别情况下绒毛、羊水、脐血混入母血或其他母体组织，导致误诊风险。

9. 基因诊断技术是一项新的技术，与其他任何检测一样，基因诊断在个别情况下会导致结果的不准确，因此存在微小比例误差的可能性。

10. 耳聋产前基因分析的结果，无法律学效力，可供医师进行耳聋产前咨询的理论依据，以及供夫妇作为是否继续妊娠的参考，结果未发现异常不能说明胎儿完全排除了患耳聋的可能性；对于胎儿出生后听力状态不承担责任，对于其他系统出现的异常不予解释及负责。

11. 取报告时间为 1 周。

孕妇及丈夫知情同意：

我知道，本项检查只能检出胎儿是否携带先证者或父母经耳聋基因检测发现的耳聋基因突变，并不能检测所有已知的耳聋基因以及其他遗传性疾病相关致病基因。如果我的孩子属于其他已知或未知耳聋基因突变导致的耳聋，或者其他方面因素导致的异常，该项检查无法检出。

我知道，尽管本次检查结果正常，我的孩子仍有可能因其他因素而出现耳聋或其他出生缺陷。

经过医师详细说明，我已经了解耳聋产前诊断的方法和目的，以及耳聋产前诊断的好处、局限性和风险，医师回答了我提出的问题，我愿意承担相关检查项目可能出现的风险，理解这些风险的出现是目前的技术水平难以避免的，同意接受耳聋产前诊断。

孕妇：　　　　　　家属：　　　　　　医师：

中国人民解放军总医院耳鼻咽喉头颈外科

耳鼻咽喉研究所聋病分子诊断中心

年　　　月　　　日

附录 4　耳聋基因胚胎植入前诊断知情同意书

遗传性耳聋绝大多数属于遗传异质性很强的单基因疾病，符合胚胎植入前诊断的临床应用指征。胚胎植入前诊断技术（PGD）的出现很好地解决了引产给孕妇和家庭带来的身心痛苦，避免了伦理争议。解放军总医院聋病分子诊断中心在全国首先开展了新一代耳聋基因 PGD，经过大量的研究和实践，证实 PGD 技术的灵敏度和准确性能够满足临床诊断。但就检验科学来讲，任何一种检测方法都存在一定的误诊几率，以下可能产生的风险需与受试者夫妇进行告知：

由于胚胎活检来源细胞数量极少（1～3 个），DNA 含量极低，在检测过程中可能导致由于等位基因脱扣引起的误诊。

本中心只针对已明确耳聋基因突变（如 *GJB2* 和 *SLC26A4* 基因突变等）导致耳聋的家庭进行检测，检测范围不涵盖线粒体基因组。

在中国人群中约 60% 的耳聋由遗传因素引起，另外 40% 由环境、病毒感染、药物等因素引起，因此本检测仅能保证胎儿在耳聋基因型上正常，不能排除因环境、病毒感染、药物等因素引起的耳聋及其他出生缺陷（例如先天性心脏病、肢体发育异常、小耳畸形等）。

本中心同时提供胚胎染色体检测，避免常见 18- 三体、21- 三体、性染色体重复或缺失异常等常见染色体疾病。

由于受检测夫妻年龄、卵巢功能、精子质量等因素的影响，胚胎质量差异巨大，可能出现植入失败需多次进行促超排卵及胚胎培育，相应费用会增加。

　　患者需要在孕中期进行羊水或羊绒毛膜基因检测，如羊水或羊绒毛膜基因型与植入前胚胎检测结果不符，以前者为准。

　　如果出现产前诊断结果与胚胎植入前诊断结果不符时可能需要进行引产或减胎。

　　在孕中期必须进行产前诊断，产前诊断为有创检查，可能导致流产、宫内感染、胎死宫内等严重并发症。

　　根据国家法律规定，本中心不提供胚胎性别信息，并严格禁止性别选择。

　　选择植入胚胎数量严格按照国家法律规定及生殖医学常规进行。

　　胎儿出生后需按规定在解放军总医院耳鼻咽喉头颈外科及生殖中心进行常规随访，进行听力及基因型的复核。

　　我们（女方姓名）：　　　　（男方姓名）：　　　为合法夫妻，因分别携带有　　　（女方）和　　（男方）致聋基因突变，导致生育耳聋患儿的风险是　　　，希望通过人工辅助生殖及胚胎植入前诊断技术避免生育耳聋患儿，医师已经明确向我告知上述风险及可能出现的问题，我们夫妻双方表示理解，经过慎重考虑同意进行胚胎植入前诊断并同意植入经过筛选的胚胎，并签署本知情同意书。

　　女方：　　　　　　　男方：

　　医师：

解放军总医院聋病分子诊断中心

附录5　人工耳蜗植入工作指南（2013）

中华耳鼻咽喉头颈外科杂志编辑委员会
中华医学会耳鼻咽喉头颈外科学分会
中国残疾人康复协会听力语言康复专业委员会

一、人工耳蜗植入术的适应证

　　1. 语前聋患者的选择标准　①植入年龄通常为 12 个月 ~ 6 岁。植入年龄越小效果越佳，但要特别预防麻醉意外、失血过多、颞骨内外面神经损伤等并发症。目前不建议为 6 个月以下的患儿植入人工耳蜗，但脑膜炎导致的耳聋因面临耳蜗骨化的风险，建议在手术条件完备的情况下尽早手术。6 岁以上的儿童或青少年需要有一定的听力言语基础，自幼有助听器佩戴史和听觉言语康复训练史。②双耳重度或极重度感音神经性聋。经综合听力学评估，重度聋患儿佩戴助听器 3 ~ 6 个月无效或者效果不理想，应行人工耳蜗植入；极重度聋患儿可考虑直接行人工耳蜗植入。③无手术禁忌证。④监护人和 /（或）植入者本人对人工耳蜗植入有正确的认识和适当的期望值。⑤具备听觉言语康复教育的条件。

　　2. 语后聋患者的选择标准　语后聋患者的选择标准：①各年龄段的语后聋患者；②双耳重度或极重度感音神经性聋，依靠助听器不能进行正常听觉言语交流；③无手术禁忌证；④植入者本人和（或）监护人对人工耳蜗植入有正确的认识和适当的期望值。

二、人工耳蜗植入术的禁忌证

1. 绝对禁忌证 内耳严重畸形，例如 Michel 畸形；听神经缺如或中断；中耳乳突急性化脓性炎症。

2. 相对禁忌证 癫痫频繁发作不能控制；严重精神、智力、行为及心理障碍，无法配合听觉言语训练。

三、听力学入选标准

1. 语前聋患者 需进行主观和客观综合听力学评估。客观听力学评估：短声 ABR 反应阈值＞90dB nHL，40Hz 听觉事件相关电位 1kHz 以下反应阈值＞100dB nHL，听性稳态反应 2kHz 及以上频率阈值＞90dB nHL；耳声发射双耳均未通过（听神经病患者除外）。主观听力学评估：行为测听裸耳平均阈值＞80dB HL；助听听阈 2kHz 以上频率＞50dB HL；助听后言语识别率（闭合式双音节词）得分≤70％，对于不能配合言语测听者，经行为观察确认其不能从助听器中获益。

2. 语后聋患者 双耳纯音气导平均听阈＞80dB HL 的极重度听力损失；助听后听力较佳耳的开放短句识别率＜70％的重度听力损失。

3. 残余听力 低频听力较好，但 2kHz 及以上频率听阈＞80dB HL，佩戴助听器不能满足交流需要者，可行人工耳蜗植入；对于检测不到任何残余听力的患者，应向本人或监护人说明术后听觉康复效果欠佳的风险。

55检